蓝氏中医治疗皮肤病性病效方图谱

主编　蓝吉如　邓天好　蓝晶

全国百佳图书出版单位
中国中医药出版社
·北　京·

图书在版编目（CIP）数据

蓝氏中医治疗皮肤病性病效方图谱 / 蓝吉如，邓天好，蓝晶主编 . —北京：
中国中医药出版社，2023.10
ISBN 978-7-5132-6614-7

Ⅰ . ①蓝…　Ⅱ . ①蓝…　②邓…　③蓝…　Ⅲ . ①皮肤病—中医治疗法—验方—图谱　②皮肤病—中医治疗法—验方—图谱　Ⅳ . ① R275-64

中国版本图书馆 CIP 数据核字（2020）第 267042 号

免费使用本书数字资源步骤说明

本书为融合出版物，相关数字化资源（如图片、视频等）在全国中医药行业教育云平台“医开讲”发布。

资源访问说明

扫描二维码下载“医开讲”APP 或到“医开讲网站”（www.e-lesson.cn）注册登录，在搜索框内输入书名，点击“立即购买”，选择“全部”，点击“选择支付”（0.00 元），显示支付成功。

点击 APP 首页下方“书架” - “我的订单”，找到本书，即可阅读并使用数字资源。或点击 APP 首页“扫图”，扫描书中二维码，即可阅读对应数字资源。

中国中医药出版社出版

北京经济技术开发区科创十三街 31 号院二区 8 号楼

邮政编码　100176

传真　010-64405721

河北品睿印刷有限公司印刷

各地新华书店经销

开本 787 × 1092　1/16　印张 27.5　字数 495 千字

2023 年 10 月第 1 版　2023 年 10 月第 1 次印刷

书号　ISBN 978 – 7 – 5132 – 6614 – 7

定价　198.00 元

网址　www.cptcm.com

服 务 热 线　010-64405510　　微信服务号　zgzyycbs

购 书 热 线　010-89535836　　微商城网址　https://kdt.im/LIdUGr

维 权 打 假　010-64405753　　官 方 微 博　http://e.weibo.com/cptcm

天猫旗舰店网址　https://zgzyycbs.tmall.com

如有印装质量问题请与本社出版部联系（010-64405510）

《蓝氏中医治疗皮肤病性病效方图谱》编委会

主　编　蓝吉如　邓天好　蓝　晶

副主编　刘　珍　熊　瑜　郭玉星　陈宝清

编　委　（按姓氏笔画排序）

王红梅　王莉莉　田　莎　朱梦阳

刘馨怡　孙英凯　岑章敏　张　振

张芬芬　范　霞　金禹辰　赵　梁

首倩倩　贺佐梅　徐霜俐　谌泽芳

鲁　杨　曾婷婷　蔡　媛　谭小宁

主编简介

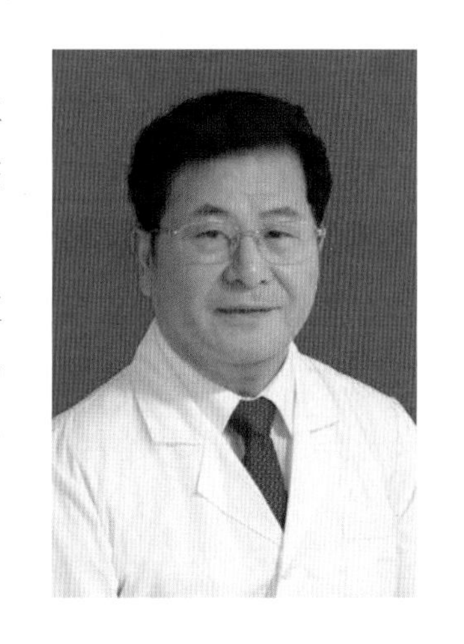

蓝吉如，主任医师。湖南省中西医结合皮肤性病专业委员会第五届、第六届委员。长期从事皮肤科性病科的临床与科研工作，主持完成省级中医药皮肤病科研成果1项，并获得湖南省中医药科学技术进步三等奖。参编《实用皮肤病性病手册》，发表论文20多篇。获3项治疗皮肤病中药配方国家发明专利；其中，治疗眼周汗管瘤的中医蛋白凝固独特疗法，曾在中央电视台中文国际频道报道。

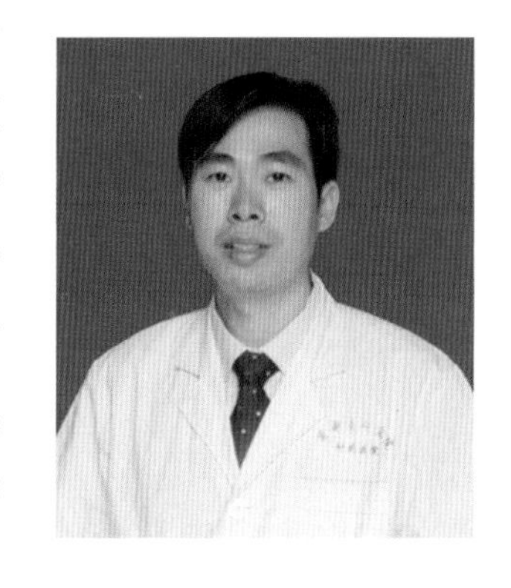

邓天好，副主任医师，博士，研究生导师，湖南省中医药研究院附属医院肿瘤科主任，国医大师、全国名中医潘敏求教授学术经验传承人，世界中医药学会联合会肿瘤精准医学专业委员会常委，中国抗癌协会中西医整合肿瘤专业委员会委员。长期从事肿瘤内科及皮肤肿瘤疾病中西医综合防治。获湖南省中医药科技奖一等奖1项，主持课题10余项，发表论文70余篇，出版著作10余部，代表著作《国医大师专科专病用方经验：肿瘤病分册》。

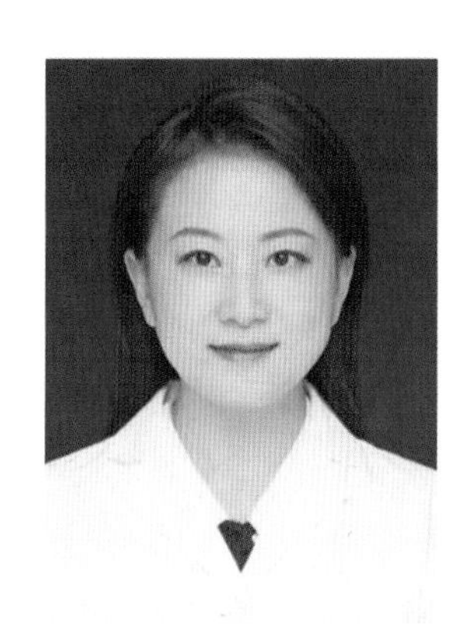

蓝晶，中医皮肤科主治医师，美容主诊医师，国家高级美容师。2000年毕业于湖南中医药大学中医专业。跟随父亲蓝吉如教授从事中医皮肤科的临床与科研工作20余年，在采用中医治疗皮肤疾病和应用中医进行皮肤美容保健方面有独到的见解和方法。曾在国家级和省、市级刊物发表中医药专业学术论文10余篇。

内容简要

本书介绍了蓝吉如教授治疗中医皮肤病性病的学术思想与临证经验。全书共 20 章，包括病毒性、真菌性、过敏性、274 张。本书主要从概述、病因病机、诊断要点、临床治疗、防护措施、病案与图谱欣赏 6 个方面对临床皮肤病性病进行了全面论述。全书以病论法、以法统方、以案验方、以图议病，对蓝吉如教授的用药经验进行了系统的整理与总结，从理、法、方、药诠释了中医药治疗皮肤病性病的真谛。

本书适于广大中医皮肤科、性病科医师作为临床参考书籍，也可作为皮肤性病学专业学生的学习资料。

自序

今本书出版，遂成夙愿，心潮起伏，感慨万千，略谈感受，以抒心怀。

余年逾古稀，临床四十余载，除对中医内、外、儿、妇各科诊治经验较丰富外，对皮肤病性病临床更是颇有心得。本人研制了中医蛋白凝固法和治疗皮肤疑难症眼周汗管瘤中药配方，还绘制出皮肤安全线治疗示意图，指导临床工作。该治疗方法能自动将深度控制在皮肤安全线以上，不损伤皮下组织，使眼周汗管瘤的治疗变得安全高效，简单快捷，皮肤恢复不留痕。本治疗方药获得国家发明专利（ZL：200510121054.4）。

此外，根据《灵枢·外揣》“合而察之，切而验之，见而得之……故远者，司外揣内；近者，司内揣外”理论研发的“抗体除疣中药处方”，能激活人体抗体，迅速消除病毒，临床应用时皮肤会出现发红肿胀，扁平疣旋即消退治愈，皮肤恢复正常。以此为主要内容的论文于2009年参加美国国际中医药学术交流和2013年参加英国皇家医学会宣读，均荣获优秀论文奖。参会中外专家对中药抗体除疣疗法给予了高度评价。该治疗扁平疣的药物及其制备方法获得国家发明专利（ZL：200510121058.2）。

本人颈椎动过大手术，长期伏案埋头写书，颈部倍感痛苦。几次欲打退堂鼓，但想到李时珍用三十余年始编成《本草纲目》鸿篇巨制，顿时激发我学习古人“头悬梁、锥刺股”不忘初心的精神，夜以继日，奋笔疾书，希冀早日编成一部图文并茂、字字珠玑的精品图书以飨读者。编写图谱类书籍最难的是收集照片，特别是各病种治愈前后对比原始照片，据统计，治愈后患者来复照者约为2%。本书数百幅对照图片，需要几十年时间，治愈成千上万患者，才可能积累这么多图片与资料，绝非一朝一夕之功可毕。以前的照片均为胶卷底片，现在很难找到冲印胶卷的门店了。于是我购买进口胶卷扫描仪，戴上老花镜学会了胶卷扫描和文字编排等一系列复杂操作程序。后期在团队协助之下，历经数载，呕心沥血，终成本书。

最后，在此特别感谢孙光荣国医大师为本书作序，感谢中南大学湘雅二医院皮肤科主任文海泉教授和湖南中医药大学皮肤科主任杨志波教授的悉心指导。

蓝吉如

2023年7月28日于深圳

孙序

中医治疗皮肤病在我国已有几千年历史，积累了许多宝贵临床诊治经验。当今时代，由于生活节奏加快、工作压力增加、饮食结构改变、气候与环境变迁，皮肤疾病更为复杂、多样，更加顽固、难治，严重影响人们的身心健康与外在形象。因此，皮肤病的防治越来越被人们所重视。蓝吉如教授长期从事中医治疗皮肤病的研究，尤其在治疗顽固性、疑难性皮肤病方面积累了丰富经验。他率领团队编写《蓝氏中医治疗皮肤病性病效方图谱》一书，从理、法、方、药四个方面诠释了中医药治疗皮肤病性病的理论与方法，是应用图片对比方式，证实中医药疗效的、别具风格的实用之书。

书中介绍了100多种临床常见皮肤病性病，其中包括舌癌、银屑病、牛皮癣、湿疹、臁疮、毛发上皮瘤等多种疑难皮肤病，有图、有方、有真实病案的治愈对比照片96种，治愈率达80%以上，用实例证明了中医药在诊治皮肤病性病方面的有效性、真实性和可靠性。书中还详尽地介绍了蓝教授的临床验方，如通过激活人体抗体治疗扁平疣的中药处方及其制备方法，并获得国家发明专利。2013年第1期《中国发明与专利》杂志报道“这一发明不亚于当年英国免疫学家爱德华·琴纳发明预防天花的牛痘疫苗”。

成非常之事者，必经非常之难！据悉：蓝教授已逾古稀，临床工作四十余年，对中医内、外、儿、妇各科疾病临床经验丰富，特别是在诊治皮肤病性病方面颇有建树。为了本书的问世，蓝教授历经数载，克服了常人难以承受的苦难：因长期伏案工作，埋头奋笔，颈部受压倍感痛苦，曾因颈椎病动大手术，故在书房顶上装一铁钩，将颈托以长绳系之于上，夜以日继，坚持写作。其“头悬梁、锥刺股”的精神令人感动；并带领女儿蓝晶挑选、整理、分类几十年的病案，从成千上万张患者照片中择出与病案相匹配的典型图谱；又带领临床、信息、设计、编写团队，本着科学客观、务实求真、严谨治学的态度，集合智慧，群策群力，将其几十载心血精心编撰成《蓝吉如中医治疗皮肤病性病效方图谱》，其“传承精华，守正创新”之精神，难能可贵。

吾与蓝教授相知多年，知其临床疗效之确凿，感其为推动中医药事业发展矢志不渝之精神，故为之序。

孙光荣

2022 年 2 月于北京

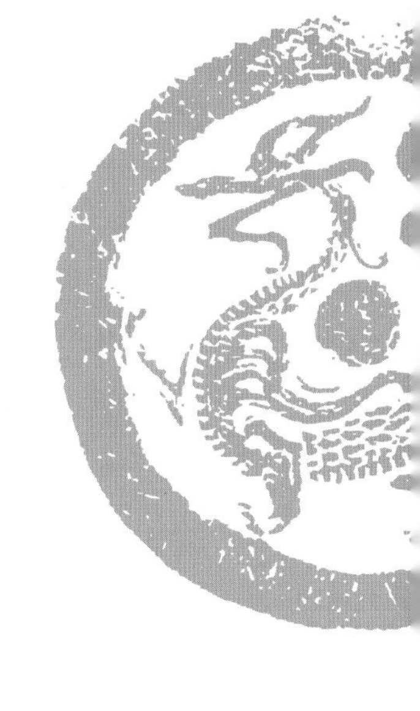

目录

第一章　病毒性皮肤病

第二章　真菌性皮肤病

第三章　球菌、杆菌性皮肤病

第四章　动物性皮肤病

第五章　皮炎与湿疹

第六章　荨麻疹类皮肤病

第七章　瘙痒性皮肤病

第八章　红斑、丘疹、鳞屑性皮肤病

第九章　物理性皮肤病

第十章　角化及萎缩性皮肤病

第十一章　遗传性皮肤病

第十二章　皮肤血管炎

第十三章　营养代谢性皮肤病

第十四章　结缔组织病

第十五章　疱疹性皮肤病

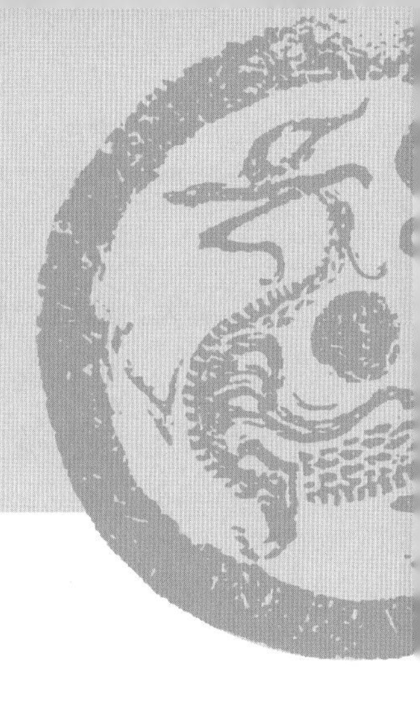

第一章　病毒性皮肤病

第一节　单纯疱疹

单纯疱疹

概述

单纯疱疹是由单纯疱疹病毒引起的一种急性疱疹性皮肤病，与月经、妊娠、肠胃功能障碍及免疫功能低下等有关。临床表现以簇集性小水疱为特征，有自限性，易复发。一般认为，人类是单纯疱疹病毒的天然宿主，口腔、皮肤、眼、会阴部及中枢神经系统易受累。流行病学资料表明，30% ～ 90% 的居民血清中有抗单纯疱疹病毒抗体，说明曾发生过或正在发生单纯疱疹病毒感染。1% ～ 10% 的成人在唾液中周期性播散单纯疱疹病毒。

病因病机

单纯疱疹在中医学中被称为“热疮”“热气疮”“剪口疮”“火燎疮”。本病为外感风热之毒，阻于肺胃两经，蕴蒸皮肤而生；或由肝胆湿热下注，阻于阴部而成；或因反复发作，热邪伤津，阴虚内热所致。

临床表现

1. 单纯疱疹好发于皮肤黏膜交界处，如颜面、口唇、鼻孔等部位，常有发热、疼痛、刺痒等症状。常伴有咽干、口燥、舌红、脉数等阴虚内热症状。潜伏期平均为 7

天，病程一般在10天左右，容易反复发作。

2. 初起为红斑，迅速出现集簇性小水疱，渗液、糜烂、结痂，愈后遗有色素沉着。

3. 实验室检查显示血液单纯疱疹病毒IgM抗体阳性；疱疹刮取物、活检组织镜检，见多核巨细胞和核内嗜酸性包涵体。感染部位疱液、分泌物可分离出单纯疱疹病毒。

治疗经验

（一）中医内治法

1. 肺胃热盛证

［症状］ 多有全身不适，咽干，口燥，心烦，局部灼热刺痒，口鼻唇等处发生群集小疱，大便干，小便黄。舌红，苔黄，脉弦数。

［治法］ 清热疏风解毒。

［方药］ 金银花解毒汤加减：金银花15g，黄连6g，紫花地丁15g，夏枯草10g，防风10g，白芷10g，牡丹皮10g，连翘15g，茯苓10g，甘草6g。

2. 湿热下注证

［症状］ 疱疹多发于前后二阴，痛痒灼热，水疱破后糜烂、渗出，或有脓性分泌物，可伴发热，尿急、尿频、尿痛。舌红，苔黄腻，脉滑数。

［治法］ 清热利湿排毒。

［方药］ 龙胆泻肝汤加减：龙胆草12g，栀子10g，黄芩10g，生地黄15g，大青叶15g，土茯苓20g，薏苡仁15g，柴胡12g，泽泻10g，地肤子15g，生甘草6g。

（二）中医外治法

1. 初起者局部酒精消毒，用针头刺破排出疱液，外用冰黛液（冰片5g，青黛10g，白醋150mL调匀）外涂患处，每日早晚各1次。

2. 疱疹糜烂、渗出偏重者，用鲜马齿苋100g煎水外洗，或将鲜马齿苋捣烂湿敷，每日2～3次。

3. 马齿苋、鹅不食草各100g，煎水2000mL，外洗患处，每日1次。

4. 川椒、防风、薄荷、苦参各30g，白鲜皮、蛇床子各60g。加水适量煎至500mL，外洗患处，每日1次。

5. 忍冬藤、栀子、白蒺藜、大青叶、野菊花、白鲜皮、蒲公英各30g，煎水

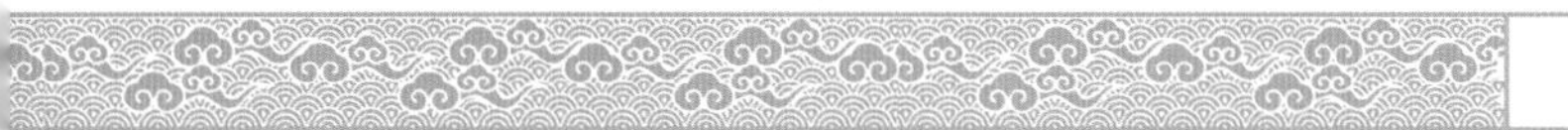

2000mL 外洗患处，每日 1 次。

防护措施

1. 发作期间，宜清淡饮食，少食辛辣肥甘厚味之品，多吃蔬菜和水果，多饮水，保持大便通畅。

2. 对于常在月经期前后发作的患者，宜在经期前进行中医或中西医结合预防性治疗。

病案与图谱

患者，女，31 岁。口唇周面颊部发红疹，随后形成疱疹灼热瘙痒 3 天。伴有咽干口渴，大便秘结，小便黄。舌红，苔黄燥，脉弦数。查体：口鼻唇周及左侧面颊部有粟米大小黄色集簇性水疱，唇周疱疹破溃处有渗出结痂红斑。实验室检查：血液单纯疱疹病毒 IgM 抗体阳性。西医诊断：单纯疱疹；中医诊断：热疮（肺胃热盛证）。治以清热疏风解毒。予以金银花解毒汤加减：金银花 15g，黄连 6g，紫花地丁 15g，夏枯草 10g，防风 10g，白芷 10g，牡丹皮 10g，连翘 15g，茯苓 10g，土茯苓 20g，甘草 6g。4 剂，水煎内服。配合外用方冰黛液外涂患处，每日 1 ～ 2 次。二诊：疱疹收敛结痂，灼热瘙痒症状减轻，二便通调，舌淡红，苔薄黄，脉弦。原方减黄连，金银花改为 10g，再服 3 剂。半个月后患者诉上症已愈，面颊遗有暂时性色素沉着痕。图 1–1、图 1–2 为本案患者治疗前后的图谱。

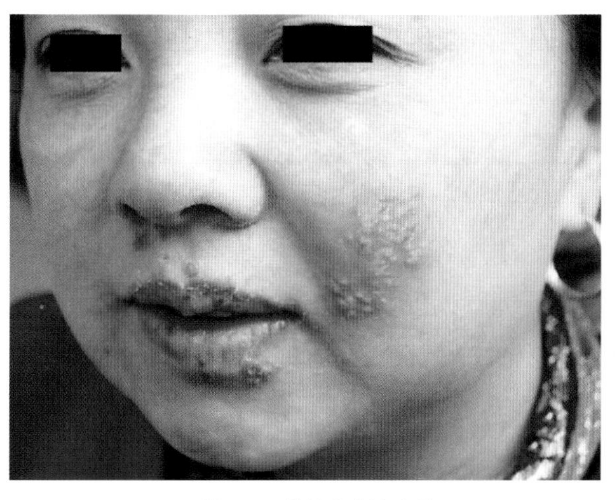

◆图 1–1　单纯疱疹治疗前

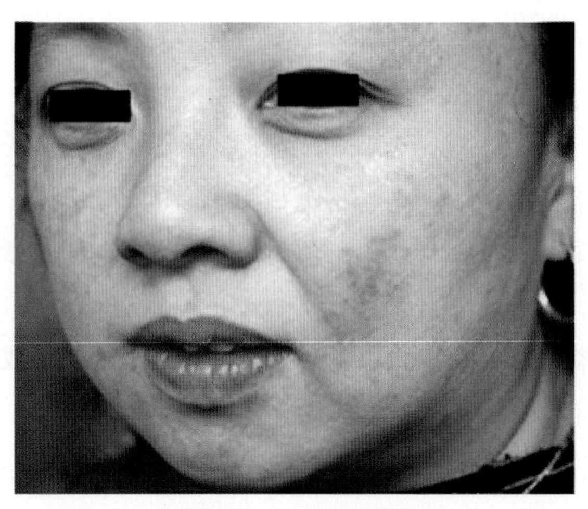

◆图 1–2　单纯疱疹治愈后

第二节　带状疱疹

带状疱疹

概述

带状疱疹是一种因感染水痘－带状疱疹病毒引起的急性疱疹性皮肤病。以一侧成群水疱、疼痛为特征的病毒感染性皮肤病。由于本病皮损发生在身体一侧，呈条带状分布，似蛇串行，故中医学称之为“蛇串疮”。常见于胸、胁、腰部等处，多沿人体神经走向分布。

病因病机

本病与中医学中的“缠腰火丹”“蛇串疮”“蜘蛛疮”“火带疮”“蛇丹”相类似。其多因饮食失调，情志不遂，脾失健运，郁而化热，湿浊内停，湿热相搏，或因外感毒邪而发病。

临床表现

1. 常有发热、倦怠、食欲不振等前驱症状，病程 2 周左右，严重者迁延日久，一般不超过 1 个月。

2. 发病时患部常有带索状皮肤刺痛，可发生在皮疹出现前后，轻重不等，儿童患者疼痛轻微，年老体弱者疼痛剧烈，常扩大到皮损范围之外，即使皮疹消失，疼痛尚可持续数月以上。愈后遗留暂时性色素沉着，但一般不留瘢痕。或伴有轻度发热、疲乏无力、胃纳不佳等全身症状。

3. 皮损首先表现为带片状红色斑丘疹，很快转为绿豆至黄豆大小的水疱，3 ～ 5 个簇集成群，累累如串珠，聚集一处或数处，排列成带状，疱群之间间隔正常皮肤，疱液初透明，5 ～ 6 天转为浑浊，严重者有出血点、血疱或坏死。轻者无皮损，仅有刺痛感，或稍有潮红，没有典型的水疱。皮疹常发生于身体的一侧，如腰胁部、胸部、颜面部、大腿内侧等，一般不超过正中线。发疹沿皮神经走向分布，多呈不规则带状排列，单侧皮疹不超过体表正中线。常见于颈部神经、三叉神经、肋间神经及腰骶神经分布区，亦可侵犯眼、耳及口腔黏膜。

治疗经验

（一）中医内治法

1. 肝胆实热证

［症状］ 皮损焮红，疱疹紧张，局部灼热刺痛，伴有心烦易怒，咽干口苦，大便秘，小便黄。舌红，苔薄黄，脉弦数。

［治法］ 解热毒，清肝火。

［方药］ 龙胆泻肝汤加减：龙胆草 10g，栀子 10g，黄芩 10g，柴胡 10g，生地黄 12g，车前子 10g，泽泻 15g，木通 10g，板蓝根 12g，延胡索 15g，生甘草 10g，全瓜蒌 30g，红花 3g。

2. 脾虚湿蕴证

［症状］ 皮损疱疹松弛，颜色浅淡，疼痛轻微，伴腹胀，口不渴，大便溏。舌淡，苔白腻，脉沉滑。

［治法］ 健脾利湿，分清化浊。

［方药］ 萆薢渗湿汤加减：萆薢 15g，薏苡仁 10g，黄柏 10g，苍术 10g，茯苓 15g，板蓝根 15g，延胡索 10g，车前子 10g，泽泻 10g，通草 6g，生甘草 10g，全瓜蒌 30g，红花 3g。

（二）中医外治法

1. 皮损水疱红斑给予清热解毒中药湿敷，用黄柏、黄栀子、马齿苋各 30g，加水 200mL 煮沸，滤出药液，以纱布浸药液湿敷患处，每日 1 ～ 2 次。

2. 冰黛液外用，每日外搽患处 1 ～ 2 次。

3. 鲜半边莲、鲜马齿苋各 50g，洗净捣成糊状，加入青黛 3g 拌匀外敷患处，厚约 0.5cm，盖上纱布固定。若药干时用米酒湿润之，每日换药 2 次。亦可将两味药物鲜品捣烂绞汁，调青黛外搽患处，每日 2 次。

4. 鲜冬青树叶 30g，捣烂，调鸡蛋清外敷患处，每日 2 次。

5. 草决明 50g（炒黑），白矾 5g，雄黄粉 5g，共研成细末，调冷开水涂患处。

6. 鲜马齿苋 100g，捣烂外敷患处，每日 1 次。

7. 生大黄、白芷、苦参各 50g，共研成细末，取 10g 细末用茶水调敷患处，每日 2 次。

防护措施

1. 发病期间宜清淡饮食，少食辛辣肥甘厚味之品，多吃蔬菜和水果，多饮水，注意休息和保持局部皮肤清洁，保持大便通畅。

2. 服药期间可用甘蔗、马蹄、胡萝卜、薏苡仁等煎水代茶饮。

病案与图谱

患者，女，61 岁。头颈后部红疹，随后形成疱疹灼热疼痛 4 天。伴心烦易怒，咽干口苦，大便秘结，小便黄。舌红，苔薄黄，脉弦。查体：左侧头颈后部皮肤潮红，有 4 处成群粟米至绿豆大的集簇丘疱疹，疱壁紧张，疱疹液体清亮，互不融合。西医诊断：带状疱疹；中医诊断：蛇串疮（肝胆实热证）。治以清肝火，解热毒。予龙胆泻肝汤加减：龙胆草 10g，栀子 10g，黄芩 10g，柴胡 10g，生地黄 12g，车前子 10g，泽泻 15g，板蓝根 12g，延胡索 15g，生甘草 10g，全瓜蒌 30g，红花 3g。7 剂，水煎内服。配合冰黛液外涂患处，每日 1 ～ 2 次。二诊：1 周后疱疹干燥收缩，局部结痂，灼痛减轻，已无口苦咽干，大便通畅。舌淡红，苔薄黄，脉弦。原方减延胡索，再服5剂。3个月后随访，上症痊愈，局部已生长头发，无色素沉着印痕。图1–3、图1–4为本案患者治疗前后的图谱。

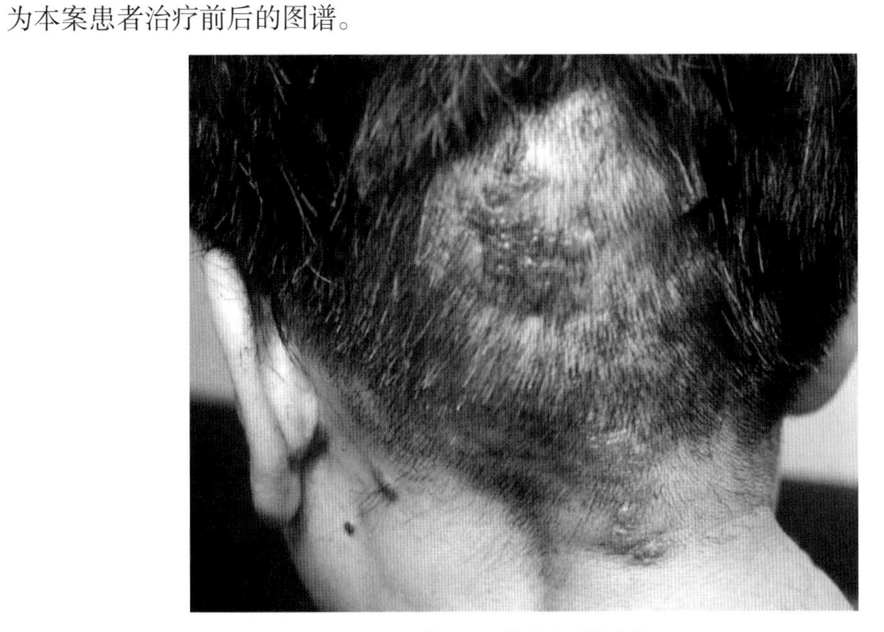

◆图1–3　带状疱疹治疗前

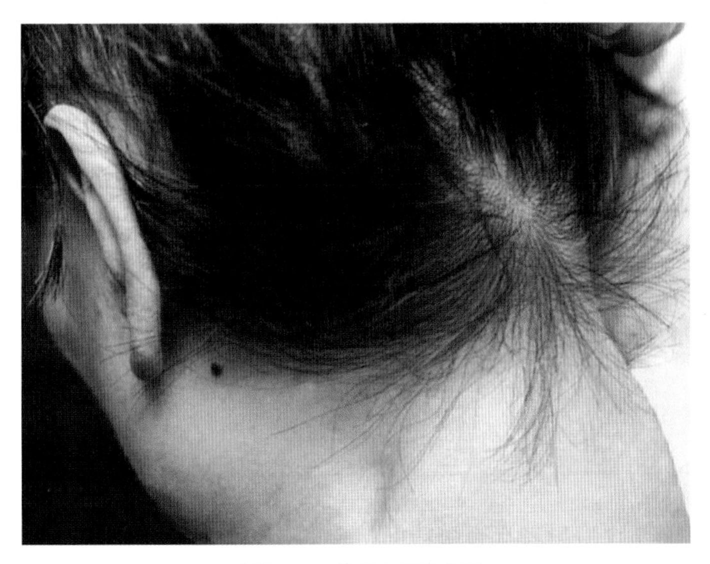

◆图1–4　带状疱疹治愈后

第三节　水　痘

概述

水痘是由水痘－带状疱疹病毒引起的急性出疹性传染病。临床表现以发热和皮肤黏膜同时存在红斑、丘疹、疱疹、结痂为主要皮损。水痘及带状疱疹患者为传染源，主要通过呼吸道传播，亦可通过接触被污染的用具传播，人群普遍易感。水痘潜伏期10～24天，以14～16天多见。

病因病机

水痘，中医学亦称“水疱”“水疮”“水花”。水痘病因为外感时行邪毒，由口鼻而入，蕴郁于肺，导致肺卫症状。病邪郁于肺脾，肺主皮毛，脾主肌肉，时邪与内湿相搏，外透于肌表，则发为水痘。若毒邪尚轻，病在卫表者，则疱疹稀疏，点粒分明，全身症状轻轻；少数患儿素体虚弱，感邪较重，邪毒炽盛，内犯气营，可见疱疹稠密，色呈紫红，多伴有壮热口渴。甚者毒热化火，内陷心肝，出现神昏、抽搐。也有邪毒内犯，闭阻于肺，宣肃失司，可见咳嗽、气喘、鼻扇等症。

临床表现

1. 起病2周前与水痘患者有直接或间接接触史。

2. 多见于儿童，前驱期可有畏寒、低热、咽痛、纳差等症状，持续1～2天后出现皮疹，出疹期皮疹先发于躯干，逐渐累及头面部及四肢，呈向心性分布。皮疹起初为红色针头大小斑疹，迅速转变为丘疹，数小时后转变为绿豆大小、椭圆形水疱，周围有红晕。水疱经过2～3天干燥结痂，痂脱落后愈合，不留痕迹。发病3～5天，皮疹分批出现，故可在同一部位同时出现丘疹、水疱、结痂等不同时期皮疹。水痘为

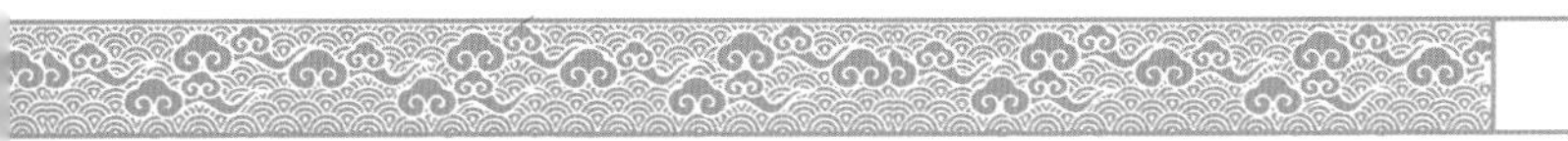

自限性疾病，10天左右即可痊愈。

3. 实验室检查显示刮取新鲜疱疹基底组织涂片，瑞氏染色见多核巨细胞。外周血白细胞总数正常或稍低。

治疗经验

（一）中医内治法

1. 邪伤肺卫证

［症状］ 发热较轻，伴有咳嗽及鼻塞流涕，1～2天后出现皮疹，疹色红润，疱液清亮，疱疹稀疏，根盘边红晕不显。舌淡红，苔薄白，脉浮数。

［治法］ 疏风清热，解毒利湿。

［方药］ 桑菊饮合银翘散加减：桑叶、菊花、杏仁、薄荷、金银花、连翘、荆芥、薏苡仁、萆薢各10g，蝉蜕6g，甘草3g。

2. 热入气营证

［症状］ 持续高热，面红目赤，躁动不安，口渴咽干，水痘密集，根盘红晕明显，疹色红紫，疱浆黄浊，大便干，小便黄。舌红或绛，苔黄干糙，脉滑数。

［治法］ 清营凉血，解毒利湿。

［方药］ 清营汤加减：牛角片30g（先煎），麦冬、玄参、生地黄、连翘、竹叶、生石膏、金银花、紫草、甘草各10g。

（二）中医外治法

1. 土茯苓、败酱草各30g，煎水外洗患处，每日2次。用于水痘较密未破者。

2. 鲜马齿苋50g，冰片1g，共捣烂后外敷患处，每日1次，用于疱疹破溃者。

3. 青蒿、大青叶各150g，煎水1000mL，外洗患处，每日1次。

4. 鲜荷叶250g，捣烂取汁擦患处，每日1次。

5. 熟大黄40g，五倍子15g，硼砂10g，共研细末，以蛋清调搽患处，每日1次。

6. 韭菜30g，枯矾10g，上药加生猪油50g捣烂，以火烘热外搽患处，每日2次。

7. 野菊花、豨莶草、蛇床子、地肤子各30g，煎水1500mL，外洗患处，每日1次。

防护措施

1. 隔离。进行呼吸道隔离，至全部疱疹干燥结痂或出疹后 7 天为止。在公共机构中对接触患者的易患个体应留验 3 周（可自接触后第 11 天起观察）。被患者呼吸道分泌物或皮疹内容物污染的空气、被服和用具，应利用通风、紫外线照射、曝晒、煮沸等方法消毒。

2. 被动免疫。在接触后 72 小时内用高效价水痘 – 带状疱疹免疫球蛋白（VZIG）5mL 肌内注射，对水痘有预防效果。

3. 主动免疫。近年来试用水痘 – 带状疱疹灭活疫苗和减毒活疫苗，有一定的预防效果，保护效果可持续 10 年以上，主要用于水痘高危患者。

病案与图谱

患者，男，7 岁。主诉：发热，流涕 2 天。全身发红疹，出现许多小水痘。伴有咳嗽，烦躁，厌食，小便色黄。舌红，苔黄，脉细数。查体：颈、胸、背部有较多粟米至绿豆大小圆形丘疱疹，内含水液，周围有红晕。实验室检查：取新鲜疱疹组织涂片行瑞氏染色，可见多核巨细胞。西医诊断：水痘；中医诊断：水疱疮（邪伤肺卫证）。治法：疏风清热，解毒利湿。予银翘散加减：金银花、连翘、荆芥、薄荷、防风、白芷、茯苓、桑叶、白菊花、杏仁、萆薢各 6g，土茯苓 10g，甘草 3g。4 剂，水煎内服。1 周后上症痊愈。图 1–5、图 1–6 为本案患者治疗前后的图谱。

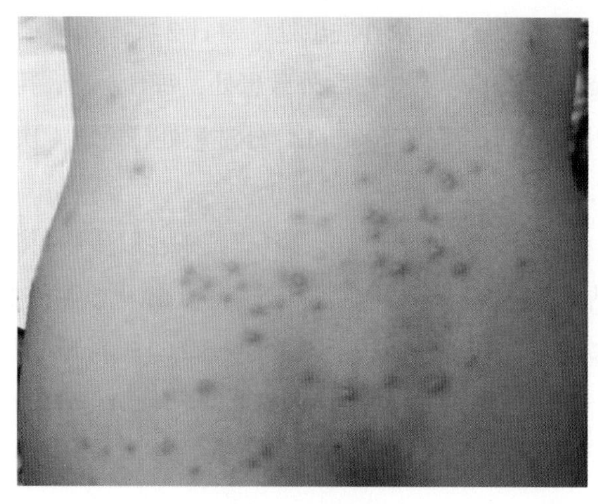

◆图 1–5　水痘治疗前

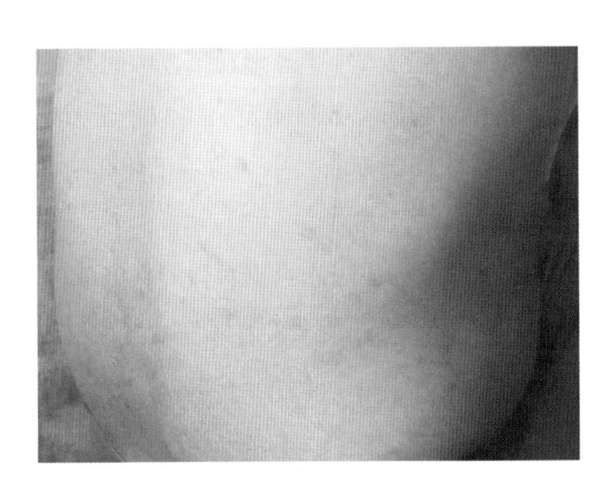

◆图 1-6　水痘治愈后

第四节　传染性软疣

传染性软疣

概述

传染性软疣是由痘病毒引起的自身接种性病毒性皮肤病，主要通过直接接触、间接接触或自体接种感染及传播。传染性软疣为皮肤散在多发的伴有蜡样光泽的半球状丘疹，边界清楚，其特点为顶端中央有脐窝，可挤出乳酪状软疣小体。好发于儿童及青少年。

病因病机

本病与中医学“鼠乳”“水瘊子”相似。其病因病机为外感风热毒邪，客于肌肤，搏结腠理而发；或由脾虚中焦失运，肌肤失养，腠理不密，邪毒聚结肌肤而生。

临床表现

1. 多发于儿童、青年，有接触传染史。

2. 皮损特点为米粒至黄豆、豌豆大小半球形丘疹，中间有脐凹，表面有蜡样光泽，挑破顶端，可挤压出白色乳酪样物质。数目不定，由数个至数十个不等，呈散在性或簇集性分布，但相互不融合。新损害不断发生。愈后不留瘢痕，可自然消失。伴有轻微瘙痒。

3. 组织病理检查显示表皮高度增生进入真皮，周围真皮结缔组织受压形成假包膜，棘层细胞逐渐变性，可查见软疣小体。

治疗经验

（一）中医内治法

1. 风热搏结证

［症状］ 皮肤初出鼠乳状丘疹，伴外感轻发热，咽干。舌淡红，苔薄黄，脉浮滑。

［治法］ 宣肺解表，疏风祛湿。

［方药］ 桑菊饮加减：桑叶、菊花、金银花、马齿苋、郁金、板蓝根、大青叶、薏苡仁、生甘草各 10g。

2. 肝郁痰凝证

［症状］ 皮肤有鼠乳状丘疹日久，伴心烦易躁，咳嗽少痰，便溏。舌红，苔黄腻，脉弦滑。

［治法］ 疏肝解郁，化痰散结。

［方药］ 柴贝消疣汤加减：柴胡、浙贝母、川楝子、赤芍、陈皮、制半夏、夏枯草、薏苡仁、生龙骨、生牡蛎各 10g。

（二）中医外治法

1. 牛黄晶外治。用消毒针将疣体顶端挑破，挤出白色液体，然后用牛黄晶点涂患处，至局部创面变白，外用酒精消毒。

2. 百部 30g，兑入 75% 酒精 100mL 浸泡 1 周，用药液涂疣体表面。每日 2 次，连用 10 天。

3. 金银花 30g，补骨脂 10g，干姜 10g，花椒 5g，用 75% 酒精 1000mL 浸泡 1 周，滤渣后外涂患处。每日 2 次，连用 10 天。

4. 鲜苏叶 30g，食盐 2g，陈醋 10mL，捣烂敷患处，每日 1 次。

5. 蒲公英、野菊花、金银花、大青叶各 50g，煎水 2000mL，外洗患处。每日 1 次。

6. 鲜马齿苋 30g，加食盐 3g，捣烂外敷患处，每日 2 次。

防护措施

1. 治疗过程中要注意避免搔抓，防止继发感染。

2. 注意个人卫生，注意休息，淋浴时不共用浴巾，避免用力搓洗患处，防止扩散。

病案与图谱

患者，女，21 岁。下颏部生长球形丘疹 1 周，无痛痒感，咽干，饮食、二便正常。舌淡红，苔薄白。检查口唇及下颏有 10 余个绿豆至黄豆大小半球形丘疹，表面光滑呈乳白色，中心呈脐窝状，可挤出白色粉状内容物。西医诊断：传染性软疣；中医诊断：鼠乳。中医外治法：用消毒针将疣体顶端挑破，挤出白色液体，用 2% 碘酒擦拭消毒，然后用牛黄晶点涂患处，直至局部变白。然后外涂牛黄灭疣灵膏。3 天后患处结痂，2 周后结痂脱落，留有淡淡色素印痕，3 个月后患处皮肤平整光滑无留痕。本病例临床症状比较典型，软疣脐窝状是本病的特异性标志，易诊断，可不必做病理切片，以免造成患者痛苦和不必要的创伤。传染性软疣病情比较轻，全身症状少，治疗方法较简单，一般多采用外治方法，予牛黄晶外涂患处，基本一次性治愈。图 1–7、图 1–8 为本案患者治疗前后的图谱。

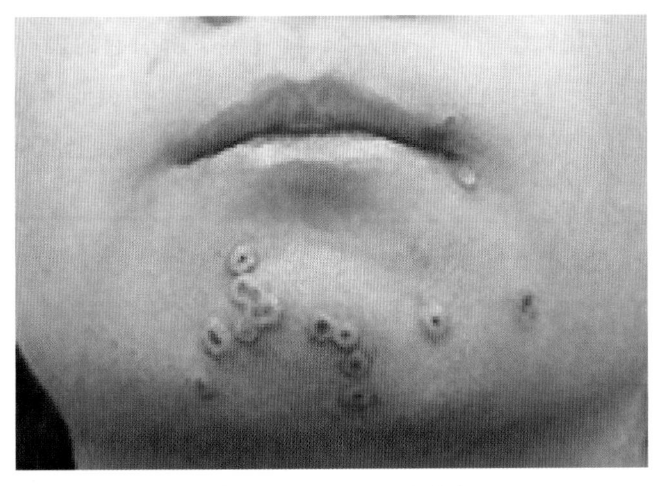

◆图 1–7　传染性软疣治疗前

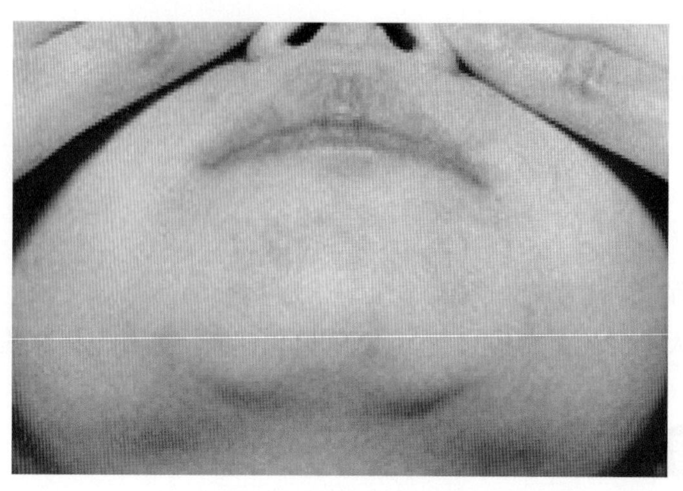

◆图 1-8　传染性软疣治愈后

第五节　人类乳头瘤病毒感染

一、寻常疣

概述

寻常疣是由人类乳头瘤病毒（HPV-2、4、7 型）所引起的表皮良性赘生物；为 2 ～ 10mm 半球形丘疹，表面角化粗糙，坚硬，呈灰黄、污黄或污褐色；呈乳头瘤样增生。主要病理组织学改变为皮肤角化过度及角化不全，棘层上部及颗粒层细胞有空泡化。

病因病机

中医学称寻常疣为“千日疮”。其是由于风热毒邪搏于肌肤，引起气血凝滞，筋脉失养，肝虚血燥，血不养筋，筋气不荣所成。也有因外伤染毒而引起。

临床表现

1. 多见于儿童和青年。

2. 好发于手背、手指，亦可见于头面部。生于头皮、手指或足趾间者，或多个堆在一起，尖端呈角质状，称指状疣；生于足跖或足跖间者，表面粗糙，中央稍凹，外固有稍带黄色高起角质环，称跖疣；生于眼睑、颈项者，呈褐色细软突起，并不断增生，称丝状疣。局部皮损为隆起赘生物，小如粟米，大如黄豆，突出表面，色呈灰白或污黄，表面蓬松枯槁，状如花蕊，少则一二处，多则数十处，有时可呈群聚状。有的生在指甲边缘者，可向甲下蔓延，增大时可将指甲顶起。大多数无自觉症状，用两手指轻挤之则有疼痛，碰撞或摩擦后易于出血。

3. 本病原发母疣治疗后，其周围继发的子疣可自行消失或脱落。发于头皮的损害为单个或多个堆在一起的呈指状突起，尖端呈角质样，常因搔抓、梳头破伤而易出血。

治疗经验

（一）中医内治法

1. 肝经郁热证

[症状] 皮疹初起，疣体较小，大便干结，心烦胁痛，口干口苦。舌红，苔薄黄，脉弦数。

[治法] 清肝泻火，活血消疣。

[方药] 龙胆泻肝汤加减：龙胆草、栀子、黄芩、泽泻、木通、柴胡各 10g，生地黄、大青叶各 12g，甘草 6g。

2. 气滞血瘀证

[症状] 皮疹日久，疣体较大，数目较多，表面粗糙灰暗，质硬坚固。舌红或暗红，有瘀点或瘀斑，苔白，脉弦或涩。

[治法] 活血化瘀，软坚散结。

[方药] 桃红四物汤加减：红花 3g，桃仁、当归、川芎、生地黄、赤芍、板蓝根各 10g，甘草 6g。

（二）中医外治法

1. 挑刺法。用消毒针将疣顶端挑破，清理干净内容物，然后用牛黄晶点涂患处，1次即愈。寻常疣具有一定的传染性，治疗中避免对皮肤的摩擦和撞击，防止出血与继发感染。

2. 取木贼草、香附、生牡蛎、露蜂房各20g，煎水1000mL擦洗患处，每次30分钟，每日1次。

3. 青黛6g，冰片3g，硼砂5g，海螵蛸6g，鸦胆子15粒，共研细粉，每次取0.5g药粉调陈醋敷于患处，每日1次。

4. 清凉油外涂患处，每日1～2次。

5. 鼠妇虫5只，捣烂敷患处，每日1次。

防护措施

1. 防止外伤，体力劳动者或易受伤工作群体，应注意劳动保护，是预防本病的关键。

2. 局部忌涂含激素的霜剂或软膏。

3. 皮疹区避免搔抓，以防传染。

病案与图谱

患者，女，16岁。左足背部生长多个丘疹半年，丘疹不断长大、增多，无痛痒感。饮食、二便正常。月经来迟、色黑，舌暗红有瘀点，脉弦涩。检查：左足背部有10几个绿豆至花生大小半球形丘疹，质硬，表面光滑呈肤色，轻压痛。根据外观及症状表现，基本可以确诊（未做病理切片）。西医诊断：寻常疣；中医诊断：千日疮（气滞血瘀证）。治法：活血化瘀，软坚散结。予以桃红四物汤加减：红花3g，桃仁、当归、川芎、生地黄、赤芍、板蓝根各10g，甘草6g。4剂，水煎内服。外治法：小个疣体用消毒针将疣体顶端挑破，然后用牛黄晶点涂患处，直至局部变白。然后外涂牛黄灭疣灵膏。大个疣体须先用消毒刀片切除上层疣体，并快速点涂牛黄晶，凝固血管防止出血。3天后患处结痂，2周后结痂脱落，留有淡色印痕，4个月后患处皮肤平整光滑无留痕。图1–9、图1–10为本案患者治疗前后的图谱。

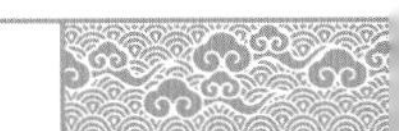

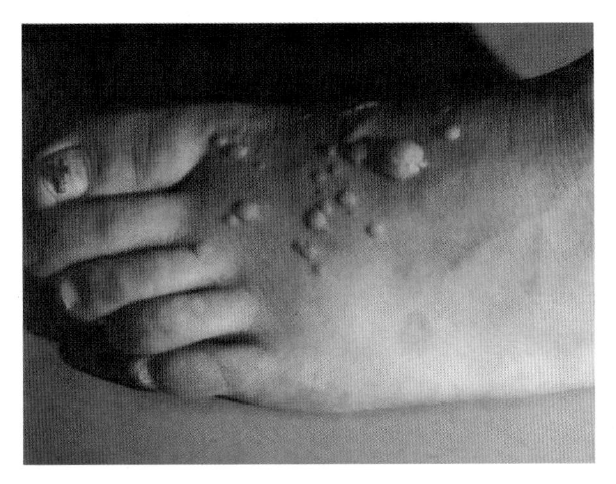

◆图 1-9　寻常疣治疗前

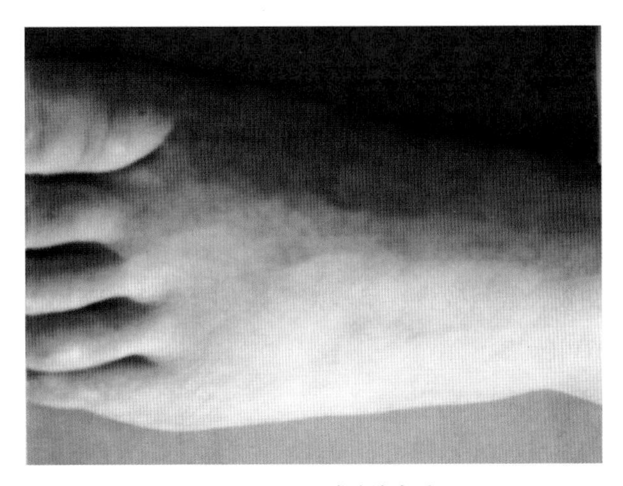

◆图 1-10　寻常疣治愈后

扁平疣

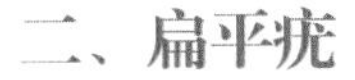

二、扁平疣

概述

扁平疣是由人类乳头瘤病毒（HPV）感染引起，与人体免疫功能低下或失调相关。传播途径主要是直接或间接接触传染。好发于颜面、手背等处。

病因病机

扁平疣，中医学称之为“扁瘊”。此病多因人体正气虚损，气血失和，腠理不密，

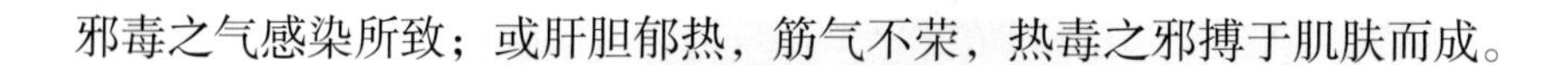

邪毒之气感染所致；或肝胆郁热，筋气不荣，热毒之邪搏于肌肤而成。

临床表现

1. 多见于青年人，尤以青春期前后的女性多见。

2. 好发于颜面部和手背。

3. 皮损为表面光滑的扁平丘疹，如针头、米粒至黄豆大小，呈淡红、褐色或正常皮肤颜色。数目很多，散在分布或簇聚成群，有的互相融合，有时由于搔抓，新的损害沿着表皮剥蚀处发生，形成一串。一般无自觉症状，成批出现时偶有瘙痒感，有时皮疹可自行消失，但易复发。

治疗经验

（一）中医内治法

1. 肝气郁结证

［症状］ 疣体初发，数目较少，呈浅褐色或灰褐色，微痒，伴咽干心烦，便结尿黄。舌淡红，苔薄黄，脉弦。

［治法］ 疏肝解郁，清热解毒。

［方药］ 丹栀逍遥散加减：柴胡、枳壳、白芍、郁金、栀子、牡丹皮、青皮、野菊花、大青叶、板蓝根、薏苡仁各 10g，甘草 6g。

2. 正虚邪盛证

［症状］ 皮疹数目较多，病程长，或微痒，伴气短乏力，口干欲饮。舌红，苔黄，脉弦数。

［治法］ 扶正祛邪，清热解毒。

［方药］ 四君子汤合金银花败毒汤加减：黄芪、白术、茯苓、金银花、连翘、蒲公英、大青叶、土茯苓、板蓝根、薏苡仁各 10g，甘草 6g。

（二）中医外治法

1. 治疣牛黄晶：牛黄、当归、牡丹皮、血竭、川芎、赤芍、活血藤各 10g。将诸药研极细粉，用白醋浸泡 2 周，过滤去渣或煎熬浓缩取汁，制成外用药液。用法：患处局部以 75% 酒精消毒，左手拇指与食指中指绷紧患处皮肤，右手持特制治疗棒，沾

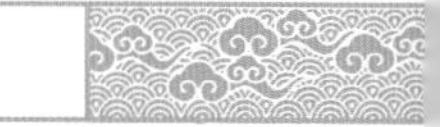

少许药物多次点涂于扁平疣体上，可见疣体逐渐缩小枯萎，直至整颗扁平疣消失变平。大约 3 天结薄痂，2 周左右扁平疣处掉痂，全程皮肤无创伤出血。治疗时间为 3 天～ 3 个月不等，患处皮肤突然发红发痒，局部肿胀，二三日后扁平疣处皮肤变得平整光滑，暂时性色素沉着也迅速退去，恢复正常肤色。

2. 鼠妇虫数个，洗净碾汁，外涂患处，每日 1 次。

3. 清凉油外涂扁平疣，每日早晚各 1 次。

4. 苦参、白鲜皮、木贼、薏苡仁各 50g，加水 500mL，煮沸 30 分钟，倾出药液，再加水 500mL 煎煮，2 次汤药混合待用。将药液加热至 40℃左右，用纱布沾药液擦洗患处，直至患处发红，每 2 日外洗 1 次。

5. 薄荷叶 5g，木蝴蝶 15g，打碎浸入 75% 酒精 120mL 中密封，1 周后备用，外涂患处，每日 2 次。

防护措施

1. 多运动，提高机体免疫力，同时保持心情愉快，防止外伤，在体力劳动或易受伤的工作人群中注意劳动保护。

2. 忌心情郁闷，宜开心舒畅；忌搔抓破皮，宜减少刺激；忌用激素与强刺激类药膏，药物宜平和；忌滥用激光、电灼、冷冻等创伤性治疗方法。

病案与图谱

患者，男，27 岁。面部生长扁平丘疹半年，不断增多，微痒感。伴口苦，咽干，心烦，大便干结，小便色黄。舌淡红，苔薄黄，脉弦。检查：从额至两颊面部均有大片散在针头、米粒大小暗褐色扁平丘疹，质中，表面光滑。西医诊断：扁平疣；中医诊断：扁瘊（肝气郁结证）。治法：疏肝解郁，清热排毒。予以丹栀逍遥散加减：柴胡、郁金、栀子、牡丹皮、青皮、黄芩各 10g，野菊花、大青叶、板蓝根各 15g，甘草 6g。10 剂，水煎内服。配合治疣牛黄晶外治。治疗 10 天后，患者面部扁平疣突然出现红肿瘙痒，嘱其保持情绪稳定，此为皮肤产生抗体、向痊愈转归的表现。几日后扁平疣患处皮肤变平，色素沉着消退，恢复正常肤色。图 1–11 ～图 1–13 为本案患者治疗前后的图谱。

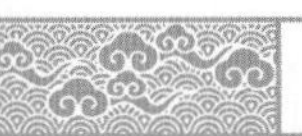

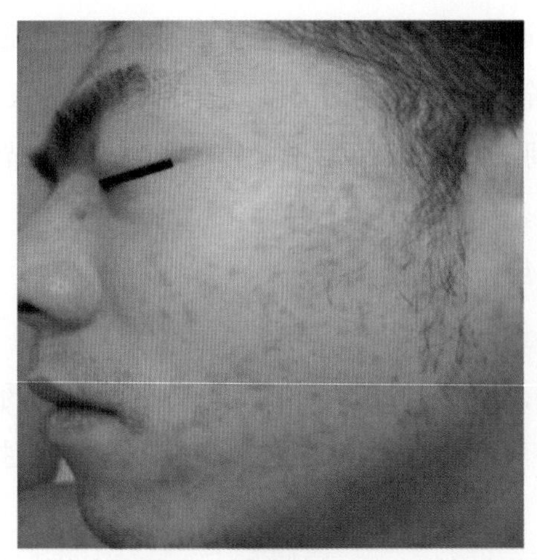

◆图 1-11　扁平疣治疗前

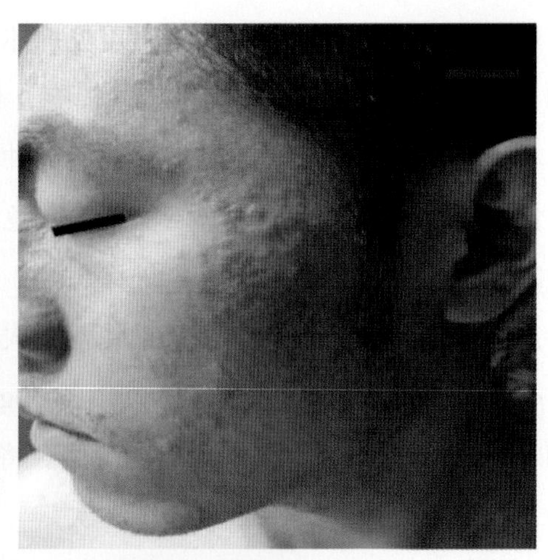

◆图 1-12　治疗后产生抗体发红

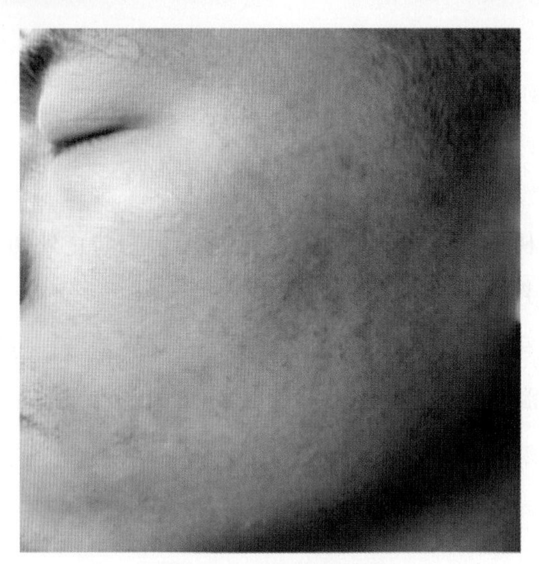

◆图 1-13　扁平疣治愈后

附：牛黄晶

蓝教授在四十余年治疗扁平疣的临床实践中研制出了疗效显著的外治中药——牛黄晶（国家发明专利号：ZL00510121058.2），介绍如下。

1. 扁平疣以人体免疫功能低下的正气虚弱证居多

《素问》曰："正气存内，邪不可干；邪之所凑，其气必虚。"观察众多扁平疣患者，发现其中不乏青少年，为什么元气旺盛的青少年也会患扁平疣呢？主要是人体内没有激活对抗疣病毒的免疫功能，即人体正气虚弱，不能御邪而致病。只要正气旺盛，人体免疫功能激活了，就不会被外邪所感染，并能消除体内病邪而病愈。

2.“中药诺贝尔抗体疗法”

2005年获得诺贝尔奖的3位外国科学家发现了人体内的一种泛素抗体，一旦被激活便会对人体内每一个细胞进行亲吻似的接触检查，发现凡是带有病毒的细胞，便打上标记，随后消灭它。科学家把这种抗体与病毒之间的亲密接触戏称为“死亡之吻”。中药牛黄晶即是根据该原理创制的具有激活人体免疫功能的一种新型治疗方法。经过本方治疗后，许多患者会出现局部潮红、皮疹肿胀瘙痒的症状，几天后扁平疣全部消失，且皮肤恢复平整光滑，不留瘢痕，故称“中药诺贝尔抗体疗法”。

3.巧妙利用皮肤基底膜带层的屏障保护作用

西医学认为任何一种治疗方法超过真皮层这一深度，将造成永久性瘢痕。因为真皮乳头层以下的组织、毛囊、血管和神经无再生修复能力。所以人体表皮与真皮之间的真皮乳头层成为皮肤的安全分界线（图1–14）。真皮乳头基底膜带层有一个重要的生理特性，即它能够阻止分子量大于40000的破坏性物质向下渗透通过，起到保护皮肤的屏障作用，从而使深层的毛囊、血管、神经组织不受损伤。如硫酸、盐酸等破坏性物质，其分子量均小于40000，故能轻易穿透保护屏障，破坏真皮下组织而形成瘢痕；激光、冷冻、电灼等治疗方法，因不能精确掌握治疗深度，也容易造成真皮层损伤留下瘢痕。人体真皮乳头层的组织结构很特别，像乳头一样呈高低不平排列。激光、电灼等治疗是水平面一刀切的烧灼方式，乳头高处的真皮组织全部烧灼损伤，低凹处的扁平疣组织又得不到治疗，容易复发。牛黄晶的特点是，药物沿弯曲的真皮乳头层向下渗透达到扁平疣根部，高处和低处的扁平疣均可得到彻底治疗。因其分子量大不会穿透基底膜的保护层，真皮层不受损伤，所以不会遗留瘢痕。

4.分子量大的最佳中药配方——牛黄晶

要选择一种既能治好扁平疣，又不会破坏真皮组织的纯中药外用制剂，必须具备2个条件是：①具有清热解毒、活血通经的作用；②分子量大于40000且不能透过真皮层保护屏障的药物。如此才可既能治好扁平疣，又不会损伤皮肤形成瘢痕。经过精心研制的中药牛黄晶（原名牛黄皮炎灵）即是比较符合条件的理想药物。

5.定期检查，彻底消灭疣体，快速产生抗体，防止复发

扁平疣患者一定要做全面检查，因为扁平疣病毒能在全身各个部位生长，除重点检查面颈部和四肢以外，头皮、腋窝、胸腹及下身等处也要注意检查。一般扁平疣在治疗后1～3个月应进行定期复查，检查是否有遗漏的扁平疣。患者发现类似痣一样的疣体应及时告诉医师，以便进行鉴别。只有将所有扁平疣，特别是较大的母疣消除干净后，才能较快地产生抗体，疣体才不会复发。只有将全身的扁平疣治疗干净，体

内才会迅速产生抗体，使人体免疫力增强，从而达到根治的目的，所谓“正气存内，邪不可干”。

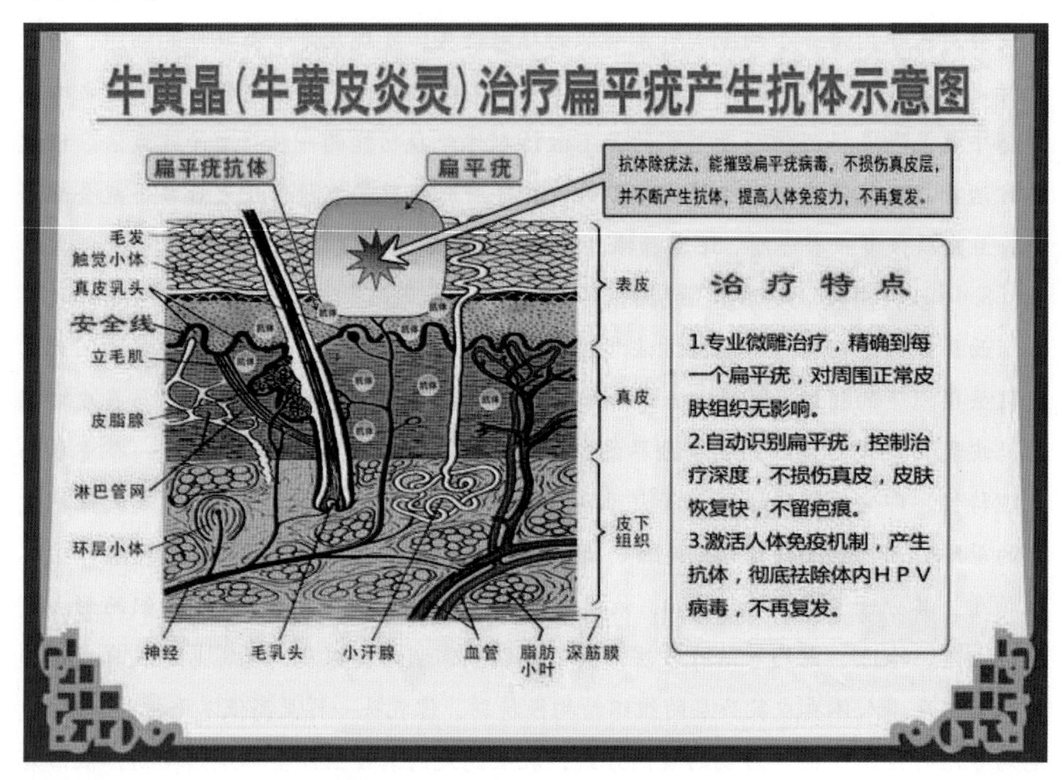

◆图 1-14　牛黄晶治疗扁平疣产生抗体示意图

三、丝状疣

概述

丝状疣是由人类乳头瘤疣病毒感染，生长在皮肤浅表的良性赘生物，多见于颈项、腋下及眼睑等处，呈细软丝状突起。

病因病机

中医学称丝状疣为“线瘊”。疣多生于颈部眼睑，细软如丝线。中医学认为，丝状疣系阴血不足，肝失荣养，气血不和，血枯生燥，邪气外发于肌肤；或风毒之邪侵袭，阻于经络，凝聚肌肤而成。

临床表现

1. 丝状疣在中年妇女中较多见。

2. 好发于颈项、腋下、眼睑等处。为单个细软的丝状突起，呈褐色或淡红色，似小钉倒立在皮面上，可自行脱落，不久又可长出新的皮损。

3. 一般无自觉症状。

治疗经验

（一）中医内治法

蓝教授认为，丝状疣一般不需内服药物。如因正气虚弱、免疫力下降，症见疣疹日久，逐年增多，体虚神差，面色不华，舌淡，脉细等正虚邪盛者，可服四君子汤合五味消毒饮加减。处方：黄芪、白术、茯苓、白芍、当归、金银花、野菊花、蒲公英、土茯苓、薏苡仁各 10g，甘草 6g。5 ～ 10 剂，水煎服，每日 1 剂，分 2 次温服。方中黄芪味甘，主入脾经，补气升阳固表、托毒生肌。白术苦温，健脾燥湿，加强益气助运之力；茯苓甘淡，健脾渗湿，苓术相配，则健脾祛湿之功益著。白芍性味苦、酸，微寒，趋于沉降，归肝、脾两经，养血柔肝，缓中止痛，平抑肝阳。当归补血活血。金银花、野菊花、蒲公英、土茯苓清热解毒。薏苡仁利水消肿，健脾补中。甘草清热解毒，调和诸药。全方扶助正气，祛除邪气，疣体自消。

（二）中医外治法

1. 患处用 2% 碘酒消毒后，用治疣牛黄晶点涂患处至疣体变白，3 天结痂，2 周内疣体脱落，一般一次性治愈。

2. 外用推疣法或鸡肫皮擦之。推疣法适用于较小的疣体。在疣体根部用棉花棒或刮匙与皮肤成 30°，向前推之，疣体推除后，创面应压迫止血，并用消毒纱布盖贴固定。

3. 鸦胆子仁 20 个，捣烂后取少量贴患处，用胶布固定，每日换药 1 次。

4. 大青叶、木贼、白鲜皮、薏苡仁各 50g，加水 500mL，煮沸 30 分钟，倾出药液，再加水 500mL 煎煮，两次汤药混匀待用。将药液加热至 40℃左右，用纱布沾药液擦洗患处，每 2 日外洗 1 次。

5. 板蓝根、苦参、木蝴蝶、薄荷叶各10g，打碎浸入75%酒精200mL中，密封1周后备用，每日外涂患处2次。

防护措施

1. 多运动，提高机体免疫力，同时保持心情愉快。
2. 防止外伤，在体力劳动或易受伤的工作人群中注意劳动保护。

病案与图谱

患者，男，61岁。颈部、胸部和腋窝等处肉刺样丘疹5年，丘疹由小变大逐渐增多。无明显痛痒感。曾在外院诊为丝状疣，用激光治疗3次，不久又复发，长出更多。伴精神萎靡，咽干，小便色黄，饮食尚好，舌淡红，苔薄黄，脉弦。检查：颈部、胸部及两腋窝有大量暗褐色丝状突起有蒂丘疹，大如黄豆，小如针头粟米，质地柔软。西医诊断：丝状疣；中医诊断：线瘊（正虚邪盛证）。治法：扶正祛邪。予以四君子汤合五味消毒饮加减：黄芪、白术、茯苓、当归、金银花、野菊花、蒲公英、土茯苓、大青叶、薏苡仁各10g，甘草6g。5剂，水煎内服。配合牛黄晶外治。治疗2周后，丝状疣全部脱落，2个月后，患处色素沉着斑消退，皮肤恢复正常。图1–15、图1–16为本案患者治疗前后的图谱。

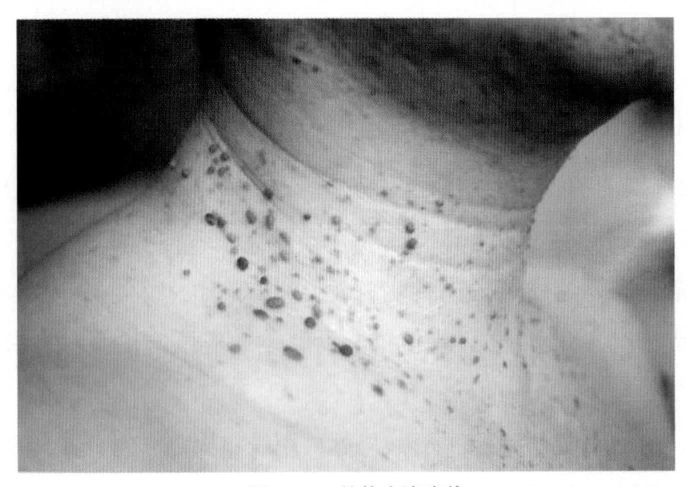

◆图1–15　丝状疣治疗前

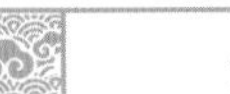

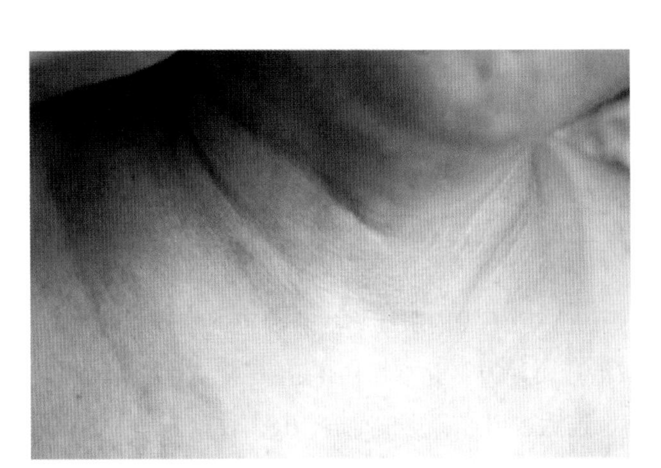

◆图 1–16　丝状疣治愈后

四、跖疣

概述

跖疣是由人类乳头瘤病毒（HPV）所引起，发生在足底部的寻常疣。常因异物刺伤或摩擦后，皮肤完整性受破坏，局部抵抗力下降，细胞免疫功能低下或缺陷，病毒乘虚侵入而发病。

病因病机

中医学称跖疣为“足瘊”。本病多因筋脉不荣，气血失和，复感毒邪，凝聚肌肤，而发生本病。治宜清热解毒，行气活血。多以外治方法为主。

临床表现

1. 跖疣多见于足跖部位。

2. 好发于足跖前后受压处及趾部，足部多汗者易患病。

3. 皮损为圆形灰黄色角化斑块，中央凹陷，较软，表面粗糙无皮纹，外周角化环，易见出血点，数目可较多，挤捏时疼痛明显。皮损初起为小的发亮丘疹，渐增大，表面粗糙角化，灰黄或污灰色，圆形，中央稍凹，周围绕以增厚的角质环。因足底受压，皮损常不高出皮面，除去角质层后可见疏松的白色乳状角质物，边缘可见散在小的、

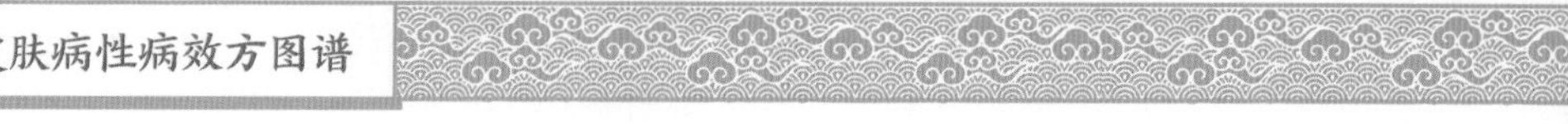

紫黑色出血点，数目从几个至几十个不等。有明显的压痛。

治疗经验

（一）中医内治法

蓝教授认为，跖疣一般不需内服药物。若因正气虚弱，免疫力下降可用八珍汤合金银花清毒汤加减治疗。处方：党参、白术、茯苓、生地黄、当归、赤芍、金银花、紫花地丁、赤茯苓、连翘、川连、夏枯草各10g，甘草6g。5剂，每日1剂，水煎服。八珍汤合金银花清毒汤扶正祛邪，可达标本兼治的目的。

（二）中医外治法

1. 牛黄皮炎灵外治。患处常规消毒后，用刀片削去表面角质层，其下有疏松角质软芯，可见毛细血管破裂外渗凝固而形成的小黑点。外用牛黄皮炎灵涂点患处，直至疣体发白萎缩下陷，15天左右疣体自然脱落。

2. 取乌梅肉100g用盐水浸泡1天，捣为泥状备用。每次取药少许敷贴患处，2天换药1次。

3. 消疣浸泡液：乌梅50g，山楂50g，加水2000mL，煎30分钟，加白醋250mL，趁热浸泡患足，每剂浸泡2～3次，每次30分钟。每日1次，15天为1个疗程。

4. 大青叶、乌梅各30g，山楂、白鲜皮、板蓝根各15g，白矾10g（后下，溶化），陈醋250mL。将上药煎水3000mL，水温保持42～43℃泡足30分钟，每日1次。

5. 取鸦胆子15粒，冰片1g，硼砂3g，共研细粉，每次取0.5g药粉调陈醋敷于患处，外盖伤湿膏，每日换药1次。

经蓝教授多年临床实践显示，外用牛黄皮炎灵、消疣浸泡液外治跖疣，治愈快，疗效好。但在治疗中需要注意：药液温度必须保持在43～45℃，每次浸泡时间至少30分钟。一般2～3个疗程可治愈。对于疣发数量多者，有时无需全数涂药，选取最早生出的母疣治疗，待母疣脱落，其他子疣也会相继消失治愈，这是体内产生抗体，起到了免疫的作用。

防护措施

1. 多运动，提高机体免疫力，同时保持心情愉快。

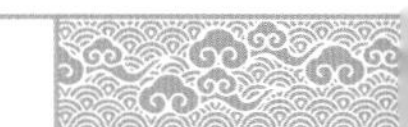

2. 防止外伤，在体力劳动或易受伤的工作人群中注意劳动保护。

病案与图谱

患者，男，15 岁。右足底皮肤多个丘疹，行走压痛感 2 年。精神气色、饮食二便如常。舌淡红，苔薄白，脉弦。检查：右足底前有多个 2 ～ 8mm 圆形灰黄色表面粗糙角化丘疹，质硬，有压痛。西医诊断：跖疣；中医诊断：足瘊。考虑该患者年轻，无明显气虚之象，遂以牛黄皮炎灵、消疣浸泡液外治，连续治疗 15 天，疣体全部脱落，3 个月后，足底皮肤光滑变平完全治愈。图 1–17、图 1–18 为本案患者治疗前后的图谱。

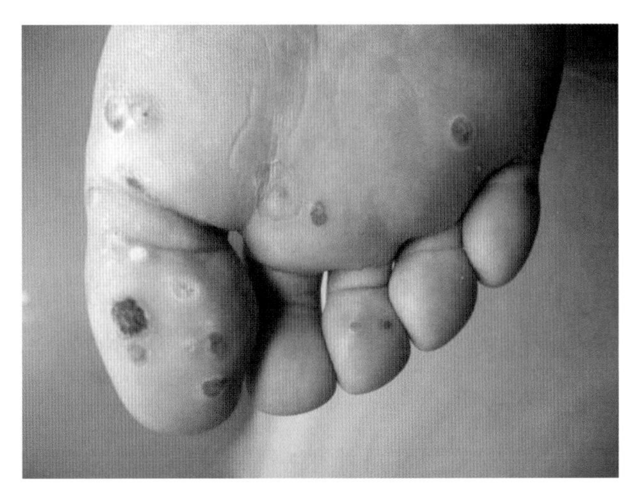

◆图 1–17　跖疣治疗前

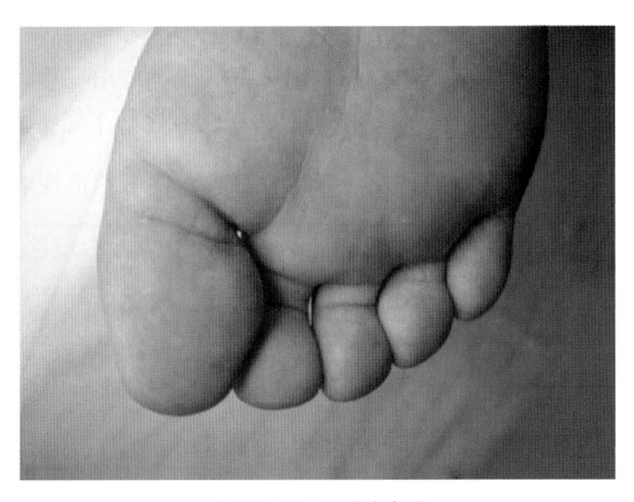

◆图 1–18　跖疣治愈后

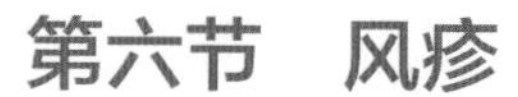

第六节 风疹

概述

风疹是由风疹病毒引起，病毒存在于出疹前 5 ～ 7 天患儿唾液及血液中。一般通过咳嗽或喷嚏等方式传播。本病多见于儿童，6 个月以内婴儿有来自母体的抗体，很少发病。一次得病，可终身免疫。

病因病机

中医学称风疹为“风痧”。本病由风寒热毒等外邪所致。外邪与气血相搏，外泄肌肤而发病。初起风寒热毒邪从外侵袭肺卫，引起流涕、咳嗽、咽痛、发热等症状；继之风热毒邪由表入里，伤及营血，引起热盛疹出。

临床表现

1. 一般儿童多见，急性发病，出疹前有服药史，无类似出疹史。

2. 先见发热症状，1 ～ 2 天后开始出疹，出疹期一般持续 1 ～ 4 天，皮疹为淡红色，形态单一，症状轻微，瘙痒不明显。皮疹未累及黏膜，伴有颈部浅表淋巴结肿大。

3. 前驱期较短，1 ～ 2 天即出疹，1 ～ 4 天即消退。

治疗经验

（一）中医内治法

1. 邪郁肺卫证

［症状］ 发热恶风，喷嚏、流涕，伴有轻微咳嗽，精神尚好，纳呆，疹色淡红，

先起于头面、躯干，随即遍及四肢，分布均匀，稀疏细小，2～3天消退，耳后及枕部淋巴结肿大。舌偏红，苔薄白，脉浮弦。

［治法］疏风清热。

［方药］桑菊饮加减：桑叶、白菊花、桔梗、连翘、杏仁、金银花、白芷、竹叶各10g，大青叶15g，甘草6g。

2. 邪热炽盛证

［症状］高热，口渴，心烦，疹色鲜红，疹点较密，小便黄少。舌红，苔黄，脉浮数。

［治法］清热解毒。

［方药］黄连解毒汤加减：黄芩、黄连、黄柏、栀子加生地黄、玄参、板蓝根各10g，甘草6g。

（二）中医外治法

1. 青蒿、地肤子、花椒、薄荷叶各50g，将上药加水煎煮去渣取药液，用毛巾蘸取药液洗患处，每日早晚各1次，每次20～30分钟，连续1周。用于皮疹透发，肌肤瘙痒者。

2. 桑叶、浮萍、野菊花、荆芥穗各30g，将诸药用纱布袋装好，加水煎煮，取药液倒入盆内，用毛巾蘸药水温洗患处，每日1次，每次15～20分钟，痊愈为止。

3. 地肤子、浮萍草、荆芥穗、蝉蜕各20g，炒热装布袋内擦患处，每日1～3次。

4. 扛板归、金银花藤、野菊花、金樱子各50g，加2000mL水煎外洗患处，每日1次。

5. 鲜鱼腥草、鲜连钱草各120g，捣烂揉擦患处，每日1次。

防护措施

1. 已经确诊立即隔离，隔离至出疹后5天。如果与风疹患者有过接触，可口服板蓝根颗粒进行预防。

2. 卧床休息，应避免直接吹风，防止受凉后复感新邪，加重病情。

3. 发热期间，多饮水，饮食上不宜太过辛辣和油腻，多吃流质或半流质饮食。宜多食瘦肉、禽蛋、蜂蜜和新鲜蔬菜、水果等。

4. 皮肤瘙痒时尽量不要用手挠抓，防止损伤皮肤，导致感染。

5. 风疹流行期保护儿童和孕妇，尽量少去公共场所，以防传染。

6. 多注意休息与保暖，饮食清淡，不宜吃辛辣、煎炸爆炒等食物。在妊娠早期（妊娠 3 个月内），尽量避免与患者接触。

病案与图谱

患者，男，7 岁。全身出现红疹 3 天，伴发热、咳嗽、流清涕、烦躁、咽干、纳呆、小便色黄，舌红，苔薄白，脉浮滑，体温 37.8℃，听诊：心肺（–），面部、躯干及四肢均有密集细小如痱子样淡红色丘疹，均匀分布，以背部为多。双耳后淋巴结轻度肿大，轻压痛。在外院做风疹病毒抗体检测诊断为风疹。西医诊断：风疹；中医诊断：瘾疹（邪郁肺卫证）。治法：疏风清热，退热消疹。予以银翘散合桑菊饮加减：金银花、连翘、竹叶、桑叶、白菊花、桔梗、川贝母、杏仁、白芷、甘草各 6g，板蓝根、大青叶各 10g。3 剂，水煎内服。配合药渣煎水外洗全身皮疹处。每日 1 次。经内服外用治疗 3 天以后，热退咳止，精神转佳，皮疹消失恢复正常。图 1–19、图 1–20 为患者治疗前的图谱。

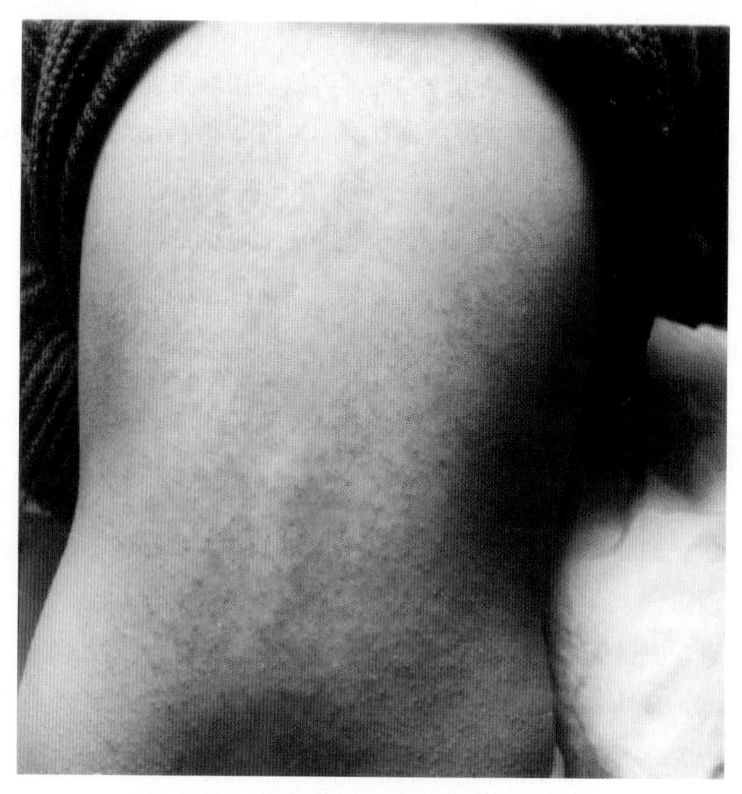

◆图 1–19　风疹治疗前

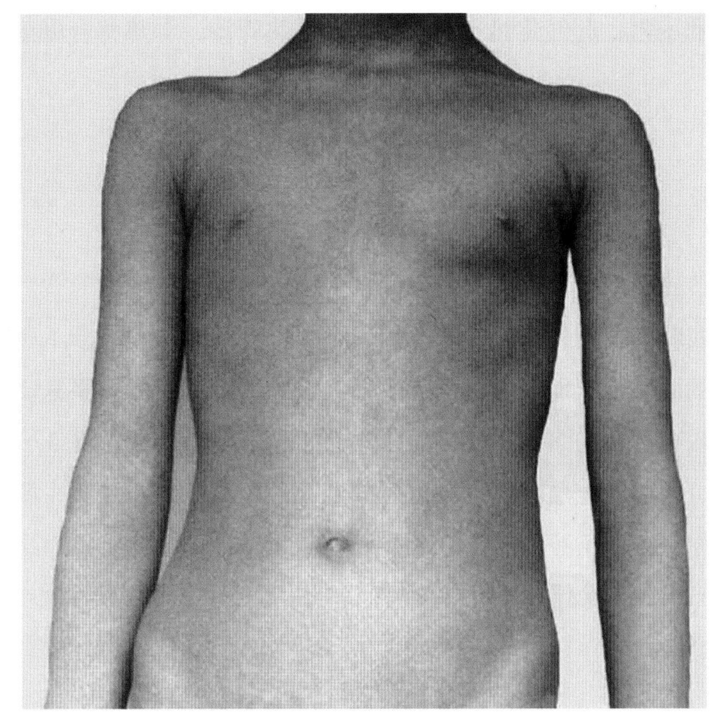

◆图 1-20　风疹治疗前

第七节　小儿丘疹性肢端皮炎

概述

小儿丘疹性肢端皮炎又称 Gianotti 病，主要特征为肢端红斑性丘疹、浅表淋巴结肿大、无黄疸型肝炎，是一种与 HBV 感染有关的皮肤病。由于此种患者 HBsAg 可为阳性，且有肝炎表现，目前认为本病是乙肝病毒感染的一种皮肤表现。

病因病机

中医学称小儿丘疹性肢端皮炎为“湿热皮疹”。其病位在肝、脾两脏。小儿脾常运化不足，受湿邪困阻，肝气化热，脾虚生湿，肝热脾湿，湿热相合熏蒸肌肤，浸淫掌肢而发病。

临床表现

1. 发病年龄 6 个月～ 15 岁，以 2 ～ 6 岁居多。

2. 好发于四肢，少见于面、躯干等处。

3. 无明显的前驱症状而突然发疹。皮损为自针头到绿豆大扁平充实性丘疹，呈暗红、紫红或淡褐色。病初多发生于四肢末端、手背、足背等部，在 3 ～ 4 日内依次向上扩展至股部、臀部及上肢伸侧，最后延伸到面部，躯干多不受累，偶尔可见少数皮损。皮损多对称分布，互不融合，不痒。

4. 全身淋巴结肿大，伴有急性无黄疸型肝炎，血清 HBsAg 阳性。

治疗经验

（一）中医内治法

1. 肝气郁滞证

［症状］ 发病迅速，皮疹色暗红，对称发生于四肢手足背部位，面颊色红，烦躁不安，咽干，大便结。舌红，苔薄黄，脉弦数。

［治法］ 疏肝理气，清热败毒。

［方药］ 逍遥散合金银花汤加减：金银花 10g，大青叶 10g，板蓝根 10g，生地黄 10g，赤芍 6g，柴胡 10g，野菊花 6g，薄荷 6g，甘草 6g。

2. 湿热蕴结证

［症状］ 皮疹如针头到绿豆大小，紫红色。初发于四肢末端，几天后扩展至股部、臀部及上肢，或蔓延到面部。神疲懒言，纳少便溏。舌红，苔黄腻，脉细滑。

［治法］ 清热利湿，健脾消疹。

［方药］ 茵陈汤加减：茵陈 10g，黄芩 6g，栀子 6g，金银花 6g，大青叶 10g，板蓝根 10g，柴胡 10g，白术 6g，茯苓 6g，甘草 6g。

（二）中医外治法

1. 鲜马齿苋 100g 煎水外洗浸泡患处，或捣烂外敷患处。每日 1 次。

2. 野菊花 100g，薄荷 20g，煎水外洗患处，每日 1 次。

3. 土茯苓、地肤子、白蒺藜各 50g，煎水外洗患处，每日 1 次。

4. 苦参 10g，蛇床子 15g，黄柏 30g，煎水待温热，用纱布浸湿稍拧干，外敷于皮损处，每次 20 分钟，每日 2 次。

5. 青黛、枯矾各 15g，川黄柏、虎杖各 10g，煅石膏、寒水石、滑石、煅海蛤壳各 30g，冰片 2g。上药共研细末过筛备用。每次取药粉 6g，用麻油 10mL 调匀成糊状，涂患处，每日 3 次。

防护措施

1. 尽量不使用公共用品。

2. 公共物品定期消毒。

病案与图谱

患者，女，6 岁。双手背粟粒样丘疹逐渐增多 3 天，无瘙痒。伴精神烦躁，面色发红，咽干，小便黄。舌红，苔薄黄，脉弦数。体温 37℃，面色红，心肺（–），腹平软，肝脾未触及。双手指手背部有针头至粟米大小淡红色扁平充实性丘疹，对称分布，腋窝淋巴结稍有肿大。实验室检查：血常规正常，血清 HBsAg 阳性。西医诊断：小儿丘疹性肢端皮炎；中医诊断：皮疹（湿热蕴结证）。治法：清热利湿，健脾消疹。予以茵陈汤合金银花解毒汤加减：茵陈、栀子、金银花、生地黄、柴胡、赤芍、野菊花、薄荷、甘草各 6g，大青叶、板蓝根各 10g。7 剂，水煎内服。外治法：鲜马齿苋 100g，煎水 500mL，加白醋 10mL，外洗浸泡患处，每日 1 次。二诊：精神转安，面色淡红，咽不干，小便微黄，舌淡红，苔薄白。脉弦。效不更方，续服 7 剂。外洗方仍照用。经内服外用治疗两周以后，手指、手背皮疹消失。实验室检查：血清 HBsAg 转为阴性。两个月后照片显示，色素沉着斑退去，皮肤恢复正常。图 1–21、图 1–22 为本案患者治疗前后的图谱。

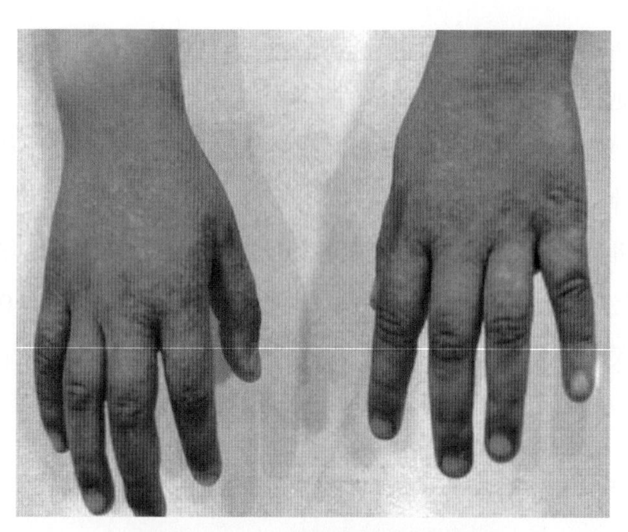

◆图 1-21　小儿丘疹性肢端皮炎治疗前

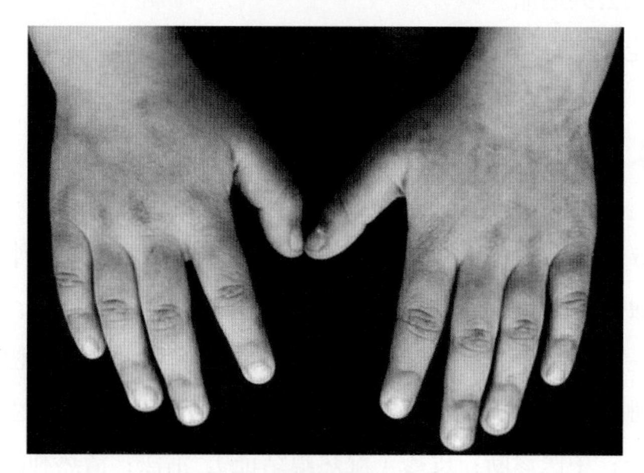

◆图 1-22　小儿丘疹性肢端皮炎治愈后

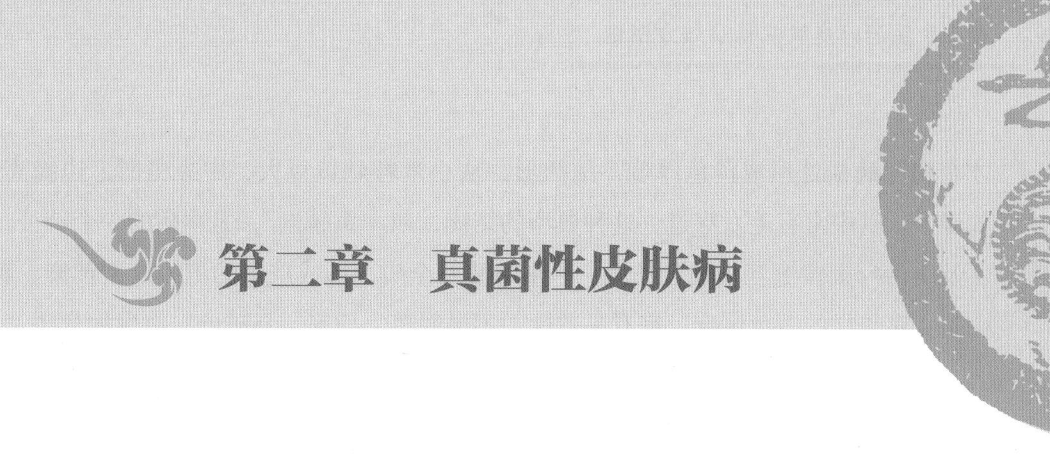

第二章　真菌性皮肤病

第一节　头　癣

概述

头癣是头皮和头发浅部真菌感染引起的传染性很强的皮肤病，主要由铁锈色小孢子菌、紫色毛癣菌引起。根据病原菌和临床表现的不同可分为黄黏癣、白癣、黑点癣和脓癣。本病初起头皮毛发根部有小丘疹或小脓疱，形如粟米，破出黄水。逐渐形成硫黄色碟形黄痂，中央凹陷，有毛发贯穿，黄痂落后可见糜烂面；有鼠尿样特殊臭气，自觉瘙痒。慢性病程，多从儿童期开始，持续到成人。

病因病机

中医学称头癣为“肥疮”“癞痢”。此病由脾胃湿热蕴蒸，上攻头皮所致；由于生活、起居不慎，外感湿、热、虫、毒，或相互接触传染，诸邪相合，郁于腠理，淫于皮肤所致。发于上部者，多兼风邪而发。

临床表现

1. 典型黄癣　初起时由于癣菌侵入毛囊引起发炎、化脓，在头皮毛根部发生中、小脓疱。不久，脓疱干涸，形成黄色薄痂。有时损害在几个毛囊及其周围同时出现，融合成小片，有轻度炎症的脱屑斑，此时患者常无明显自觉症状，故易被忽略。随后

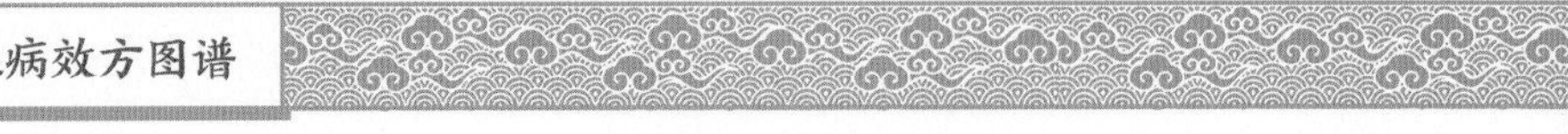

才在初起病损处形成黄色厚痂，呈圆形，从小米粒到黄豆大，中央稍凹，边缘高起，如碟形，其中常有毛发穿过，这种典型的结痂，叫“黄癣痂”，是本病的一个特征。如不及时治疗则黄痂互相融合扩大，严重时波及全头，形成严重的黄癣痂型黄癣。黄癣痂是豆腐渣样的黄色厚痂，富有黏着性，不易脱落，质脆，易破碎，有鼠尿臭味。

2. 白癣 常侵犯 4 ～ 8 岁儿童，极少发生在成人。白癣的早期损害有丘疹、水疱、鳞屑，可有痒感。典型损害在头部形成钱币大的母斑，上有鳞屑，可有轻度瘙痒，逐渐扩大，在原发病灶周围有几个卫星样小斑，逐渐融合成片。病发失去光泽，外周绕以白套，不易除去，称“菌鞘”。病发在距离头皮 2 ～ 4mm 处折断，因折断部位较高，称“高位断发”，头发参差不齐，一般无炎症，有时皮损边缘可见针头大丘疹、水疱，排成环状。皮损常位于头顶、前头部或枕部，有时波及上肢等处皮肤，形成体癣。白癣自觉有痒感，呈慢性，但到青春期可自愈。愈后头发可再生，不留瘢痕。

3. 黑点癣 此型常散发，常在儿童期发病，但成人也可感染。初起头皮有轻度炎症小结，上有细碎糠秕状白色鳞屑，一些病发刚长出即折断，留下残发在毛囊口，呈黑点状，故称“低位断发”。其病程缓慢，可累月经年不愈。如不及时治疗，少数毛囊可被破坏而形成小瘢痕。皮损常位于枕部或顶部，好发于女孩梳头分缝处，可伴轻度瘙痒，有时也可并发体癣、甲癣。

4. 脓癣 近年有增多趋势，是由亲动物性皮肤癣菌（如犬小孢子菌，须癣毛癣菌等）引发的头发严重超敏反应。皮损初起为成群的炎性毛囊丘疹，逐渐融合形成隆起的炎性肿块，质地软，其表面在毛囊口处形成蜂窝状排脓小孔，可挤出脓液。皮损处毛发松动，易拔出。常伴耳后、颈、枕部淋巴结肿大，轻度疼痛和压痛，继续细菌感染后可形成脓肿，亦可引起癣菌疹。由于本型可破坏毛囊，愈后常留有永久性秃发和瘢痕。

治疗经验

（一）中医内治法

1. 风湿毒聚证

［症状］ 头皮毛发枯黄易落，血痂污秽，瘙痒不止。舌红，苔薄，脉浮或滑。

［治法］ 疏风利湿，解毒杀虫。

［方药］ 消风散加减：荆芥、防风、苍术、陈皮、黄柏、土茯苓、苦参、蝉蜕、白鲜皮、甘草各 10g。

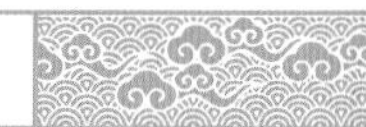

2. 湿热毒聚证

［症状］ 黄痂粘着，头皮潮红，按之疼痛，糜烂溢脓，伴寒热头痛，口渴咽干。舌红，苔黄或腻，脉滑数。

［治法］ 清热解毒，除湿杀虫。

［方药］ 五味消毒饮加减：金银花、野菊花、蒲公英、土茯苓、黄柏、苦参、白鲜皮、甘草各 10g。

（二）中医外治法

1. 金银花、板蓝根、大青叶、薏苡仁、连翘、薄荷、黄连、黄芩、黄柏各 10g，陈醋 300mL 浸泡 2 周，外治患处，每日 2 次。

2. 三黄百部外洗方：黄连 15g，黄芩 15g，黄柏 15g，百部 45g，苦参 45g，明矾 15g，川椒 15g。每剂加水 2000mL，浸泡 15 分钟后，煮沸 5 ～ 10 分钟，取液待温外洗。每次泡洗 30 分钟。每剂药可外洗 2 ～ 3 次，10 天为 1 个疗程。

3. 牛黄皮炎灵外涂患处，每日 2 次。

4. 土槿皮 30g，地榆 30g，共研末，用烧酒 500mL，浸 7 天，蘸酒外搽患处，每日数次。

5. 川楝子 100g，猪板油 300g，明矾 50g。川楝子焙黄为末，另将猪板油煎油去渣，待稍凉后，入川楝子末，调成糊状备用。涂药前将头发剃光或剪短，先用 10% 明矾水洗去脓痂，然后将药搽敷，每日 1 次。连续用药 10 天为 1 个疗程，一般用 3 个疗程。

6. 苦参、枯矾各 30g，芦荟 45g，共研细末，调香油外敷患处，每日 2 次。

防护措施

1. 加强环境卫生监督和普及防治教育。

2. 儿童应保持良好的卫生习惯，避免共用梳子、帽子、围巾等生活用品，学校应该对儿童的头皮情况进行监测，发现头癣患者应及时治疗。

3. 对于患儿和无症状携带者的周围环境、同学及伙伴带菌情况进行研究，也有利于防止该病的传播。

4. 一旦确诊为带菌者需接受治疗。

5. 应高度重视宠物卫生，及时检查并治疗家养动物的癣病，对污染物品进行消毒灭菌，从而切断传播途径，避免交叉感染。

病案与图谱

患者，女，25岁。头部生疮瘙痒半年。瘙痒抓破结痂，皮屑多，伴心烦少寐，饮食、二便如常，舌红，苔薄白，脉细滑。检查：左侧头部耳后有一7cm×10cm大小灰白色鳞屑结痂皮疹，毛发根部有小脓疱，糜烂面有鼠尿样臭气。西医诊断：头癣；中医诊断：癞痢（风湿毒聚证）。治法：清热利湿，解毒杀虫。予以黄连解毒汤合消风散加减：黄连、黄柏、黄芩、荆芥、防风、苍术、土茯苓、苦参、白鲜皮、甘草各10g。7剂，水煎内服。外治法：牛黄皮炎灵外涂患处，每日2次。二诊：治疗1周后，皮肤瘙痒止，皮屑明显减少。停内服中药，继续外用牛黄皮炎灵。经半个月治疗，局部皮肤痂屑落尽，皮癣基本治愈。3个月后长出皮肤毛发。图2–1、图2–2为本案患者治疗前后的图谱。

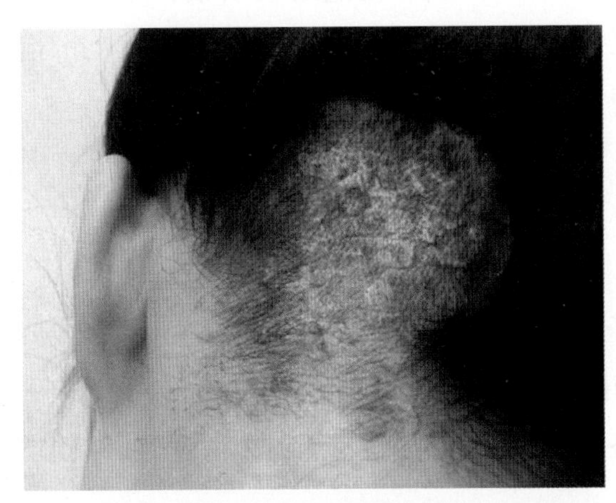

◆图2–1　头癣治疗前

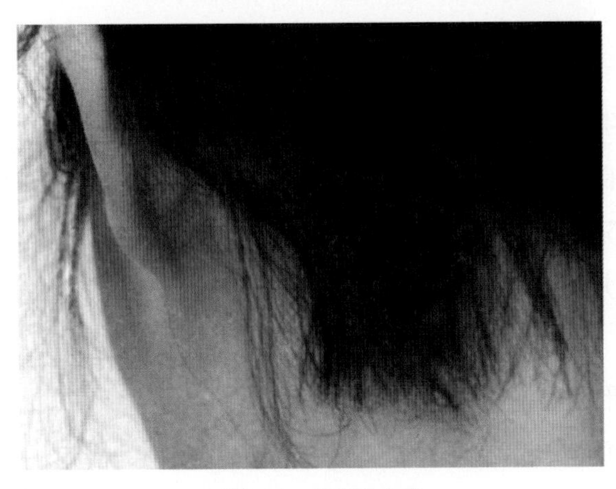

◆图2–2　头癣治愈后

第二节　体　癣

概述

体癣是由致病性真菌寄生在人体皮肤上所引起的浅表性皮肤真菌感染。本病多见于颜面、颈、腋等多汗潮湿部位。皮损为圆形或不规则形，逐渐向外扩展，表面附有细碎鳞屑，瘙痒明显。

病因病机

体癣，中医学又名“金钱癣”“钱癣”“笔管癣”“圆癣”。此病是由湿、热、虫、毒外侵，体表皮肤卫生失理所致。

临床表现

1. 夏秋季节多发或加重，入冬则痊愈或减轻。

2. 好发于青壮年及肥胖多汗、糖尿病、慢性消耗性疾病、长期应用糖皮质激素或免疫抑制剂者。

3. 皮损初起为红色丘疹、丘疱疹或小水疱，继而形成鳞屑的红色斑片，境界清楚，边缘不断向外扩展，中间趋于消退，形成边界清楚的环状或多环状，且边缘常有丘疹、丘疱疹和水疱，中央可有色素沉着。多因患处温度较高，潮湿多汗，易受摩擦，故常见糜烂、流滋、结痂，因剧烈搔抓，使皮肤呈苔藓样变。有时无中心自愈倾向。

4. 好发于颜面、颈、腋等多汗潮湿部位，多见于肥胖体形。

5. 皮损部位真菌培养或镜检可发现真菌。

治疗经验

（一）中医内治法

1. 风湿蕴肤证

［症状］ 皮疹大小如钱币，逐渐扩大，瘙痒不止。舌淡红，苔白腻，脉弦滑。

［治法］ 祛风除湿。

［方药］ 消风散加减：羌活、荆芥、防风、土茯苓、金银花、苦参、白鲜皮、百部、甘草各 10g。

2. 湿热毒聚证

［症状］ 皮损如环样红斑，伴有脓疱，糜烂结痂，或有轻微疼痛。舌红，苔薄白腻，脉滑数。

［治法］ 清热利湿解毒。

［方药］ 萆薢渗湿汤加减：萆薢、薏苡仁、黄柏、茯苓、牡丹皮、泽泻、滑石、通草、黄芩、甘草各 10g。

（二）中医外治法

1. 牛黄皮炎灵药液外涂患处，每日 2 次。

2. 取白鲜皮 30g，百部 30g，蛇床子 15g，用 50% 酒精 240mL 浸泡 7 天，去渣，外擦患处，每日 3 次。

3. 取鲜大蒜汁涂搽患处，每日 2 ～ 3 次。

4. 苦参、川椒（焙干）、硫黄各 30g。上药研末过筛装瓶备用，以生姜断面蘸药粉擦患处 3 分钟，每天早晚各 1 次。

5. 木槿皮、丁香各 15g，用 75% 酒精加至 100mL，浸泡 3 天，外搽患处，每日 3 次。

6. 硫黄 15g，枯矾 10g，花椒、熟大黄、密陀僧各 2g，上药共研细末，米醋 500mL 浸泡 1 周，外搽患处，每日 3 次。

防护措施

1. 保持皮肤干燥，尤其是炎热易出汗的夏天，勤洗澡，尤其注意颈部、腘窝、腋

下等部位保持干燥。

2. 清淡饮食，避免肥甘厚腻辛辣之品。

3. 调畅情志，避免忧思恼怒，大动肝火。

病案与图谱

患者，女，51岁。右腋皮疹瘙痒1个月余，遇热瘙痒加重。伴身重易倦，纳少腹胀。舌淡红，苔白腻，脉滑。检查：从右侧腋窝至胁肋部有20cm×50cm大片红斑皮疹，呈花环状相互融合，表面有细小鳞屑。实验室检查：皮损部位刮取物镜检发现真菌。西医诊断：体癣；中医诊断：圆癣（湿热蕴肤证）。治法：清热燥湿，健脾和胃。予以萆薢渗湿汤合平胃散加减：萆薢、黄芩、黄柏、赤茯苓、薏苡仁、泽泻、通草、苍术、厚朴、陈皮、甘草各10g。7剂，水煎内服。外治法：牛黄皮炎灵外涂患处，每日2次。二诊：治疗1周后，皮肤瘙痒已止，红斑明显变淡，停止中药内服，继续外用牛黄皮炎灵。经半个月治疗，局部皮肤红斑消退，皮癣基本治愈。2个月后除患处微有色素印痕外，皮肤光滑恢复正常。图2-3、图2-4为本案患者治疗前后的图谱。

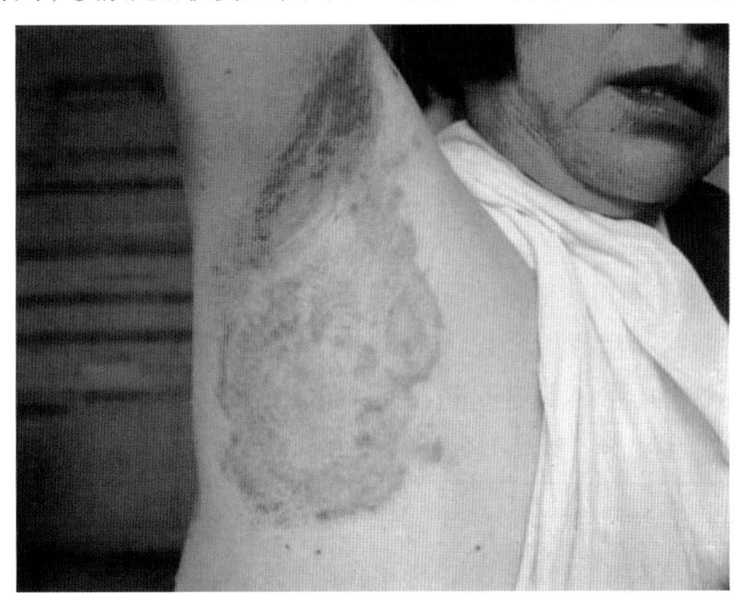

◆图2-3　体癣治疗前

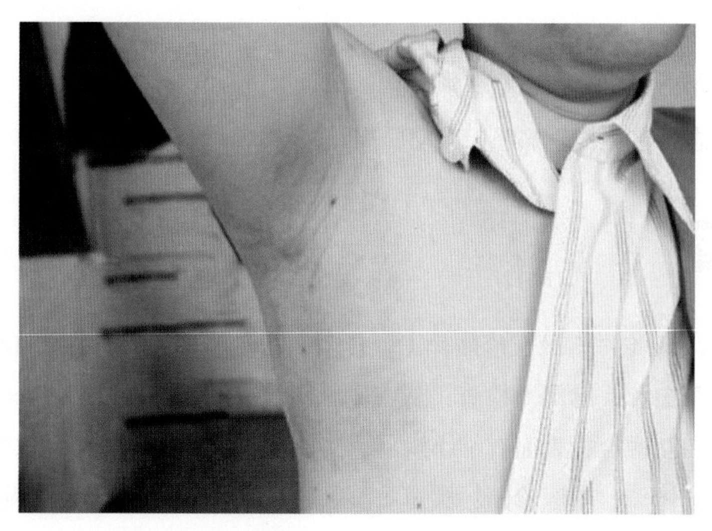

◆图 2-4　体癣治愈后

第三节　手　癣

手癣

概述

手癣是由红色毛癣菌、须癣、毛癣菌等感染引起。皮疹表现为皮下簇集或散在小水疱，疱壁破裂后，四周续起水疱，甚为瘙痒。本病主要通过接触传染，主要诱因有双手长期接触洗涤剂、浸水、擦伤等，故手癣在某些行业中发病率较高。因反复发作或治疗不彻底，使病程延长，经年不愈。

病因病机

中医学称手癣为“鹅掌风”。本病是因人体气血不足，外感湿热，毒蕴皮肤，或相互接触，毒虫沾染而生。湿热毒虫，郁阻皮肤，久则脉络瘀阻，血不荣肤致皮肤皲裂，形如鹅掌。

临床表现

1. 多发于成年男女。

2. 多发于手掌、指腹侧缘。大多数先在一侧手部发病，再传染至对侧而左右对称。少数亦可长时间仅一手发病。

3. 皮损特点为皮下小水疱，散在或簇集，不久疱壁破裂，叠起白皮，中心已痊愈，四周续起疱疹。初起多在指端的腹侧或手掌，不断蔓延，指端损害可侵及甲板，形成灰指甲，手掌损害可延及手背和腕部，呈边界清楚，中心有自愈倾向的圆形，椭圆形或不规则的斑片，多伴有小片的潮红或脱屑。皮损也可发于手指间，多为潮红的斑片，边界清楚，糜烂湿润，时有流滋，白皮翘起。重者指部稍有肿胀。容易因搔抓而化脓引起红丝疔及附近肿痛。有的患者并无水疱、糜烂，仅有鳞屑和皮肤肥厚、粗糙。秋冬季节皮肤肥厚、干燥、皲裂、疼痛，手掌、手指失去弹性、屈伸不利。

4. 实验室检查显示水疱表皮刮片镜检可查出真菌。

治疗经验

（一）中医内治法

1. 风湿蕴肤证

［症状］ 手掌手指可见小水疱，破裂后水液外渗，指间潮湿、糜烂、瘙痒。舌红，苔白腻，脉滑数。

［治法］ 祛风利湿清热。

［处方］ 消风散加减：荆芥、防风、苍术、陈皮、黄柏、土茯苓、苦参、蛇蜕、白鲜皮、甘草各 10g。

2. 肌肤湿热证

［症状］ 水疱破裂流水，有瘙痒灼痛感，微热汗出，口渴不欲饮。舌红，苔黄腻，脉濡数。

［治法］ 清热祛湿。

［方药］ 龙胆泻肝汤加减：龙胆草 10g，茵陈 10g，黄芩 10g，柴胡 10g，大青叶 10g，板蓝根 10g，白术 10g，茯苓 10g，甘草 6g。

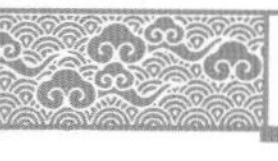

3. 血虚风燥证

［症状］ 病程日久迁延，皮纹粗糙增厚，皲裂痒痛，宛如鹅掌。舌燥少津，脉细数。

［治法］ 养血润燥，祛风止痒。

［方药］ 当归饮子加减：当归、川芎、生地黄、白芍、荆芥、防风、白蒺藜、何首乌、白鲜皮、土茯苓、地肤子各 10g，甘草 6g。

（二）中医外治法

1. 牛黄皮炎灵药液外涂患处，每天 2 次。

2. 白鲜皮、蛇床子各 100g，煎水 600mL 浸泡或湿敷患处，每天 3 次。

3. 以丘疹、鳞屑为主时，选用苦参、百部各 100g，泡醋 300mL，1 周后外涂患处，每天 3 ～ 5 次。

4. 土槿皮 30g，于白酒 200mL 中浸泡 3 天后，用药酒外搽患处，每天数次。

5. 白凤仙花 30g，皂角刺 30g，花椒 15g，于陈醋 300mL 中浸泡 3 天后，涂擦患处，每天 3 ～ 5 次。

6. 鲜白凤仙花（连根)2 大棵、明矾 120g，共捣烂，加陈醋 250mL 调匀，搽患处，每晚搽敷 1 次。

7. 苍耳子仁 100g。研成细末，调麻油 200mL 搽患处，每天数次。

8. 白矾、皂矾各 150g，孩儿茶 20g，侧柏叶 300g。用水 2000mL，将上药煎沸备用。趁热将药汤倒于桶内，手置于桶上，用布盖住，以药汤之热气熏之，待药汤微热时将其倒入盆内，蘸洗患处约 30 分钟。7 天内勿下水。3 天外洗 1 次。

防护措施

1. 及时治疗，消灭传染源，不共用浴盆、脸盆等生活用品。

2. 日常生活中避免酸碱物质对手部皮肤的损伤。

病案与图谱

患者，女，57 岁。双手掌皮肤粗糙皲裂，瘙痒脱皮 2 年。伴咽干舌燥，五心烦热。舌红，苔白燥干少津，脉细。检查：双手掌皮肤粗糙增厚，干燥皲裂，硬似鹅掌，表

面多白色皮屑。实验室检查：表皮屑镜检查出真菌。西医诊断：手癣；中医诊断：鹅掌风（血虚风燥证）。治法：养血润皮，祛风止痒。予以当归饮子加减：当归、川芎、生地黄、白芍、玉竹、麦冬、女贞子、何首乌、白鲜皮、防风、白蒺藜、土茯苓各10g，甘草6g。15剂，水煎内服。外治法：①白鲜皮、蛇床子各100g，煎水1000mL，加白醋100mL浸泡双手，每次20分钟，每日1次。②牛黄皮炎灵外涂患处，每天2次。二诊：治疗半个月后皮肤开始软化，皮层变薄，皮屑减少，皲裂愈合。停服中药，继续外洗浸泡和外用牛黄皮炎灵。3个月后复诊，双手皮肤红润光滑，临床治愈。图2–5、图2–6为本案患者治疗前后的图谱。

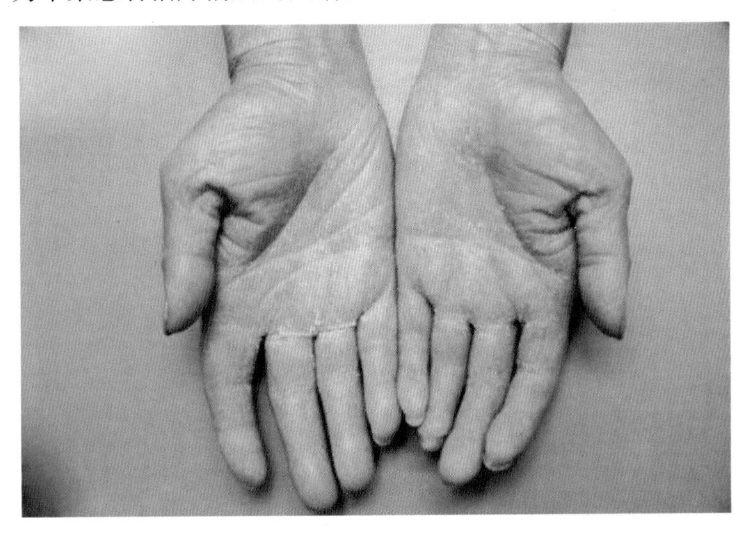

◆图2–5　手癣治疗前

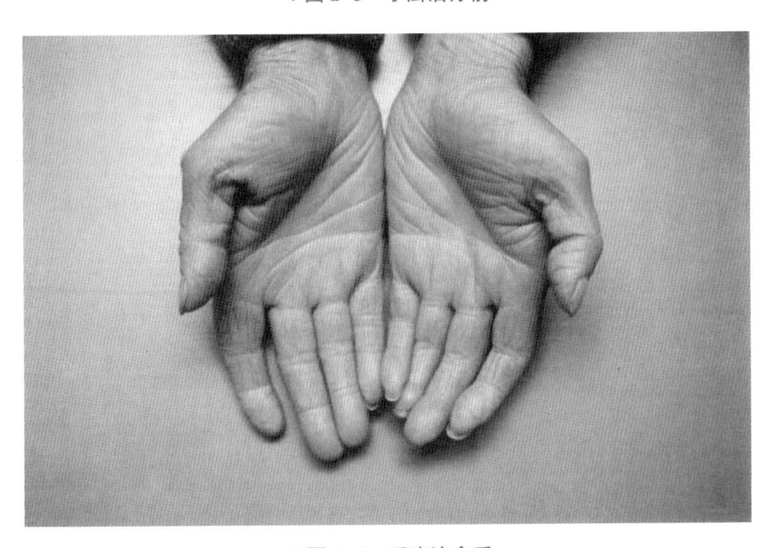

◆图2–6　手癣治愈后

第四节 足 癣

概述

足癣由真菌感染引起，初起为深在性小水疱，逐渐融合成大疱。皮肤损害边界清楚，可出现糜烂、渗液或二重感染导致脓疱等，自觉瘙痒。该病在临床上可分为水疱型、糜烂型、脱屑型等，但水疱、糜烂、角化过度、脱屑等皮损往往同时存在。其中以 1 ～ 2 种损害为主。本病发病常先在足部一侧，然后侵延两侧。

病因病机

足癣与中医学中记载的“臭田螺”相似。其为外感湿邪，久居湿地，水湿浸渍，湿毒循经下注于足而发；或因共用浴盆、毛巾、鞋袜等致毒邪感染而致。

临床表现

1. 多发于成年人，儿童少见。

2. 主要发生在趾缝，也可见于足底。主要表现为皮下水疱、趾间浸渍糜烂、渗流滋水、角化过度、脱屑。①水疱型。初起为皮下小水疱，四周无红晕，有瘙痒感，数天后水疱吸收而隐没，迭起白皮；如感染毒气，水疱变成有红晕的脓疱，并且引起疼痛及灼热感。另一种初起亦为水疱，之后发展为圆形或环形边界清楚的褐色斑片，患处皮肤变厚，皱纹深而阔，入冬产生皲裂。②糜烂型。第 3、4 趾缝间潮湿、糜烂，覆以白皮，渗液较多。将表皮除去后，基底呈鲜红色，伴有剧烈瘙痒，患者往往搓致皮烂疼痛，渗出血水方止，并有特殊臭味。③脱屑型。多发生在足跟或趾旁，亦有在足底、足侧或趾间。损害为鳞屑不断剥脱，角质层增厚显著，洗脚时可刮下一层白粉样物质。以老年患者为多。其中水疱型和糜烂型常可继发小腿丹毒、红丝疔，或足趾化

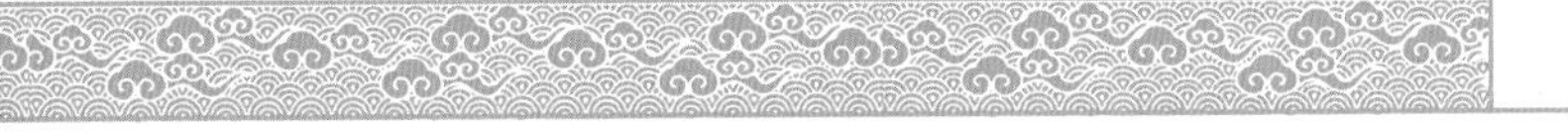

脓，肿连足底、足背等，并可出现形寒、身热、头痛骨楚等全身症状。患者发高热时，因真菌活动减低，足癣常可好转，热退后又复发。夏重冬轻。

3. 皮损鳞屑刮片镜检、培养均阳性。

治疗经验

（一）中医内治法

1. 湿热内盛，兼感毒邪证

［症状］ 可见水疱，或聚集成大疱，疱液清或呈淡黄色，足趾间可见浸渍、糜烂、渗出。舌红，苔黄腻，脉弦滑。

［治法］ 清热凉血，除湿解毒。

［方药］ 金银花败毒汤加减：金银花 10g，野菊花 15g，大青叶 20g，紫花地丁 10g，连翘 10g，赤芍 9g，白头翁 20g，甘草 6g。

2. 血燥生风，肌肤失养证

［症状］ 皮肤肥厚，干燥皲裂，脱屑明显。舌淡红，苔少，脉沉细。

［治法］ 养血润肤，健脾和胃。

［方药］ 四物汤加减：当归 10g，生地黄 15g，赤芍 10g，茯苓 15g，苍术 10g，丹参 10g，鸡血藤 15g，陈皮 6g，甘草 6g。

（二）中医外治法

1. 鳞屑角化汗疱型用牛黄皮炎灵外涂患处，每日 2 次。

2. 浸渍糜烂型用马齿苋、蛇床子、苦参、百部各 15g，煎水 3000mL，白矾 6g（溶化）泡足，每日 1 次。

3. 枯矾 10g，黄柏、五倍子各 20g，海螵蛸 50g，共研细末备用。浸渍糜烂型以细末撒于患处；鳞屑角化汗疱型调陈醋外涂患处，每日 3 次。

4. 苍耳子 60g（捣碎），白矾（溶化）、苦参、蛇床子、黄柏各 30g，露蜂房 15g。煎汤浸洗患处，每日 1 次，每次 30 分钟。

5. 白矾 30g，用热水 2000mL 溶化，浸洗患处 20 分钟，再用炉甘石、熟石膏、赤石脂各 30g 研成细末，敷于患处，每日 1 次。

6. 海螵蛸 30g，五灵脂 10g，骨碎补 10g，共研极细粉末，瓶装密封备用。每晚洗脚后将足趾间用药棉擦干，将药粉少许撒于患处，用药棉球塞于足趾之间，以便吸干水分。

7. 土槿皮 50g，白酒 150mL，浸泡 3 天后，用药酒外搽患处，每日 3 次。

8. 白凤仙花、皂角刺各 30g，花椒 15g，取上药放 700mL 陈醋内浸泡 3 天后，外用搽患处，每日 3 次。

9. 黄柏、炉甘石、煅石膏、赤石脂各 50g，共研细末备用。湿型者，撒药末于患处，每日 1 次。干型者，以芝麻油调药末为糊状敷于患处，每日 1 次。

10. 生姜片 100g，食盐 25g，陈醋 100mL，加水 2000mL 烧开，温后泡患足，每次 20 分钟，每日 1 次。

防护措施

1. 消灭传染源，不共用浴盆、脚盆等生活用品。

2. 日常生活中还应避免酸、碱物质对脚部皮肤的损伤。

病案与图谱

患者，男，13 岁。双足趾及趾缝间糜烂滋水 2 个月。初起为小水疱，瘙痒擦破后皮肤溃烂有腥臭。舌红，苔黄腻，脉滑。检查：双足十趾趾间皮肤红斑糜烂，渗流滋水，多处皮屑脱落，有臭气。实验室检查：皮损部位刮取物镜检发现真菌。西医诊断：足癣；中医诊断：臭田螺（湿毒内盛证）。治法：清热凉血，除湿解毒。予以金银花败毒汤加减：金银花 10g，野菊花 15g，大青叶 20g，紫花地丁 10g，连翘 10g，赤芍 9g，白头翁 20g，甘草 6g。7 剂，水煎内服。外治法：①取马齿苋 15g，蛇床子 15g，苦参 15g，百部 15g，白矾 6g（溶化），煎水 3000mL 泡足，每次 30 分钟，每日 1 次。②牛黄皮炎灵外涂患处，每日 2 次。治疗 2 周后，皮肤瘙痒已止，糜烂面愈合。3 个月后足趾皮肤光滑恢复正常。图 2–7、图 2–8 为患者治疗前后的图谱。

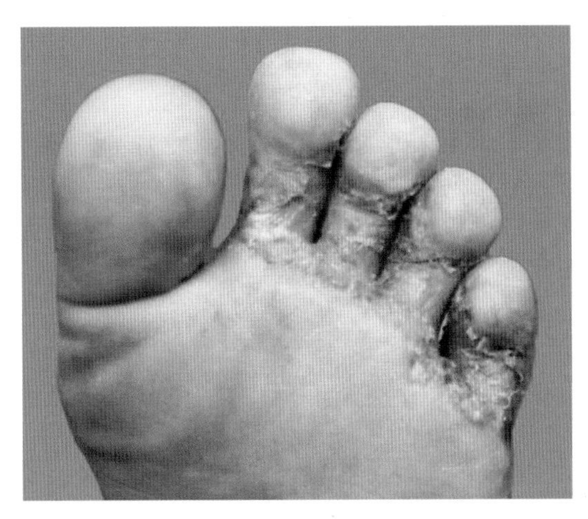

◆图 2-7　足癣治疗前

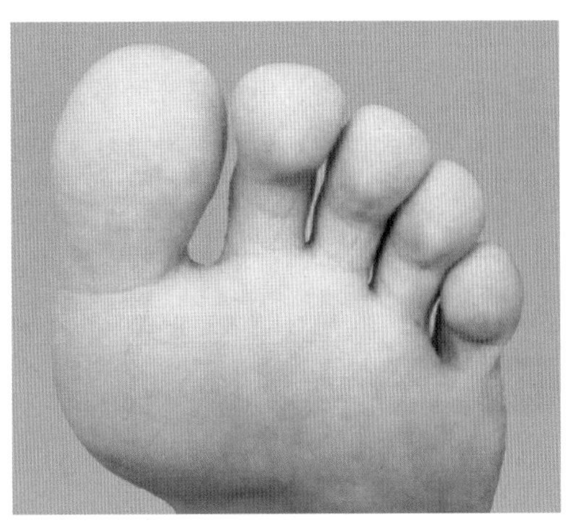

◆图 2-8　足癣治愈后

第五节　甲　癣

概述

甲癣，常因红色毛癣菌感染引起。甲癣病变始于甲远端、侧缘或甲褶部，表现为甲颜色和形态异常。指趾甲均可发病。皮肤癣菌感染灶炎症明显时发病，并随炎症消退而消退。甲癣有两种类型：一种表现为白甲，常先从甲根开始，甲板表面出现小白点，逐渐扩大，致甲板变软下陷。另一种损害先从甲游离缘和侧壁开始，使甲板出现小凹陷或甲横沟，逐渐发展至甲板增厚，变脆呈褐色。甲板表面粗糙凹凸不平无光泽。

病因病机

中医学称甲癣为“灰指甲”。此病多由手、足癣日久蔓延，导致血不荣爪而成。

临床表现

1. 起病缓慢，皮损呈多形性，常对称分布。

2. 初起甲旁发痒，继则指（趾）甲出现高低不平，逐渐增厚或蛀空而残缺不全；最后指（趾）甲变形，失去光泽而呈灰白色。有以下 3 种不同表现：①增厚型，甲缘增厚渐至整个指（趾）甲肥厚、高低不平；②萎缩型，甲板萎缩色白，甲板翘起，其下蛀空；③破损型，甲板部分增厚，边缘破损，略带草绿色，少数甲沟红肿，甲板高低不平。轻者仅有 1 ～ 2 个指（趾）甲受损，重者所有指（趾）甲皆可累及。一般无痛痒感，但指（趾）甲过厚，也可引起疼痛。

3. 实验室检查：皮损真菌检查阳性；皮肤癣菌素试验阳性。

治疗经验

（一）中医内治法

1. 血燥失养证

［症状］ 手指、足趾甲板色泽不荣，增厚或翘起或呈蜂窝状。舌淡，少苔，脉细。

［治法］ 养血润燥。

［方药］ 四物汤加减：当归、川芎、熟地黄、白芍、蝉蜕、蛇床子、地肤子、白蒺藜各 12g，何首乌 15g，生甘草 6g。

2. 湿热蕴结证

［症状］ 手指、足趾色泽不良，甲远端见黄白斑点，渐扩展至全甲，甲板变脆增厚，或甲板翘起，其下蛀空，或甲板色红，甲沟有脓疱红肿瘙痒刺痛。舌红，苔薄腻，脉滑数。

［治法］ 清热利湿。

［方药］ 萆薢渗湿汤加减：萆薢、黄柏、连翘、地肤子、蛇床子各 15g，生薏苡仁、赤芍、泽泻、牡丹皮各 20g，甘草 6g。

（二）中医外治法

1. 用刀片削刮除尽灰甲角质，用牛黄皮炎灵外涂患甲，每日 2 次。

2. 白鲜皮 30g，地肤子 30g，蛇床子 30g，百部 15g，苦参 20g，蝉蜕 15g，冰片 3g。煎水 500mL，泡洗患甲。

3. 外用白醋浸泡患甲，每次 30 分钟，每日 2 次。

4. 白凤仙花、皂角刺、花椒各 30g，白醋 200mL 浸泡 7 天，外用泡手、足甲癣，每晚临睡前泡 20 分钟，连续治疗 7 天。

5. 土槿皮、大枫子各 100g，上药打碎，用陈醋 250mL 浸泡 1 周后，外涂患甲，

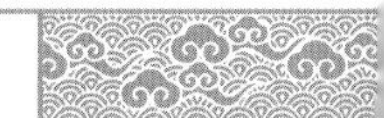

每日2次。

6. 木槿皮100g，冰醋酸50mL，加纯净水50mL，上药浸泡1周后外涂患甲，每日2次。

防护措施

1. 注意及时治疗，消灭传染源。
2. 不共用浴盆、脚盆、脸盆等生活用品。

病案与图谱

患者，男，61岁。双手指甲及双足趾甲灰白增厚，变松变脆2年。患处无痛痒，面色不华（有贫血史），饮食、二便如常，舌淡红，苔白，脉沉细。检查：右手中指及小指甲前端甲板粗糙增厚，凹凸不平形成裂纹；双足十趾甲呈灰黄色，甲层肥厚无光泽，刮之松脆易落碎屑。实验室检查：病甲碎屑镜检发现菌丝。西医诊断：甲癣；中医诊断：灰指甲（血虚失养证）。治法：补血养甲。予以四物汤加减：当归、熟地黄、白芍、何首乌各15g，阿胶、白鲜皮、蛇床子、地肤子、白蒺藜各10g，川芎、生甘草各6g。7剂，水煎内服。外治法：①用刀片削刮除尽灰甲角质，予牛黄皮炎灵外涂患甲，每日2次。②外用药棉浸9%白醋敷包患甲，每日1次。治疗3个月以后，手指、足趾均逐渐长出新甲。图2-9～图2-12为本案患者手部、足部甲癣治疗前后的图谱。

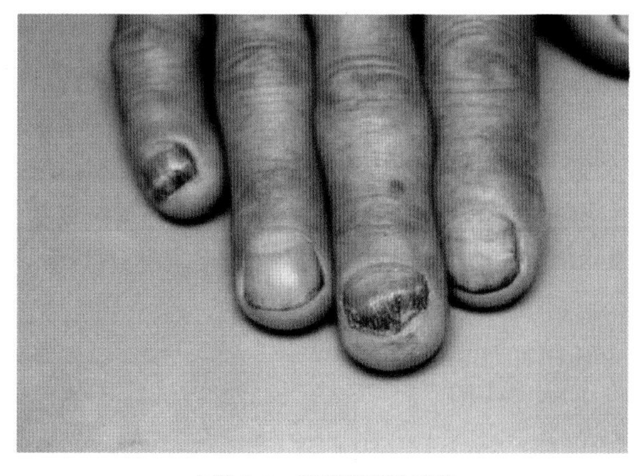

◆图2-9　手部甲癣治疗前

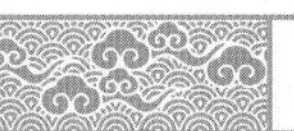

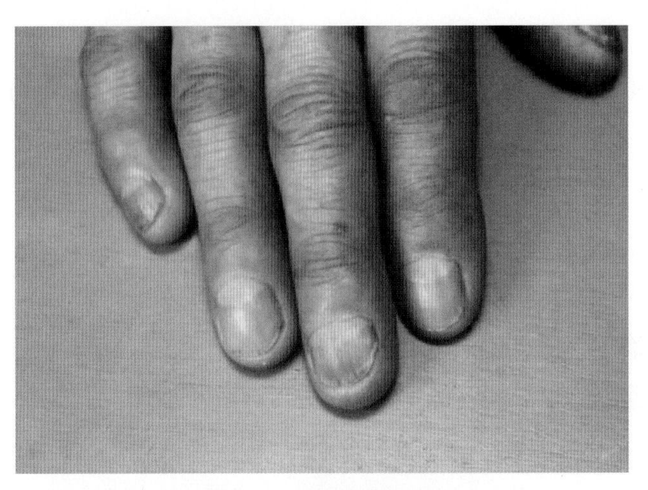

◆图 2-10　手部甲癣治愈后

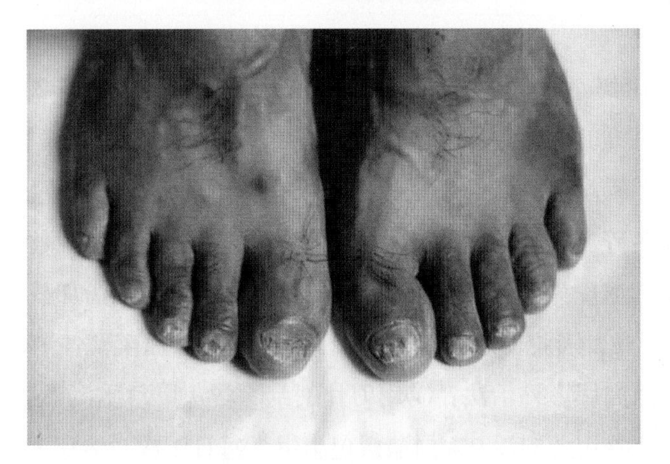

◆图 2-11　足部甲癣治疗前

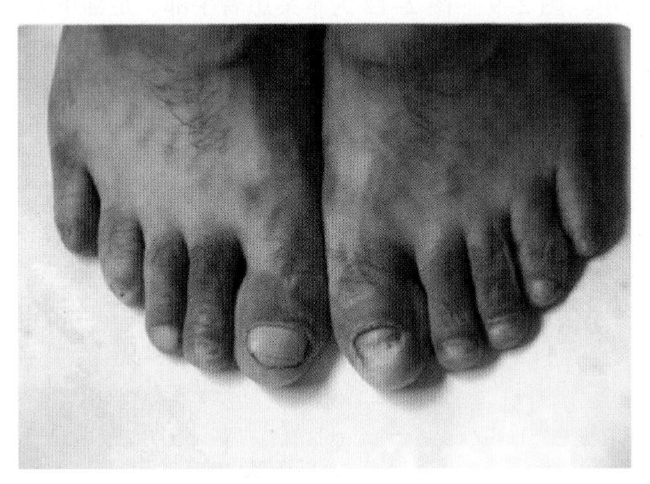

◆图 2-12　足部甲癣治愈后

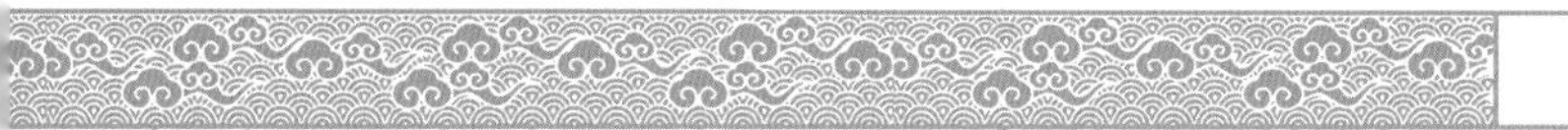

第六节　花斑癣

概述

花斑癣，俗称“汗斑”“紫白癜风”，是由糠秕马拉色菌所致的皮肤浅部真菌病，皮损为黄豆至蚕豆大类圆形斑疹，散发或融合成片。表面有淡褐色糠秕状鳞屑，皮损呈花斑状。时有轻微刺痒。

病因病机

中医学称花斑癣为“汗斑”“紫白癜风”“疬疡风”“赤白癜风”“红白汗斑”“赤白汗斑”。本病多因湿热内蕴，外受风湿，郁于肌肤，不得发散疏泄，气血运行失调所致；或汗出后毛窍开，风邪侵袭毛窍，逆袭皮腠所致。

临床表现

1. 好发于夏秋季节；好发于成人，以男性多见。

2. 好发于胸背、面颊、腋下等汗腺丰富部位。初起皮肤上出现豌豆至蚕豆大小的斑片，色淡红或赤紫，或棕黄，或淡褐。继而游走成片，上有细小糠秕状鳞屑，刮之更明显，微微发亮，将愈时呈灰白色斑片。多发于颈侧、胸背、肩甲、腋窝，下部躯干、乳下、会阴等处，亦可蔓延全身。一般无自觉症状，或稍有瘙痒，病程缓慢，冬轻夏重；或入冬自愈，至夏又发。

治疗经验

（一）中医内治法

本病一般以外治为主，对于严重患者可酌情选用方药内服，如风湿侵袭者，予胡麻散、何首乌散治疗；暑湿蕴肤者，予苍耳子、防风、黄芪等治疗；阴虚内热者，予地黄饮子治疗。

（二）中医外治法

1. 用牛黄皮炎灵外涂患处，每天 2 次。

2. 黄连 10g，黄柏 10g，黄芩 15g，百部 10g，白鲜皮 10g，蛇床子 10g，地肤子 10g，甘草 6g。上药煎水 3000mL，淋洗患处，每天 2 次，连续 3 周。

3. 土槿皮 30g，白酒 200mL，浸泡 3 日后，用药酒外搽患处，每日数次。

4. 硫黄、雄黄、煅密陀僧各 10g，蛇床子 20g，轻粉 2g。共研成细末，用米醋调搽患处，连续用药 10 天以上，每天 3 次。

5. 鲜青蒿、鲜山姜各 50g，米醋 200mL。将青蒿、山姜捣碎，放入米醋内浸泡 12 小时，用棉签蘸药水涂患处，每天 1 次。

6. 密陀僧 10g，硫黄 6g，硼砂 10g，共研细末，以黄瓜切面蘸药粉搽患处，每天 3 次。

防护措施

1. 勤洗澡、勤换衣物，内衣应煮沸消毒。

2. 公共场所不与他人共用毛巾与鞋子，避免传染。

病案与图谱

患者，男，25 岁。胸背部生长白色斑疹 1 个月余。因夏季天热汗多未及时换衣，胸背部及双手臂长出许多圆形白色斑疹，有轻痒，遇热加重，咽干不多饮，大便溏。舌淡红，苔薄黄，脉弦。检查：胸背部有大片黄豆至蚕豆大类圆形淡白色斑疹，散发或融合成片，皮损表面有淡褐色糠秕状鳞屑。实验室检查：鳞屑镜检真菌阳性。西医诊断：花斑癣；中医诊断：汗斑（湿热蕴肤证）。治法：清热燥湿。予金银花解毒汤加减：金银花、紫花地丁、赤茯苓、连翘、牡丹皮、黄连、夏枯草、黄连、黄芩、白蒺藜各 10g，甘草 6g。7 剂，水煎内服。配合牛黄皮炎灵外涂患处，每日 2 次。经内服中药 1 周、外治 2 周后，瘙痒已止，皮疹消失，肤色恢复正常。图 2–13 ～图 2–16 为本案患者治疗前后的图谱。

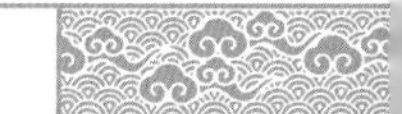

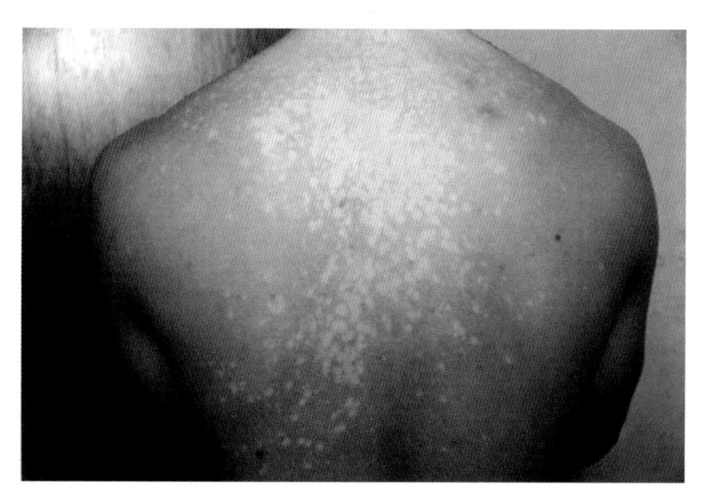

◆图 2-13　花斑癣治疗前

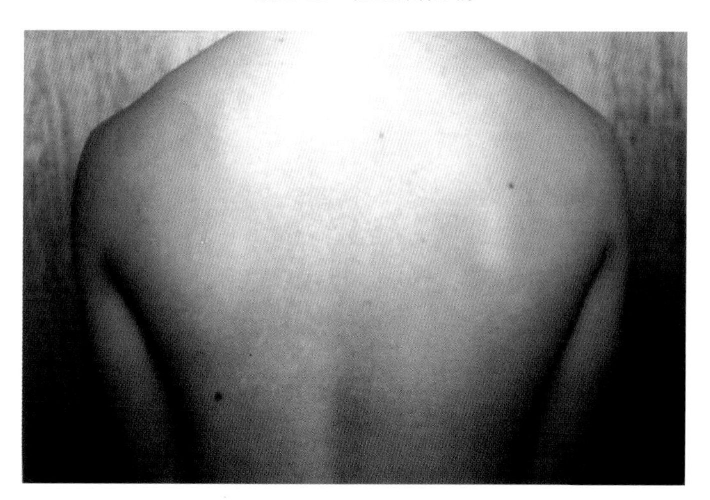

◆图 2-14　花斑癣治愈后

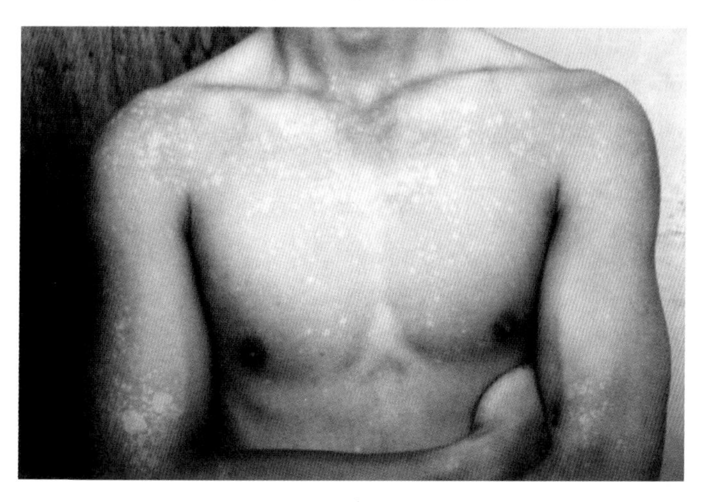

◆图 2-15　花斑癣治疗前

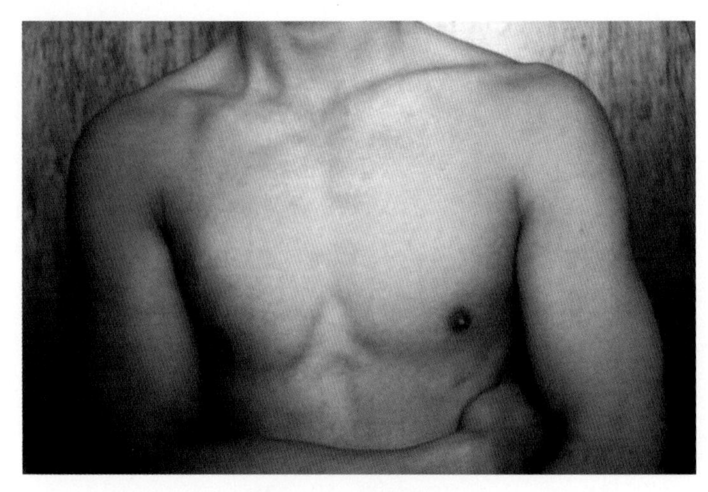

◆图 2-16　花斑癣治愈后

第七节　股　癣

概述

股癣由皮肤真菌感染引起的发生于人体会阴、肛周、腹股部位的一种皮肤癣疾。初发时大腿内侧、会阴处出现红色的丘疹，丘疹顶部形成白色鳞屑。进一步出现丘疹、水疱、鳞屑、脓疱并发的症状。患处出现瘙痒或疼痛不适感觉。肥胖多汗、糖尿病、慢性消耗性疾病、长期应用糖皮质激素或免疫抑制剂者为易感人群。

病因病机

股癣与中医学“圆癣”“阴癣”类似。股癣是由外受风毒，凝聚皮肤，甚则皮肤不能濡润；或风热侵入毛窍，郁久血燥；或冲任失调，营血亏耗，血虚生风化燥等致皮肤失养；或被风湿所侵，留于腠理；或久居湿地，水浆浸渍，湿邪外浸，郁于皮肤；或因日晒汗湿衣襟，暑湿浸渍肌肤毛窍，而成本病。

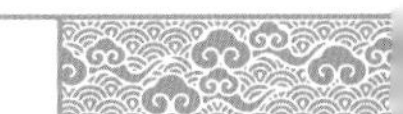

临床表现

1. 夏秋季节多发或加重，入冬则痊愈或减轻；好发于人体会阴、肛周、腹股等部位。

2. 皮损形态与体癣类似，初起为红色丘疹、丘疱疹或小水疱，继而形成鳞屑的红色斑片，境界清楚，边缘不断向外扩展，中间趋于消退，形成境界清楚的环状或多环状，且边缘常有丘疹、丘疱疹和水疱，中央可有色素沉着。但位置为大腿内侧、外阴、臀部、会阴、肛门周围等处。因温度较高，潮湿多汗，易受摩擦，故常见糜烂、流滋、结痂，因剧烈搔抓，使皮肤呈苔藓样变。

3. 实验室检查显示真菌阳性。

治疗经验

（一）中医内治法

1. 湿热浸肤证

［症状］ 股部皮损面积较大，伴有脓疱，糜烂结痂，甚至有苔藓样变，疼痛，瘙痒。舌红，苔薄白腻，脉滑数。

［治法］ 祛风清热，除湿败毒。

［方药］ 二妙散加味：苍术 12g，黄柏 12g，生地黄 15g，苦参 15g，薏苡仁 12g。

2. 肝经湿热证

［症状］ 前阴为主出现红色丘疹，边缘常有丘疱疹和水疱，破裂流水，有瘙痒灼痛感，伴心烦失眠，咽干便秘。舌红，苔黄腻，脉弦数。

［治法］ 清肝泄热，除湿止痒。

［方药］ 龙胆泻肝汤加减：龙胆草 10g，柴胡 10g，栀子 10g，黄芩 10g，大青叶 10g，泽泻 10g，生地黄 12g，木通 6g，甘草 6g。

（二）中医外治法

1. 牛黄皮炎灵外涂患处，每日 2 次。

2. 地肤子、花椒、大黄、苦参、蛇床子、百部各 30g，煎水 2000mL，加白醋 200mL，外洗患处，每日 1 次。

3. 硫黄、雄黄、蛇床子各 7g，煅密陀僧 4g。共研成细末，用米醋调搽患处，每天 3 次，连续用药 10 天以上。

4. 鲜生姜 30g，米醋 100mL。将生姜捣碎，放入米醋内浸泡 12 小时，密封保存备用。用棉签蘸药水涂患处，每日 3 次。

5. 白鲜皮、白蒺藜各 50g，研成极细末，用陈醋 250mL 调和，以手指沾药液用力推搽患处。每日 3 次。

6. 硫黄、雄黄、煅密陀僧各 10g，蛇床子 20g，冰片 2g。共研成细末，用米醋调搽患处，连续用药 10 天以上，每日 3 次。

7. 鲜青蒿、鲜山姜各 50g，米醋 200mL。将青蒿、山姜捣碎，放入米醋内浸泡 12 小时，每天 1 次，用棉签蘸药水涂患处。

8. 密陀僧 10g，硫黄 6g，硼砂 10g，共研细末，以黄瓜切面蘸药粉搽患处，每日 3 次。

防护措施

1. 保持皮肤干燥，尤其是炎热易出汗的夏天，勤洗澡，浴后可以擦爽身粉，使皮肤清爽减少汗液囤积。保持腹股沟、阴囊下清洁干燥。

2. 患者内衣内裤应勤洗、烫、蒸、煮或用白醋浸泡杀虫消毒。

病案与图谱

案例 1：患者，男，25 岁。臀部红斑丘疹瘙痒 2 个月。开始为小水疱，瘙痒，抓破后皮疹扩大至整个臀部。伴咽干心烦，瘙痒难寐。舌淡红，苔黄腻，脉滑。检查：双侧臀部均为大片地图状红色斑丘疹，间有小水疱和抓痕血痂。实验室检查：镜检发现真菌菌丝。西医诊断：股癣；中医诊断：阴癣（湿热浸肤证）。治法：清热利湿，杀虫止痒。予以二妙散加减：苍术、黄柏、黄芩、栀子、苦参、薏苡仁、土茯苓、白芷各 10g，甘草 6g。7 剂，水煎内服。外治法：①以地肤子、花椒、大黄、苦参、蛇床子、百部各 30g，煎水后加白醋 200mL，外洗患处。②牛黄皮炎灵外涂患处，每日 2 次。治疗 1 周后，瘙痒止，皮疹颜色变淡，治疗 2 周后皮疹基本消退。3 个月后臀部皮肤白净光滑，恢复正常肤色。图 2–17、图 2–18 为本案患者治疗前后的图谱。

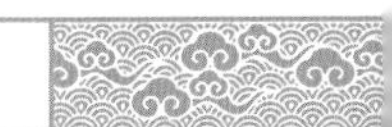

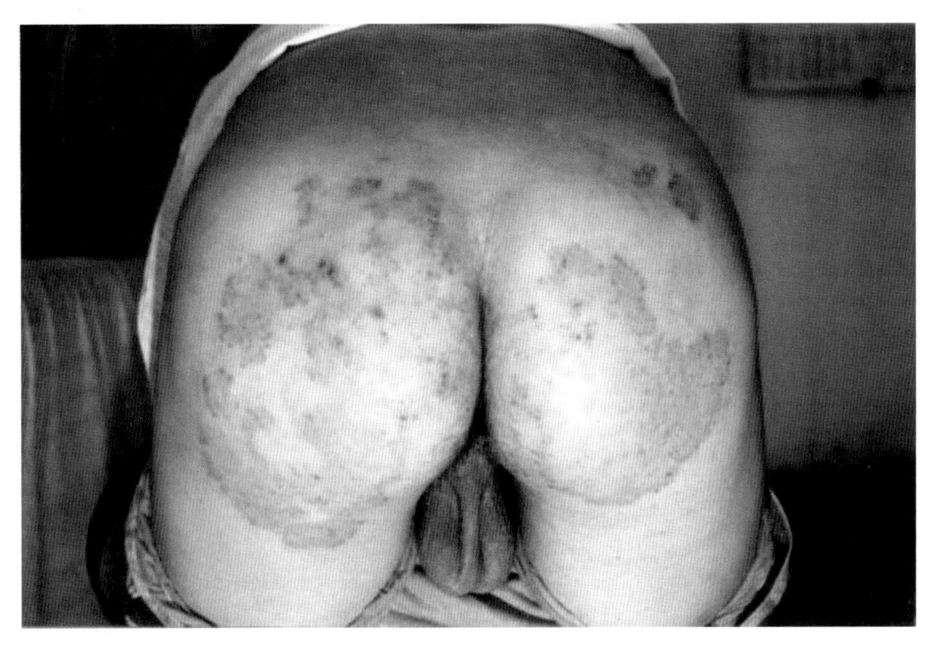

◆图 2–17　股癣治疗前

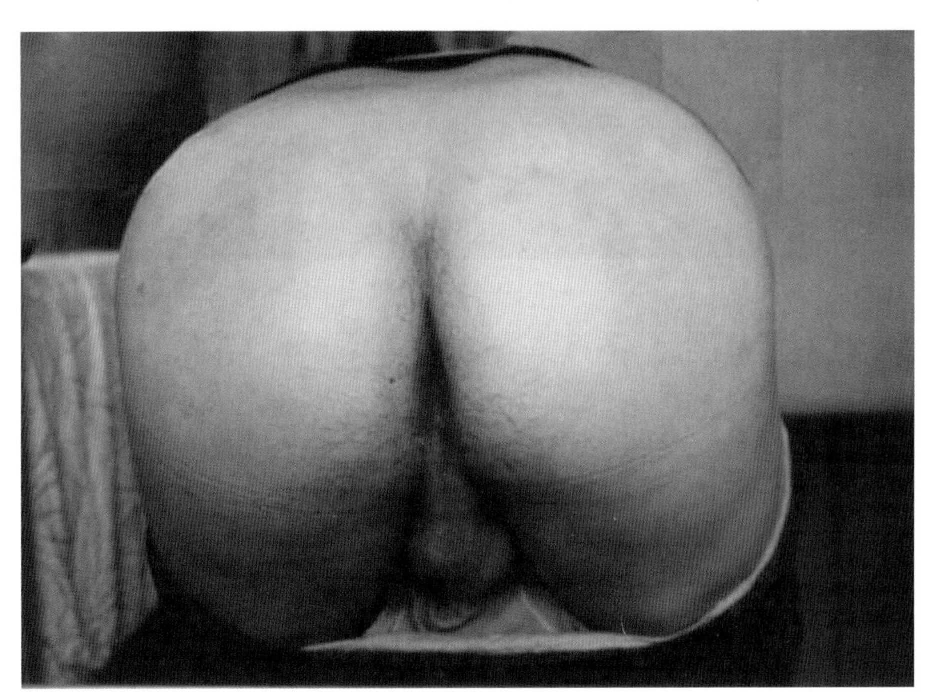

◆图 2–18　股癣治愈后

案例 2：患者，女，19 岁。阴股部红斑丘疱疹瘙痒两个月余。大腿内侧小水疱搔破后流滋，逐渐扩大成片，瘙痒遇热加重，伴心烦胸闷，纳呆困重。舌红，苔白腻，脉滑数。检查：双大腿内侧至外阴部大片地图状红色斑丘疹，皮疹表面附有白色鳞屑，间有小水疱和抓痕血痂。实验室检查：镜检发现真菌。西医诊断：股癣；中医诊断：阴癣（湿热浸肤证）。治法：清热利水，燥湿止痒。予三仁汤合二妙散加减：杏仁、白豆蔻、薏苡仁、制半夏、厚朴、滑石、通草、苍术、黄柏、栀子、土茯苓各 10g，甘草 6g。7 剂，水煎内服。外治法：①地肤子、花椒、大黄、苦参、蛇床子、百部各 50g，煎水 2000mL，加白醋 200mL，坐浴 20 分钟后外洗患处。②牛黄皮炎灵外涂患处，每日 2 次。治疗 1 周后，阴部瘙痒已止，局部皮疹平复，颜色变淡，治疗 2 周后皮疹基本消退。3 个月后阴部皮肤恢复正常肤色。图 2–19、图 2–20 为本案患者治疗前后的图谱。

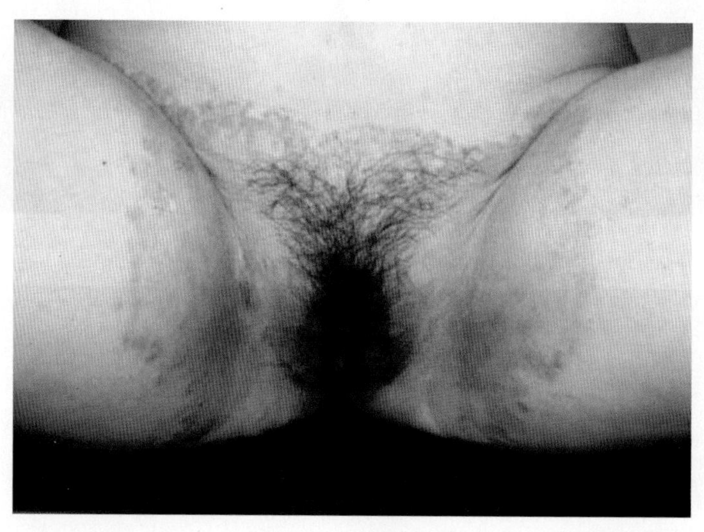

◆图 2–19　股癣治疗前

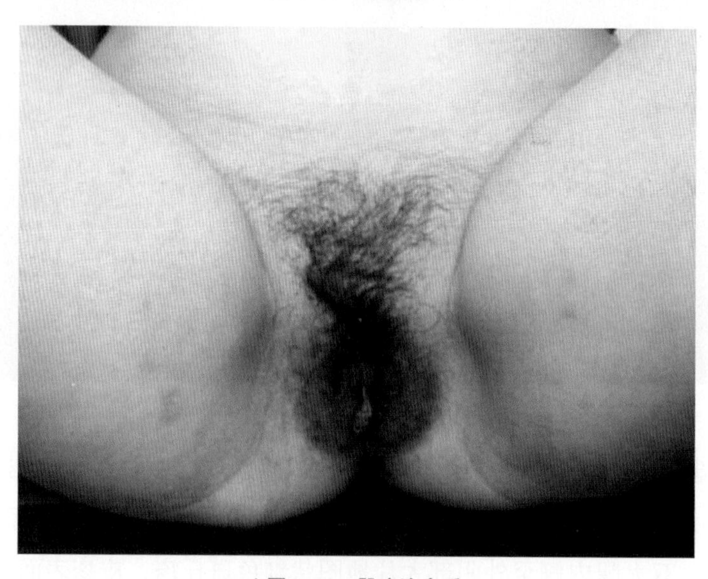

◆图 2–20　股癣治愈后

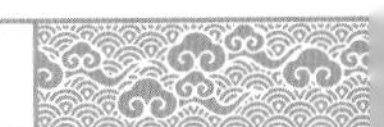

第八节　马拉色菌毛囊炎

概述

马拉色菌毛囊炎，又称糠秕孢子菌毛囊炎，是由马拉色菌所引起的毛囊炎性病变。皮疹散在分布，为圆顶状毛囊性丘疹或脓疱样损害，伴有瘙痒或灼热刺痛感。

病因病机

中医学称马拉色菌毛囊炎为“火珠疮”。此病因湿热内蕴，外受热毒，郁于肌肤所致；或因素体虚弱，腠理不固，外受热邪所致。

临床表现

1. 多见于中青年人，发病年龄平均在30岁左右，男性多于女性。

2. 好发于上背部、胸、肩和前臂，有时在面部、腰部、臀部也可见到，有不同程度的瘙痒。

3. 典型皮损为圆顶形的毛囊性红色小丘疹和毛囊性小脓疱，直径为2～4mm，轻度炎症反应，损害散在或弥漫对称。

4. 组织病理检查发现毛囊及皮脂腺中有聚集成团或散在的真菌孢子。镜检可找到圆形或卵圆形糠秕孢子菌。

治疗经验

（一）中医内治法

1. 邪热炽盛证

［症状］ 患处皮肤红赤，疱疹明亮如珠，疼痛如烙。舌红，苔黄，脉数。

［治法］ 清热解毒。

［方药］ 金银花解毒汤加减：金银花10g，连翘10g，紫花地丁10g，牡丹皮10g，川黄连10g，夏枯草12g，赤茯苓10g，甘草6g。

2. 湿热内蕴证

［症状］ 皮损疱疹潮红，伴有脓疱，糜烂结痂，或有疼痛。舌红，苔黄腻，脉滑数。

［治法］ 清热除湿。

［方药］ 萆薢化毒汤加减：大青叶、板蓝根、萆薢、当归尾、牡丹皮、防己、泽泻、薏苡仁、土茯苓、夏枯草各12g，甘草6g。

（二）中医外治法

1. 挑刺法。用碘酒或酒精消毒患处，用消毒三棱针将疱疹顶端挑破，挤出白色脓液或血性样物质，然后用牛黄晶点涂患处。如有陆续长出皮疹，可分批多次治疗。

2. 露蜂房3g，黄连30g，百部60g，黄柏50g，红花10g，花椒50g，苦参25g。上述药物用300mL白醋浸泡1周，外涂患处，每天2次。

3. 大青叶、侧柏叶各250g，白矾、皂矾、孩儿茶各10g，用水2000mL，将上药煎沸，趁热蘸洗患处约30分钟。2天1次。

4. 苦参、蛇床子、黄柏各30g，露蜂房15g，苍耳子60g（捣碎），明矾3g（溶化），煎水外洗患处，每日1次，每次30分钟。3天1次。

5. 苦参、川椒（焙干）、硫黄各10g，上药研末过筛装瓶备用，以生姜断面蘸药粉擦患处，每日早晚各1次。

6. 木槿皮、丁香各15g，用75%酒精100mL，浸泡3天，外搽患处，每日3次。

防护措施

1. 注意个人卫生，勤洗澡，不共用浴盆、脸盆等。

2. 其他公共用品需定期消毒，尽量祛除诱因。

病案与图谱

患者，女，14岁。胸背部小丘疹1周。丘疹逐渐增多，局部皮肤发热有痛痒不适感，伴咽干，大便结，小便黄。舌红，苔薄黄，脉弦数。检查：胸部从双肩至胸部两乳水平线及背部从肩至肩胛骨，有大片淡红色 2 ～ 4mm 粟米大小丘疱疹，质硬，明亮如珠，散在而不融合，内有少量分泌物。实验室检查：疱疹分泌物镜检发现卵圆形马拉色菌。西医诊断：马拉色菌毛囊炎；中医诊断：火珠疮（邪热炽盛证）。治法：清热解毒。予以金银花解毒汤加减：金银花 10g，紫花地丁 10g，黄连 10g，赤芍 10g，连翘 10g，牡丹皮 10g，夏枯草 12g，甘草 6g。7 剂，水煎服。挑刺法：碘酒或酒精消毒患处，用消毒三棱针将疱疹顶端挑破，挤出白色脓液或血性样物质，然后用牛黄晶点涂患处。治疗 1 周后丘疹基本平复，2 周后皮疹消失，遗有色素淡斑，2 个月后皮肤完全恢复正常。图 2-21、图 2-22 为本案患者治疗前后的图谱。

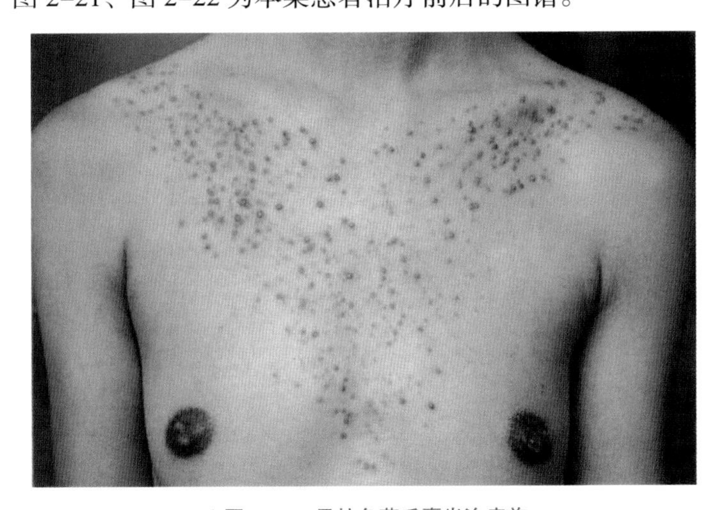

◆图 2-21　马拉色菌毛囊炎治疗前

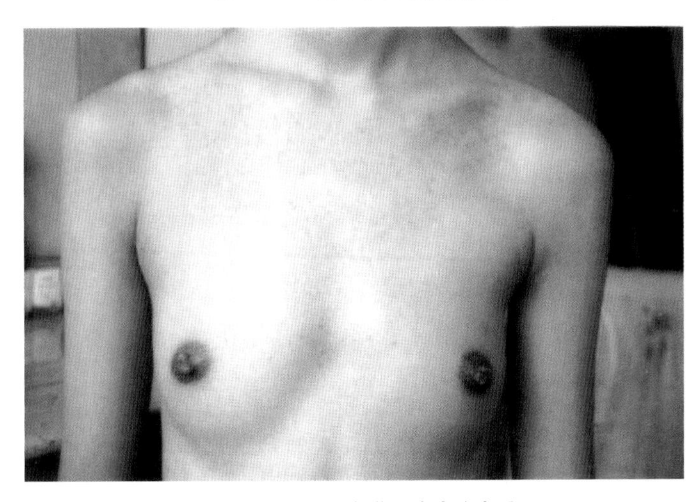

◆图 2-22　马拉色菌毛囊炎治愈后

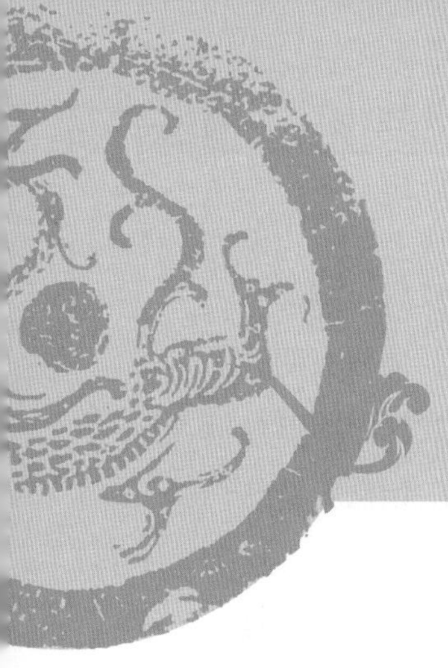

第三章　球菌、杆菌性皮肤病

第一节　脓疱疮

脓疱疮

概述

脓疱疮是一种常见的化脓性传染性皮肤病，好发于儿童，传染性强，可暴发流行。夏秋季多见，面部、四肢等暴露部位易受累，初起为红斑或丘疹，很快变为黄豆大或更大的水疱、脓疱。

病因病机

中医学称脓疱疮为“黄水疮”“滴脓疮”。本病多为湿热之邪，侵入肺卫，郁于皮肤。肺热脾湿，二气交杂，内外相搏，复感毒邪而发本病。

临床表现

1. 本病好发于夏秋季节，多见于儿童，也见于成人。

2. 常发于颜面、四肢等暴露部位，也可蔓延全身。皮损初期为红斑、丘疹或水疱，快速变成脓疱。疱壁薄而松弛，易破溃流出黄水。自觉瘙痒，皮损面积大者，可伴有畏寒发热。

3. 实验室检查显示白细胞总数及中性粒细胞计数升高。脓液中可分离培养出金黄色葡萄球菌或链球菌。皮损组织病理检查提示角质层与颗粒层之间有脓疱形成，疱内含大量中性粒细胞、纤维蛋白和球菌。

治疗经验

（一）中医内治法

1. 暑热湿浊证

［症状］ 夏季多发，初起水疱白色，继而混浊成脓液，疱壁易破糜烂，自觉瘙痒，搔抓后疱液渗出而出现新疹。舌红，苔薄黄，脉滑数。

［治法］ 清热解毒，祛暑化湿。

［方药］ 清暑汤加减：金银花 12g，连翘 10g，土茯苓 12g，败酱草 15g，滑石 10g，赤芍 10g，泽泻 10g，淡竹叶 10g，蒲公英 10g，甘草 6g。

2. 热毒熏蒸证

［症状］ 皮疹红斑、脓疱、糜烂，伴发热口渴，心烦，大便秘结，小便黄赤。舌红，苔黄腻，脉滑数。

［治法］ 清热解毒，利湿排脓。

［方药］ 五味消毒饮加减：蒲公英 15g，紫花地丁 15g，金银花 15g，连翘 12g，野菊花 12g，牡丹皮 12g，薏苡仁 15g，枳壳 12g，土茯苓 12g，甘草 6g。

3. 湿热蕴结证

［症状］ 皮损为大疱、脓液，四周红晕明显，疱壁易破，渗出脓液，浸淫成片，痒痛难忍，伴有发热，淋巴结肿大。舌红，苔黄厚腻，脉滑数。

［治法］ 清热利湿，排毒消肿。

［方药］ 二妙散合龙胆泻肝汤加减：苍术 10g，黄柏 10g，龙胆草 12g，柴胡 10g，栀子 12g，黄芩 10g，生地黄 12g，泽泻 10g，木通 6g，佩兰 10g，当归尾 12g，蒲公英 12g，板蓝根 12g，甘草 6g。

（二）中医外治法

1. 黄柏、生地黄各 50g，共碾为细末，酌加香油调成油膏外敷患处。

2. 渗出较多者，选用大青叶、蒲公英、紫花地丁、黄柏各 60g 煎水外洗或湿敷患处，每日 2 次。

3. 局部糜烂者，先用明矾溶液洗去脓痂，再将冰硼散撒于患处，每日 2 次。

4. 杏仁、地骨皮、石榴皮各 50g，上药炒黄共研细末，香油调搽患处，每日 2 次。

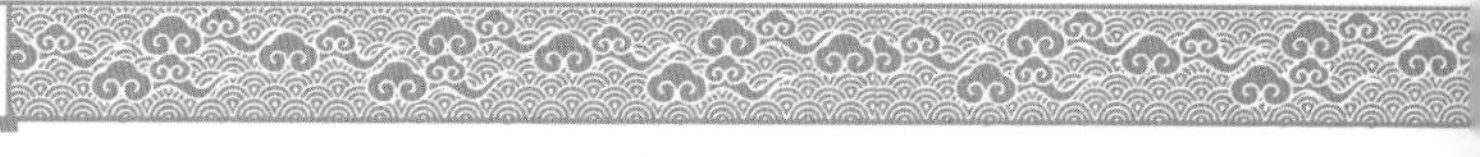

5. 海螵蛸 30g，冰片 3g，共研细末，香油调搽患处，每天 2 次。

6. 露蜂房 1 个，将白矾 3g 装入露蜂房孔内，用火烤至白矾变成枯矾为止。共研细末，香油调敷患处。每天 2 次

7. 大黄 40g，五倍子 15g，硼砂 10g，上药研细末，蛋清调搽患处，每天 2 次。

8. 花椒、枯矾各 10g，韭菜 30g，上药加生猪油 50g 捣烂，用火烘热外搽患处，每天 2 次。

防护措施

1. 病变处禁止水洗，如清洗脓痂，可用 10% 黄柏溶液外洗。

2. 炎夏季节每天洗澡 1 ～ 2 次，浴后使用痱子粉，保持皮肤干燥。

3. 病变部位应避免搔抓，以免病情加重及传播。

4. 幼儿园、托儿所在夏季应对儿童做定期检查，发现患儿应立即隔离治疗，患儿接触过的衣服物品要进行消毒。

病案与图谱

患儿，女，3 岁。全身长出小红疹 4 天，继发为黄豆、花生米大疱疹。伴发热痒痛难忍，烦躁不安，少食，咽干不多饮，小便黄，大便 2 天未行。舌红，苔黄厚腻，指纹色紫红达气关。查体：体温 38.1℃，头面、胸腹部、四肢均有已破大疱，脓液已渗出，皮损面潮红，浸淫成片，颈下淋巴结肿大。西医诊断：脓疱疮；中医诊断：黄水疮（湿热蕴结证）。治法：清热利湿解毒。予以龙胆泻肝汤加减：龙胆草、黄芩、柴胡、车前仁、泽泻、木通、当归、土茯苓、黄柏、黄栀子、茵陈各 6g，甘草 3g。3 剂，水煎内服，药渣煎水外洗患处。3 天后患儿热退身安，纳食正常，二便通调，2 周后皮痂全部脱落而愈。图 3–1、图 3–2 为本案患者治疗前后的图谱。

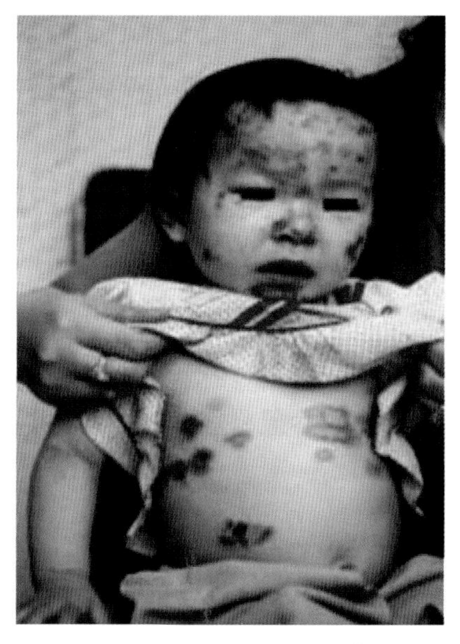

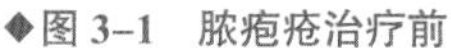
◆图 3-1 脓疱疮治疗前

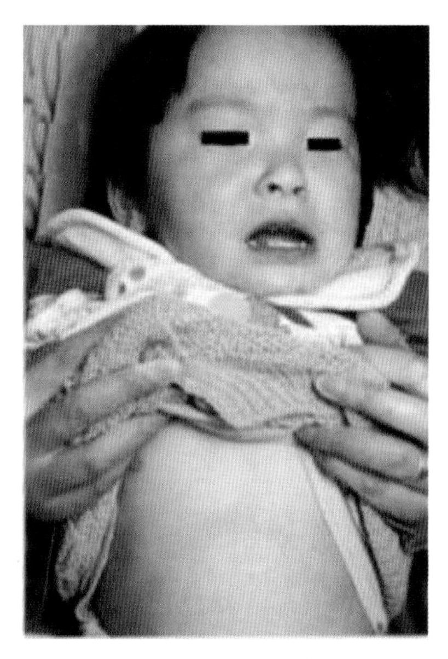

◆图 3-2 脓疱疮治愈后

第二节 毛囊炎

概述

毛囊炎为整个毛囊细菌感染发生化脓性炎症。初起为红色丘疹，逐渐演变成丘疹性脓疱，自觉轻度疼痛。小儿好发于头皮处，成人发于多毛部位。

病因病机

中医学称毛囊炎为“时毒暑疖”“火珠疮”。本病多为湿热内蕴，外受热毒，湿热毒邪相交，郁于肌肤而发病；或因素体虚弱，腠理不固，外受热毒而致。

临床表现

1. 儿童及成人均可发病。好发于头皮、颈部、胸背部及臀部，成人主要发生于多毛部位，小儿好发于头皮部位。

2. 皮损初为红色丘疹或小脓疱，迅速发展为丘疹性脓疱，继而干燥结痂，之后痂皮脱落而愈，自觉轻度疼痛。

3. 实验室检查显示脓液涂片（革兰染色）可见病原微生物，顽固病例需做细菌培养和药敏试验。组织病理为毛囊区的急性脓疱性炎症，慢性者可出现淋巴细胞、浆细胞和组织细胞浸润。

治疗经验

（一）中医内治法

1. 湿热内蕴证

［症状］ 体表散在淡红色丘疹及小脓疱，自觉刺痒、疼痛明显。舌微红，苔薄白，脉弦。

［治法］ 清热解毒利湿。

［方药］ 金银花解毒汤加减：金银花 15g，连翘 15g，大青叶 10g，蒲公英 15g，茯苓 10g，薏苡仁 15g，防己 10g，生甘草 6g。

2. 血瘀气阻证

［症状］ 皮疹迁延日久，反复发作，疹色暗红，轻度疼痛，伴烦躁，胸腹痞闷，胀满不适。舌暗红，尖边有瘀斑，少苔，脉弦涩。

［治法］ 活血化瘀，清热解毒。

［方药］ 四物汤加减：当归尾、川芎、生地黄、赤芍、天花粉、金银花、连翘各 10g，浙贝母、白芷、乳香、没药、皂角刺各 12g，生甘草 6g。

3. 气阴两虚证

［症状］ 素体虚弱，面色萎黄，纳差少食，口舌干燥，躯干、四肢散在炎性丘疹或脓疱，痒痛不明显。舌淡，苔薄白，脉沉细或沉缓。

［治法］ 益气养阴，清热解毒。

［方药］ 养阴益气汤加减：党参 20g，黄芪 20g，黄精 10g，麦冬 10g，生地黄 15g，金银花 12g，连翘 10g，板蓝根 15g，野菊花 15g，紫花地丁 10g。

（二）中医外治法

1. 如意金黄散 30g，白酒适量调为糊状，外敷患处，每日 1 次。

2. 大黄、陈皮、黄柏、蒲公英、金银花、乳香、白芷、天花粉、当归、赤芍各10g，研粉用麻油调膏外用患处，每日1次。

3. 制龟甲、制鳖甲各30g，血竭3g，白糖30g，上药共研细末，用凡士林适量调成膏状，外涂患处，每日1次。

4. 露蜂房2个，大蛇蜕2条，两药煅烧存性后研细末。以香油调成糊状，外敷疮肿处，每日3次。

5. 鲜榔榆叶100g，洗净捣烂，外敷患处。每日2次。

6. 甘蔗皮250g，晒干烧灰存性，研成细末，调香油涂患处，每日3次。

7. 铜绿1g，儿茶6g，蛤蚧12g，麝香0.1g，陈醋150mL，香油30mL。上药除麝香外，研末捣成膏状，加入麝香调匀。外涂患处，每日1次。

防护措施

1. 注意皮肤清洁卫生。
2. 防止外伤。
3. 锻炼身体，增强免疫力。

病案与图谱

患者，女，32岁。双足踝处丘疱疹化脓5天。自觉疼痛瘙痒，低热，伴咽干口燥，小便黄，大便干。查体：双足踝处丘疱疹，密集成片，部分已化脓，局部皮肤色素沉着。舌红，苔薄黄，脉弦数。西医诊断：毛囊炎；中医诊断：火珠疮（湿热内蕴证）。治法：清热利湿解毒。予以金银花解毒汤合三黄汤加减：金银花10g，连翘10g，黄连10g，黄芩10g，生大黄15g，大青叶15g，蒲公英15g，土茯苓10g，薏苡仁15g，防己10g，生甘草6g。5剂，水煎内服，药渣煎水擦洗患处，1周后痊愈。2个月后色素消退，皮肤恢复光滑如常。图3–3、图3–4为本案患者治疗前后的图谱。

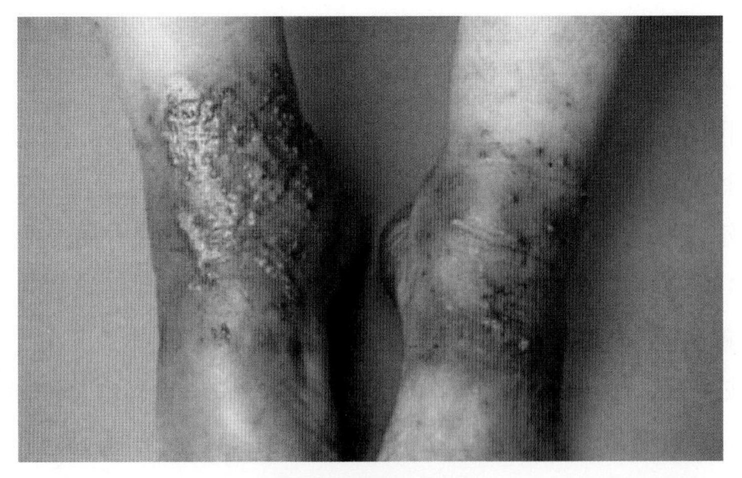

◆图 3–3　毛囊炎治疗前

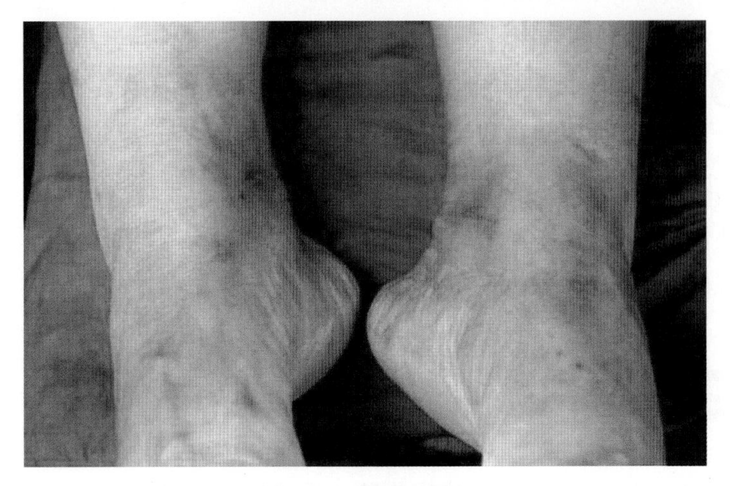

◆图 3–4　毛囊炎治愈后

第三节　疖

疖

概述

疖是化脓菌侵入毛囊及周围组织引起的急性化脓性炎症。单个损害称为疖，为疼痛性半球形红色结节。中央化脓坏死，溃破或吸收后，肿胀消退而愈。

病因病机

疖在中医学中称为“多疮”“天蛇头”“蝼蛄疖”“疔疮”。本病主要是由火热之毒内侵，留聚于皮肉之间，使经络阻滞，热壅血瘀，肉腐成脓所致。

临床表现

1. 儿童及成人均可见。好发于头面、发际、颈项部及臀部等。发生于面部的疖，尤其鼻孔及上唇者，因面部有丰富的淋巴管及血管网，且和颅内血管相通，故易引起海绵窦血栓性静脉炎、败血症，甚至脑脓肿。

2. 初起为与毛囊一致的圆锥形炎性小结节，基底明显浸润，逐渐增大，呈鲜红或暗红色硬性结节化脓坏死，中心可形成脓栓。破溃后排出脓液、脓栓和坏死组织，肿胀消退，结痂而愈。

3. 局部皮肤伴有红、肿、热、痛等症状。重者可伴有畏寒、发热及全身不适，周围淋巴结肿大。

4. 实验室检查显示白细胞总数升高、中性粒细胞升高，细菌培养阳性。

治疗经验

（一）中医内治法

1. 热毒内攻证

［症状］ 局部红、肿、热、痛，可伴有恶寒，发热，疲乏，全身不适，烦躁，小便黄赤，大便干结。舌红，苔薄黄，脉弦数或滑数。

［治法］ 清热解毒。

［方药］ 五味消毒饮加减：金银花、野菊花、黄连、蒲公英、紫花地丁、紫背天葵籽、竹叶心、生地黄、玄参、生大黄各 10g，青黛、甘草各 6g。

2. 风湿热郁证

［症状］ 疖肿多发或反复发作，可伴有疲乏倦怠，胃纳欠佳，小便黄赤，大便干结。舌红，苔黄腻，脉弦滑或滑数。

［治法］ 祛风清热利湿。

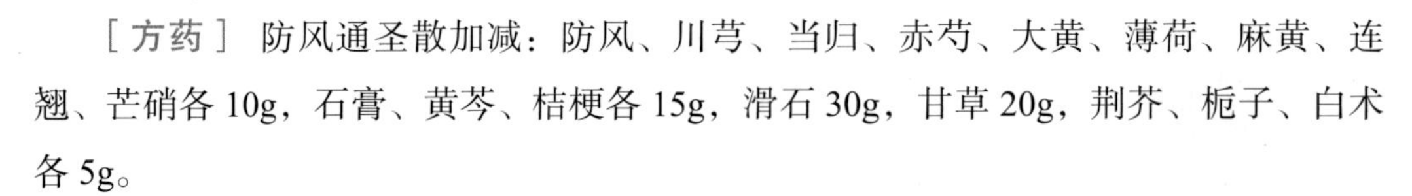

［方药］ 防风通圣散加减：防风、川芎、当归、赤芍、大黄、薄荷、麻黄、连翘、芒硝各 10g，石膏、黄芩、桔梗各 15g，滑石 30g，甘草 20g，荆芥、栀子、白术各 5g。

3. 体虚毒恋证

［症状］ 疖肿散发于全身各处，此愈彼起，不断发生，疖肿较大，颜色暗红，脓水稀少，易转变成有头疽，常伴低热，烦躁口渴，或乏力肢软。舌红，苔薄黄，脉细数。

［治法］ 扶正解毒。

［方药］ 四妙汤加减：金银花、玄参、黄芪各 30g，当归 20g，甘草 15g。

（二）中医外治法

1. 初起采用如意金黄散水调外敷患处，每日 1 次。

2. 新鲜蒲公英、马齿苋各 100g，捣烂外敷患处，每日 1 次。

3. 破疮流脓水者，青黛 10g 麻油适量调成糊状，外敷患处，每日 2 次。

4. 水仙花叶、根共 250g，捣烂如泥，外敷患处，每日 1 次。

5. 鲜生地黄 150g，捣烂如泥敷患处，每日 3 次。

6. 鲜蒲公英、鲜野菊花各 250g，清水洗净后捣烂外敷患处，每日 2 次。

7. 鲜榔榆叶 100g，洗净捣烂敷患处，每日 1 次。

8. 蛇蚣油。蛇蜕 5 条，蜈蚣 5 条，白芷、丹参、玄参、黄连、黄柏、大黄、乳香、没药各 15g，露蜂房 30g，血竭、冰片各 3g，香油 600mL。将上药（除血竭、冰片外）放入沸油中炸枯炼油去渣，待油冷却后放入血竭、冰片，搅匀装瓶备用。将药涂于患处，每日 2 次。

9. 鲜半边莲 150g，雄黄 0.6g，鸡蛋 1 个。将鸡蛋敲破，去黄留白，再将半边莲捣烂与雄黄粉、蛋白和匀装入长形塑料薄膜袋内，然后将患指插入，每次 20 分钟，每日 1 次。

10. 丁香、麦芽、蒲公英、栝楼实各 15g，共研细末，加米酒 200mL，调成糊状后外敷患处，每日 2 ～ 3 次。

11. 白蔹、山慈菇、麦芽各 10g，共研细末，用茶水调敷患处，每日 2 ～ 3 次。

12. 鲜仙人掌 100g，去刺洗净，捣烂敷患处，每日 1 次。

13. 疔疮初起，形小根深、局部麻木者，先用三棱针点刺委中穴出血，随即点刺身柱穴，使微出血，拔上火罐，留罐 10 分钟后拔罐。

14. 锁口疔，可在肩部找出小红点（皮肤异点），用三棱针挑破出血，再拔火罐 10 分钟。

15. 疔疮旁有一根红丝蔓延直上的红丝疔，用三棱针从红丝的止点起，每隔一寸刺一针（要刺出血），每 3 天治疗 1 次。

防护措施

1. 注意皮肤清洁卫生。
2. 少食辛辣、肥甘厚腻之品，患疖时忌食鱼腥等发物，保持大便通畅。
3. 积极锻炼身体，增强机体免疫力。

病案与图谱

患者，男，35 岁。双手中指红肿疼痛 4 天。咽干心烦，喜冷饮，小便黄，大便干。舌红，苔薄黄，脉弦数。查体：双手中指第一节指甲上方，对称生长一绿豆大小黄色脓肿，周围皮肤红肿，压痛明显。西医诊断：化脓性指头炎；中医诊断：疔疮（内热火毒证）。治法：清热解毒。予五味消毒饮加减：金银花、野菊花、黄连、蒲公英、紫花地丁、天葵子、竹叶心、生地黄、玄参、生大黄各 10g，青黛、甘草各 6g。5 剂，水煎内服。另用新鲜马齿苋捣烂外敷患处。治疗 1 周后，双手指疖肿成熟溃破，中心有一脓头排出，1 周后伤口愈合。2 个月后双手中指皮肤恢复正常，但双侧对称生长则不多见。期间患者心烦加竹叶心，大便干加生大黄，临证加减，是为要务。图 3–5、图 3–6 为本案患者治疗前后的图谱。

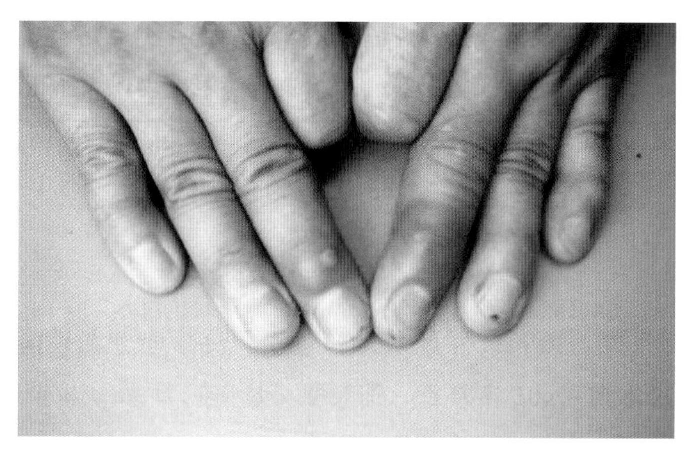

◆图 3–5　疔疮治疗前

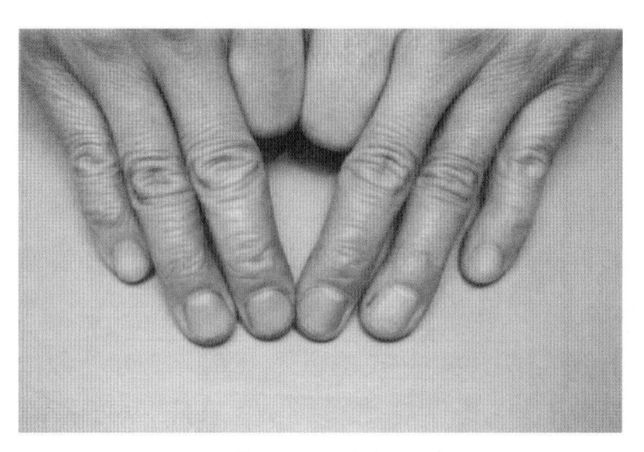

◆图 3-6　疔疮治愈后

第四节　蜂窝织炎

概述

蜂窝织炎为细菌侵入皮下组织引起的急性炎症，炎症浸润较深，可有深部化脓、红肿，边界不清，炎症中央红肿最著，破溃后可排出脓液及坏死组织。

病因病机

中医学称蜂窝织炎为“流注”“发”。蜂窝织炎多因感受风火湿毒，蕴于肌腠，阻滞经络，凝滞气血而成，或由局部疮疖等毒邪扩散而继发。

临床表现

1. 好发于下肢、足、臀部、外阴及肛周等处。

2. 患处呈弥漫性红肿、边界不清，其上可发生水疱，中央炎症明显，局部有疼痛及压痛。可出现波动、破溃、排脓，亦可不破、吸收、消退。慢性蜂窝织炎致局部变硬、萎缩时称硬化性蜂窝织炎。

3. 常伴发热、寒战等全身症状。可有局部淋巴结炎、淋巴管炎，甚至可并发转移性脓肿、败血症。

治疗经验

（一）中医内治法

1. 热毒壅结证

［症状］ 发病前有疔疮、痈、疖等病史。四肢或躯干有一处或数处肌肉疼痛，肿胀焮热，肿块色白或微红。伴高热，口渴，甚则神昏谵语，大便秘结，小便黄赤。舌红，苔黄，脉洪数。

［治法］ 清热解毒，活血行瘀。

［方药］ 黄连解毒汤合犀角地黄汤加减：黄连、栀子各 9g，黄芩、黄柏各 6g，生地黄 20g，赤芍 10g，牡丹皮 10g，水牛角 30g（先煎）。

2. 暑湿阻遏证

［症状］ 多发于夏秋之间，初起恶寒发热，胸闷呕恶，头痛头晕，四肢关节酸痛，大便秘结或溏泄，小便黄赤。舌红，苔黄腻，脉滑数。

［治法］ 清暑解毒化湿。

［方药］ 五味消毒饮加减：大青叶、板蓝根、败酱草、藿香、鲜佩兰、金银花各 15g，野菊花、蒲公英、紫花地丁、紫背天葵各 6g。

3. 正虚邪恋证

［症状］ 发作多次，脓肿肿势平塌，脓如败浆，新肉难生，隐隐作痛，伴神疲体瘦，热退不尽，纳差。舌淡红，苔薄黄，脉细弱。

［治法］ 益气和营，清解余毒。

［方药］ 四君子汤合四妙勇安汤加减：生晒参 5g，黄芪 20g，生地黄 12g，玄参 10g，麦冬 10g，金银花、白芍、白术、白芷各 10g。

（二）中医外治法

1. 初起用如意金黄散外敷患处，每日 1 次。

2. 白蔹、山慈菇、麦芽各 10g，共研细末，用茶水调敷患处，每日 2 ～ 3 次。

3. 麦芽、蒲公英、丁香、栝楼实各 15g，共研细末，加米酒 200mL 调成糊状后敷

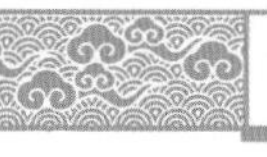

患处，每日 2 ～ 3 次。

4. 蛇蜕油。白芷、丹参、玄参、黄连、黄柏、大黄、乳香、没药各 15g，蛇蜕 5 条，蜈蚣 5 条，露蜂房 30g，血竭、冰片各 3g。香油 600mL。将上药（除血竭、冰片外）放入沸油中炸枯炼油去渣，待油冷却后放入血竭、冰片搅匀备用。将药涂于患处，每日 2 次。

5. 鲜蒲公英 100g，鲜半边莲 100g，雄黄 0.6g，鸡蛋 1 个。将鸡蛋敲破，去黄留白，再将蒲公英、半边莲捣烂与雄黄粉、蛋白和匀外敷患处，每日 1 次。

6. 脓成宜切开排脓引流，脓尽外用拔毒生肌散，每日 1 次。

防护措施

1. 积极处理原发病灶。

2. 避免辛辣刺激食物及海鲜。

病案与图谱

患者，女，36 岁。下腹部皮肤红肿疼痛 1 周，加重 3 天。1 周前左下腹部生一小疖肿，面积逐渐增大，局部红肿疼痛，伴发热，咽干喜凉饮，不欲食，大便结，小便黄。舌红，苔黄，脉弦数。体温 38.7℃。左下腹部从小腹至前阴，腹中线至左侧髋关节处皮肤呈大片弥漫性红肿，边界不清，压痛明显，腹中部有一黄豆大结痂小疮口。血常规：白细胞 11000/μL。西医诊断：蜂窝织炎；中医诊断：流注（热毒壅结证）。治法：清热解毒凉血。予以犀角地黄汤合黄连解毒汤加减：水牛角 30g，生地黄 24g，赤芍 12g，牡丹皮 10g，黄连 10g，黄芩 10g，黄柏 10g，栀子 10g，蒲公英 15g，紫花地丁 12g。内服 5 剂后热退，红肿稍减轻，仍咽干，便结，舌红，苔黄，脉数。效不更方，上方再服 5 剂后热退身凉，红肿基本消退，饮食增加，二便通调。经过一段时间调理后，身体基本恢复正常。图 3–7、图 3–8 为本案患者治疗前后的图谱。

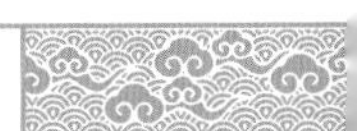

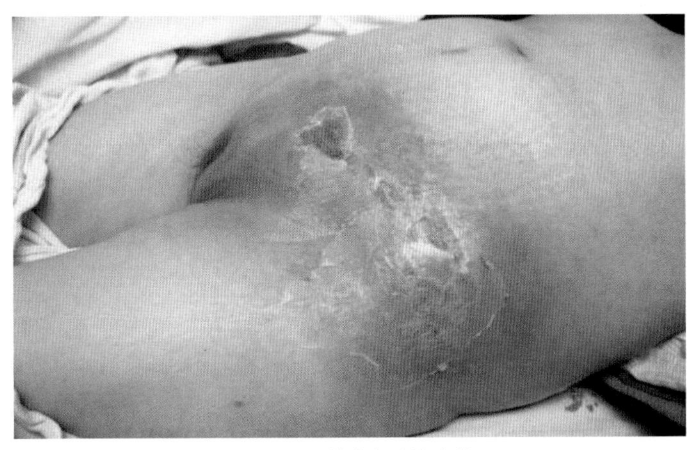

◆图 3-7　蜂窝织炎治疗前

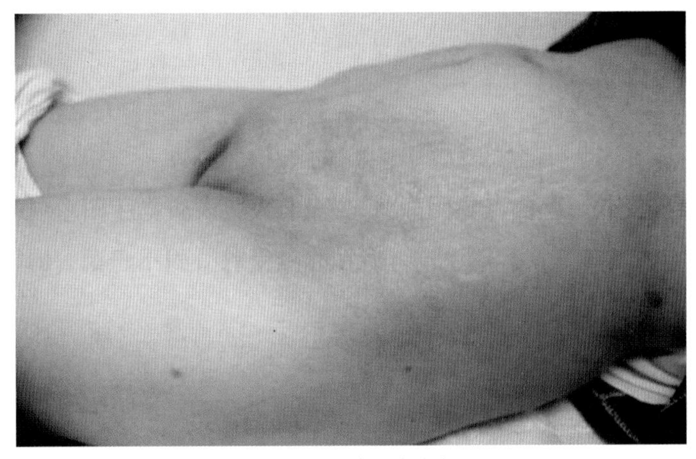

◆图 3-8　蜂窝织炎治愈后

第五节　丹　毒

概述

丹毒系由链球菌所引起的一种急性皮下组织感染的皮肤病。由于发病部位不同而又有不同的命名，如发于头面者称抱耳火丹；发于躯干者称内发丹毒；发于两腿者称腿游风；发于胫踝者称流火；新生儿丹毒则称赤游风。

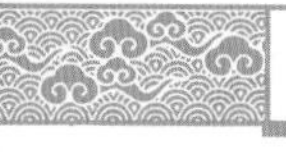

病因病机

丹毒，中医学称之为“火丹“丹熛”。此病由于素体血分有热，外感邪热疫毒之气或风热之邪，化火化毒，风火相煽，风助火势，袭于肌肤而发。

临床表现

1. 常发于下肢、头面部，新生儿多见，呈游走性。突然起病，有皮肤黏膜损伤史及全身症状。

2. 皮损略高于皮面，初色鲜红，迅速扩大，边界清楚。足癣感染引起下肢丹毒常反复发作，导致淋巴系统水肿。

3. 实验室检查显示白细胞总数、中性粒细胞升高。

治疗经验

（一）中医内治法

1. 风热火毒证

［症状］ 皮疹发生于头面部，伴有恶寒或寒战，高热，头痛，全身不适，恶心呕吐，纳呆，口渴，咽干，小便黄赤，大便干结。舌红，苔薄黄，脉浮数或洪数。

［治法］ 清热解毒，凉血祛风。

［方药］ 普济消毒饮加减：黄芩、黄连各 15g，陈皮、甘草、玄参、柴胡、桔梗各 6g，连翘、板蓝根、马勃、牛蒡子、薄荷各 3g，僵蚕、升麻各 2g。

2. 肝胆火盛证

［症状］ 皮疹发生于胁下、腰胯部位，成大片状，伴有发热，恶寒，口苦，咽干，目赤，胸胁部疼痛，小便短赤，大便秘结。舌红，苔黄或黄腻，脉弦滑数。

［治法］ 泻肝火，利湿热。

［方药］ 龙胆泻肝汤加减：龙胆草、木通各 6g，黄芩、栀子、车前子、生地黄各 9g，泽泻 12g，当归 3g。

3. 火毒夹湿证

［症状］ 皮疹发生于小腿、足背部，或并见水疱、大疱，伴有恶寒，发热，疲倦

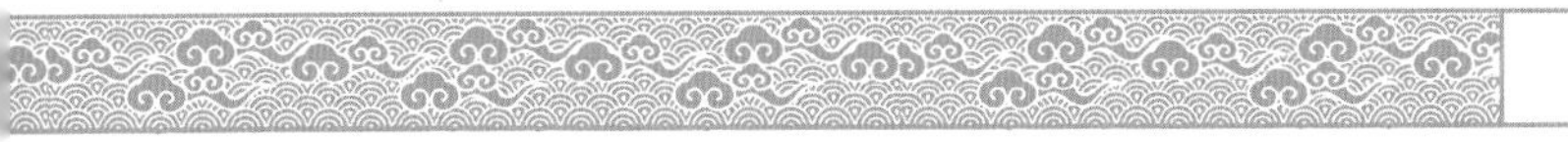

乏力，头痛，纳呆。舌红，苔黄腻，脉濡数。

［治法］ 清热利湿解毒。

［方药］ 萆薢渗湿汤加减：萆薢、薏苡仁各 30g，赤茯苓、黄柏、牡丹皮、泽泻各 15g，滑石 30g，通草 6g。

4. 热毒内陷证

［症状］ 病势急骤，除有皮疹之表现外，并见寒战、高热、烦躁、神昏、谵语。舌红绛，苔黄或黄糙，脉洪数或弦滑数或沉而数。

［治法］ 泻火解毒，清热凉血。

［方药］ 清瘟败毒饮加减：生石膏 24g，生地黄 18g，川黄连 6g，栀子、桔梗、黄芩、知母、赤芍、玄参、连翘、鲜竹叶、甘草、牡丹皮各 10g。

5. 湿热夹瘀证

［症状］ 皮疹反复发作，或形成象皮肿者，伴时有发热，疲倦乏力，肢体沉重，纳呆。舌暗红，或有瘀斑，苔黄腻，脉濡数或涩。

［治法］ 清热利湿，化瘀通络。

［方药］ 四妙散合萆薢渗湿汤加减：牛膝 10g，萆薢、薏苡仁各 30g，赤茯苓、黄柏、牡丹皮、泽泻各 15g，滑石 30g，通草 6g，黄芩、土茯苓各 10g。

（二）中医外治法

1. 用如意金黄散 20g，以蜂蜜调制，外敷患处，每日 2 次。

2. 鲜马齿苋、野菊花叶、蒲公英各 50g，捣烂外敷患处，每日 1 次。

3. 蛇蜕油。黄连、黄柏、大黄、乳香、没药、白芷、丹参、玄参各 15g，蛇蜕 5 条，蜈蚣 5 条，露蜂房 30g，血竭、冰片各 3g，香油 600mL。将上药（除血竭、冰片外）放入沸油中炸枯炼油去渣，待油冷却后放入血竭、冰片搅匀装瓶备用。将药涂于患处，每日 2 次。

4. 马钱子 15g，自然铜、没药、乳香、赤石脂各 10g，蜈蚣 3 条，上药共研细末，猪油调匀搽患处，每日 1 ～ 2 次。

5. 苦参、乌梅、薄荷、枯矾、胆矾各 10g（后放枯矾和胆矾，溶化），煎水 2000mL，外洗患处，每日 1 次。

6. 狗骨头（煅）、露蜂房、桑白皮各 50g，冰片 2g，麝香 0.1g。共研细末，香油适量调成糊状涂患处，每日 1 ～ 2 次。

7. 金银花、蒲公英、牡丹皮各 20g，连翘、牛膝、车前子、艾叶各 30g，紫花地丁、赤芍各 15g，黄柏 10g，大黄 12g，甘草 5g，加水 800mL，煎煮成药液，以纱布淋洗患处。

8. 大黄、黄柏、青黛、白芷各 20g，苍术、厚朴、牛膝各 10g，冰片 6g，放入 75% 酒精 600mL 浸泡 1 小时，沉淀过滤，取无菌纱布浸透外敷，对下肢丹毒效果好。

防护措施

1. 患者应卧床休息，多饮水，床边隔离。

2. 流火患者应抬高患肢至 30 ～ 40°。

3. 有肌肤破损者要及时治疗，以免感染毒邪而发病。患者应彻底治愈足癣，可减少本病复发。

病案与图谱

患者，女，56 岁。左小腿皮肤红肿 1 周，伴有轻微发热恶寒，乏力头痛，纳呆身重，咽干不欲饮，大便稀溏。查体：体温 38.5℃，左小腿胫部外侧皮肤大片紫红斑疹，略高于皮面，边界清楚，左侧腹股沟淋巴结肿大，轻压痛。舌红，苔薄黄腻，脉濡数。实验室检查：白细胞 11×10^9/L。西医诊断：丹毒；中医诊断：丹毒（湿热毒蕴证）。治法：清热利湿解毒。予以萆薢渗湿汤加减：萆薢、苍术、牛膝、川芎、藁本、防风、黄芩、黄连、黄柏、栀子各 10g，青黛、甘草各 6g。7 剂，每日 1 剂，水煎服。外治用本方药渣煎水外洗患处，每日 1 次。治疗 1 周后，皮疹红斑变淡，热退身轻，纳食增加，大便成形。原方去黄柏、栀子，再进 5 剂，之后诸症全消，临床痊愈。2 个月后患处皮肤除遗有淡色素斑外基本治愈，1 年后无复发。丹毒多由皮肤黏膜损伤后，链球菌感染所致，头面部多由鼻炎黏膜感染；下肢多由足癣或皮肤损伤感染，平时须注意做好皮肤健康防护工作。图 3–9、图 3–10 为本案患者治疗前后的图谱。

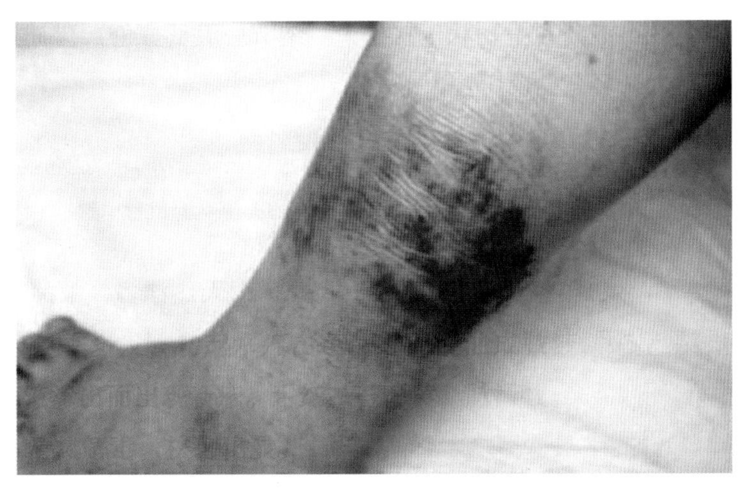

◆图 3-9　丹毒治疗前

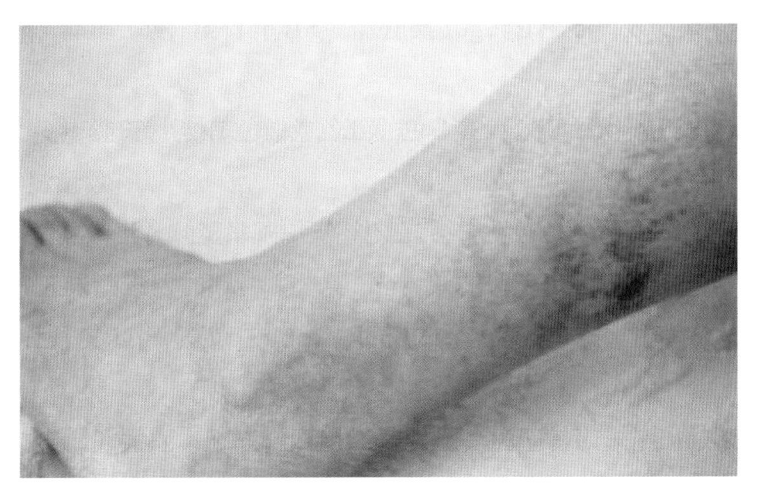

◆图 3-10　丹毒治愈后

第六节　腋毛棒状杆菌病

概述

腋毛棒状杆菌病为非真菌性疾病，是由纤细棒状杆菌及类白喉杆菌侵犯腋毛、阴毛，寄生于毛小皮的细胞内和细胞间所造成的感染。毛干上有稀疏散在的微小结节，性质坚硬，粘连牢固，有时可呈鞘状包绕毛干。结节一般呈黄色，有时可呈红色或黑色。夏季多汗时易发，多无自觉症状。

病因病机

中医学中无此病名，类似于“腋毛癣”。本病多因天热汗多，腋窝或阴部藏污纳垢，卫生不洁，湿热之邪、污秽之气感染引起。

临床表现

1. 以夏季多发明显，冬季好转。

2. 常见于多汗的青壮年。

3. 主要见于腋毛干上稀疏散在的黄色、红色或白色蜡样小结节，与毛干牢固粘着，清洗不易，无其他不适。

4. 镜检发现毛干有短小杆菌埋于结节胶样物质中。

治疗经验

1. 蛇床子、苦参、百部各 15g，白酒 250mL。浸泡 7 天，滤过去渣，备用。剃去患部腋毛后，外涂药液，每天早晚各 1 次。

2. 木槿皮、丁香各 15g，用 75% 酒精加至 100mL，浸泡 3 天，外搽患处，每日 3 次。

3. 硫黄 15g，枯矾 10g，花椒、熟大黄、密陀僧各 2g，共研细末，米醋 500mL 浸泡 1 周，外搽患处，每日 2 次。

4. 苦参、川椒（焙干）、硫黄各 30g。上药研末过筛装瓶备用，以生姜断面蘸药粉擦患处，每天早晚各 1 次。

防护措施

1. 注意个人卫生，养成勤洗澡，勤洗手足，勤换内衣裤和鞋袜的良好卫生习惯。

2. 保持皮肤干燥。避免接触和玩弄患癣病动物。

病案与图谱

患者，女，36岁。双侧腋毛出现黄色绒粉状物1个月余，偶有轻微瘙痒。精神、饮食、二便正常。查体：双侧腋毛毛干上粘附有较多淡黄色蜡样绒粉状物，与毛干黏着牢固。舌淡红，苔薄白，脉弦。实验室镜检：腋毛发干发现纤细棒状杆菌。西医诊断：腋毛棒状杆菌病；中医诊断：腋毛癣（湿热气蕴证）。治法：清热利湿。患者不同意剃去腋毛，根据患者病情以外治为主。以蛇床子、苦参、百部、白鲜皮各15g，白醋250mL，浸泡7天，滤过去渣备用。用法：药液外涂患处，每天早、晚各1次。治疗半个月后，腋毛干净清爽，基本治愈，未再复发。本病多由细菌感染所致，平时须注意做好腋部毛发及皮肤健康防护工作。图3–11、图3–12、图3–13为本案患者治疗前后的图谱。

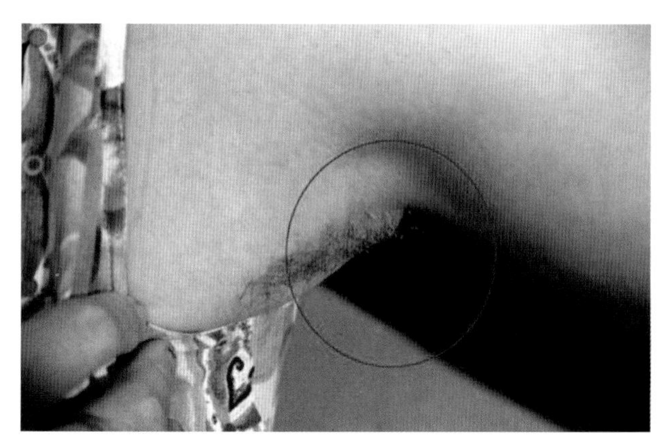

◆图3–11　腋毛棒状杆菌病治疗前

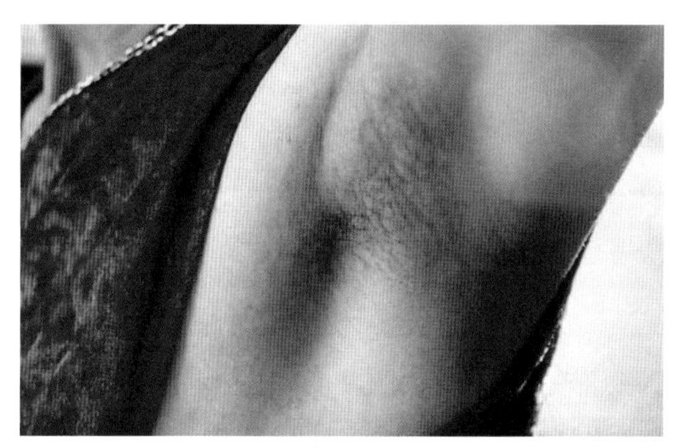

◆图3–12　腋毛棒状杆菌病治愈后

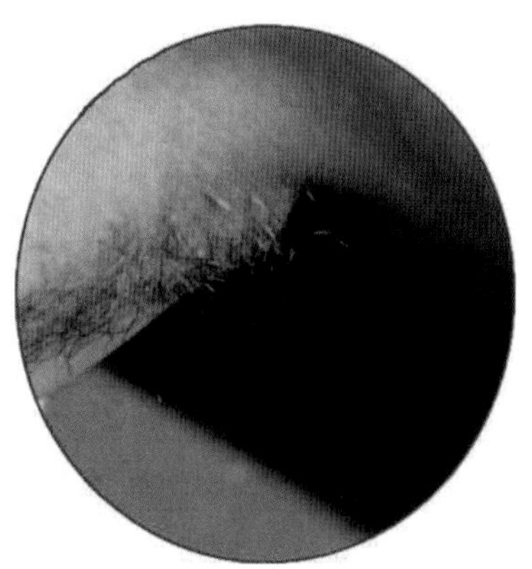

◆图3–13　腋毛棒状杆菌病放大图

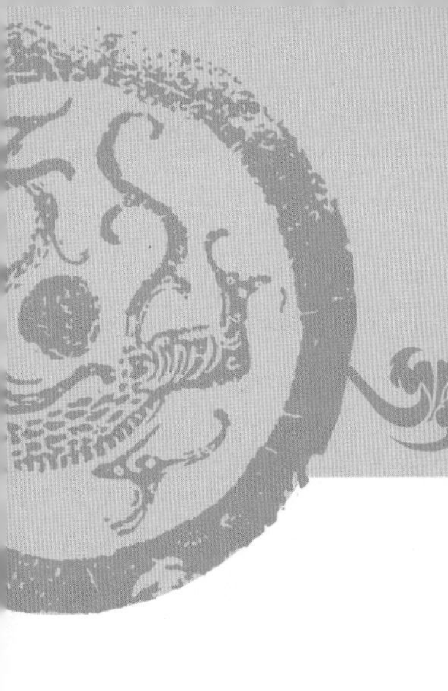

第四章　动物性皮肤病

第一节　疥　疮

疥疮

概述

疥疮是一种由疥虫所引起的接触性传染性皮肤病。本病可发生于任何年龄，常在集体单位，如学校、幼儿园、酒店及家庭中流行。其特征为手腕、指缝、下腹等处皮肤发生水疱及隧道，夜晚瘙痒剧烈。

病因病机

疥疮，又有“虫疥”“癞疮”“湿疥”之称。此病多因机体蕴毒，日久生虫，兼受风湿蕴结，虫毒湿热相搏，结聚肌肤所致；或因与患者同卧、相互握手直接传染；或使用患者用过而未经消毒的衣裤、被席、用具等间接传染所致。

临床表现

1. 有与疥疮患者接触史。

2. 好发于手指缝、手腕屈面、下腹部、阴股内上侧及阴囊。一般不发于头面部。

3. 皮损为针尖大小微红色丘疹，典型者能见到灰白色的线状隧道。疥虫隐藏于隧道两端。夜间或遇热时活动频繁，引起瘙痒。皮损常因搔抓、感染、结痂而变得不典型。

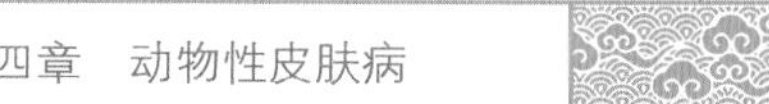

4. 诊断应以找到疥虫为依据，方法是：除用低倍显微镜查找虫体与虫卵外，亦可以用针尖在隧道的两端挑破皮肤，轻轻刮一下，把刮出物放在黑色的平板上，如见到一个移动的小白点，即是疥虫。

5. 皮肤镜检查发现匍行性隧道，远端可见圆形疥虫，顶端呈三角形翼样结构，紫外线皮肤镜发现隧道显示间断亮白色荧光。墨水染色后可见远端的疥虫和隧道里的虫卵。刮取皮肤标本中可找到疥螨和虫卵。

治疗经验

（一）中医内治法

1. 湿热蕴蒸证

［症状］ 初起泛发水疱，抓破流滋水，瘙痒无度，口干咽苦，便结溲赤。舌红，苔薄黄，脉滑。

［治法］ 清热除湿，杀虫止痒。

［方药］ 消风散合黄连解毒汤加减：当归、生地黄、防风、荆芥、蝉蜕、知母、苦参、苍术、木通、黄连、黄柏、黄芩、栀子各10g，甘草6g。阴囊结节，加浙贝母、半夏、皂角刺化痰散结。

2. 血虚风燥证

［症状］ 病久体弱，皮肤干燥，抓破出血，结痂难脱。舌尖红，苔白，脉细。

［治法］ 养血润燥，杀虫止痒。

［方药］ 当归饮子加减：当归、生地黄、白芍、川芎、何首乌、荆芥、防风、白蒺藜、黄芪各10g，甘草6g。

（二）中医外治法

1. 成年人可外擦10%～20%硫黄软膏，婴幼儿可擦5%硫黄霜剂。先用热水及肥皂洗澡，自颈以下，遍擦全身，每日早、晚各1次。用药期间不洗澡、不换衣，第4天再洗澡换衣被，而原衣被要煮沸或日晒消毒，2周后如果仍痒或发现疥虫，应再按上法治疗。多数患者经1～2个疗程均可治愈。

蓝教授认为，疥疮是一种临床常见的接触性传染性皮肤病。正确诊断，及时对症治疗，则疗效较好。治疗以外治为主，以杀虫止痒为原则。硫黄制剂是公认安全有效的制剂，其外用的浓度成人为15%～25%，儿童以5%～10%为宜。用药范围及方法正确与否，对临床疗效有很大的影响。

2. 大枫子（去皮）50g，加入菜籽油 200mL，入锅熬油备用，用油涂擦患处，每日 1 次，连用 3 天。

3. 雄黄、明矾、花椒各 5g，共研细末，调菜籽油 100mL 外擦患处，每日 1 次，连用 3 天。

4. 藜芦、蛇床子、川椒、硫黄各 15g，淘米泔水 2000mL 煎汤，洗涤患处，每日 1 次，连用 3 天。

5. 硫黄、白矾、白芷、吴茱萸、川椒各 15g。共研成细末，加茶油适量同煎，待冷后涂患处，每日 1 次。

6. 川乌头 7 枚（生用），捣碎，加水 1000mL 煮至 300mL，温洗患处，每日 1 次。不能内服。

7. 樟脑 24g，硫黄 5g，炒川椒、枯矾各 3g，共研成细末，用麻油调匀，纱布包好扎紧。将药包于炭火上烘热，趁热擦患处，连用 4 ～ 5 天。

8. 蛇床子、大枫子肉、皮硝、梓脑各 9g，草决明 15g（炒黑），核桃仁 5 个。共研成细末，用纱布包好擦患处，连用 5 天。

防护措施

1. 注意个人卫生，做到“三勤”：勤洗澡、勤换衣、勤晒衣被。

2. 衣物单独存放。

3. 及时治疗，患者换下的衣服要煮沸灭虫，不能煮烫者用塑料袋包扎 1 周后，待疥螨饿死后清洗。

病案与图谱

患者，女，18 岁。全身皮肤瘙痒半年，夜间瘙痒甚。心烦易躁，口苦咽干，大便结，小便黄。舌红，苔薄黄，脉滑数。查体：全身躯干及四肢皮肤有许多针尖大小淡红色丘疹，以及多处抓痕血痂，双手指缝泛发小水疱，用针尖在隧道两端挑破皮肤，见到蠕动小疥虫。西医诊断：疥疮；中医诊断：虫疥（湿热蕴蒸证）。治法：清热利湿，杀虫止痒。予以黄连解毒汤合消风散加减：黄连、黄柏、黄芩、栀子、荆芥、防风、羌活、茯苓、陈皮各 10g，僵蚕、蝉蜕、甘草各 6g。5 剂，水煎内服。外用 10%

硫黄软膏，药膏自颈以下擦遍全身，每日早、晚各1次。用药期间不洗澡、不换衣，第4天洗澡换衣被，1个疗程后治愈。图4–1、图4–2为本案患者治疗前后的图谱。

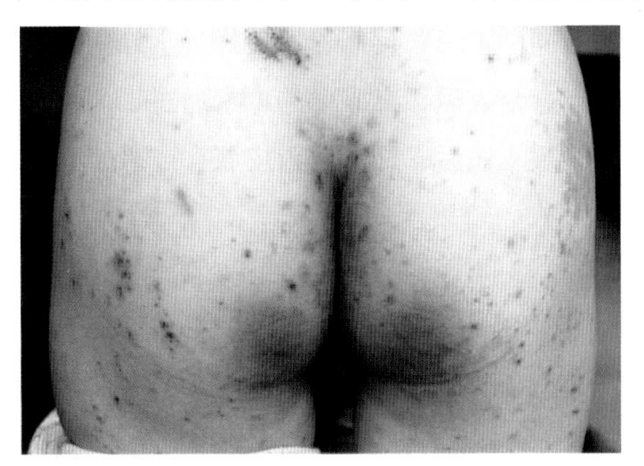

◆图4–1　疥疮治疗前

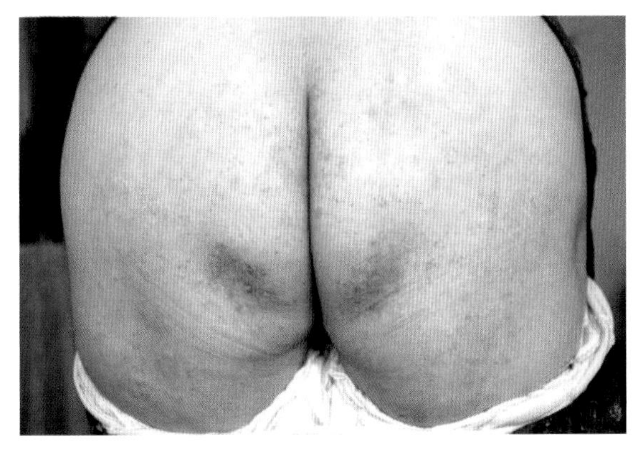

◆图4–2　疥疮治愈后

第二节　蜂蜇伤

概述

蜂蜇伤指被黄蜂、蜜蜂蜇伤后，蜇伤部位出现红肿、疼痛，数小时后可自行消退。如果被成群的蜂蜇伤后，可出现头晕、恶心、呕吐，严重时可出现休克、昏迷，甚至死亡。

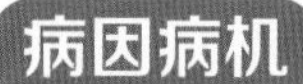

病因病机

蜂螫伤，与西医病名同。蜜蜂、黄蜂、大黄蜂、土蜂用尾部的毒刺刺伤皮肤，其尾部的毒刺均与毒腺相连，螫人后，毒腺中的毒素通过毒刺注入皮肤，引起局部或全身反应。本病主要因蜂刺螫皮肤后，蜂毒侵入皮肤，或入于营血，伤及脏腑，而引发中毒诸症。

临床表现

1. 有蜂螫伤病史，如蜜蜂、黄蜂、黑尾和金环胡蜂等。

2. 螫伤部位红肿，中央可见小黑点，多为刺伤点或毒刺存留部位，周围可有丹毒或荨麻疹样改变。

3. 症状一般不甚明显，但被群蜂多处螫伤则症状较重，可出现头晕、头痛、寒战、发热、气喘、心率增快，血压下降，甚至休克、昏迷等。也可发生血红蛋白尿，导致急性肾功能衰竭。过敏体质者，即使单一蜂螫伤，也可引起荨麻疹、水肿、哮喘或过敏性休克。

治疗经验

（一）中医内治法

1. 热毒犯肤证

［症状］ 全身大片红斑、肿胀、痒痛，口干心烦，便秘，尿赤。舌红，苔黄，脉滑数。

［治法］ 清热除湿，凉血解毒。

［方药］ 五味消毒饮合凉血四物汤加减：半枝莲 15g，金银花 10g，生地黄 15g，赤芍 10g，连翘 12g，蒲公英 30g，黄芩 15g，当归 6g，土茯苓 30g，紫花地丁 10g。

2. 热毒攻心证

［症状］ 黄蜂螫伤，病情较重者，出现头晕，头痛，发热，气喘，心率增快。舌红，苔黄，脉数。

［治法］ 清心和营，清热解毒。

［方药］ 清营汤合黄连解毒汤加味：水牛角 30g（先煎），生地黄、金银花、连翘、

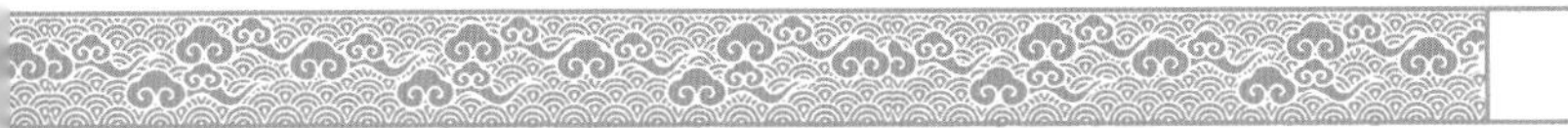

玄参、竹叶心、丹参、麦冬、黄连、黄柏、黄芩、黄栀子各 10g，甘草 6g。

（二）急救措施

1. 被蜂蜇伤后，其毒刺会留在皮肤内，必须用消毒针将断刺挑出，然后用力掐住被蜇伤的部位，用嘴反复吸吮出毒素。如身边暂时无药物，可用肥皂水充分洗患处，然后再涂些食醋或柠檬汁。

2. 被蜂蜇伤后，如出现严重症状发生休克，在通知急救中心后或去医院的途中，要注意保持伤者的呼吸畅通，并进行人工呼吸、胸外按压等急救处理。有全身症状者，根据病情予以不同处理。症状轻者对症治疗或输液，10% 葡萄糖酸钙静脉注射，或口服蛇药；过敏反应者应迅速使用肾上腺皮质激素、抗组织胺药物；血红蛋白尿者，应用碱性药物碱化药液，并适当补液以增加尿量，并可采用 20% 甘露醇等以利尿；如少尿或无尿则按急性肾功能衰竭处理；对群蜂蜇伤或伤口感染者，应加用抗菌药物。

（三）伤口局部处理

被蜂蜇伤后，如创口内有折断的蜂刺，可用消毒的针或小刀片挑出。然后用吸奶器或拔火罐将毒汁吸出。蜜蜂蜇伤后毒刺易折断在皮内，其他蜂蜇伤一般不折断毒刺。黄蜂的毒液为碱性，伤口可用酸性物质如食醋、3% 硼酸、1% 醋酸等冲洗，以中和毒液。蜜蜂的毒液为酸性，伤口可用苏打水、氨水、肥皂水及碱水等冲洗。

（四）中医外治法

1. 大青叶、两面针、薄荷叶各 30g，捣烂外敷患处，每日 1 次。

2. 半边莲、鲜马齿苋各 50g，捣烂外敷患处，每日 1 次。

3. 鲜紫花地丁、夏枯草各 60g，捣烂外敷患处，每日 1 次。

4. 季德胜蛇药片 5 片，用开水调成糊状，外敷患处，每日 2 次。

5. 鲜鱼腥草 200g，捣烂外擦患处，每日 1 次。

6. 扛板归、金银花藤、野菊花、金樱子各 50g，加水 2000mL，煎洗患处，每日 1 次。

防护措施

1. 蜂一般不主动攻击人类，通常是在蜂巢受到威胁或受到惊扰时才蜇人，蜂群攻

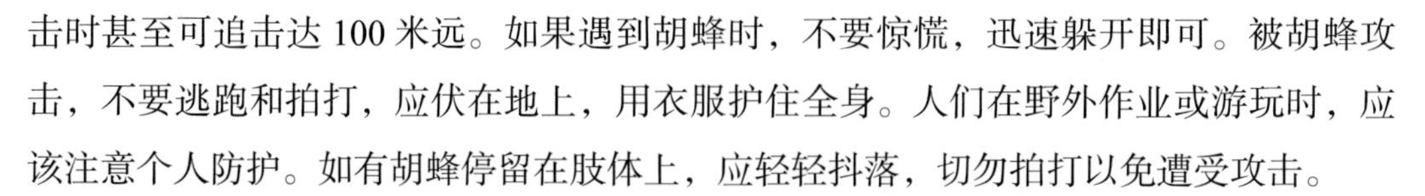

击时甚至可追击达 100 米远。如果遇到胡蜂时，不要惊慌，迅速躲开即可。被胡蜂攻击，不要逃跑和拍打，应伏在地上，用衣服护住全身。人们在野外作业或游玩时，应该注意个人防护。如有胡蜂停留在肢体上，应轻轻抖落，切勿拍打以免遭受攻击。

2. 户外环境应尽量避免使用有浓烈芳香气味的护肤品或香水。因为化妆品所含的化学合成物质和气味往往模仿天然花香，容易招来胡蜂。

3. 户外环境最好穿浅色、光滑的衣服，因为蜂类的视觉系统对浅色非常敏感，不敢轻易攻击。

4. 如果发现附近或自家屋檐筑有蜂窝，应及时寻求有关部门处理。

病案与图谱

患者，女，23 岁。右手背被黄蜂蜇伤 30 分钟。患处红肿疼痛，伴头晕、出汗、心慌心悸。舌红，苔薄黄，脉细数。查体：血压 90/60mmHg，心率 105 次 / 分钟。右手背部有一钱币大小圆形红肿斑块，中央刺伤点可见小黑点，毒刺已自行拔除。西医诊断：蜂蜇伤；中医诊断：蜂毒（热毒攻心证）。治法：清热解毒，清心安神。予以清营汤加减：水牛角 30g（先煎），生地黄、金银花、连翘、玄参、黄连、竹叶心、丹参、麦冬各 10g，甘草 6g。3 剂，水煎内服。另用季德胜蛇药片用水调成稀糊状外涂皮损处，每日 2 次。治疗 3 天后，诸症全消。血压 110/70mmHg，心率 75 次 / 分钟，皮肤红肿已消。2 个月后皮肤恢复正常。图 4–3、图 4–4 为本案患者治疗前后的图谱。

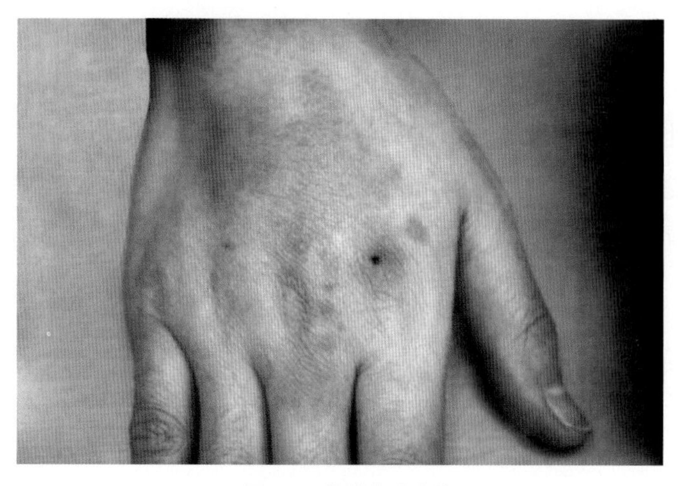

◆图 4–3　蜂蜇伤治疗前

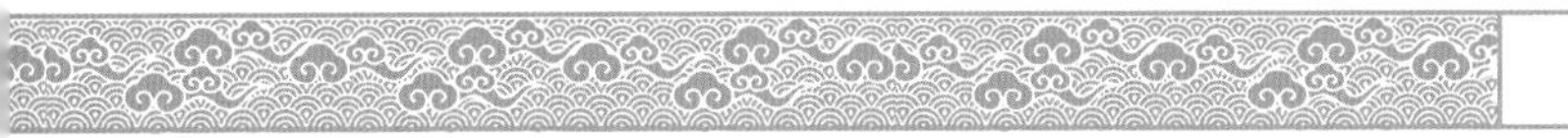

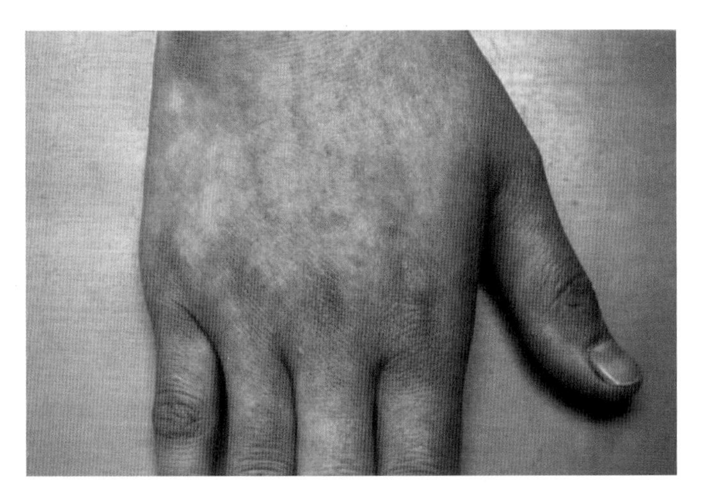

◆图 4–4　蜂蜇伤治愈后

第三节　隐翅虫皮炎

概述

隐翅虫皮炎是由于皮肤接触隐翅虫毒液所引起的急性炎症反应。毒隐翅虫为蚁形甲虫，体长 0.6 ～ 0.8cm，头、胸、腹部为黑色和橘红色相间。白天栖居于杂草石下，夜间活动，有趋光性，入室后在灯下飞行，当跌落、停歇在人体或桌面等物体，被拍打或捏碎时，体液接触皮肤或由拍捏毒虫的手带至别处而引发接触性皮炎。

病因病机

中医学称隐翅虫皮炎为“狐尿刺”。夏秋时节，诸虫繁生，人易受其叮咬，诸虫毒液入内，郁久化热生湿，湿热毒邪蕴于肌肤所致。

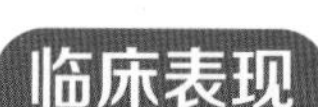

临床表现

1. 每年 8 ～ 9 月间发病较多。

2. 好发于头、面、颈、四肢及胸背等外露部位，也可累及会阴部。

3. 皮损为水肿性红斑，其上有小丘疹、水疱或脓疱，常呈条状排列。自身接种的皮损常呈抓痕状，可有糜烂及渗出，疱液沾染到其他部位的正常皮肤可引起新的皮损。

4. 自觉灼痛、微痒或不适感，重者可有头痛、头晕、发热等全身症状。

治疗经验

（一）中医内治法

湿热毒蕴证

［症状］ 初起皮肤干燥，起红紫色疹斑，肿胀焮痛，甚则溃烂成疮，脓水淋沥，严重时出现发热、头痛头晕、恶心呕吐等全身症状，局部肿大。舌红，苔黄，脉弦数。

［治法］ 清热解毒。

［方药］ 五味消毒饮合黄连解毒汤加减：金银花 20g，野菊花 15g，蒲公英 15g，紫花地丁 15g，紫背天葵 15g，黄芩、黄连、黄柏、栀子各 10g。

（二）中医外治法

1. 外用鲜马齿苋、蒲公英各 150g，捣汁外敷患处，每日 1 次。

2. 蒲公英根 150g，煎水 1000mL，外洗患处，每日 1 次。

3. 南通蛇药片 5 片，用开水调成糊状，外擦患处，每日 1 次。

4. 金银花藤、野菊花、扛板归、金樱子各 50g，加水 2000mL 煎洗患处，每日 1 次。

5. 荆芥穗、地肤子、浮萍草、蝉蜕各 15g，煎水擦洗患处，每日 1 ～ 3 次。

6. 苍耳子、地肤子、白蒺藜、荆芥、防风各 30g，煎水外洗患处，每日 1 次。

防护措施

1. 搞好环境卫生，消除周围的杂草垃圾，以杜绝隐翅虫的滋生。

2. 安装纱窗、蚊帐防止隐翅虫进入室内。睡眠时熄灭灯光。

3. 发现皮肤有隐翅虫时不要直接捏取或拍击，应抖落后踩死。

病案与图谱

患者，男，12 岁。参加学校郊游活动，经过树林时，突然感觉头、面、颈肩部皮肤如火烙般刺痛难忍，伴心烦，咽干口燥，小便黄。舌红，苔薄黄，脉弦数。查体：生命体征平稳。额头、下巴及右颈肩部有条状水肿性红斑，右肩部皮损有糜烂及渗出。西医诊断：隐翅虫皮炎；中医诊断：狐尿刺（虫伤热毒证）。治法：清热解毒。予以金银花解毒汤：金银花、紫花地丁、赤苓、连翘、牡丹皮、川黄连、土茯苓、夏枯草各 10g，甘草 6g。3 剂，水煎内服，药渣煎水外洗患处。3 天后基本痊愈。图 4–5 为本案患者治疗前的图谱。

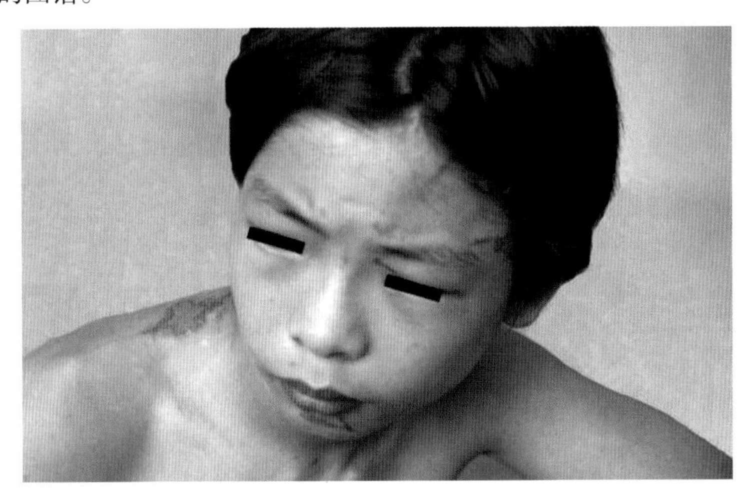

◆图 4–5　隐翅虫皮炎治疗前

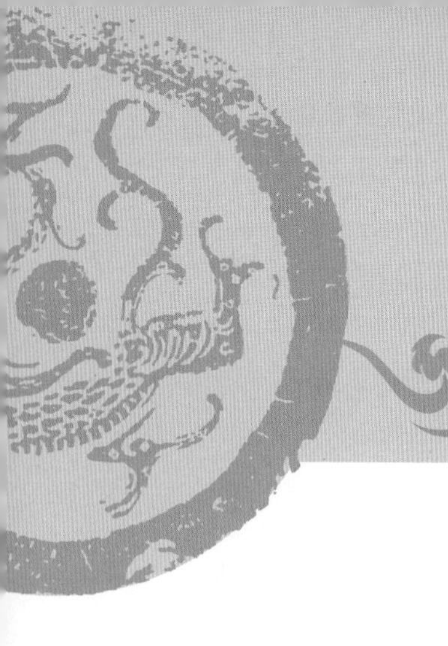

第五章　皮炎与湿疹

第一节　接触性皮炎

接触性皮炎

概述

接触性皮炎是指人体接触某种物质后，在皮肤或黏膜上因过敏或强烈刺激而发生的一种炎症。多数急性发作，如反复接触，可演变成慢性。

病因病机

中医学根据接触物的不同而分别命名，如“漆疮”“马桶癣”“膏药风”“粉花疮”等。本病由于禀性不耐，皮毛腠理不密，一旦接触某些物质，如药物、化纤织品、花草等，就会引起邪毒外侵皮肤，郁而化热，邪热与气血相搏而发病；或素体湿热内蕴，复外感毒邪，两者相合，发于肌肤而成。本病初发多为肺胃热盛或者湿热下注；疾病复发者多为阴虚内热，虚实夹杂。

临床表现

1. 有接触史，所接触的物质有刺激性或抗原性。

2. 有一定潜伏期，从接触到发生皮炎，短则数分钟，长则数日。接触物刺激性越大，潜伏期越短。如为变应原，则初次接触后 4 ～ 20 天发病，再次接触 24 小时内发病。

3. 病变多局限于接触部位，境界清楚，偶可扩展至他处。

4. 临床多呈急性皮炎改变，皮损为红斑、肿胀、水疱、丘疹、糜烂、渗出等。严重者有坏死、溃疡、水肿。长期反复接触后可呈慢性皮炎改变，皮损为局部干燥、脱屑或皲裂。但临床上以单一皮损表现为主。

5. 自觉剧烈瘙痒，时有灼热及剧痛，全身症状轻微。

6. 斑贴试验阳性。

7. 祛除病因，处理得当，1 ～ 2 周可痊愈。不接触致敏物，一般不再复发。

治疗经验

（一）中医内治法

1. 肺胃热盛证

［症状］ 多见于热病之后，有轻微的周身不适，口干，口渴，烦躁，局部灼热刺痒，在口鼻周围等处发生群集小疱，大便干燥，尿黄赤。舌红，苔黄，脉弦数。

［治法］ 疏风清热解毒。

［方药］ 银翘散合清肺饮加减：金银花 10g，连翘 9g，竹叶 6g，黄芩 9g，栀子 9g，桑叶 12g，紫草 9g，板蓝根 30g，生甘草 6g。

2. 湿热下注证

［症状］ 疱疹多见于前后阴部，灼热痛痒，水疱易破，破后糜烂、渗出，若染毒则有脓性分泌物，可伴发热，尿赤、尿频、尿痛。舌红，苔黄腻，脉滑数。

［治法］ 清热利湿解毒。

［方药］ 龙胆泻肝汤加减：龙胆草 6g，生地黄 9g，大青叶 10g，板蓝根 12g，薏苡仁 15g，栀子 9g，黄芩 9g，柴胡 6g，泽泻 10g，车前子 15g，生甘草 6g。

（二）中医外治法

1. 急性期以缓和安抚为主，伴大量渗出、糜烂，用马齿苋 200g，捣烂湿敷患处，每日 1 次。

2. 丘疹为主者，可用三黄洗剂外擦，或用青黛 5g 冷开水调敷外用，每日 4 ～ 5 次。肿胀糜烂渗液较多者，可用蒲公英 60g，桑叶、生甘草各 15g，水煎待冷后湿敷。

3. 粉花疮治宜清热疏风、解毒止痒，外用颠倒散以水调敷或三黄洗剂外涂。

4. 漆疮治宜清热解毒，外用鬼箭羽、生地榆各 200g，煎水待温，湿敷患处，每日

1次。

5. 黄柏末10g，香油50mL，调匀外搽患处，每日1次。

6. 苍耳子、椿树皮、蒲公英各50g，白矾10g（溶化），水煎外洗患处，每日1次。

7. 野菊花100g，水煎后捣烂，外敷患处，每日1次。

8. 生河蟹500g捣烂（约5个），用温开水（约80℃）冲泡搅匀，去渣后，用水洗浴，每日1次。

9. 川椒、贯众、干荷叶各50g，煎水2000mL，外洗患处，每日1次。

10. 韭菜250g，捣烂，外敷患处，每日1次。

11. 鲜马齿苋250g，冰片0.5g，捣烂敷患处，每日1次。

12. 杉木皮500g，煎水3000mL洗澡，每日1次。

13. 丹参、野菊花、马齿苋各50g，白矾3g（溶化），煎水2000mL，外洗患处，每日1次。

防护措施

1. 不宜用热水或肥皂水洗澡，避免摩擦搔抓，禁用刺激性强的外用药物。

2. 多饮水，并给予易消化的饮食，忌食辛辣、油腻、鱼腥等发物。

3. 明确病因，避免继续接触过敏物质。

4. 与职业有关者应加强防护措施。

病案与图谱

患者，男，45岁。染发1天后，头部、双耳出现大面积红斑、肿胀渗出，局部灼热刺痒。伴咽干口渴，心烦易躁，大便干，尿色黄。舌红，苔黄，脉弦数。查体：一般情况可，从前额至耳后为大片红斑皮损，表面有大量淡黄色液体渗出，双耳红赤肿胀。西医诊断：接触性皮炎；中医诊断：漆疮（肺胃热盛证）。治法：清热疏风，解毒止痒。予以银翘散加减：金银花、连翘、桑叶、竹叶、黄芩、栀子、板蓝根、土茯苓、薏苡仁各10g，生甘草6g。7剂，水煎内服。外用：马齿苋500g，捣烂湿敷患处，每日1次。治疗7天后基本恢复正常。1个月后痊愈。图5-1、图5-2为本案患者治疗前后的图谱。

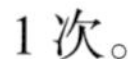

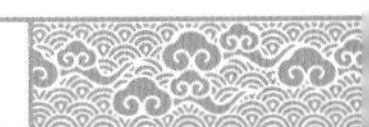

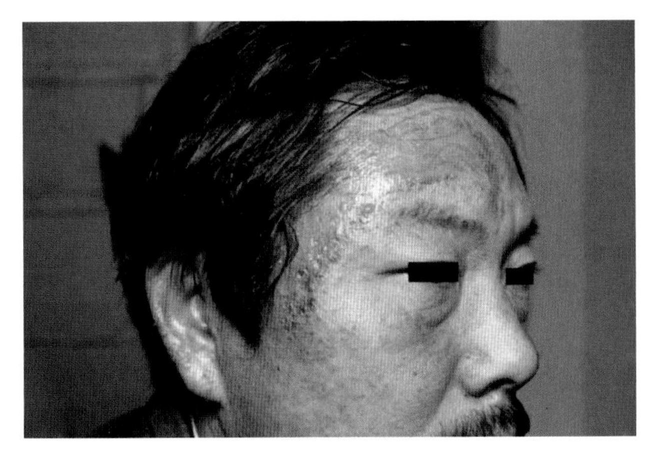

◆图 5-1　接触性皮炎治疗前

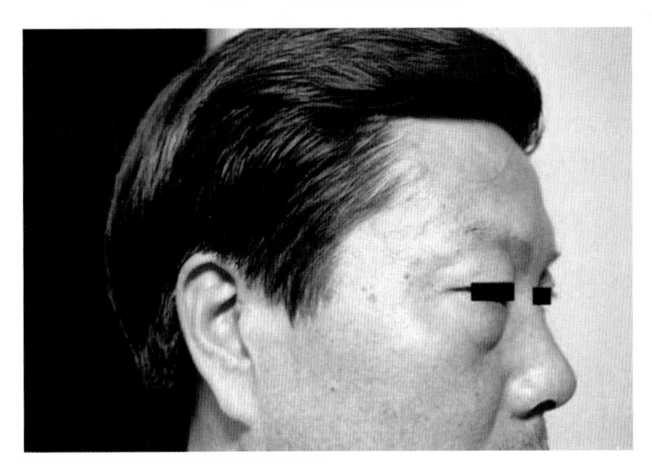

◆图 5-2　接触性皮炎治愈后

第二节　湿　疹

湿疹

概述

湿疹是由多种内外因素引起的瘙痒剧烈的一种皮肤炎症反应。分为急性、亚急性、慢性三期，急性期具有渗出倾向，慢性期则表现为浸润、肥厚。有些患者直接表现为慢性湿疹。皮损具有多形性、对称性、瘙痒和易反复发作等特点。

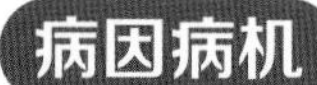

病因病机

中医学称湿疹为“湿疮”“浸淫疮”。本病是风、湿、热阻于肌肤所致。或嗜酒或因过食辛辣鱼腥之品，伤及脾胃，致湿热内生，外感风热湿邪，内外搏结，浸淫肌肤；或因素体脾虚，为湿所困，湿热久蕴发为本病。

临床表现

1. 急性期可表现为红斑、丘疹、丘疱疹及疱疹等多形性皮肤损害，继而出现糜烂、渗出。

2. 慢性期皮损常呈浸润、增厚、干燥及色素沉着等。

3. 各时期均伴有明显瘙痒。

4. 特殊类型湿疹根据临床特点进行诊断，如乏脂性湿疹、自身敏感性湿疹、钱币状湿疹等；非特异湿疹可根据临床部位进行诊断，如手部湿疹、小腿湿疹、肛周湿疹、乳房湿疹、阴囊湿疹、耳部湿疹、眼睑湿疹等；泛发性湿疹指多部位同时发生的湿疹。

5. 组织病理检查显示急性湿疹表现为表皮内海绵形成，真皮浅层毛细血管扩张，血管周围有淋巴细胞浸润，少数为中性和嗜酸性粒细胞；慢性湿疹表现为角化过度与角化不全，棘层肥厚明显，真皮表层毛细血管壁增厚，胶原纤维变粗。

治疗经验

（一）中医内治法

1. 风热蕴肤证

［症状］ 以红色丘疹为主，可见鳞屑、结痂、渗出不明显，发病迅速，泛发全身，瘙痒剧烈。舌红，苔薄黄，脉浮数或弦数。

［治法］ 疏风清热。

［方药］ 消风散加减：当归、生地黄、防风、蝉蜕、知母、苦参、胡麻、荆芥、苍术、牛蒡子、石膏各 6g，甘草、木通各 3g。

2. 湿热浸淫证

［症状］ 发病急，皮损潮红灼热，丘疱疹密集，瘙痒无休，抓破后渗液流汁，伴

身热不扬，心烦口渴，大便干，尿短赤。舌红，苔白或黄腻，脉滑或数。

［治法］ 清热利湿。

［方药］ 龙胆泻肝汤合萆薢渗湿汤加减：龙胆草、栀子、黄连、黄柏、黄芩、木通、泽泻、车前子、柴胡、生地黄、萆薢、薏苡仁、甘草各 10g。水疱多，破后流滋多者，加土茯苓、鱼腥草；瘙痒重者，加紫荆皮、地肤子、白鲜皮。

3. 脾虚湿蕴证

［症状］ 发病较缓，皮损淡红，散在丘疹、丘疱疹，瘙痒，抓后糜烂渗出，可见鳞屑。伴有纳少，神疲，腹胀，便溏。舌淡胖，苔白或腻，脉弦缓。

［治法］ 健脾利湿。

［方药］ 除湿胃苓汤加减：紫荆皮、地肤子、白鲜皮、莲子 10g，砂仁 5g，薏苡仁 10g，桔梗 10g，白扁豆 15g，茯苓 15g，人参 10g，炙甘草 10g，白术 15g，山药 15g。

4. 血虚风燥证

［症状］ 皮损色暗或色素沉着，剧痒，或皮损粗糙肥厚，伴口干，纳差，腹胀。舌淡，苔白，脉细弦。

［治法］ 养血润燥，祛风止痒。

［方药］ 当归饮子加减：丹参、鸡血藤、乌梢蛇、荆芥、防风、黄芪、白蒺藜、何首乌、当归、白芍各 10g，生地黄 15g，炙甘草 5g。

（二）中医外治法

药物外敷

1. 龙胆草、马齿苋、黄柏、龙葵、紫花地丁各 30g，加水 2000mL 煮沸 15 分钟，待温，湿敷患处，每日 1 次。用于急性湿疹。

2. 紫胶 50g，香油 150mL。将紫胶、香油置容器中蒸煮 4 小时，冷后涂擦患处，每日 1 ～ 3 次。用于急性湿疹。

3. 白鲜皮、黄柏，五倍子各 30g，共研细末，用香油调敷患处，每日 1 ～ 3 次。用于急性湿疹。

4. 侧柏叶、地榆各 50g，炙炒焦黄，研成细末，加凡士林 120g 配成药膏，外敷患处，每日 1 次。用于急性湿疹。

5. 海螵蛸 100g，研为细末，撒患处，每日 1 次。用于急性湿疹。

6. 黄连、黄柏、熟大黄各 10g，苍术 15g，冰片 3g，炉甘石 10g。将上药研为极细末，加香油 100L 搅匀，涂搽患处。每日 3 次。有渗出液者将干粉匀撒患处，无须包扎。用于急性湿疹。

7. 松香、枯矾、熟石膏各 20g，冰片 1g，上药研末，调香油 50mL 成糊状，外擦患处，每日 1 次。用于慢性湿疹。

8. 煅石膏 60g，白及 30g，密陀僧 10g，枯矾 10g，凡士林 120g，将前 5 味研末，加凡士林调匀，外敷患处，每日 1 次。用于慢性湿疹。

9. 青黛、枯矾各 30g，川黄柏、虎杖各 20g，煅石膏、寒水石、滑石、煅海蛤壳各 60g，冰片 3g。上药共研细末过筛备用。每次取药粉 20g，用香油 50mL 调匀成糊状，涂患处，每日 3 次。皮损表现为糜烂渗出者，取干粉撒患处，每日 3 次。用于慢性湿疹。

10. 血竭 5g，黄柏、大黄、炉甘石、煅石膏、滑石各 50g，青黛、五倍子各 20g，密陀僧 30g，冰片 3g，研为极细末和匀，用麻油适量调成糊状，少许涂抹患处，每日 3 次。疮面有渗液者，干粉直接撒创面上，不用包扎。用于慢性湿疹。

11. 芦荟 60g，炙甘草 30g，儿茶 10g，冰片 3g，分别研为极细末和匀，先用温水洗净患处，然后撒上药粉，每日 2 次。用于慢性湿疹。

12. 鲜马齿苋 250g，冰片 1g，共捣烂外敷患处，每日 1 次。用于慢性湿疹。

13. 野菊花 10g，苦参 10g，蛇床子 15g，黄柏 30g，煎水待温热，用纱布浸湿稍拧干，外敷于皮损处，每次 20 分钟，每日 3 次。用于慢性湿疹。

外洗方

1. 芒硝、花椒、土茯苓、荆芥、苦参、防风、苍术、忍冬藤、地肤子各 15g。本方煎水 2 次，将药液倒入盆中趁热先熏后洗，冷后加热又洗，连洗 5 次。

2. 鲜扛板归、鲜马齿苋各 100g，煎水外洗患处，每日 2 次。

3. 紫荆皮、苦参、地肤子、野菊花、苍术各 20g，土茯苓 30g，煎水外洗患处，每日 1 次。

4. 蛇床子、苦参、地肤子、苍耳子、石菖蒲各 30g，水煎外洗患处，每日 1 次。

5. 黄柏 30g，苦参 30g，花椒 10g，煎水 1500mL，加白醋 100mL，外洗患处，每日 1 次，连用 10 天。

梅花针叩治法

将患处洗净，局部常规消毒，用梅花针反复叩打患处，直至出现小血点为止，不用擦洗，让其血水湿气渗出，1 天后患处自然收水、干燥结痂，清热排毒、除湿止痒功效明显。每周 1 次，治疗 3 ～ 5 次可见效。

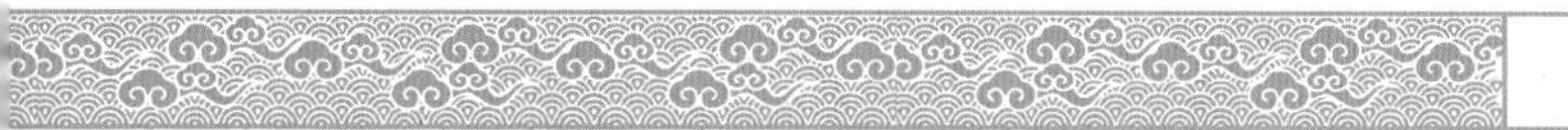

防护措施

1. 急性湿疮忌用热水烫洗，忌用肥皂等刺激物洗患处。

2. 湿疮患者应避免搔抓，以防感染。

3. 忌食辛辣、鱼虾及鸡、鹅、牛肉等发物，亦应忌食香菜、韭菜、芹菜、姜、葱等辛香之品。

4. 急性湿疮或慢性湿疮急性发作期间应暂缓注射各种疫苗和接种牛痘。

病案与图谱

案例1：患者，女，27岁。双足胫前皮肤瘙痒3个月。双足胫前皮肤初起出现较多小水疱疹，水疱破后点状渗出滋水，逐渐融合成片，出现红色糜烂面，瘙痒为甚。伴心烦口渴不多饮，大便稀溏，尿淡黄。舌红，苔薄黄腻，脉滑数。查体：双足胫前有数个直径为2～5cm、形状不规则、基底潮红皮损，融合成片，表面有少许白色鳞屑。西医诊断：亚急性湿疹；中医诊断：浸淫疮（湿热浸淫证）。治法：清热利湿。予以龙胆泻肝汤合萆薢渗湿汤加减：龙胆草、栀子、黄芩、柴胡、生地黄、车前子、木通、当归、萆薢、薏苡仁各10g，甘草6g。10剂，水煎内服。配合梅花针叩刺治疗：患处常规消毒，用梅花针反复轻叩患处，直至出现小出血点，使其自然干涸。1周治疗2次。中药外洗浸泡：黄柏30g，苦参30g，花椒10g，煎水1500mL，加白醋100mL，用纱布湿敷患处，每天1次，每次30分钟，10天为1个疗程。连用5个疗程。经治疗1个月，双足胫前皮肤红斑变淡，病情明显好转。3个月后皮肤光滑无痕，湿疹基本治愈。图5-3、图5-4为本案患者治疗前后的图谱。

案例2：患者，女，57岁。双足底皮疹逐渐增厚，瘙痒5年余，伴口干不多饮，腹胀，纳少。舌淡红，苔白腻，脉细。查体：双足底后1/2部位有数个3～5cm大小呈灰白色皮损块，形状不规则，表面粗糙肥厚，无压痛。西医诊断：慢性湿疹；中医诊断：浸淫疮（血虚风燥证）。治法：养血润肤，祛风止痒。予以四物汤加味：生地黄、熟地黄、当归、川芎、白芍、白术、白茯苓、土茯苓、白蒺藜、阿胶各10g，甘草6g。15剂，水煎内服。配合梅花针叩刺治疗，1周2次。中药外洗浸泡：黄柏30g，苦参30g，花椒10g，煎水1500mL，加白醋100mL，泡洗患处，每天1次，每次30分钟。治疗2个月后，足病损处皮肤变软变薄，病情明显好转。3个月后足底湿疹基

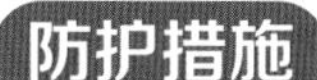

本治愈。图 5–5、图 5–6 为本案患者治疗前后的图谱。

案例 3：患者，女，30 岁，外阴部皮肤疱疹糜烂，剧烈瘙痒灼痛 1 周。伴心烦不寐，身热不扬，口渴不多饮，大便溏，尿短赤。舌红，苔黄腻，脉滑数。查体：外阴大阴唇内侧及会阴部皮肤潮红，有小水疱破溃及红斑糜烂渗出，糜烂面边缘不规整。西医诊断：急性湿疹；中医诊断：浸淫疮（湿热浸淫证）。治法：清热解毒，利湿止痒。予以龙胆泻肝汤加减：龙胆草、栀子、黄连、黄柏、黄芩、木通、泽泻、车前子、柴胡、生地黄、萆薢、薏苡仁、甘草各 10g。7 剂，水煎服。外治方：野菊花 10g，苦参 10g，蛇床子 15g，黄柏 30g，白矾 10g（溶化）。煎水 2000mL，待温热，用纱布浸湿稍拧干，外敷于皮损患处，每次 20 分钟，每日 3 次。二诊：治疗 1 周后，外阴瘙痒已止，皮肤糜烂处收敛无渗出。心情畅，睡眠好，大便成形。舌红，苔白，脉弦。原方再进 7 剂。外敷洗剂照用。2 个月后复诊，外阴皮肤恢复正常，临床治愈，1 年后追踪无复发。图 5–7、图 5–8 为本案患者治疗前后的图谱。

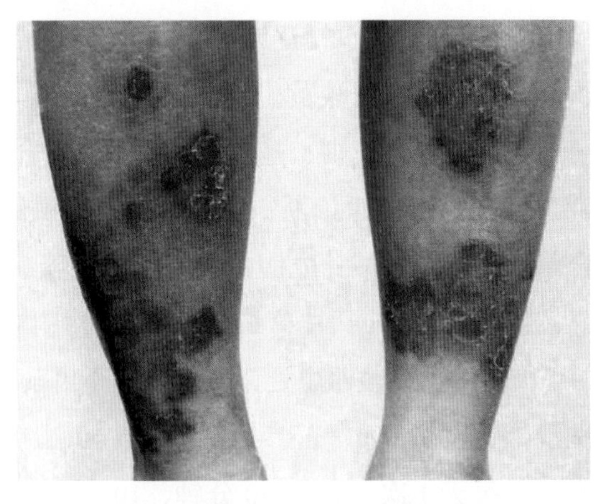

◆图 5–3　湿疹治疗前

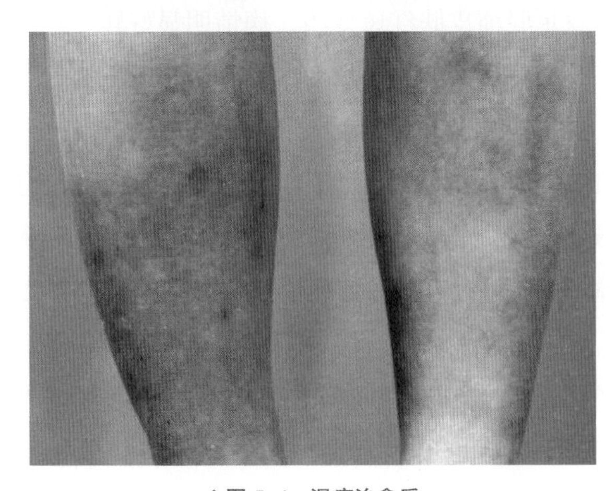

◆图 5–4　湿疹治愈后

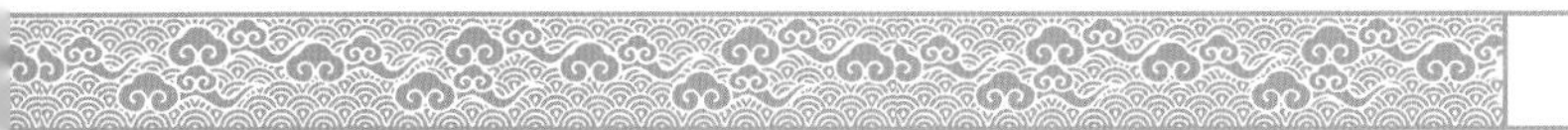

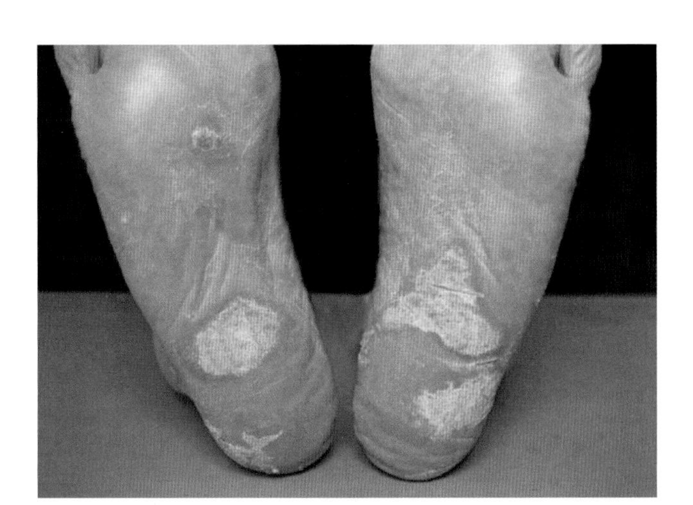

◆图 5–5　足部慢性湿疹治疗前

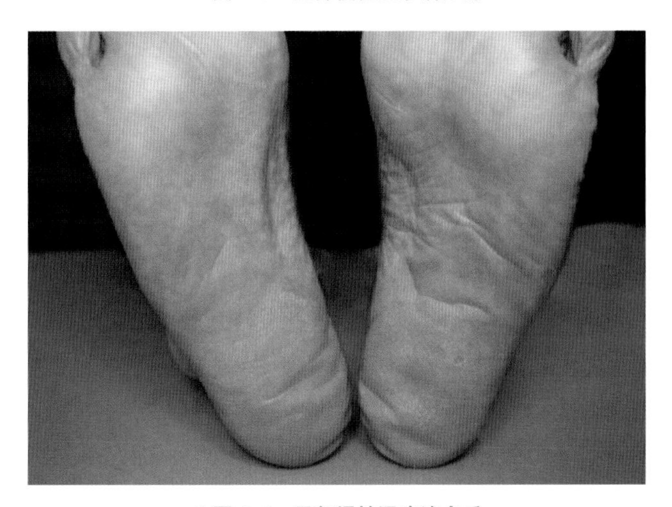

◆图 5–6　足部慢性湿疹治愈后

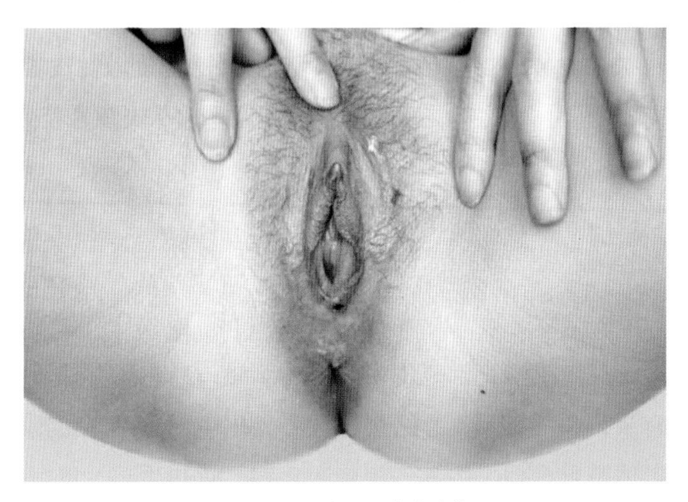

◆图 5–7　女阴湿疹治疗前

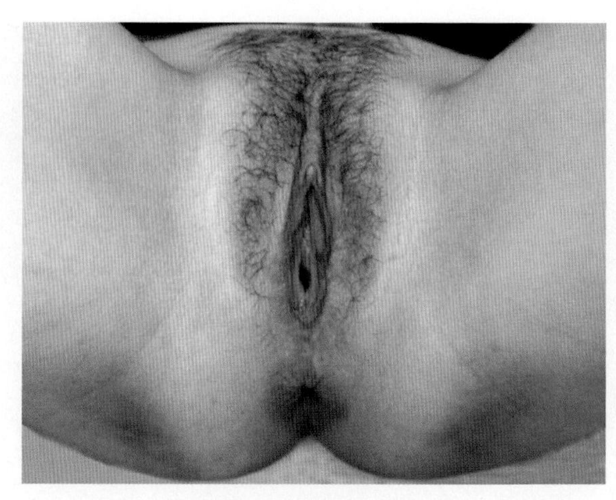

◆图 5-8　女阴湿疹治愈后

第三节　特应性皮炎

特应性皮炎

概述

特应性皮炎又称异位性皮炎，是一种具有遗传倾向的过敏反应性皮肤病，多数患者由婴儿湿疹反复发作迁延而成，70% 的患者家族中有过敏、哮喘或过敏性鼻炎等遗传过敏史，因此也被称为异位性湿疹、特应性皮炎、遗传过敏性皮炎、Besnier 痒疹、泛发性神经性皮炎等，是一种具有慢性、复发性、瘙痒性、炎症性特点的皮肤病。

病因病机

异位性皮炎，中医学称之为“血风疮”或“四弯风”。由于先天禀赋不足，腠理不密，卫外功能不固，难以耐受正常范围内的外界刺激，易感风湿热等外来邪气，聚结肌肤；小儿心常有余，脾常不足，心绪烦扰致心火内生，脾运不足则湿邪困阻，心火脾湿外走肌肤；素体脾胃虚弱，恣食辛辣刺激食物，化热生湿，浸淫肌肤；或五志不遂，化热生风，淫郁肌肤而发。病久则伤阴耗血，生风生燥；或脾失健运，湿从内生而发病。

临床表现

1. 个人或家庭中有遗传过敏史，如哮喘、过敏性鼻炎、遗传过敏性皮炎。

2. 婴儿和儿童期皮损多见于面部及四肢伸侧或肘及腘窝，为红斑、丘疹及渗出等多形性损害。

3. 青年和成人的皮损常为肢体伸侧或屈侧的苔藓样皮损，瘙痒剧烈，呈慢性复发性过程。

4. 实验室检查显示血嗜酸性粒细胞计数升高，血清中 IgE 增高。

治疗经验

（一）中医内治法

1. 湿热内蕴证

［症状］ 四弯处起红粟、水疱，瘙痒滋水，结痂，便干溲黄。舌红，苔薄黄腻，脉细滑。

［治法］ 利湿清热。

［方药］ 导赤散加味：生地黄、木通、生甘草梢、竹叶各 6g，或加黄连、车前子等。

2. 脾虚湿盛证

［症状］ 患处皮色暗淡，搔抓出水，小儿面黄肌瘦，神疲乏力，纳呆便溏，或完谷不化。舌淡，苔薄黄或腻，脉缓弱。

［治法］ 健脾利湿。

［方药］ 参苓白术散加减：莲子 10g，砂仁 5g，薏苡仁 10g，桔梗 10g，白扁豆 15g，茯苓 15g，人参 10g，炙甘草 10g，白术 15g，山药 15g。或苍术、厚朴、陈皮、猪苓、泽泻、赤茯苓、白术、滑石、防风、栀子、木通各 9g，肉桂、甘草各 3g。

3. 阴虚血燥证

［症状］ 皮肤干燥，瘙痒、脱屑，抓破后血痕累累。舌红苔剥，或舌淡苔净，脉细。

［治法］ 滋阴润燥。

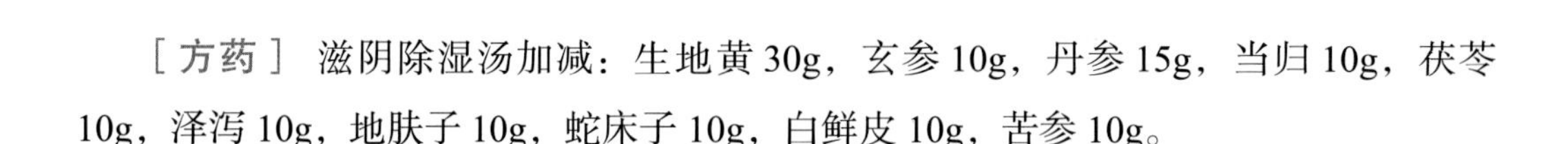

［方药］滋阴除湿汤加减：生地黄 30g，玄参 10g，丹参 15g，当归 10g，茯苓 10g，泽泻 10g，地肤子 10g，蛇床子 10g，白鲜皮 10g，苦参 10g。

（二）中医外治法

1. 婴儿期青黛散用香油调成糊状，外搽患处，每日 3 ～ 4 次。儿童期和成人期用 1% 薄荷三黄洗剂外搽患处，每日 3 ～ 4 次。

2. 湿热内蕴经久不愈者，用地肤子 30g，蛇床子 9g，苦参 15g，白矾 5g（溶化），煎水外洗患处，每日 1 次。

3. 百部、高良姜各 50g，加水 2000mL，煎至 1500mL，外洗患处，每日 1 次。

4. 黄柏、五倍子各 30g，研细末外敷撒渗出糜烂患处，每日 1 次。

5. 白胡椒 10 粒研成粉，加水 200mL 煮沸，外洗患处，每日 2 次。

6. 龙胆草、桃树叶、露蜂房、藜芦、千层纸各 30g。共捣成细末，用麻油调匀外搽患处，每日 2 次。

7. 紫背浮萍、生大黄、苍耳子、蛇床子、地肤子、花椒各 30g，加水 2000mL，煎至 1500mL，外洗患处，每日 1 次。

8. 土槿皮、百部各 10g，白酒 50mL，上药于酒内浸泡 2 天，外搽患处，每日 1 次。

9. 体针。取大椎、曲池、血海、三阴交、神门、阴陵泉等穴为主，慢性者加膈俞、足三里；渗液多加阴陵泉、水分。

10. 艾灸。用艾条熏灸或熏灸器等，灸患处 20 分钟左右，适用于急性湿疹渗液较多者。

11. 耳针疗法。取肺、神门、下屏尖及相应部位等，慢性者加脑、肝。中等刺激，留针时间稍长。

防护措施

1. 教育患者了解本病的诱发因素、临床特点及治疗原则。

2. 婴儿期患者，提倡母乳喂养，衣物以棉质为宜，宽松、凉爽；注意避免各种可疑致病因素，发病期间应避免食用辛辣食物及饮酒，避免过度洗烫。浴后应使用润肤剂，恢复皮肤屏障功能。

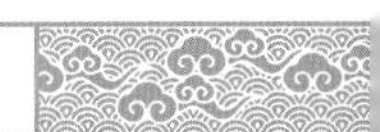

病案与图谱

患者，女，6岁。反复全身皮疹瘙痒6年。从小患湿疹，迁延至今。现瘙痒更甚，全身皮肤抓痕累累，滋水结痂并存。心烦，咽干不多饮，大便干，小溲黄。舌红，苔薄黄腻，脉细滑。查体：患儿一般情况可，头面、胸、腹、背、臀部及四弯处均有红色抓痕出血及结痂。西医诊断：特应性皮炎；中医诊断：血风疮（湿热内蕴证）。治法：清热利湿止痒。予以导赤散加味：生地黄、竹叶、黄芩、栀子、茵陈、土茯苓、车前草、马鞭草各10g，黄连、生甘草各6g，木通、乌梢蛇各3g。10剂，水煎服。配合中药外洗方：青蒿、薄荷、苦参、艾叶、路路通各100g，煎水洗澡。每天1次。另用青黛10g，冰片3g，陈醋20mL，调麻油适量成稀糊状，中药煎水洗澡后外涂患处，每日1次。患儿治疗10天后瘙痒减轻，病情明显改善，坚持治疗1个月，痒止疹消，1年后未复发，皮肤光滑如常。图5-9、图5-10为本案患者治疗前后的图谱。

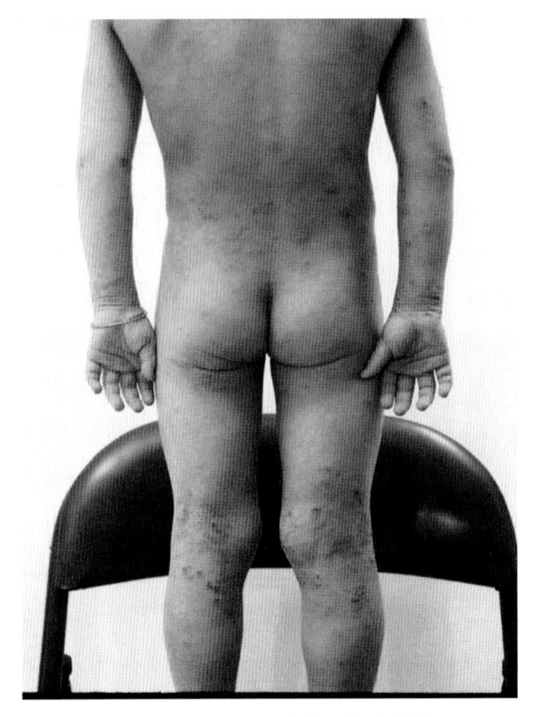

◆图5-9　特应性皮炎治疗前

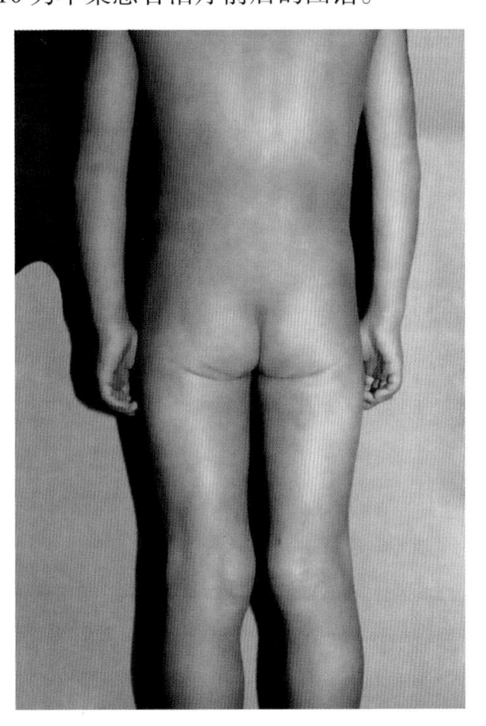

◆图5-10　特应性皮炎治愈后

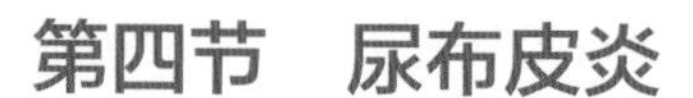

第四节　尿布皮炎

概述

尿布皮炎又称尿布红斑，是发生在臀部、大腿内侧及生殖器部位的局限性皮炎。因尿布粘染二便潮湿后，与皮肤摩擦造成尿布区域的皮肤损伤，或二便产生的微生物刺激皮肤诱发本病。

病因病机

尿布皮炎类似中医学“湮尻疮”。婴儿皮肤娇嫩，尿布未及时更换，屎、尿秽浊污垢浸渍，湿热秽浊蕴蒸肌肤所致。

临床表现

1. 新生小儿多见。

2. 会阴臀部、阴囊、大腿内侧皮肤出现对称分布红斑，有丘疱疹、糜烂、渗液，甚至溃疡。

治疗经验

（一）中医内治法

本病一般以外治为主。若继发感染者，宜清热解毒利湿。方选金银花甘草汤加味。常用药物如金银花、野菊花、薏苡仁、绿豆衣、生甘草等。

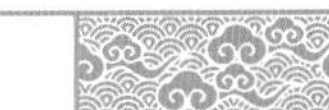

（二）中医外治法

1. 金银花、甘草各 20g，煎水 500mL，待晾温后外洗患处，每日 1 ～ 2 次。

2. 皮肤有炎症与感染者，用黄连、黄柏、甘草各 20g，煎水 600mL，待温后外洗患处，每日 1 次。

3. 用滑石粉、绿豆各 50g，冰片 1g，研粉调匀，外撒患处，每日 3 次。

4. 渗液糜烂较明显者，用黄柏 30g，煎水 300mL，水凉后用纱布湿敷患处，每日 1 ～ 2 次。

5. 马齿苋 100g，煎水待凉后湿敷患处，每日 1 ～ 2 次。

6. 鲜青蒿、鲜薄荷叶各 50g，捣烂取汁擦患处，每日 1 次。

7. 鲜荷叶 250g，煎水 1000mL，外洗患处，洗后擦干患处，撒痱子粉，每日 1 次。

8. 黄柏、五倍子各 30g，研细末外敷患处，每日 1 次。

防护措施

1. 勤换尿布，多撒爽身干粉，保持婴幼儿外阴干燥，尿布要用吸水性强的布料。

2. 不用橡皮布或塑料布包扎于尿布外层。

病案与图谱

患儿，男，1 岁。因用塑料尿布，患儿会阴部、肛门皮肤出现红斑 3 天。伴日夜哭闹，烦躁不安，咽干，多汗，少食，小便黄。指纹色紫红过风关。查体：患儿两大腿内侧及肛门大片潮红斑疹并累及阴囊。西医诊断：尿布皮炎；中医诊断：湮尻疮（湿热蕴蒸证）。治法：清热解毒利湿。予以萆薢渗湿汤加减：萆薢、薏苡仁、金银花、连翘、黄芩、甘草各 3g。3 剂，水煎内服。每次患儿大小便后，用清水洗净擦干后用六一散外撒于患处，时时保持局部干爽。治疗 1 周后基本治愈，嘱勤换尿布，保持婴幼儿外阴干燥，尿布选用吸水性强的布料，不要用橡皮布或塑料布包扎于尿布外层。图 5-11、图 5-12 为本案患者治疗前后的图谱。

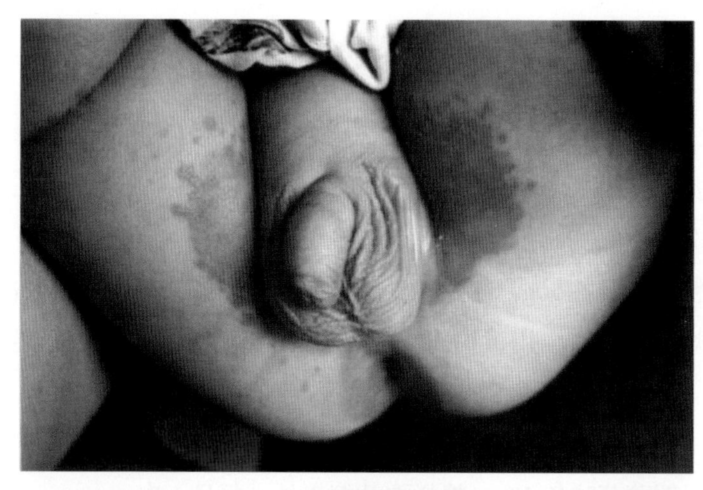

◆图 5-11　尿布皮炎治疗前

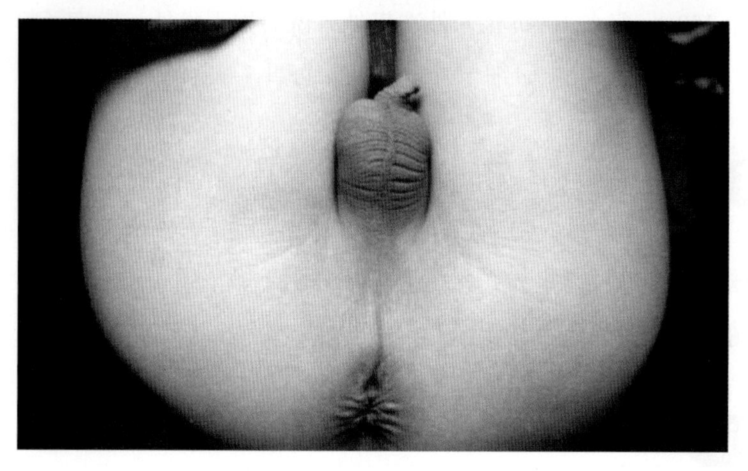

◆图 5-12　尿布皮炎治愈后

第五节　口周皮炎

口周皮炎

概述

口周皮炎系口周、鼻唇沟等处出现丘疹、丘疱疹、脓疱、红斑、脱屑等损害，呈周期性发作，日光、饮酒、进热食、寒冷刺激后皮损及症状加重。

病因病机

口周皮炎属中医学“口周湿疮”“唇风”“紧唇”范畴。本病主要是由于饮食不节，肠胃湿热，风、湿、热邪困阻口周皮肤所致。其特点为患处皮肤红、肿、痒，有灼热感或紧迫感，是肺火、热毒炽盛的表现。

临床表现

1. 好发于鼻唇沟、上唇、颏、鼻、额部。

2. 皮损环绕口唇周围红斑，伴小丘疹、脓疱或脱屑。在口腔周围出现 1 ～ 2mm 大小的丘疹、丘疱疹、红斑等，基底红或融合成片，散在分布，有轻度鳞屑。口唇周围有一狭窄皮肤不受累，大多数损害呈对称分布。

3. 早期为单侧，约 2 周后，丘疹、脓疱消失，留有红斑及脱屑，似脂溢性皮炎，逐渐消退。

4. 自觉瘙痒及烧灼感。

5. 病情可周期性发作。日光、饮酒、进热食、寒冷刺激等可加重症状。

治疗经验

（一）中医内治法

1. 脾胃湿热证

[症状] 口腔周围出现丘疹、丘疱疹、红斑等，伴口干，小便黄，大便干。舌红，苔黄燥，脉滑数。

[治法] 理脾和胃，清热除湿。

[方药] 健脾除湿汤合黄连解毒汤加减：生薏苡仁、白扁豆、山药、白术、茯苓、苍术、陈皮、黄芩各 10g，黄连 6g，连翘 12g，甘草 6g。

2. 火热炽盛证

[症状] 口周有大小不等的红色丘疹、丘疱疹，甚则有脓疱，分布密集。伴有口干喜饮，小便黄，大便干燥。舌红，苔少，脉数。

[治法] 泻火解毒凉血。

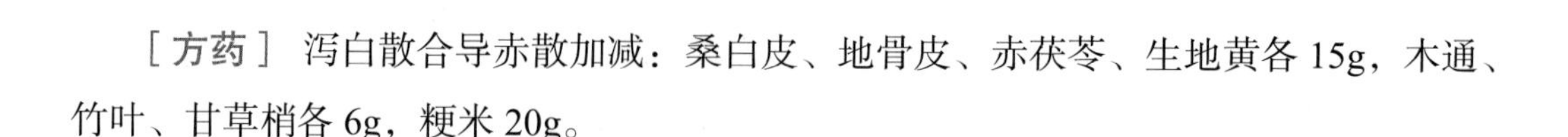

［方药］泻白散合导赤散加减：桑白皮、地骨皮、赤茯苓、生地黄各 15g，木通、竹叶、甘草梢各 6g，粳米 20g。

（二）中医外治法

1. 黄连 10g，紫草 5g，芝麻油 100mL，上药煎枯去渣，药油外搽患处，每日 3 ～ 5 次。

2. 鲜马齿苋、车前草各 15g，煎水湿敷患处，每次 10 ～ 15 分钟，每日 1 次。

3. 白及粉、滑石粉各 20g，青黛、珍珠粉各 10g，人工牛黄、冰片各 3g。共研细末，每次取药粉 2g，用香油调成糊状外涂患处，每日 2 次。

4. 冰黛散：青黛 6g，冰片 3g，朱砂 5g，硼砂 5g，海螵蛸 6g。共研细末，香油调匀涂患处，若有渗出撒干粉，每日 3 ～ 5 次。

防护措施

1. 调节饮食。多食富含核黄素的食物，如动物的肝、心、肾，禽蛋，乳制品，大豆，胡萝卜，蔬菜等。并且让孩子养成良好的饮食习惯，不挑食，不偏食。

2. 注意卫生和保暖。饭后及时给孩子洗脸擦嘴。在寒冷的冬春季，洗澡、洁肤后使用适合孩子的护肤品、甘油或防裂油，保持皮肤滋润，防止口角干裂。

3. 纠正不良习惯，如舔口唇、吃零食、咬手指等不良习惯。

4. 忌搔抓、热水烫洗、肥皂洗、盲目用药。

病案与图谱

患儿，女，5 岁。口唇周出现红斑丘疱疹，破裂疼痛，瘙痒不适感 3 天。唇干口燥，大便干，小便黄。舌红，苔黄燥，脉滑数。查体：口唇周皮肤有数个米粒、黄豆大小红色溃疡点。西医诊断：口周皮炎；中医诊断：口周湿疮（脾胃湿热证）。治法：健脾祛湿。予以健脾除湿汤加减：白术、白茯苓、山药、草豆蔻、薏苡仁、白扁豆、萆薢、枳壳、黄柏、芡实、天花粉各 6g。甘草 3g。5 剂，水煎内服。嘱避免食用和接触过敏性食物，防止口周皮炎的发生。服 3 剂后症状明显减轻，服 5 剂后口疮溃疡大多愈合。2 个月随访，痊愈无复发。图 5-13、图 5-14 为本案患者治疗前后的图谱。

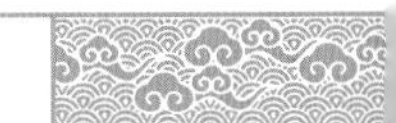

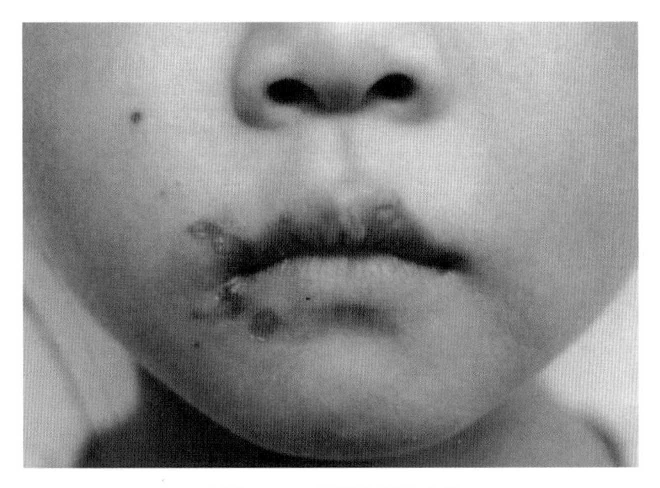

◆图 5-13　口周皮炎治疗前

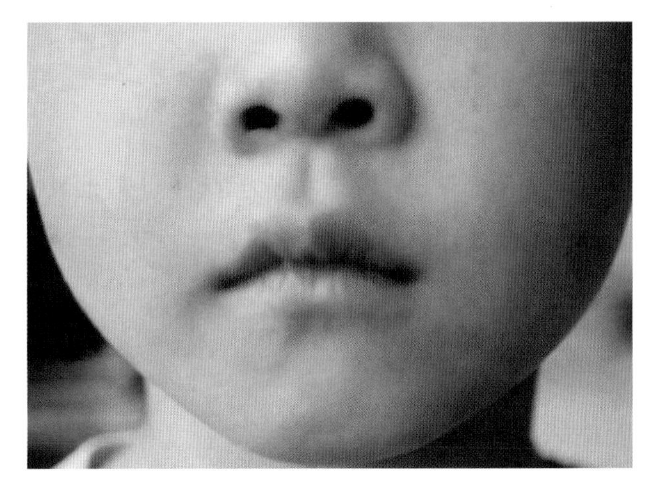

◆图 5-14　口周皮炎治愈后

第六节　脂溢性皮炎

概述

脂溢性皮炎是一种发生在皮脂溢出部位的慢性炎症性皮肤病，多见于成人和新生儿，好发于头面、躯干等皮脂腺丰富部位。其特点为：头发多脂发亮，皮肤潮红、油腻、瘙痒，伴有黄色结痂，频起白色皮屑，皮屑脱去后容易再生。

病因病机

脂溢性皮炎，中医学称之为“面游风”。此病患者平素为血燥之体，复感风热，郁久转而化燥，肌肤失去濡养；或风邪郁久，耗血伤阴，血虚阴伤，肌肤失于濡养则生风化燥。两者互为因果，以致皮肤粗糙，表现以干燥型为多。或过食辛辣、肥甘、酒类，以致脾胃运化失常，生湿生热，湿热蕴积肌肤而成，表现以湿性皮损为主。

临床表现

1. 多见于男性成年人，也可发生于新生儿。
2. 好发于面部、胸背部等皮脂溢出部位。
3. 初发时表现为毛囊周围的丘疹，逐渐发展为红斑，上有油腻性鳞屑。
4. 慢性病程，伴不同程度瘙痒。

治疗经验

（一）中医内治法

1. 脾虚湿热证

［症状］ 肤色淡红或黄，有灰白色鳞屑，伴有大便稀溏。舌淡红，苔薄白，脉弦滑。

［治法］ 健脾利湿清热。

［方药］ 茵陈汤：茵陈 10g，大黄 10g，栀子 10g。

2. 肺胃热盛证

［症状］ 肤色红，有渗出、糜烂、结痂、瘙痒，并有口渴，心烦气躁，大便秘结。舌红，苔黄，脉滑数。

［治法］ 清热解毒，凉血散瘀。

［方药］ 犀角地黄汤加减：水牛角 30g，生地黄 24g，赤芍 12g，牡丹皮 10g。

3. 血虚风燥证

［症状］ 皮肤干燥，有糠秕状鳞屑，瘙痒，头发干燥无光，常伴有脱发。舌红，

苔薄白，脉弦。

［治法］ 养阴润燥。

［方药］ 知柏地黄丸加减：知母 10g，黄柏 10g，熟地黄 20g，山茱萸 6g，山药 12g，泽泻 10g，牡丹皮 10g，茯苓 10g。

（二）中医外治法

1. 龙胆草、马齿苋、黄柏、龙葵、紫花地丁各 30g，加水 2000mL，煮沸 15 分钟，待温度适宜时湿敷患处，每日 1 次。

2. 紫胶 50g，香油 150mL，将紫胶、香油置于容器中蒸煮 4 小时，冷后涂搽患处，每日 1 ～ 3 次。

3. 白鲜皮、黄柏，五倍子各 30g，共研细末，用香油 100mL，调敷患处，每日 1 ～ 3 次。

4. 侧柏叶、地榆各 50g，炙炒焦黄，研成细末，加凡士林 120g，配成药膏，外敷患处，每日 1 次。

5. 海螵蛸 100g，研为细末撒患处，每日 1 次。

6. 黄连、黄柏、熟大黄各 10g，苍术 15g，冰片 3g，炉甘石 10g。将上药研为极细末，加香油 100mL 搅匀，涂搽患处。每日 3 次。有渗出液者将干粉匀撒患处，无需包扎。

7. 干性型发于头皮部者，用青蒿 100g，泡米酒 250mL，外搽患处，每日 3 次。

8. 干性型发于面部者，以炉甘石洗剂外搽患处，每天 2 次。

9. 湿性型，用苦参、白鲜皮各 15g，白矾 3g（溶化），煎水 1500mL，外洗患处，每日 1 次。

防护措施

1. 保持心情舒畅，忌食辛辣，少吃油腻甘甜食品，多食蔬菜水果，保持大便通畅。

2. 不使用刺激性强的肥皂洗浴。

病案与图谱

患者，女，32 岁。面部油腻性红斑，瘙痒 1 年余，时有渗出结痂、大便稀溏。舌淡红，苔薄白，脉弦滑。查体：面部皮肤大片红色斑丘疹，上覆油腻性鳞屑。西医诊断：脂溢性皮炎；中医诊断：面游风（脾虚湿热证）。治法：清利湿热。予以茵陈汤合参苓白术散加减：茵陈、栀子、党参、白术、白茯苓、白扁豆、陈皮、山药、砂仁、薏苡仁各 10g，甘草 6g。7 剂，水煎内服。外治：野菊花、土茯苓、马齿苋各 30g，煎水冷湿敷，每次 30 分钟，每日 1 次。经治疗后症状明显改善。二诊：效不更方再服 7 剂，配合外敷治疗，1 个月后基本治愈。图 5–15、图 5–16 为本案患者治疗前后的图谱。

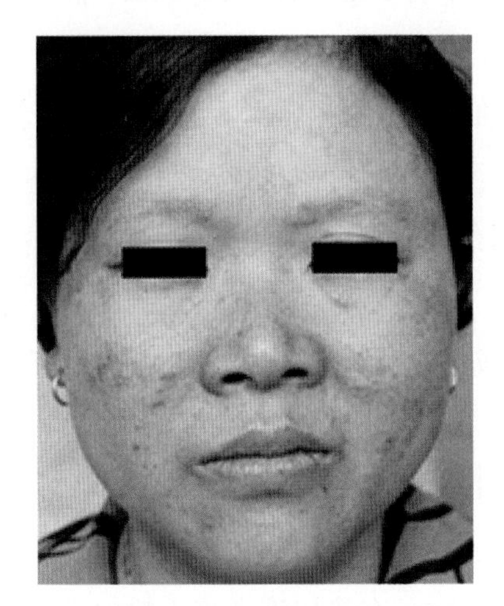

◆图 5–15　脂溢性皮炎治疗前

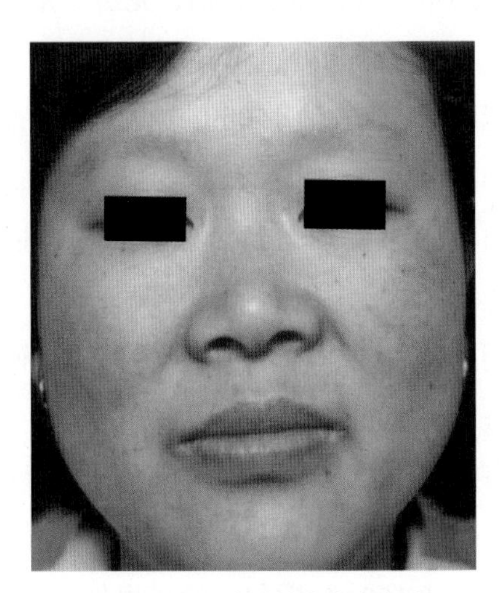

◆图 5–16　脂溢性皮炎治愈后

第七节　汗疱疹

概述

汗疱疹是一种特殊类型皮肤湿疹，常对称发生在手或脚两侧汗腺特别发达的部位，主要是以水疱的形式出现，曾被认为是由于流汗等因素导致的，因此被称为汗疱疹。

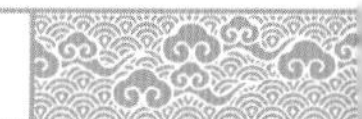

病因病机

汗疱疹，中医学称之为“蚂蚁窝”。其发病主要是思虑过度，劳伤心脾，心经有热，脾湿化热，复感暑湿之邪，内外之湿热相合，熏蒸肌肤，流窜掌跖而发病。

临床表现

1. 好发于手掌和手指侧面。
2. 损害为多数米粒大深在性水疱，呈半球形，略高于皮面，成群发生，对称分布。
3. 患处有灼热和瘙痒感。
4. 多见于夏季，常季节性发作。
5. 常伴有手足多汗。

治疗经验

（一）中医内治法

1. 湿热内盛证

［症状］ 掌跖多有深在性水疱，集簇成群，针尖大小，瘙痒钻心，搔破水疱，滋水黄黏。舌红，苔腻，脉滑数。

［治法］ 清热除湿。

［方药］ 二妙汤加减：黄芩 10g，黄连 10g，苍术 15g，陈皮 10g，茯苓 10g，六一散 10g（包煎），薏苡仁 30g，牡丹皮 10g。

2. 脾虚湿盛证

［症状］ 掌跖散在水疱，针尖至粟米大小，半透明状，疱液清稀，时有瘙痒。舌淡水滑，脉濡滑。

［治法］ 健脾除湿。

［方药］ 参苓白术散加减：茯苓 12g，白术 10g，泽泻 10g，白扁豆 10g，车前子 10g（包煎），炒薏苡仁 60g，炒山药 30g，冬瓜皮 60g。

3. 阴虚内热证

［症状］ 手足掌跖水疱灼热微痒，心烦多汗，失眠多梦。舌红，苔薄黄，脉

细数。

［治法］ 养阴清热。

［方药］ 知柏地黄丸加减：知母 10g，黄柏 10g，熟地黄 20g，山茱萸 6g，山药 12g，泽泻 10g，牡丹皮 10g，茯苓 10g。

（二）中医外治法

1. 白矾 30g（溶化），石榴皮 30g，水煎取汁，泡洗患处，每次 5 分钟，每日 2 次。

2. 土茯苓 30g，苦参 20g，地肤子 20g，紫草 20g，白鲜皮 30g，地榆 30g，生地黄 20g，白及 15g，王不留行 30g，白矾 10g（溶化）。水煎去渣，温度适中时进行浸泡，以浸泡后手部皮肤变白而皱缩为度。1 周为 1 个疗程。

3. 黄连、生大黄、黄芩、苦参、苍术、白鲜皮各 20g，白芷、地肤子各 15g，土茯苓 25g，薄荷、藿香各 10g。皮损以水疱明显者，加白矾（溶化）、五倍子各 15g。加水 3000mL，煎煮成 1500mL，外泡患处，每次 15 ～ 25 分钟，每日 1 次，9 天为 1 个疗程。

4. 侧柏叶 400g，加水 4000mL 煎煮，待水温热浸泡患处，每次 15 分钟，每日 2 次，5 天为 1 个疗程。

防护措施

1. 调整膳食结构，多吃蔬菜、谷类等富含维生素的食物。

2. 劳逸结合，保持情绪稳定、心态平和，避免情绪波动等。

3. 忌吃辛辣刺激食物，不可用较强碱性肥皂及热水洗手，保持患处皮肤清洁干燥，避免用手撕剥，以免感染。

病案与图谱

患者，男，22 岁。双手掌疱疹瘙痒 1 个月余。心烦胸闷，手足多汗，大便稀溏。舌淡红，苔黄腻，脉滑。查体：双手掌大小鱼际有针尖至粟米大小半透明状集簇成群水疱，疱液清稀。西医诊断：汗疱疹；中医诊断：蚂蚁窝（湿热内盛证）。治法：清热除湿。予以二妙汤加减：黄芩 10g，黄连 10g，苍术 15g，陈皮 10g，茯苓 10g，生薏苡仁 30g，牡丹皮 10g，滑石 5g，甘草 6g。5 剂，水煎内服。配合四黄苦参方：黄连、黄柏、黄芩、栀子、苦参、白矾各 20g（溶化），水煎取汁，浸泡患处，每次 15 分钟，

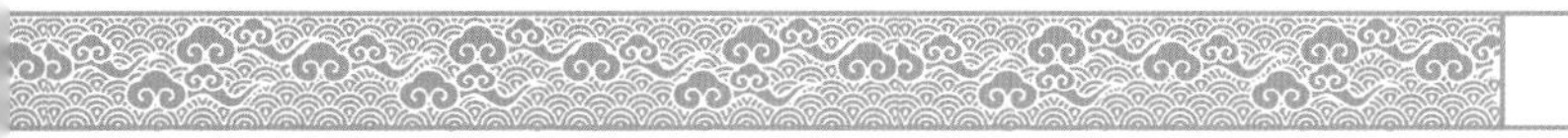

每日 1 次。治疗 2 周后疱疹水液收敛，皮肤平整恢复正常。图 5-17、图 5-18 为本案患者治疗前的图谱。

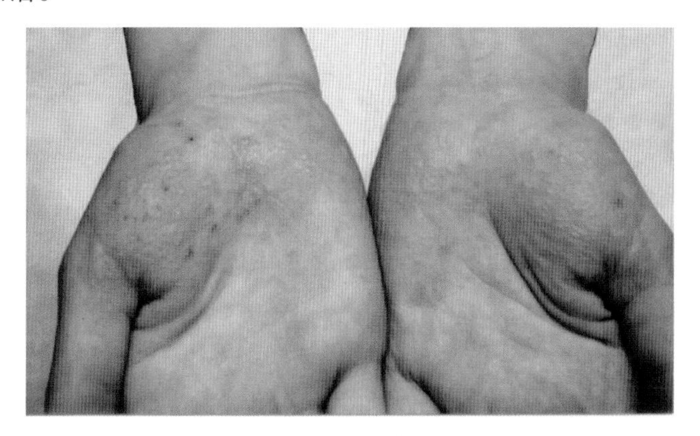

◆图 5-17　汗疱疹治疗前

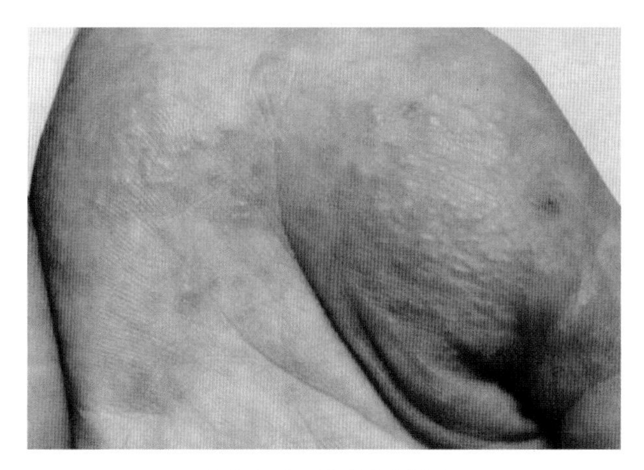

◆图 5-18　汗疱疹局部图

第八节　激素依赖性皮炎

概述

激素依赖性皮炎是因长期反复不当外用激素引起的皮炎。外用糖皮质激素后原发皮损消失，但停用后又出现炎性损害，需反复使用糖皮质激素以控制症状并逐渐加重

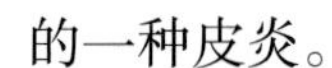

的一种皮炎。

病因病机

激素依赖性皮炎属于中医学“药毒”“火毒”“面疮”“疮疡”“痈疽”等范畴。本病是因平素血燥、过食辛辣厚味，引起胃经湿热内蕴，为内因；面部长期受外邪（外用激素的不良刺激）侵蚀，病邪侵入毛孔，郁久化热，为外因；内外蕴热相搏，致肌肤失于濡养而引发疾病。

临床表现

1. 长期反复外用糖皮质激素＞ 1 个月，用时转好，停药又发。

2. 原发性皮肤病已治愈，又反复出现明显的红斑，丘疹、脓疱、皮纹消失、脱屑等皮炎表现。

3. 多发于面部、外阴、皱褶部等皮肤薄嫩处。

4. 长期用药后留下色素沉着（减退）、萎缩纹、毛细血管扩张、多毛、脓疱等症状，伴有刺痛、烧灼感。

治疗经验

（一）中医内治法

1. 风热郁肺证

［症状］ 皮损主要以丘疹为主，伴皮肤瘙痒。舌红，苔薄黄，脉浮数。

［治法］ 疏风清热。

［方药］ 消风散加减：当归、生地黄、防风、蝉蜕、知母、苦参、胡麻、荆芥、苍术、牛蒡子、石膏各 6g，甘草、木通各 3g。若瘙痒较剧加用白鲜皮、地肤子、透骨草各 10g；局部红肿较剧，便干加石膏、黄连、知母、桑白皮各 10g。

2. 热毒炽盛证

［症状］ 皮损以脓疱为主，痛痒皆剧，兼见口苦、便干、尿黄。舌红，苔黄，脉沉数。

［治法］ 清热凉血解毒。

［方药］ 普济消毒饮加减：金银花、连翘、大青叶、紫草、牡丹皮、赤芍、白茅根、黄芩、石膏、甘草、皂角刺各 10g。若脓疱较多加用野菊花、蒲公英、紫花地丁各 10g；若局部渗出较多加用苍术、薏苡仁、白扁豆、黄连各 10g。

3. 血虚风燥证

［症状］ 患处皮肤暗红，干燥鳞屑，瘙痒不甚，但有紧绷不适感。舌红，少苔，脉沉细。

［治法］ 滋阴清热，养血润燥。

［方药］ 当归饮子加减：荆芥、防风、黄芪、刺蒺藜、何首乌、当归、白芍各 10g，生地黄 15g，甘草 5g。若皮色暗红或伴红血丝，色素沉着等加用丹参、泽兰、红花各 10g；若鳞屑过多加用何首乌、天冬各 10g。

（二）中医外治法

1. 皮肤干燥，有少许细薄屑且痒者取白鲜皮、白芷、当归各 10g。共研细末，入甘油或凡士林 100g，调匀外搽患处，每日 2 次。

2. 皮肤无灼热、唯痒感较剧，白鲜皮、蛇床子、地肤子、薄荷各 10g。水煎液待凉，软毛刷蘸药液搽患处，每日 3 次。

3. 鲜扛板归、鲜马齿苋各 60g，煎水 2000mL，外洗患处，每日 1 次。

4. 黄柏、野菊花、苦参、蛇床子各 15g，煎水 2000mL，待温热，用纱布浸湿稍拧干，外敷于皮损处，每次 20 分钟，每日 3 次。

5. 紫背浮萍、生大黄、苍耳子、蛇床子、地肤子各 20g，加水 1000mL，煎至 700mL，外洗患处，每日 1 次。

防护措施

忌搔抓、热水烫洗、肥皂洗。

病案与图谱

患者，男，35 岁。面部反复灼痒、疱疹、血丝 2 年余。因面部皮肤瘙痒，长期外用地塞米松等激素类软膏，用时可好，不用即发，久之面部出现血丝和脓疱疮，伴面部皮肤灼热瘙痒，咽干。舌红，苔薄黄，脉细滑。查体：双侧面颊潮红，皮肤红斑处见毛细血管外露，并有许多小脓疹。西医诊断：激素依赖性皮炎；中医诊断：药毒（风热郁肺证）。治法：清热解毒，泻火凉血。予以金银花解毒汤加减：金银花、紫花地丁、茯苓、连翘、牡丹皮、黄连、夏枯草、当归尾、紫草、赤芍各10g。10剂，水煎内服。10天为1个疗程。另用鲜马齿苋100g，捣烂外敷，每日1次，10天为1个疗程，治疗3个疗程，同时嘱停用激素类药物。经内外同治后，面部皮肤血丝颜色转淡，已无疱疹及瘙痒，半年以后皮肤基本恢复正常。图5-19、图5-20为本案患者治疗前的图谱。

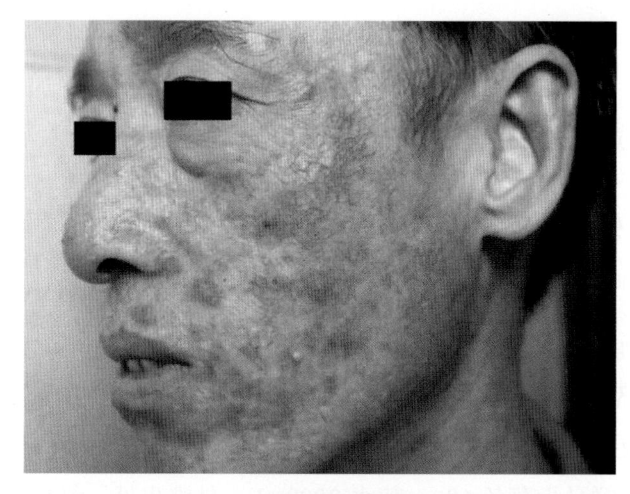

◆图5-19　激素依赖性皮炎治疗前

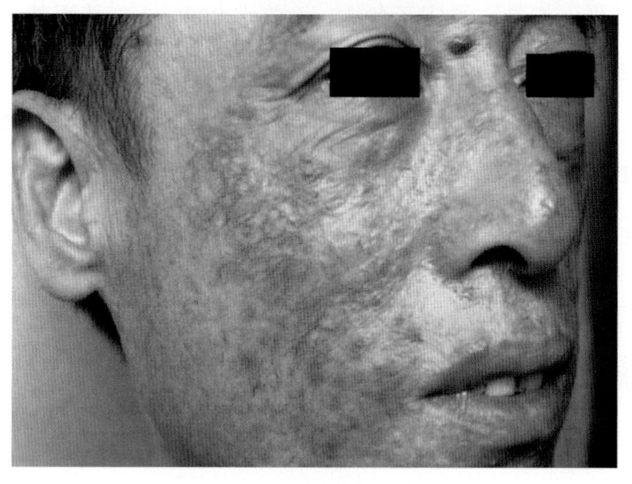

◆图5-20　激素依赖性皮炎治疗前

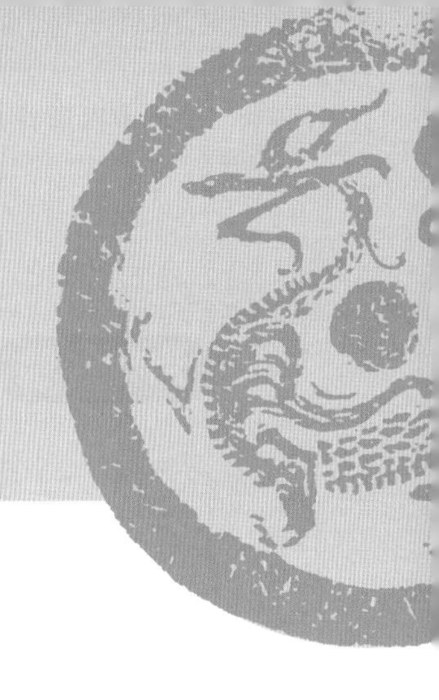

第六章　荨麻疹类皮肤病

第一节　荨麻疹

概述

荨麻疹是皮肤科常见病、多发病之一，以突然发作、皮肤出现鲜红色或苍白色风团、痒而不痛、时隐时现、消退后不留痕迹为特征。本病多发生于冬春季节，病史长短不一，易反复发作。一般病程在 3 个月以上者称为慢性荨麻疹。

病因病机

中医学称荨麻疹为“瘾疹”。荨麻疹因人体质各异，或饮食不当，或复感风寒、风热之邪，或平素体弱，阴血不足，皮疹反复经久不愈。或患有慢性疾患致内不得疏泄，外不得透达，郁于皮肤腠理之间而发病。

临床表现

1. 皮肤出现风团样皮疹，大小、形态、数量不一，单个损害存在时间一般不超过 24 小时，消退迅速，不留痕迹。

2. 皮疹无固定好发部位，常伴不同程度的瘙痒，少数伴刺痛感。

3. 少数可伴胸闷或呼吸困难、恶心、呕吐、腹痛、腹泻、发热等。

4. 病程长短不一，病期在 6 周以内为急性型，超过 6 周为慢性型。

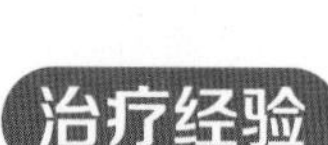

治疗经验

（一）中医内治法

1. 风热犯表证

［症状］ 风团鲜红，灼热剧痒，遇热则皮损加重，伴发热恶寒，咽喉肿痛。舌红，苔薄白或薄黄，脉浮数。

［治法］ 疏风清热。

［方药］ 消风散加减：当归、生地黄、防风、蝉蜕、知母、苦参、胡麻、荆芥、苍术、牛蒡子、石膏各 6g，甘草、木通各 3g。

2. 风寒束表证

［症状］ 风团色白，遇风寒加重，得暖则减，口不渴。舌淡，苔白，脉浮紧。

［治法］ 疏风散寒。

［方药］ 麻黄桂枝各半汤加减：桂枝 6g，白芍 3g，生姜 3g，炙甘草 3g，麻黄 3g，白芷 3g，防风 3g，大枣 4g。

3. 血虚风燥证

［症状］ 风团反复发作，迁延日久，午后或夜间加剧，伴心烦易怒，口干，手足心热。舌红少津，少苔，脉沉细。

［治法］ 养血祛风润燥。

［方药］ 当归饮子加减：荆芥、防风、刺蒺藜、黄芪各 10g，甘草 5g，何首乌 10g，生地黄 15g，当归 10g，白芍 10g，川芎 5g。

（二）中医外治法

1. 苍耳子、地肤子、白蒺藜、荆芥、防风各 30g，煎水外洗患处，每日 1 次。

2. 莴苣叶、芝麻梗各 50g，食盐、白矾各 10g（溶化），水煎，趁热搽洗患处，每日 1 次。

3. 地肤子、浮萍草、荆芥穗、蝉蜕各 20g，炒热装布袋内擦患处，每日 1 ～ 3 次。

4. 扛板归、金银花藤、野菊花、金樱子各 50g，煎水 2000mL，煎沸滤渣，外洗患处，每日 1 次。

5. 鲜鱼腥草、鲜连钱草各 120g，捣烂揉擦患处，每日 1 次。

6. 艾叶、路路通各 100g，加水 2500mL，煎沸滤渣洗浴患处，每日 1 次。

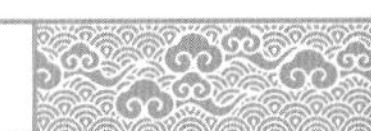

7. 白蒺藜 90g，蝉蜕 30g。上药加水 1500mL，煎沸滤渣洗浴，浴后盖被取汗，每日 1 次。

8. 针刺取大椎、合谷、风门、风池、三阴交穴，施泻法，强刺激，每日 1 次。

9. 直肠给药法。①白胡椒 7 粒，装入空胶囊内。用香油润滑肛门，将胶囊塞入肛门深处，每日 1 次。连用 3 ～ 5 次。②消风止敏丸为蓝教授自制药，由白胡椒、白芷等组成，具有疏风止痒、行气活血、温通脏腑的功效。对风邪入肤，脏腑寒滞，气血瘀阻等引起的皮肤瘾疹（过敏性荨麻疹等），均有良好功效。所有药物共研细粉装入空心胶囊内，每晚 1 丸塞入肛门深处，每日 1 次，连用 1 周。

防护措施

1. 禁用或禁食致敏的药物或食物，避免接触致敏物，积极防治某些肠道寄生虫。

2. 忌食鱼腥虾蟹、辛辣、葱、酒等。

3. 注意气温变化，自我调摄寒温，加强体育锻炼。

病案与图谱

患者，女，9 岁。全身皮肤大片红丘疹 2 天。瘙痒较甚，皮疹遇热加重，伴发热，咽痛咽干，心烦，便结，尿黄。舌红，苔薄黄，脉浮数。查体：体温 37.8℃，咽红，扁桃体无肿大，全身皮肤大片丘疹性红斑，尤以双下肢为严重。西医诊断：荨麻疹；中医诊断：瘾疹（风热表证）。治法：疏风清热止痒。予以银翘散合荆防败毒散加减：金银花、连翘、竹叶、桑叶、白菊花、大青叶、荆芥、防风、老钩藤、蝉蜕、薄荷、浮萍各 10g，甘草 6g。4 剂，水煎内服，药渣煎水洗澡。另予消风止敏丸 3 丸，直肠给药，每次 1 丸，每天 1 次。治疗第 2 天病情明显减轻，第 3 天皮疹全部消退，治疗痊愈。图 6–1、图 6–2 为本案患者治疗前后的图谱。

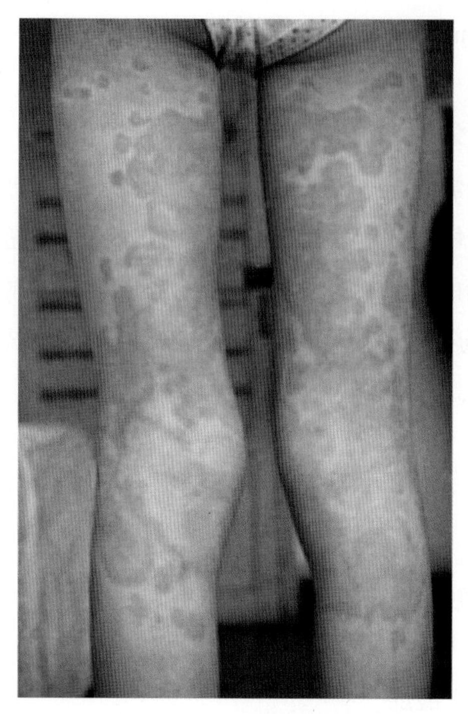
◆图 6–1　荨麻疹治疗前

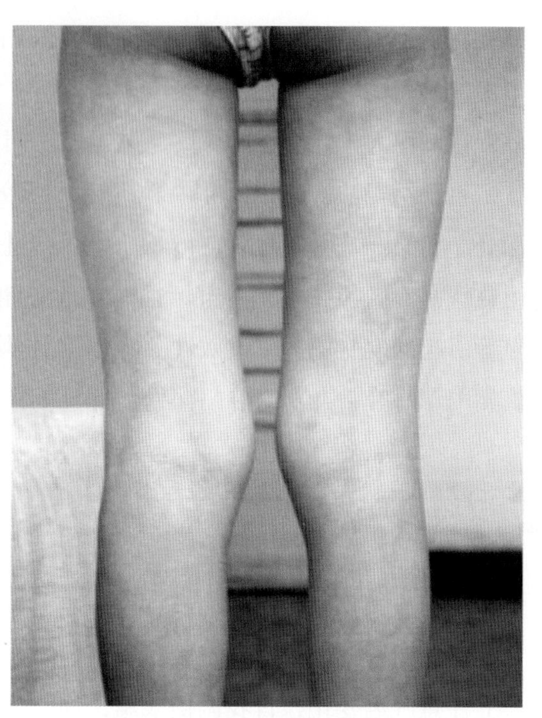
◆图 6–2　荨麻疹治愈后

第二节　人工荨麻疹

概述

人工荨麻疹是皮肤血管的过敏反应，过敏反应的形成由内因和外因共同作用所致。局部皮肤在受到任何形式的机械性刺激后，在一两分钟内潮红，三五分钟后出现隆起，同时伴有皮肤瘙痒，30 分钟～ 3 小时后，风团消失，不留痕迹。

病因病机

中医学称人工荨麻疹为“皮肤划痕症”，认为是“邪之所凑，其气必虚”所致。由

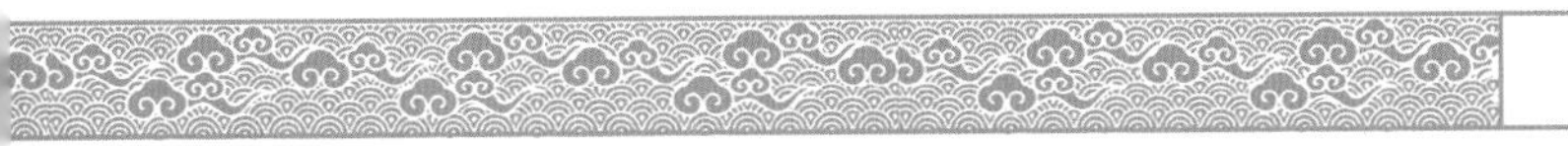

于人体正气相对虚弱，且患者体质各异，或内有食滞、邪热，复感风寒、风热之邪；或平素体弱，阴血不足，皮疹反复发作，经久不愈，气血被耗；或患有慢性疾病（如肠寄生虫、肝炎、肾炎、月经不调等）致内不得疏泄，外不得透达，郁于皮肤腠理之间，邪正交争而发病。

临床表现

1. 可发生于任何年龄，常见于过敏体质的年轻人。

2. 在搔抓后，或在紧束的腰带、袜子等处局部皮肤起风团瘙痒，由于搔抓而风团产生更多。

3. 经常无缘无故地感到皮肤发痒，用指甲或钝物划过，皮肤局部先出现红斑风团，随即风团水肿高出皮肤，并在红斑风团的边缘出现红晕。

治疗经验

（一）中医内治法

1. 阴血不足，血虚受风证

［症状］皮疹反复发作，迁延日久，午后或夜间加剧，心烦易怒，口干不思饮，手足心热。舌红，少苔，或舌淡，脉沉细。

［治法］滋阴养血，疏散风邪。

［方药］八珍汤加减：党参、白术、白茯苓、当归、川芎、白芍各 12g，熟地黄 15g，炙甘草 10g。

2. 心脾两虚证

［症状］素体虚弱，面色㿠白，口唇色淡，失眠多梦，健忘怔忡，心悸盗汗，常入夜起病，汗后发疹，皮疹色淡而痒。舌淡，苔白，脉沉细。

［治法］养血安神，益气固表。

［方药］除湿胃苓汤：苍术 6g，厚朴 6g，陈皮 9g，滑石块 12g，炒白术 12g，猪苓 12g，炒黄柏 12g，炒枳壳 9g，泽泻 9g，赤苓 12g，炙甘草 9g。

3. 风寒侵袭证

［症状］皮疹色淡红粉白，遇冷加重。症状不多，或有无汗，头身痛，口不渴。舌淡体胖，苔白，脉浮紧。

[治法] 辛温解表，宣肺散寒，疏风止痒。

[方药] 麻黄汤加减：麻黄、桂枝、防风、荆芥、白芷、苍术、生姜、甘草各6g。

（二）中医外治法

1. 老钩藤90g，防风30g，蝉蜕30g。上药加水1500mL，煎沸滤渣洗浴，每日1次。

2. 薄荷、荆芥各30g，冰片3g，白酒500mL，浸泡3天，外涂患处，每日3次。

3. 针刺大椎、合谷、风门、风池、三阴交穴。泻法，强刺激，每日1次。

4. 荆芥穗50g，硫黄10g，冰片5g，共研为细粉，装入纱布袋内，将药粉撒患处，用手摩擦，每日3～4次。

5. 苍耳子、百部各30g，浮萍50g，煎水600mL外洗患处，每日1次。

6. 苦参30g，川椒10g，白矾5g，水煎外洗患处，每日1次。

7. 防风、艾叶各60g，刺蒺藜、蝉蜕各10g，花椒、生大黄各6g，水煎外洗患处，每日1次。

8. 消风止敏丸直肠给药。用芝麻油润滑肛门，将胶囊塞入肛门深处，每日1次，连用3～5日。

防护措施

1. 易发人群要避免海鲜、辛辣、酒、罐头、腌熏食品、冷饮。多食含有丰富维生素的新鲜蔬果，多吃碱性食物，如葡萄、绿茶、蕃茄、芝麻、黄瓜、胡萝卜、香蕉、苹果、橘子、绿豆等。

2. 宠物、花粉、粉尘、橡皮手套、染发剂、加香料的肥皂和洗涤剂、化纤和羊毛服装等，对于过敏体质者或荨麻疹患者都可能成为不良刺激，应予避免。

3. 生活有规律，以适应外界环境变化。

病案与图谱

患者，女，37岁。全身反复瘙痒性皮疹2年，搔抓后皮痕突起肿大，夜间加剧，心烦失眠，口干，便结。舌红，苔薄黄，脉弦数。查体：一般情况好，全身皮肤多处

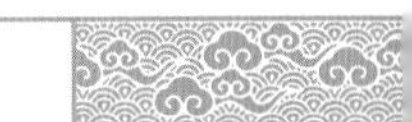

有小红丘疹，背部皮肤划痕试验（+）。西医诊断：人工荨麻疹；中医诊断：瘾疹（肝气郁热证）。治法：疏肝理气，祛风止痒。予以逍遥散合消风散加减：当归、白芍、柴胡、白术、薄荷、牡丹皮、栀子、荆芥、防风各 10g，老钩藤 20g，僵蚕、甘草各 6g。7 剂，水煎内服。另予消风止敏丸 5 丸直肠给药，每日 1 次，连用 5 日。经过 1 周治疗，效果明显。背部皮肤划痕试验（–），基本治愈。图 6–3、图 6–4 为本患者治疗前后的图谱。

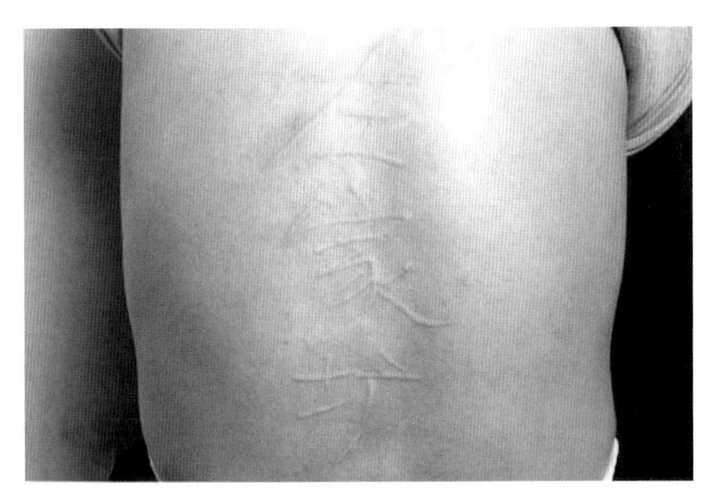

◆图 6–3　人工荨麻疹治疗前

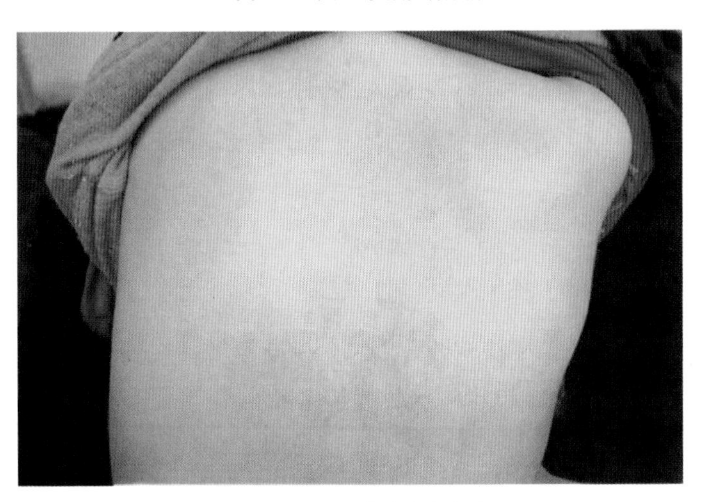

◆图 6–4　人工荨麻疹治愈后

第三节 血管性水肿

概述

血管性水肿是一种暂时性、局限性、无痛性的皮下或黏膜下水肿。血清 C_1 脂酶抑制因子功能缺损，致使微血管通透性增高，引起水肿。初起突然发作，游走不定，皮肤光亮浮肿，形若浮云片状，触摸有硬实感。自感局部灼热，微痒麻木不疼痛。本病多有家族遗传倾向，好发于口唇、眼睑、耳垂或胸腹、肩背部，可伴有腹痛、腹泻、呕吐等症。

病因病机

中医学称血管性水肿为“赤白游风”。本病多由肺气失宣，风邪外袭，加之脾运失职，水湿停聚肌肤，而致水肿。以脾肺失调为本，风湿蕴阻为标。

临床表现

1. 好发于眼睑、口唇、外生殖器等处。
2. 皮损为突然发生，局限性、非凹陷性水肿，呈淡红色或苍白色，边缘不清。
3. 自觉发胀、瘙痒或有烧灼感。
4. 多于夜间发生，若发生在喉头，有窒息危险。少数病例有家族遗传史。

治疗经验

（一）中医内治法

1. 风湿蕴阻证

［症状］ 反复发生淡红色或苍白色水肿，自觉发胀、瘙痒，以面部眼睑、口唇为

严重。舌淡红，苔白腻，脉浮滑。

［治法］ 健脾利湿，疏风止痒。

［方药］ 参苓白术散合消风散加减：太子参、白术、白扁豆、陈皮、山药、薏苡仁、荆芥、防风、老钩藤、蝉蜕、薄荷、浮萍各 10g，甘草 6g。小儿用量减半。

2. 风火热毒证

［症状］ 皮肤局部红肿，形如云片，焮热肿痛，游走不定，发热恶寒，心烦易躁，唇焦口干。舌红，苔白或黄，脉弦数。

［治法］ 疏风散邪，泻火解毒。

［方药］ 犀角解毒饮加减：水牛角 30g，牛蒡子、荆芥穗、防风、连翘、金银花、赤芍、生地黄各 10g，川黄连 6g，生甘草 3g。小儿用量减半。

3. 邪毒入营证

［症状］ 患部皮肤焮赤疼痛，高热，心烦，唇燥口干，甚则出现神昏、抽搐等症。舌红绛，苔黄，脉数。

［治法］ 凉血解毒，开窍息风。

［方药］ 神犀汤加减：水牛角 30g，石菖蒲、黄芩、生地黄、金银花、连翘、板蓝根、玄参、香豆豉、天花粉、紫草、牡丹皮各 10g，生甘草 3g。小儿用量减半。

（二）中医外治法

1. 局部水肿，可用如意金黄散，蜜水调涂患处，每日 1 ～ 2 次。

2. 肿胀明显者，用鲜马齿苋 300g，捣烂，湿敷患处，每日 1 次。

3. 艾叶、路路通、夏枯草各 50g，煎水 1500mL，外洗患处，每日 1 次。

4. 河蟹 5 个（约 300g）捣烂，用 70℃温开水冲泡搅匀，去渣后，用水洗浴患处，每日 1 次。

5. 川椒、贯众、干荷叶各 50g，煎水 2000mL，外洗患处，每日 1 次。

6. 鲜韭菜 250g，捣烂外敷患处，每日 1 次。

7. 黄柏 10g 研末，用香油 50mL 调匀，外搽患处，每日 1 次。

8. 苍耳子、椿树皮、蒲公英各 50g，白矾 5g（溶化），水煎外洗患处，每日 1 次。

9. 鲜野菊花 200g，捣烂敷患处，每日 1 次。

防护措施

1. 防止搔抓。一般人对于皮肤痒的直觉反应都是用手搔抓，这个动作不但不能止痒，还因为局部抓痒时温度升高，使血液释放出更多的组织胺（过敏原），反而加重病情。

2. 忌热敷。虽然热可以暂时降低局部敏感，但其实是另一种刺激。因为热会使血管扩张，释出更多的过敏原，如浸泡在过热的温泉或洗澡水中，或包在厚重的棉被里保暖过度都可能引发荨麻疹。

3. 注意饮食，多吃新鲜蔬果。

病案与图谱

患者，女，5 岁。全身皮肤反复出现红斑丘疹，瘙痒 3 个月。每晚皮疹加重，伴头晕身重，乏力纳呆，大便溏。舌淡红，苔白腻，脉细滑。查体：体温 37.2℃，一般情况可，头面部及颈、胸部皮肤大片淡红色丘疹性红斑，双眼睑及口唇、耳垂红肿。西医诊断：血管性水肿；中医诊断：赤白游风（风湿蕴阻证）。治法：健脾利湿，疏风止痒。予以参苓白术散合消风散加减：太子参、白术、白扁豆、陈皮、山药、薏苡仁、荆芥、防风、老钩藤、蝉蜕、薄荷、浮萍各 5g，甘草 6g。5 剂，水煎内服，药渣煎水纱布湿敷患处。另予消风止敏丸，直肠给药，每次 1 丸，每天 1 次。经上述治疗，病情第 2 天明显减轻，第 3 天皮疹全部消退，追踪 3 个月无复发。图 6–5、图 6–6 为本案患者治疗前后的图谱。

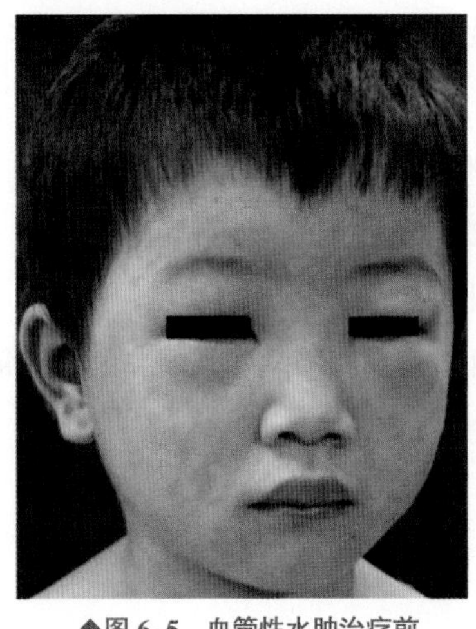
◆图 6–5　血管性水肿治疗前

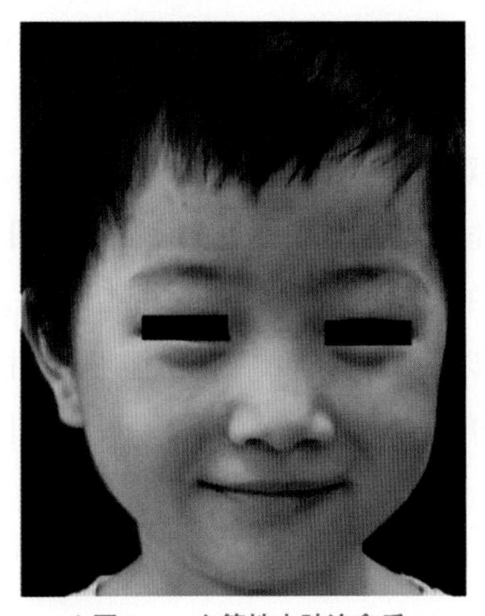
◆图 6–6　血管性水肿治愈后

第四节　药　疹

概述

药疹又称药物性皮炎，是因口服、注射或皮肤黏膜直接用药而引起的机体异常反应，以皮肤黏膜发疹为特征。

病因病机

中医学对药疹早有认识，称之为“药毒”。本病的发生是由于患者素体禀性不耐，血热内蕴，复感受药物特殊之毒，导致风、湿、热、毒之邪外达肌腠为患，甚者可热毒化火，燔灼营血，内攻脏腑，久则耗伤阴液，病重而危殆。

临床表现

1. 发病前有用药史。

2. 有一定的潜伏期，第一次发病多在用药后 5 ～ 20 天，重复用药常在 24 小时内发生，短者甚至在用药后瞬间或数分钟内发生。

3. 突然发病，自觉灼热瘙痒，重者伴有发热、倦怠、纳差、大便干燥、小便黄赤等全身症状。

4. 皮损形态多样，颜色鲜艳，分布为全身性、对称性，可泛发或仅限于局部。

治疗经验

（一）中医内治法

1. 风热证

［症状］ 皮损相当于麻疹、猩红热或荨麻疹的初起阶段。患处皮肤为丘疹，红

斑，风团，来势快，多在上半身，分布疏散或密集，发热作痒，伴有恶寒发热，头痛鼻塞，咳嗽。舌淡红，苔薄黄，脉浮数。

［治法］ 散风清热。

［方药］ 桑菊饮加减：桑叶、菊花、牛蒡子、黄芩、蒲公英、白鲜皮、连翘、地肤子各10g，栀子9g，荆芥、防风、甘草各6g，蝉蜕5g。

2. 湿热证

［症状］ 皮肤有红斑、肿胀、水疱、糜烂、流滋，多集中在下肢或阴部，伴有胸闷，纳呆，大便干结，小便短赤。舌红，苔薄黄，脉滑数。

［治法］ 清热利湿。

［方药］萆薢渗湿汤加减：萆薢、苍术、白术、车前子、泽泻各10g，滑石、土茯苓、薏苡仁各30g，黄柏9g，甘草6g。

3. 血热证

［症状］ 患处皮损为水肿性红斑，颜色鲜艳，水疱或血疱，口腔黏膜糜烂溃疡，伴发热口干，大便秘结，小便赤。舌红，苔黄，脉滑数。

［治法］ 凉血清热利湿。

［方药］ 犀角地黄汤加减：水牛角、生地黄、土茯苓各30g，赤芍、牡丹皮、紫草、金银花、大黄、车前草、槐花各10g，蒲公英15g，甘草6g。

4. 火毒证

［症状］ 全身皮损，黏膜水肿潮红，血疱，寒战高热，烦渴。舌红绛，苔黄，脉滑数。

［治法］ 清营解毒，养阴泄热。

［方药］ 清营汤加减：生地黄、生石膏各30g，水牛角50g，赤芍、牡丹皮、黄芩、栀子、金银花、紫草各10g，黄连、竹叶、甘草各6g，玄参12g。

5. 气阴两虚证

［症状］ 多见于大疱性表皮松解型、剥落性皮炎型后期，表现为大片脱屑，黏膜脱落，神疲乏力，纳呆，大便溏，口干唇燥，欲饮。舌红，苔花剥，脉细数。

［治法］ 益气养阴清热，健脾和胃。

［方药］ 沙参麦冬汤加减：生地黄15g，沙参、天冬、麦冬、玉竹、金银花各10g，玄参、山药各12g，黄芩、白术各9g，陈皮3g，麦芽30g，谷芽20g，炙甘草6g。

（二）中医外治法

1. 局部红斑、风团、瘙痒甚者，用炉甘石洗剂、三黄洗剂外搽患处，每日 1 ～ 2 次。

2. 糜烂渗液多者，以黄柏、地榆各 15g，水煎湿敷，渗出减少后，用冰黛散外撒患处，每日 1 ～ 2 次。

3. 局部干燥结痂者，可外涂青黛膏，每日 1 ～ 2 次。

4. 将蛇蚣油涂于患处，每日 2 次。

5. 白蒺藜、忍冬藤、栀子、大青叶、野菊花、白鲜皮、蒲公英各 30g，煎水 2000mL，外洗患处，每日 1 次。

6. 鲜马齿苋 250g，冰片 1g，共捣烂外敷患处，每日 1 次。

7. 忍冬藤、紫苏叶、紫花地丁、夏枯草、牡丹皮、栀子各 15g，煎水 2000mL，外洗患处，每日 1 次。

防护措施

1. 用药前应仔细询问药物过敏史、查看患者药物过敏记录卡，避免使用已知过敏药物或相似药物。

2. 应用青霉素、血清制品等药物时应做皮试，皮试前应备好急救药物，皮试阳性者禁用该药。

3. 避免滥用药物，尽量减少用药品种。采取安全给药途径，对过敏体质者尽量选用致敏性较低药物，尤应注意复方制剂中含有的已知过敏药物。

4. 药疹的早期症状，用药期间如突然出现不明原因的瘙痒、红斑、发热等表现，应立即停用一切可疑药物并密切观察，已出现的症状应作妥善处理。

5. 将已知过敏药物记录于患者病历首页或建立患者药物禁忌卡片，并嘱咐患者牢记，每次就诊时告知医师。

病案与图谱

患者，男，35 岁。因服用药物后，全身突然出现大块红色斑丘疹 2 天。自诉因为咽喉肿痛，服用药物后第 2 天全身出现红色斑疹，自觉灼热瘙痒，伴阵阵发热，头晕心烦，咽干便结，小便黄赤。舌红，苔薄黄，脉弦数。查体：体温 38.9℃，急性热病容，口腔咽部黏膜红肿、糜烂、溃疡。腰臀部以下有多处颜色鲜艳、边缘清楚的圆形红斑块。西医诊断：药疹；中医诊断：药毒（血热入营证）。治法：清营凉血，解毒消斑。予以清营汤加减：水牛角 30g（先煎），生地黄、玄参、麦冬、赤芍、牡丹皮、紫草、黄连、黄芩、竹叶各 10g，甘草 6g。5 剂，水煎内服。3 天后症状明显改善。5 天后热退身轻。1 个月后病愈，皮肤遗有少许色素沉着斑痕。图 6–7、图 6–8 为本案患者治疗前后的图谱。

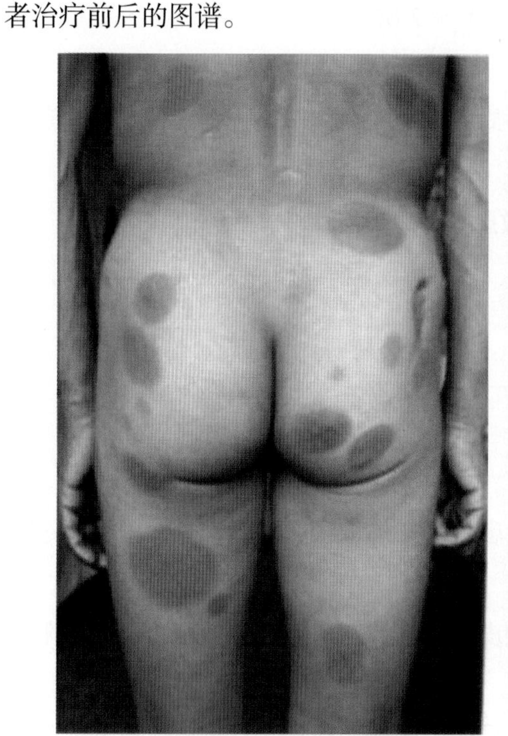

◆图 6–7　药疹治疗前

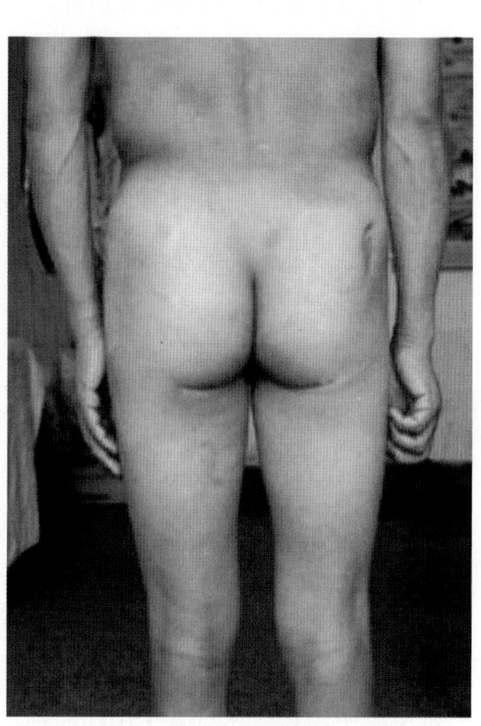

◆图 6–8　药疹治愈后

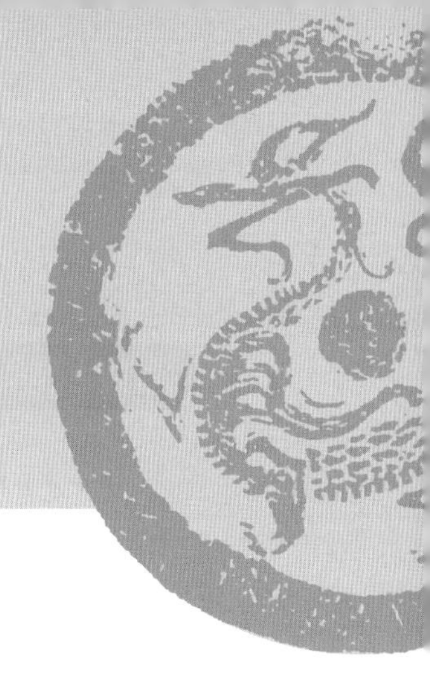

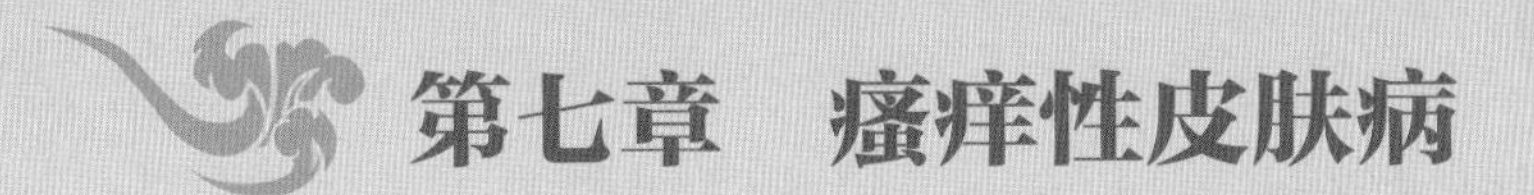

第七章　瘙痒性皮肤病

第一节　神经性皮炎

神经性皮炎

概述

神经性皮炎是一种常见的与神经精神因素有关的慢性皮肤神经功能障碍性皮肤病，又称慢性单纯性苔藓。

病因病机

中医学称神经性皮炎为“牛皮癣”“摄领疮”。此病病因以内因为主，由于心绪烦扰、七情内伤、内生心火而致。初起表现为皮疹较红，瘙痒较剧，因心主血脉，心火亢盛，伏于营血，血热生风，风盛则燥，属于血热风燥；病久则皮损肥厚粗糙呈苔藓样变，此因久病伤血，风盛则燥，属于血虚风燥。

临床表现

1. 以青年多见，先有剧烈瘙痒，后有皮损。

2. 皮损特点为扁平丘疹，干燥坚实，皮色正常或淡褐色，表面光泽；搔抓日久皮损融合成片，皮肤增厚干燥，呈苔藓样变，无渗出。皮疹多发于颈部、四肢伸侧、腰骶部、腘窝和外阴。

3. 病程呈慢性发展，常反复发作。

治疗经验

（一）中医内治法

1. 风热夹湿证

［症状］ 局部有成片肥厚丘疹，并伴有皮肤潮红、糜烂、湿润、血痂。舌淡红，苔薄黄或黄腻，脉濡数。

［治法］ 疏风养血，清热除湿。

［方药］ 消风散加减：当归、生地黄、防风、蝉蜕、知母、苦参、胡麻仁、荆芥、苍术、牛蒡子各 6g，生石膏 12g，木通、甘草各 3g。

2. 血虚风燥证

［症状］ 皮肤局部干燥、肥厚、脱屑，状如牛皮。舌淡，苔薄白，脉濡细。

［治法］ 养血润燥，祛风止痒。

［方药］ 当归引子加减：黄芪 15g，当归、白芍、川芎、生地黄、何首乌、白蒺藜、防风、荆芥穗各 10g，炙甘草 6g。

3. 脾虚湿盛证

［症状］ 皮损呈暗灰色，肥厚光滑，伴腹胀纳差，便溏。舌体胖大，边有齿痕，苔白厚，脉濡缓。

［治法］ 健脾除湿。

［方药］ 除湿胃苓汤加减：防风、苍术、白术、赤茯苓、陈皮、厚朴、猪苓、栀子、木通、泽泻、滑石各 10g，甘草 6g。

4. 肝郁化火证

［症状］ 皮疹色红，心烦或精神抑郁，失眠多梦，眩晕，心悸，口苦咽痛。舌边尖红，苔薄白，脉弦滑。

［治法］ 疏肝解郁，清热养血。

［方药］ 丹栀逍遥散加减：牡丹皮、栀子、当归、茯苓、白芍、白术、柴胡、黄芩、生地黄各 10g，薄荷、甘草各 6g。

（二）中医外治法

1. 鲜马齿苋 200g，煎水 1500mL，外洗患处，每日 1 次。适合于各期各型神经性皮炎。

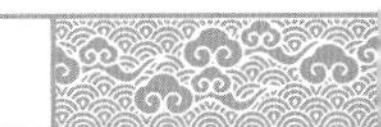

2. 花椒30g，白矾60g，老盐120g。共研细末，用猪板油捣如膏，洗净患部擦干，外敷患处，每日1次。

3. 牛黄皮炎灵外用：牛黄、金银花、板蓝根、大青叶、薏苡仁、连翘、薄荷、黄连、黄芩、黄柏各10g，用老陈醋300mL浸泡2周，每天外涂患处2次。

4. 芋头磨醋外用涂患处，然后用伤湿膏外贴患处，每日1次。

5. 大水蛭、硫黄各30g，冰片3g。水蛭焙干共研细粉，调菜油适量成糊状，外敷患处，上盖油纸，用胶布固定，每日1次。

6. 芒硝、苦参、黄柏、蛇床子、川椒各15g，煎水1500mL，外洗患处，每日1次。

7. 马齿苋、鹅不食草各120g，煎水2000mL，外洗患处，每日1次。

8. 川椒、防风、薄荷、苦参各30g，白鲜皮、蛇床子各60g。加水适量煎至500mL，加水杨酸7g和75%酒精200mL，混匀备用。外擦瘙痒处。每日3次。

防护措施

1. 清淡饮食，少食辛辣刺激食物及海鲜等。

2. 调畅情志，不可过怒。

3. 避免接触过敏物质。

病案与图谱

案例1：患者，男，31岁。颈项部皮疹瘙痒半年。后颈部皮肤剧烈瘙痒，抓搔后出血结痂仍不止痒。伴心烦失眠，精神抑郁，口苦咽干。舌边尖红，苔薄黄，脉弦。体查：颈后部左侧有一5cm×10cm淡红色肥厚皮丘疹，表面粗糙呈苔藓样变，有较多抓痕、血痂。西医诊断：神经性皮炎；中医诊断：摄领疮（肝郁化火证）。治法：疏肝解郁，清热止痒。予以丹栀逍遥散加减：当归、白芍、柴胡、白茯苓、白术、牡丹皮、栀子、黄芩、龙胆草、青皮、郁金、乌梢蛇各10g，甘草6g。15剂为1个疗程，水煎内服。配合牛黄皮炎灵外涂患处，每天2次。二诊：颈部皮疹瘙痒减轻。三诊：颈部皮疹变薄。经内服外用治疗3个月，颈部皮疹全部消退，遗留浅褐色素沉着，临床治愈。图7–1、图7–2为本案患者治疗前后的图谱。

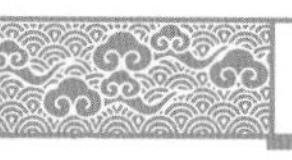

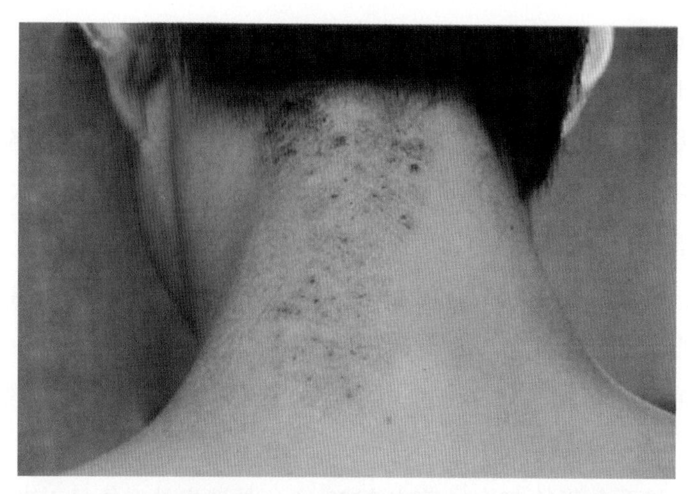

◆图 7–1　神经性皮炎治疗前

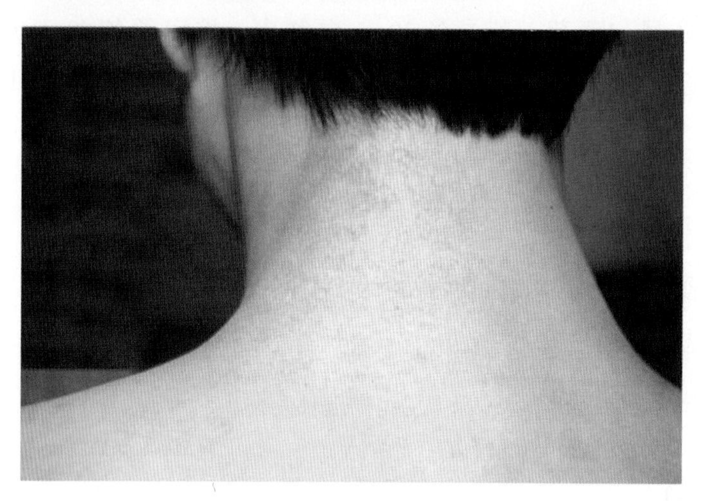

◆图 7–2　神经性皮炎治愈后

案例 2：患者，女，21 岁，外阴部剧烈瘙痒 2 个月余，伴心烦眩晕，夜不能寐，口苦咽干。舌边尖红，苔薄白，脉弦滑。体查：外阴正常，两边大阴唇有较多粟粒大小淡褐色扁平丘疹，坚实光泽，表面有搔抓血痕印。西医诊断：神经性皮炎；中医诊断：牛皮癣（肝郁化火证）。治法：疏肝解郁，清热止痒。予以丹栀逍遥散加减：牡丹皮、栀子、当归、赤芍、白芍、柴胡、郁金、青皮、茯苓、白术、乌梢蛇各 10g，薄荷、甘草各 6g。10 剂，水煎内服。外治法：牛黄皮炎灵外涂患处，每天 2 次。二诊：阴部瘙痒减轻。三诊：阴部皮疹变薄。经内服外用治疗 2 个月余，阴部已无瘙痒，皮疹基本消退，临床治愈。图 7–3、图 7–4 为本案患者治疗前后的图谱。

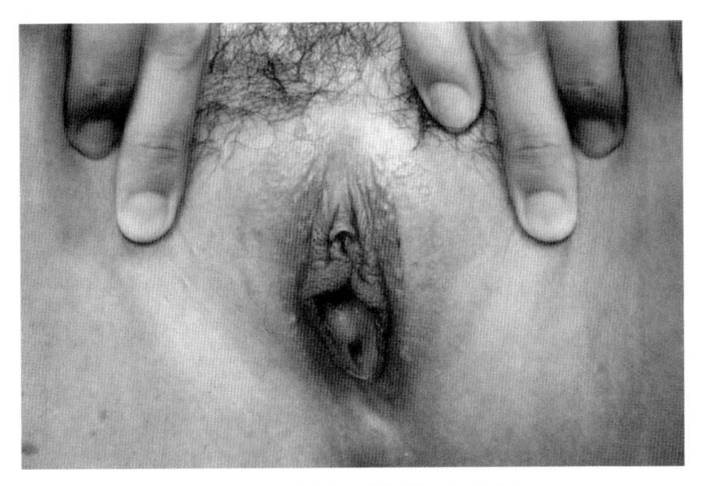

◆图 7-3　女性外阴神经性皮炎治疗前

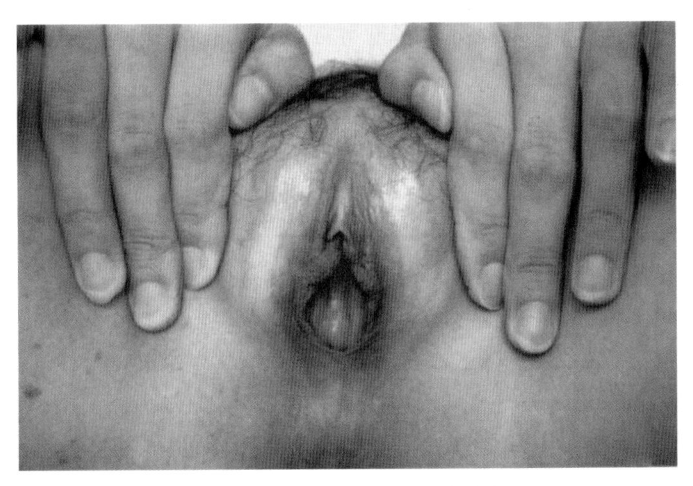

◆图 7-4　女性外阴神经性皮炎治愈后

第二节　瘙痒症

概述

瘙痒症是指无原发性皮肤损害而以瘙痒为主要症状的皮肤病。根据皮肤瘙痒的范围及部位，一般分为全身性和局限性两大类。临床表现也分为全身性瘙痒与局限性瘙痒。

病因病机

中医学称瘙痒症为“风瘙痒”“血风疮”“痒风”。本病好发人群为老年人，好发于秋冬季节。其多为老年人的痼症顽疾，缠绵不愈。其基本病机是气血两虚，血不养肤，肝风内生，风甚则痒。

临床表现

1. 初发症状仅为瘙痒，无湿疹、水疱等原发性皮损。瘙痒常呈阵发性，尤以夜间为重。瘙痒的时间和程度不一。可伴有抓痕、血痂、肥厚，还可伴有烧灼、蚁行感。

2. 详细询问病史，行全面的体格检查和必要的实验室检查，排除原发性病变。

治疗经验

（一）中医内治法

1. 血热风盛证

［症状］ 病属新起，皮肤瘙痒剧烈，遇热更甚，皮肤抓破后有血痂，伴心烦，口干，小便黄，大便干结。舌淡红，苔薄黄，脉浮数。

［治法］ 疏风清热凉血。

［方药］ 消风散加减：生地黄 12g，当归、赤芍、川芎、防风、知母、苦参、胡麻仁、荆芥、苍术、牛蒡子各 10g，生石膏 12g，蝉蜕、木通、甘草各 6g。

2. 湿热蕴结证

［症状］ 瘙痒不止，抓破后滋水淋沥，伴口干口苦，胸胁闷胀，小便黄赤，大便秘结。舌红，苔黄腻，脉滑数。

［治法］ 清热利湿止痒。

［方药］ 龙胆泻肝汤加减：龙胆草、栀子、黄芩、泽泻、车前子（包煎）、柴胡、当归各 12g，生地黄 12g，木通、甘草各 6g。

3. 瘀血阻滞证

［症状］ 皮肤瘙痒经年不愈，入夜加重，得冷或遇热皆加剧，肤色紫暗，抓痕、

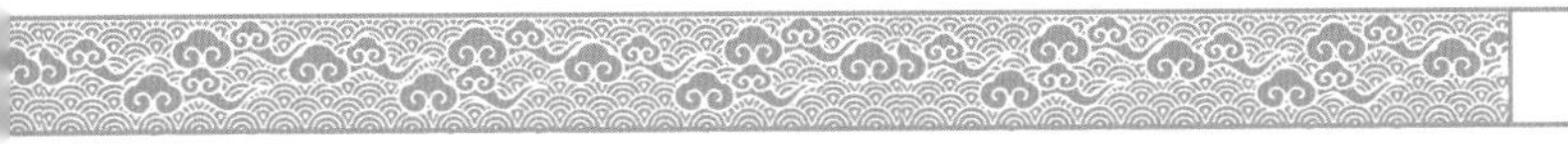

血痂色紫，多见于腰围、臀部、足背等受挤压部位，伴面色晦暗，口唇色紫，口干不欲饮。舌紫暗，或有瘀点瘀斑，苔白腻，脉涩。

［治法］ 活血化瘀。

［方药］ 血府逐瘀汤加减：生地黄 12g，当归、桃仁、枳壳、赤芍、柴胡、牛膝各 10g，桔梗、川芎各 5g，红花、甘草各 3g。

4. 血虚风燥证

［症状］ 病程较长，皮肤干燥，抓破后血痕累累，伴头晕眼花，失眠多梦。舌红，苔薄白，脉细数或弦数。

［治法］ 养血润燥，祛风止痒。

［方药］ 当归饮子加减：当归、生地黄、白芍、川芎、何首乌、荆芥、防风、白蒺藜、黄芪各 10g，生甘草 3g。

（二）中医外治法

1. 天仙藤 50g，钩藤、首乌藤、鸡血藤、天冬各 20g。用 100℃开水浸泡，取药液兑温开水洗澡，每次洗浴 15 ～ 20 分钟，每剂药可洗 3 次。5 ～ 7 剂为 1 个疗程，连用 2 ～ 3 个疗程。

2. 苦参、野菊花各 30g，徐长卿 20g，地肤子、蛇床子、百部、防风、茵陈各 15g，加水 3000mL，水煎后待药液降至适宜温度，熏洗皮肤，每日 2 次，每次 30 分钟，10 ～ 15 天为 1 个疗程。

3. 防风、艾叶各 60g，刺蒺藜、蝉蜕各 10g，花椒、生大黄各 6g，水煎外洗。

4. 荆芥穗 50g，硫黄 10g，冰片 5g，共碾为细粉，装入纱布袋内，用布袋扑撒患处，用手擦患处至发热为止，每日 3 ～ 4 次。

5. 苍耳子、百部各 30g，浮萍 50g，煎水 600mL，外洗瘙痒处，每日 1 次。

6. 苦参 30g，川椒 10g，白矾 5g（溶化），煎水 800mL，外洗瘙痒处，每日 1 次。

防护措施

1. 祛除发病原因，及时治疗伴发疾病。

2. 多吃健脾养血的药粥，限制饮用浓茶和咖啡，鱼、虾、酒、辣椒等刺激性食物尽量不要食用，以免加重病情。

3. 秋冬季室温不宜过高，运用加湿器或种植花草等，保持室内适宜的湿度，以减少皮肤水分的蒸发。

4. 避免局部刺激。忌用热水、毛巾、肥皂、用力搓澡和不适当的外用药物，避免洗掉皮肤表面的脂膜，使皮肤干燥而加重瘙痒。每次洗完澡后，在感觉瘙痒的部位适当涂抹含有少量油脂的润肤液、雪花膏等，可以有效地减轻瘙痒。

5. 外用药可根据病情选用含止痒剂的炉甘石洗剂、皮质类固醇激素软膏或霜剂，以及含止痒剂的霜剂等。

病案与图谱

患者，女，57 岁。全身皮肤剧烈瘙痒 3 天，遇热加重。伴心烦少寐，口干喜凉饮，小便黄，大便干结。舌淡红，苔薄黄，脉浮数。查体：腰腹部见整片皮肤抓破并留有血痂抓痕。西医诊断：瘙痒症；中医诊断：风瘙痒（血热风燥证）。治法：清热疏风凉血。予以清营汤合消风散加减：水牛角 30g（先煎），麦冬、玄参、紫草、牡丹皮、赤芍、黄连、黄芩、栀子、荆芥、防风各 10g，薄荷（后下）、甘草各 6g。4 剂，水煎内服。另予青蒿、茵陈各 250g，水煎沐浴。治疗 2 天后瘙痒明显减轻，4 天后瘙痒已止。嘱再用外洗中药，1 周而愈。图 7–5、图 7–6 为本案患者治疗前后的图谱。

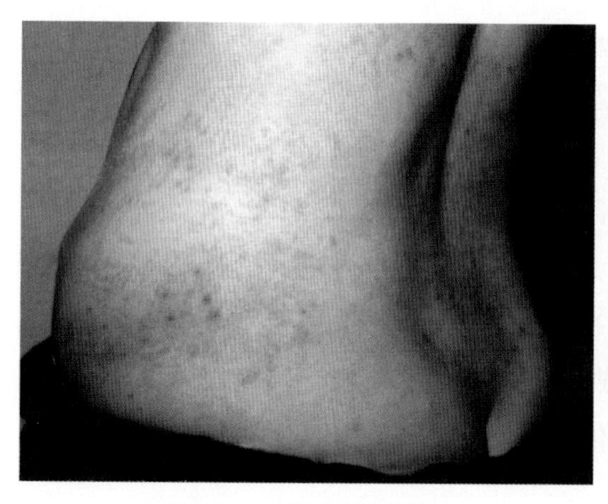
◆图 7–5　皮肤瘙痒症治疗前

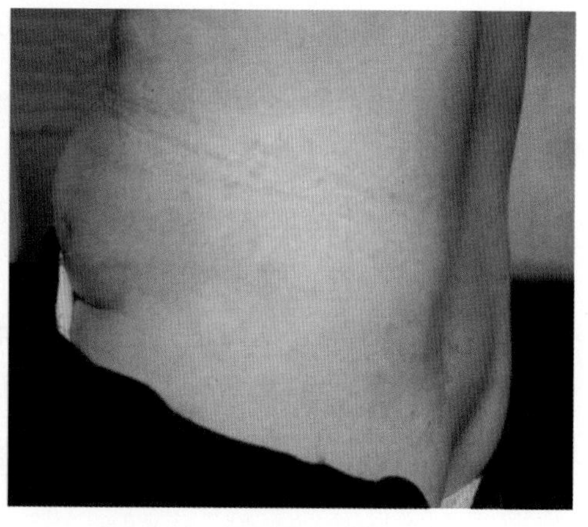
◆图 7–6　皮肤瘙痒症治愈后

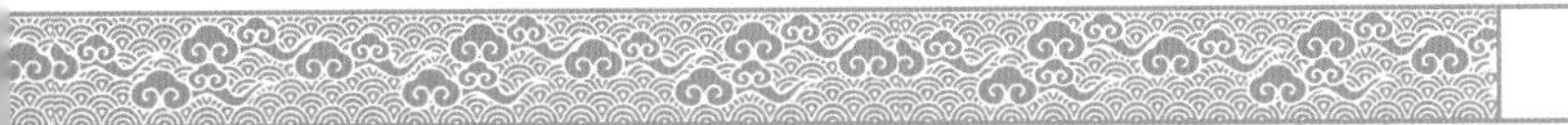

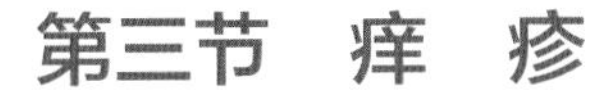

第三节　痒　疹

概述

痒疹是一组皮损相似伴剧烈瘙痒的急性或慢性炎症性皮肤病，好发于四肢伸侧，其主要皮肤损害为风团样丘疹、结节和继发性皮疹，奇痒难忍。痒疹按发病人群可分小儿痒疹、成人痒疹和妊娠痒疹；按皮损表现可分为丘疹性荨麻疹、寻常性痒疹和结节性痒疹等。一般认为本病与神经精神因素、遗传过敏体质、虫咬、胃肠道功能紊乱、妊娠及内分泌障碍等有关。

病因病机

痒疹中医学称之为“粟疮”“赤炎疮”。此病多由表虚，火邪内郁，外受风邪，风火相结，郁阻肌肤而成。

临床表现

1. 好发于 30 岁以上成人，以女性多见。

2. 呈亚急性病程，倾向慢性，皮损可自行消退，但常反复发作。病程数月至数年不等。

3. 好发于四肢伸侧、胸背、腰围，亦可见于颜面。皮损为米粒至绿豆大小风团性丘疹或丘疱疹，少数可形成水疱，个别有坏死性大疱。常因搔抓继发抓痕、血痂、色素沉着、苔藓化等继发改变。

4. 自觉阵发性剧痒。

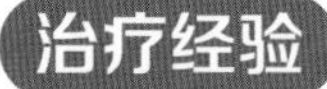

治疗经验

（一）中医内治法

1. 湿热壅肤证

［症状］ 遍身起红色丘疹，瘙痒无度，血痕累累或搔破糜烂，可见失眠，神疲，消瘦，便溏。舌红，苔黄腻，脉弦滑。

［治法］ 清热利湿祛风。

［方药］ 除风清脾饮加减：生地黄 12g，陈皮、连翘、防风、知母、黄芩、玄参、黄连、荆芥穗、桔梗、芒硝各 10g，甘草 6g。

2. 脾虚湿困证

［症状］ 全身多发红色皮疹，瘙痒为甚，多有搔破糜烂或血痂抓痕，伴神疲，身重，困倦，便溏。舌淡，苔白腻，脉缓。

［治法］ 健脾利湿补虚。

［方药］ 二妙散合胃苓汤加减：黄柏、苍术、薏苡仁、陈皮、厚朴、泽泻、猪苓、赤茯苓、白术各 10g，肉桂、甘草各 3g。

3. 血虚风燥证

［症状］ 病程日久，皮损坚硬，皮肤粗糙，干燥肥厚，瘙痒日轻夜重，精神倦怠，形体消瘦。舌红，苔少，脉弦细。

［治法］ 养血润燥，散结止痒。

［方药］ 地黄饮子加减：熟地黄 15g，山茱萸、巴戟天、肉苁蓉、石斛、五味子、茯苓、麦冬、远志、石菖蒲各 10g，附子 3g。

（二）中医外治法

1. 白鲜皮、苦参、蛇床子、地肤子、蝉蜕、黄柏各 100g，煎水 3000mL，外洗患处，每日 1 次。

2. 苦参、蛇床子、百部各 100g，樟脑、冰片各 5g，泡白酒 700mL。1 周后外涂患处，每日 2 次。

3. 葱白 20g，紫皮蒜 20g，白糖 25g，冰片 1g，蓖麻子仁 15g。共捣如泥状，涂患处，每日 1 次。

4. 苦参 10g，寒水石 10g，白矾 6g，花椒 5g。共研成细末，调猪油搽患处，每日

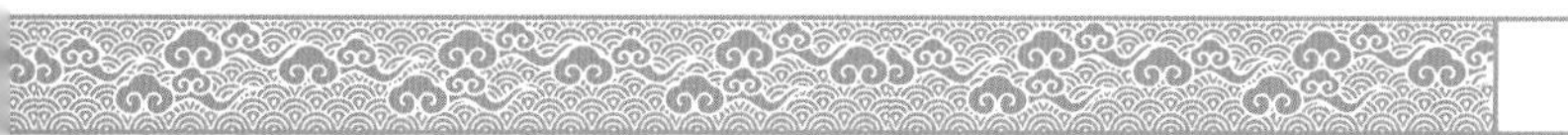

3次。

5. 土槿皮30g，半夏、大枫子各15g，上药切成片，用清水500mL浸泡7天，涂患处，每日2次。

6. 雄黄8g，硫黄10g，海螵蛸10g，共研细末，加凡士林70g，调匀成膏外用，每日1次。

7. 土槿皮30g，樟脑6g，共研细末，白酒150mL，调匀外搽患处，每日1次。

防护措施

1. 保持生活规律，加强体育锻炼，增强体质，适应寒热变化。

2. 避免剧烈搔抓患部，不用热水烫洗，不滥用刺激强烈的外用药物。

3. 积极寻找和祛除病因，治疗慢性病灶，调整胃肠功能，驱除肠道寄生虫。

4. 忌食动物蛋白类食物和海鲜等发物，不吃辛辣刺激性食物，不饮酒。保持清淡饮食，多吃新鲜蔬菜和水果。

病案与图谱

患者，女，25岁。双手背及手臂部反复生长丘疹伴剧烈瘙痒2个月余，遇热加重。伴心烦少寐，口干喜冷饮，小便黄，大便干结。舌淡红，苔薄黄，脉浮数。查体：双手背及手臂部伸侧皮肤有粟米至绿豆大小圆形丘疹和抓痕结痂、色素印斑。西医诊断：痒疹；中医诊断：粟疮（湿热蕴肤证）。治法：清脾泄热，祛风燥湿。予以除风清脾饮加减：陈皮、连翘、防风、知母、黄芩、玄参、黄连、荆芥穗、大黄、桔梗、生地黄各10g，甘草6g。7剂，水煎内服。配合炉甘石洗剂外涂患处，每日2次。治疗7天后，患者瘙痒明显减轻，咽干、心烦已无，二便调。嘱停中药，续用炉甘石洗剂外洗。2周后瘙痒完全停止。3个月后双手丘疹全消，皮肤光滑而愈。图7-7、图7-8为本案患者治疗前后的图谱。

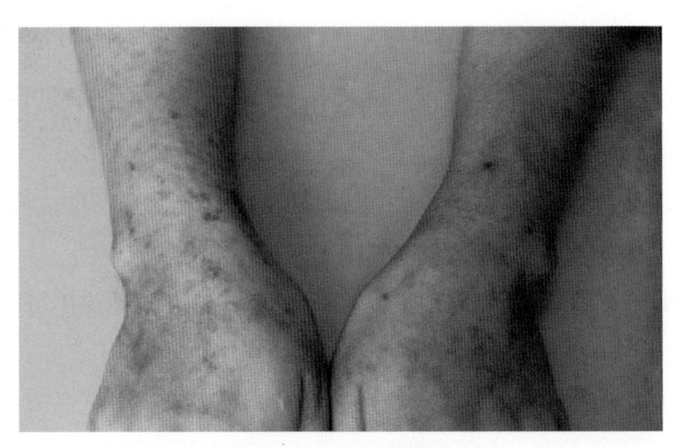

◆图 7–7　痒疹治疗前

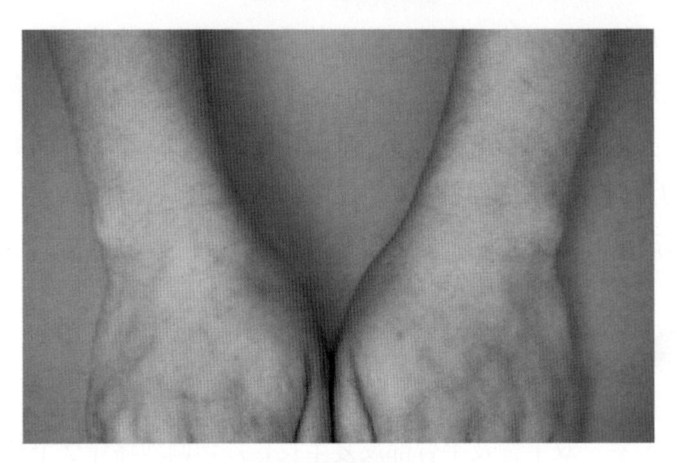

◆图 7–8　痒疹治愈后

第四节　妊娠性痒疹

概述

妊娠性痒疹指孕妇在妊娠期间，尤其是在妊娠早期出现全身或局部性皮肤瘙痒，程度有轻有重，严重时坐卧不宁，难以忍受，又称为妊娠身痒症。

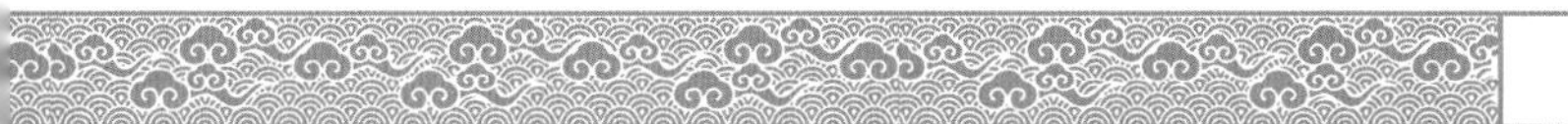

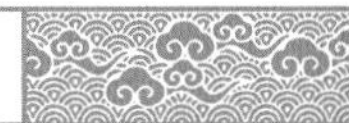

病因病机

妊娠性痒疹与孕期特殊生理状态有关，中医学称为“胎热痒疹”。妊娠身痒多因血虚、风热、营卫不调所致。孕妇素体阳盛，血分蕴热，孕后阴血养胎，风热之邪乘虚侵入肌表，阻于皮肤，发为身痒。

临床表现

1. 妊娠期女性，早期在妊娠第 3、4 个月时发生，晚期在妊娠最后两个月时发生。

2. 丘疹好发于四肢伸侧、躯干上部、上臂部，呈两侧对称分布。

3. 丘疹瘙痒剧烈，夜间尤甚。

治疗经验

（一）中医内治法

1. 血虚证

［症状］ 妊娠期皮肤干燥瘙痒，无疹或有疹，疹色淡红，日轻夜甚或劳累加重，也有全身剧痒，坐卧不安，抓破流血，面色㿠白，心悸怔忡，或烦躁失眠。舌淡，苔白，脉细滑弦。

［治法］ 养血祛风，滋养肝肾。

［方药］ 当归地黄饮子合二至丸：墨旱莲、女贞子、熟地黄各 15g，巴戟天、山茱萸、石斛、肉苁蓉、茯苓、麦冬、石菖蒲、远志、当归各 10g，五味子、附子各 6g。

2. 风热证

［症状］ 妊娠期全身皮肤瘙痒，出现大小不等的风团，上半身尤甚，疹块色红有灼热感，剧痒，遇热加剧，伴咽喉肿痛，头痛。舌红，苔黄，脉浮滑数。若因鱼、虾、蟹等过敏，可伴腹胀、纳呆、泄泻等。

［治法］ 疏风清热，养血安胎。

［方药］ 消风散加减：当归、生地黄、防风、知母、苦参、胡麻仁、荆芥、桑叶、苍术、牛蒡子各 10g，石膏 15g，蝉蜕、甘草各 3g。

3. 营卫不调证

［症状］ 妊娠中晚期身痒，以腹壁及大腿内侧瘙痒为甚，抓破后有血溢皮损。皮

肤干燥，身痒夜间尤甚，腰酸，眼眶黑。舌淡，苔白，脉细滑尺弱。

［治法］ 补冲任，调营卫。

［方药］ 四物汤合桂枝汤加减：桂枝 6g，生地黄、白芍、当归、川芎、何首乌、桑寄生、地肤子各 10g，大枣 7 个，甘草 6g。

（二）中医外治法

1. 苍耳子 20g，艾叶 20g，白鲜皮 30g，苦参 30g，地肤子 30g，川椒 10g，白矾 10g（溶化）。加水 4000mL 煎液待用，每日擦洗患处 2 次，每次 15 ～ 20 分钟，7 天为 1 个疗程。

2. 防风 20g，荆芥 20g，竹叶 20g，连翘 20g，黄柏 20g，苍术 30g，白术 30g，桑白皮 30g，甘草 10g。凉水浸泡 20 分钟后，煎 20 分钟。用纱布沾药汁，擦抹痒处。每日 1 剂药使用 3 次。

3. 鲜生姜 50g，捣烂纱布包裹，涂擦患处，每日 3 ～ 5 次。

4. 清水 2000mL，放食盐 25g 和白醋 30mL，加热至盐溶解，用毛巾蘸水搽洗患处，每日 3 次。

5. 艾叶、紫苏、荆芥各 50g，加水 3000mL，煎水擦洗患处，每日 1 次。

6. 见风消、老钩藤各 150g，加水 3500mL，煎水擦洗患处，每日 1 次。

7. 陈茶叶 100g，食盐 20g，加水 2000mL，煎水擦洗患处，每日 2 次。

防护措施

1. 尽量不要抓挠，避免再刺激而加剧痒感。

2. 改善孕期的饮食结构，预防孕期皮肤瘙痒。

3. 孕妇可多食猪皮、银耳、芝麻、核桃等富含优质蛋白的食物，少吃辣椒、大蒜等刺激性食物，多吃新鲜的蔬菜和水果，并保证饮水量，保持心情舒畅及排泄通畅。

4. 日常生活中注意不要用热水、肥皂水擦洗。

病案与图谱

患者，女，27 岁，孕 7 个月。全身皮肤出现成片风团丘疹 1 周，尤以腹部及双下肢为甚，疹块色红，遇热加重，瘙痒为甚，伴心烦不寐，咽干喜冷饮，大便结，小

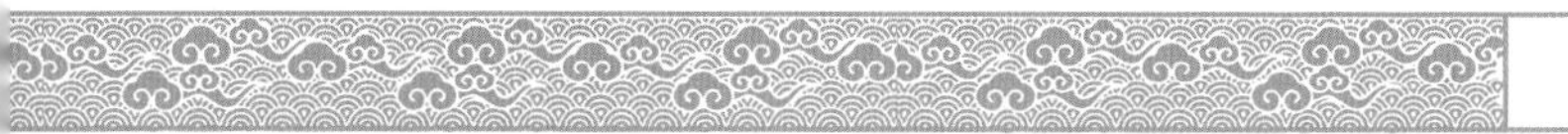

便黄。舌红，苔薄黄，脉浮滑数。西医诊断：妊娠痒疹；中医诊断：胎热痒疹（风热证）。治法：疏风清热，凉血安胎。予以消风散合四物汤加减：荆芥、防风、土茯苓、青蒿、生地黄、当归、白芍、川芎、玄参、麦冬、牡丹皮、紫草、黄连、黄芩各10g，生大黄6g（后下），甘草6g。5剂，水煎内服。药渣煎水，外洗擦患处。2天后身痒明显减轻，大便已通。上方减去大黄。5天后热退身凉疹消，上症基本痊愈。患者后生下一活泼健康小男孩。产后未来复诊照片。图7–9为本案患者治疗前图谱。

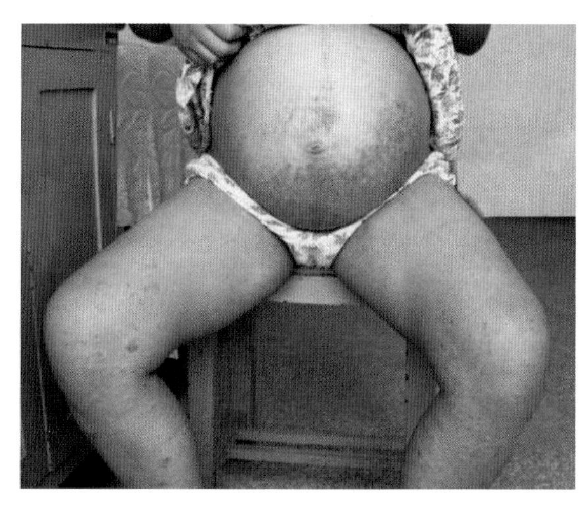

◆图7–9　妊娠性痒疹治疗前

第五节　结节性痒疹

概述

结节性痒疹是一种以剧痒和结节性损害为特征的慢性炎症性瘙痒性皮肤病。皮损好发于四肢，尤以小腿伸侧为多，少至数个或多至数十个以上，有时呈条状排列。病程呈慢性，可长期不愈。病因与昆虫叮咬、胃肠功能紊乱、内分泌代谢障碍及神经、精神因素有关。组织病理表现主要为表皮角化过度，棘层肥厚，真皮炎性细胞浸润及皮神经增多、增粗。

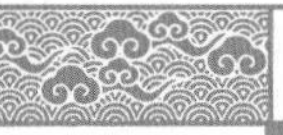

病因病机

结节性痒疹相当于中医学的“马疥”。此病多因顽湿聚结，湿热内蕴，或外感风毒，或昆虫叮咬，毒液内侵，或经络气血凝滞，形成皮疹结节，或妇女由于忧思郁怒，七情所伤，冲任不调，营血不足，脉络瘀阻，肌肤失养所致。湿为重浊之邪，湿邪下注，故往往先发病于下肢。

临床表现

1. 多见于成年人，尤以成年女性为多。

2. 有昆虫叮咬史。

3. 阵发性剧烈瘙痒，尤以夜间或情绪紧张时为甚。

4. 基本损害为散在分布的黄豆至樱桃大近皮色、褐红或褐色表面光滑的坚实结节。继之因搔抓致结节表面粗糙，角质增厚或呈疣状，发生苔藓样变。常因搔抓而致出血和结痂。好发于四肢伸侧，尤以小腿伸侧为多，其他部位亦可发生。

5. 呈慢性病程，难愈。

治疗经验

（一）中医内治法

1. 湿热风毒证

［症状］ 皮疹呈半球形隆起，色红或灰褐，散在孤立，触之坚实，剧痒时作。舌红，苔白，脉弦滑。

［治法］ 除湿解毒，疏风止痒。

［方药］ 金银花败毒汤加减：金银花 9g，土茯苓 9g，皂角刺 9g，三棱 6g，莪术 6g，桃仁 9g，红花 9g，川芎 9g，当归 9g，乌梢蛇 9g，蜈蚣 1 条（去头足）。痒重者可加全蝎 3g。

2. 血瘀风燥证

［症状］ 结节坚硬，表面粗糙，色紫红或紫褐，皮肤肥厚干燥，阵发性瘙痒。舌紫暗，苔薄白，脉细涩。

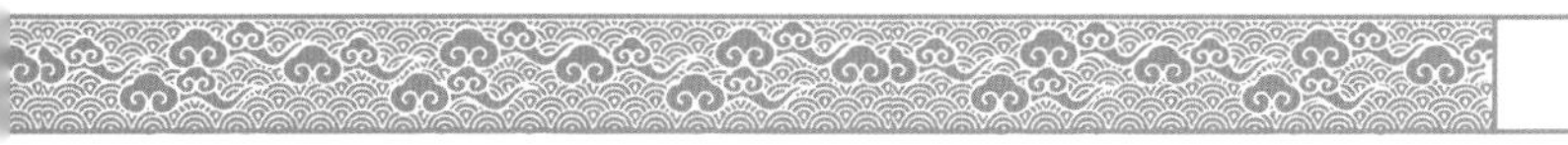

［治法］ 活血化瘀，软坚散结。

［方药］ 藁本乌蛇汤加减：藁本、乌梢蛇、防风、羌活、白芍、当归、川芎、皂角刺、黄连、苍术各 10g，细辛、䗪虫各 3g。

（二）中医外治法

1. 蛇床子、地肤子、百部各 100g，泡白酒 300mL，1 周后外擦患处，每日数次。

2. 铅矾液，即醋酸铅 100g，白矾 50g。将二药泡水 250mL 溶化，外涂患处，每日 2 次。

3. 巴豆 60g，香油 500mL，猪油 500g，蜂蜡 100g，硫黄 30g，没药、乳香各 15g。猪油、香油烧热，巴豆去皮下油锅炸枯去渣，油凉后加后 5 味药调成膏状，外涂患处，每日 1 次。

4. 硫黄 15g，樟脑、硼砂各 10g，薄荷脑 0.5g，冰片 1g，共研粉，凡士林适量调匀成膏状，外敷患处，每日 2 次。

5. 碘酒或酒精消毒后，直接针刺结节痒疹皮损中央处，外涂清凉油，每两日 1 次。

防护措施

1. 避免虫咬、抓挠。
2. 保持衣服的清洁柔软，避免摩擦、接触结节。
3. 少用化纤制品，多用纯棉物品。
4. 清淡饮食，避免刺激性食物。

病案与图谱

患者，男，52 岁。腰腹部及四肢出现皮疹结节瘙痒 3 年。皮疹遇热瘙痒加重，咽干不多饮。纳少，大便溏，小便清长。舌红，苔白腻，脉沉滑。查体：腹部及四肢有多个黄豆至蚕豆大小，散在褐色压之较硬的皮下结节丘疹。西医诊断：结节性痒疹；中医诊断：马疥（湿热风毒证）。治法：除湿解毒，疏风止痒。予以金银花败毒汤加减：金银花、土茯苓、皂角刺、三棱、莪术、桃仁、红花、川芎、当归、乌梢蛇各 10g，蜈蚣 1 条（去头足）。10 剂，水煎内服。配合铅矾液涂患处，每日早晚各 1 次。二诊：瘙痒症状明显减轻，皮疹结节变软。内服中药方去乌梢蛇、蜈蚣，续服 10 剂。

3个月后临床治愈。图7-10、图7-11为本案患者治疗前后的图谱，图7-12为结节性痒疹局部图谱。

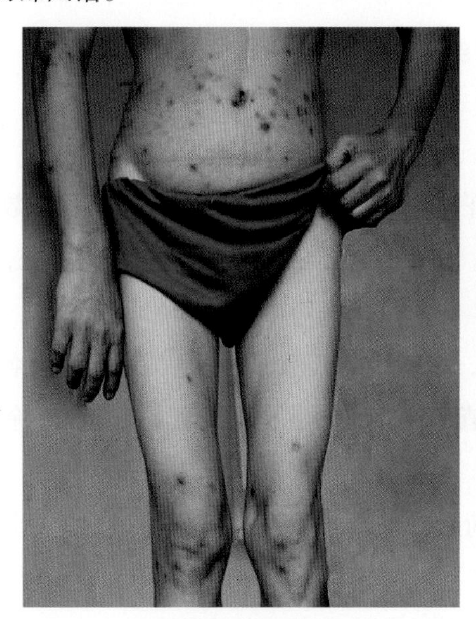

◆图7-10　结节性痒疹治疗前

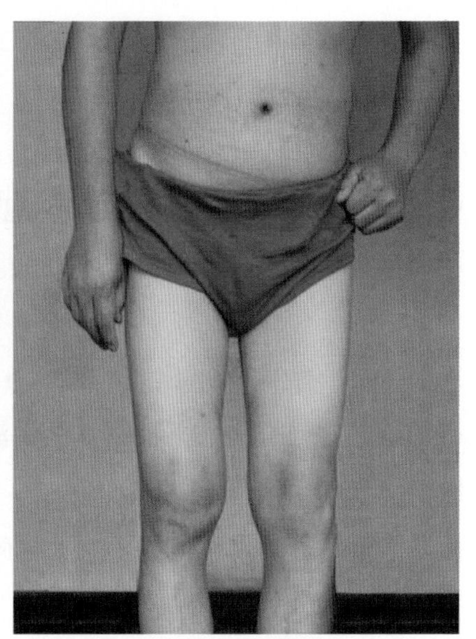

◆图7-11　结节性痒疹治愈后

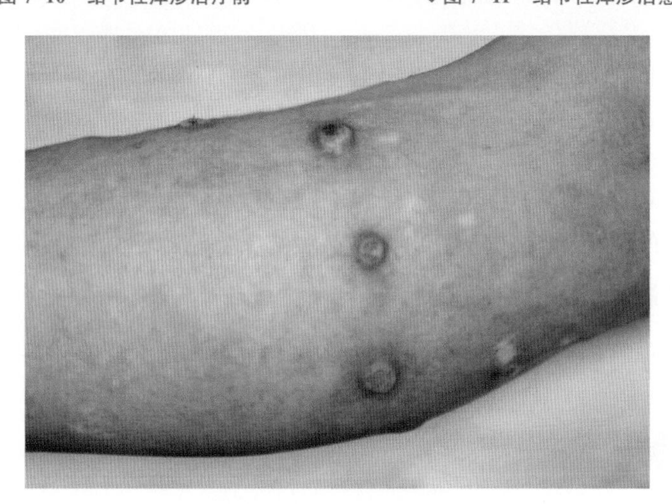

◆图7-12　结节性痒疹局部图

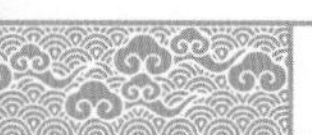

第八章　红斑、丘疹、鳞屑性皮肤病

第一节　多形性红斑

概述

多形性红斑是一种以靶形或虹膜状红斑为典型损害的自限性急性炎症性皮肤病。皮疹多形，有红斑、丘疹、风团、水疱等，特征性皮损为靶形损害即虹膜状皮疹，有不同程度黏膜损害，少数有内脏损害。

病因病机

多形红斑属于中医学“猫眼疮”“雁疮”“血风疮”“寒疮”等范畴。本病或因风寒外袭而致阳气不足，不能通达四末，加之寒气隆盛，致使气血周流不畅，气血凝注，阻于肌肤而发；或因素体血热，复感风热之邪，以致营卫不和，血热蒸肤，湿热内蕴，外淫肌肤而成；或因素体禀赋不耐，感受药毒，或血热化毒，入扰营血，毒热内攻而致，甚则热毒炽盛内陷成危候。

临床表现

1. 皮损好发于四肢末端，对称分布，有典型的靶形损害，有不同程度黏膜损害，重症者有发热等全身症状。

2. 组织病理检查显示可见表皮下水疱形成，个别角质形成细胞坏死，合并单纯疱

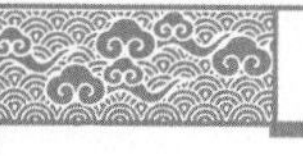

疹病毒（HSV）感染时皮损部位 HSV 抗原检测阳性。

治疗经验

（一）中医内治法

1. 外感风寒证

［症状］ 多见于冬季，皮疹好发于四肢末端，紫红色水肿斑，或形如猫眼状斑疹，水疱、风团等，自觉疼痛或灼热，遇寒更甚，伴畏寒，肢冷。舌淡，苔白，脉浮紧。

［治法］ 祛风散寒，温经通脉。

［方药］ 桂枝汤加减：桂枝 9g，赤芍 9g，大枣 9g，干姜 6g，威灵仙 15g，红花 9g，当归 9g，鸡血藤 30g，防己 9g，甘草 6g。

2. 热入血分证

［症状］ 多见于春秋季，皮损以鲜红色斑丘疹为主，或有水疱、大疱、血疱、紫癜等，皮疹瘙痒明显，常伴发热、口干、咽痛、肌肉关节酸痛、便秘、溲赤。舌红，苔黄，脉弦数。

［治法］ 清热凉血。

［方药］ 五味消毒饮加减：金银花 15g，野菊花 15g，蒲公英 25g，紫花地丁 15g，玄参 12g，生地黄 15g，赤芍 9g，生大黄 9g（后下），淡竹叶 12g，徐长卿 15g，甘草 6g。

3. 热毒炽盛证

［症状］ 皮疹广泛，可见红斑、大疱、糜烂、出血及黏膜损害，常伴有高热、畏寒、头痛、呕吐、腹泻，甚者神昏谵语。舌红，苔黄，脉滑数。

［治法］ 清热解毒，凉血安神。

［方药］ 犀角地黄汤加减：水牛角 30 ～ 60g（先煎），生地黄 30g，牡丹皮 12g，赤芍 12g，金银花 15g，连翘 15g，玄参 12g，石斛 12g，大青叶 12g，甘草 6g。

（二）中医外治法

1. 金银花、苦参、紫草、地榆、甘草各 30g，煎水 3000mL 湿敷局部皮损处，每日 1 次。

2. 白蒺藜、白鲜皮、苍耳子、荆芥、防风各 30g，煎水 2500mL，外洗患处，每日

1 次。

3. 浮萍草、荆芥穗、地肤子、蝉蜕各 20g，炒热装布袋内擦患处，每日 1 ～ 3 次。

4. 忍冬藤、野菊花、扛板归各 150g，加 2000mL 水煎，外洗患处，每日 1 次。

5. 鲜鱼腥草、鲜连钱草各 150g，捣烂揉擦患处，每日 1 次。

6. 大青叶、芝麻梗各 150g，食盐、白矾各 10g（溶化），水煎，趁热擦洗患处，每日 1 次。

7. 上肢取外关、曲池、合谷穴；下肢取足三里、阳陵泉、解溪穴。施以泻法，针刺得气后留针 30 分钟，每天 1 次，7 次为 1 个疗程。

防护措施

1. 预防和控制感染，采取相应的保护性隔离措施，防止出现并发性感染。

2. 注意室内卫生，保持室内的通风和空气的流通，定期更换使用过的生活物品，比如贴身衣物或床单被罩等。

3. 皮肤要保持一定的湿度。

4. 及时清理脱落的痂皮和皮屑。

5. 脱皮处的皮肤变得干燥和疼痛时，适当外用紫草油。

6. 口唇和口腔黏膜糜烂，可使用碳酸氢钠漱口预防鹅口疮；口唇局部皮肤干裂，可以涂擦鱼肝油。

7. 饮食应以高热量、容易消化、富含营养的食物为主，尽量不吃辛辣或刺激性食物及容易导致过敏的食物，比如鱼虾等。

病案与图谱

患者，女，19 岁。双手臂及双足部风坨丘疹，灼热痛痒不适 3 天，遇热加重。伴口腔溃疡，发热口干，肌肉关节酸痛，便结，3 天未行，小便色黄。舌红，苔薄黄、脉弦数。检查：体温 38.5℃，急性热病容。口腔内右颊部有 2 个绿豆大小红色溃疡糜烂点，双上臂腋窝处大片风坨丘疹，右肘外侧有一柑橘大小深红色圆形紫癜，双足背水肿明显。组织病理检查：表皮下水疱形成，角质形成细胞坏死，基底细胞液化变性，血管周围淋巴细胞浸润。西医诊断：多形红斑；中医诊断：血风疮（热入血分证）。治法：清热凉血，利水消肿。予以五味消毒饮加减：金银花、野菊花、紫花地丁、蒲公英、紫草、生地黄、赤芍、牡丹皮、玄参、白茯苓、泽泻各 12g，生大黄 15g（后下），甘草 6g，7 剂，水煎内服。以侧柏叶、紫草、地榆、白茅根、马齿苋各 30g，煎水湿敷局部皮损处。每天 1 次。治疗 3 天后诸症改善，手足肿胀减轻，5 天后明显好转，1 周后基本痊愈，两个月后皮肤恢复正常。观察 1 年无复发。图 8–1 ～图 8–6 为本案患者治疗前后的图谱。

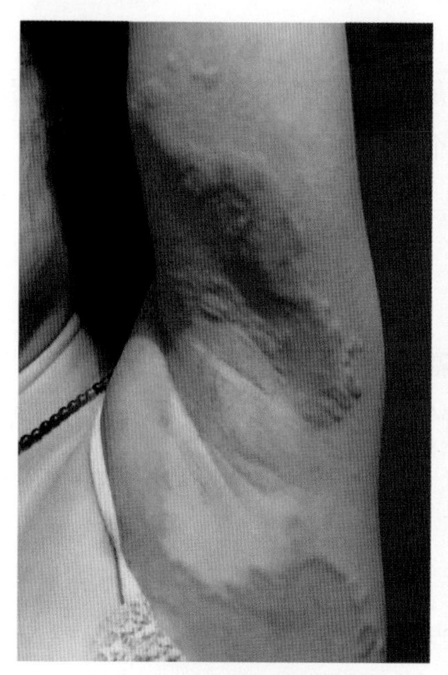

◆图 8–1　前臂多形红斑治疗前

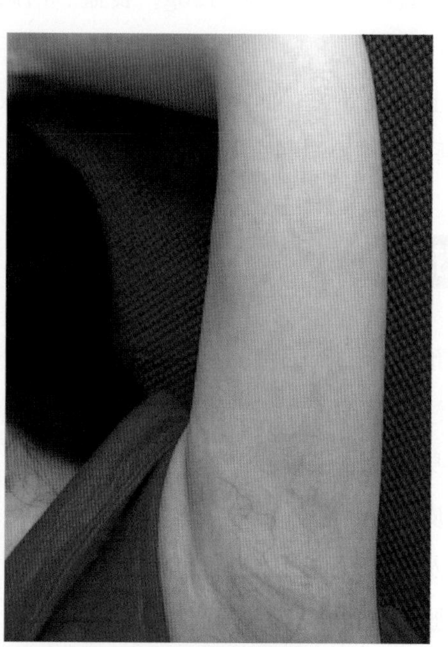

◆图 8–2　前臂多形红斑治愈后

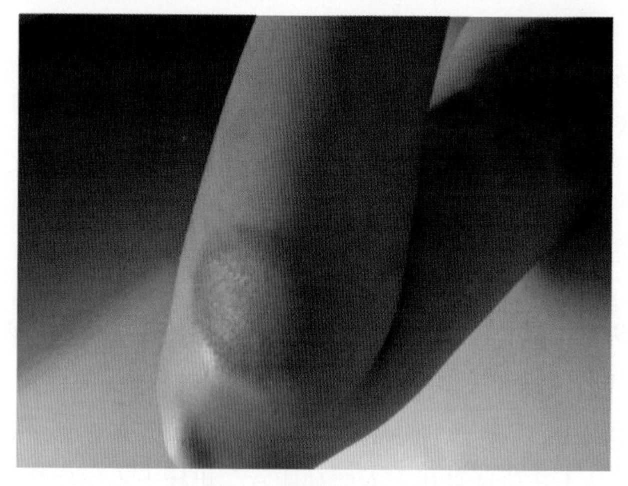

◆图 8–3　手臂多形红斑治疗前

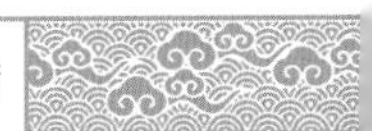

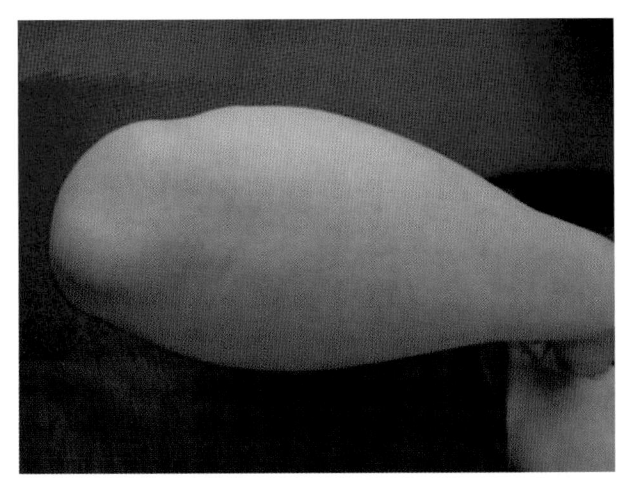

◆图 8-4　手臂多形红斑治愈后

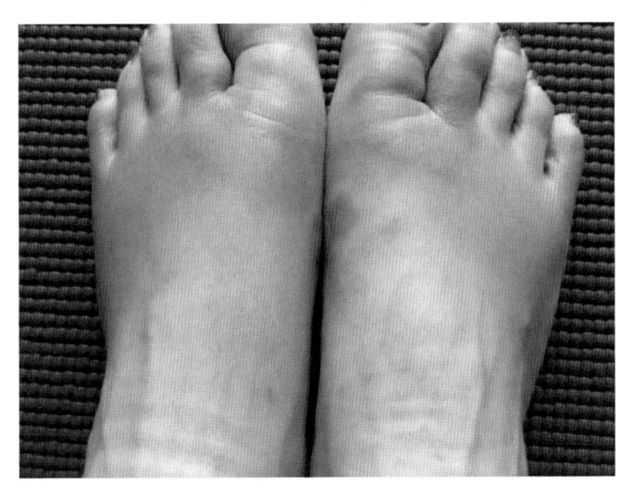

◆图 8-5　双足多形红斑治疗前

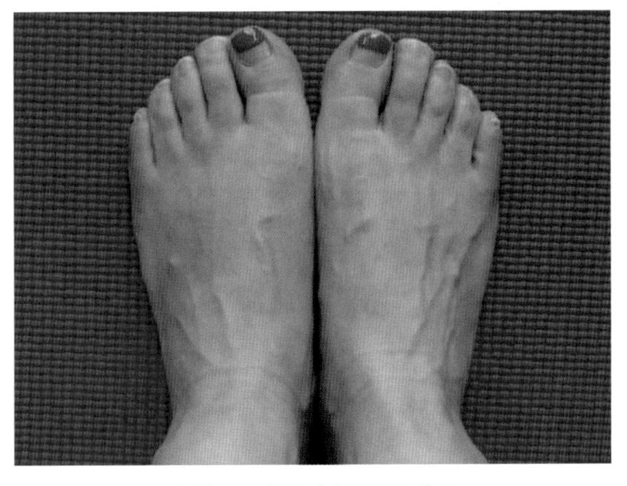

◆图 8-6　双足多形红斑治愈后

第二节　环形红斑

概述

环形红斑不是一个独立的疾病，而是一组以环状或回状红斑为特征的皮肤病，是各种不同原因引起的真皮炎症反应即血管扩张充血或细胞浸润于皮肤的表现。包括单纯性回状红斑、离心性环状红斑、匍行性回状红斑、慢性迁移性红斑和风湿性边缘性红斑等。

病因病机

《诸病源候论》将环形红斑称为“雁疮”“赤游肿”。本病或是风寒之邪，郁于肌肤；或过食辛辣、鱼腥等生风化热之物，而致风热客于肌表，导致营卫失和，气血壅滞，外不透达，聚于肌肤而发；或湿热阻络，气血瘀滞，郁久化热，溢于肌肤；或内蕴湿邪，复感风热之邪，风湿热之邪搏于肌表所致；或因禀性不耐，毒热内攻；或毒热与湿热互结而发。

临床表现

1. 风湿性环形红斑，较少见，呈环形或半环形边界明显的淡色红斑，大小不等。中心苍白，出现在躯干和四肢近端，呈一过性，或时隐时现呈迁延性，可出现数周。多伴有发热、游走性关节痛、血沉增快、抗“O”阳性等风湿热的表现。

2. 离心性环形红斑，为一种呈环状、离心性红斑性皮肤病。诊断要点：①患者以中青年居多，女性多于男性，发病有季节性，夏季多见。②好发于四肢、躯干、手足背等部位。③一个或多个环形损害，边缘潮红稍隆起，轻痒或无症状；皮疹可在1～2周消退，但常反复发作，持续数年。④部分患者伴有关节痛、咽痛、抗“O”阳性等风湿热的表现。

治疗经验

（一）中医内治法

1. 寒湿阻络证

［症状］ 气候寒冷时发生或发作，红斑呈暗红色或紫红色，可有水疱，指（趾）肿胀，患部触之凉，可伴有恶寒，肢冷。舌淡红，苔薄白而润，脉濡缓。

［治法］ 和营祛寒化湿。

［方药］ 桂枝汤合当归四逆汤加减：桂枝 15g，白芍 12g，甘草 6g，生姜 9g，大枣 4 枚，当归 12g，细辛 3g，通草 6g。

2. 湿热蕴结证

［症状］ 红斑颜色鲜红，并见较多的水疱或大疱，常伴发热，咽痛，口干，关节酸痛，大便秘结，小便黄赤。舌偏红，苔薄黄或黄腻，脉滑数或弦滑数。

［治法］ 清热解毒利湿。

［方药］ 茵陈汤合消风散加减：茵陈 18g，栀子 12g，生大黄 6g，当归、生地黄、防风、蝉蜕、知母、苦参、胡麻仁、荆芥、苍术、牛蒡子各 6g，生石膏 12g，木通、甘草各 3g。

3. 火毒炽盛证

［症状］ 起病急，全身泛发红斑、水疱、大疱、糜烂、出血及黏膜损害，伴有高热，畏寒，头痛，呕吐腹泻，关节疼痛，大便秘结，小便黄赤。舌红，苔黄，脉滑数。

［治法］ 清热凉血，解毒利湿。

［方药］ 清瘟败毒饮加减：生石膏 45g，生地黄 6g，黄连 3g，水牛角 20g，栀子 10g，黄芩 10g，连翘 10g，知母 10g，牡丹皮 10g，赤芍 10g，玄参 10g，竹叶 10g，桔梗 6g，甘草 10g，木通 6g。

（二）中医外治法

1. 皮损以红斑、丘疹、水疱、糜烂为主者，治宜清热、收敛、止痒，选用三黄洗剂外擦，每日 3 次。

2. 皮损以水疱大疱为主，破后糜烂、渗出明显者，选用马齿苋 300g 煎水，用纱布沾水湿敷患处。再用青黛膏外涂，每日 4 ～ 5 次。

3. 黄柏、五倍子、熟大黄各 10g，研细末，2 个鸡蛋清调匀搽患处，每日 1 次。

4. 海螵蛸、海金沙各 20g，研末茶油调抹患处，每日 1 次。

5. 干橘皮、莲蓬壳、老丝瓜壳各 30g，烧黑存性。用香油 100mL，调匀外敷患处，每日 1 次。

6. 南瓜叶、马齿苋各 100g，食盐 5g，捣烂外敷患处，每日 1 次。

防护措施

1. 避免发生皮肤损伤，切忌搔抓及摩擦等。

2. 规律饮食，禁饮酒，少食辛辣刺激与肥甘厚腻的食物。

3. 注意皮肤的保湿与清洁，少接触不良刺激物，禁用刺激性的化妆品。

4. 切忌盲目治疗，盲目用药。

病案与图谱

患者，男，28 岁。胸腹部红斑疹 2 天，伴发热，咽痛，口干，关节酸痛，大便秘结，小便黄。舌红，苔薄黄，脉滑数。查体：胸腹部有 10 余个花生至红枣大小的淡红色环形斑疹，斑疹中心呈淡白色，边界明显，分散分布。实验室检查：血清抗“O”阳性。西医诊断：环形红斑；中医诊断：雁疮（湿热蕴结证）。治法：清热解毒，利湿消斑。予以黄连解毒汤合茵陈汤加减：黄连、黄芩、黄柏、生大黄、栀子、茵陈、大青叶、板蓝根、野菊花、土茯苓、泽泻各 12g，甘草 10g。7 剂，水煎内服。用内服中药渣煎水外擦患处，每天 1 次。二诊：发热、咽痛、口干诸症好转，大便畅通。皮肤斑疹变淡，舌淡红，苔薄黄，脉滑。原方去生大黄再进 7 剂。复诊：上方服完后皮疹消退，直至痊愈。3 个月后随访皮肤恢复正常。图 8–7、图 8–8 为本案患者治疗前后的图谱。

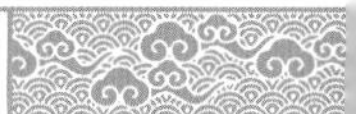

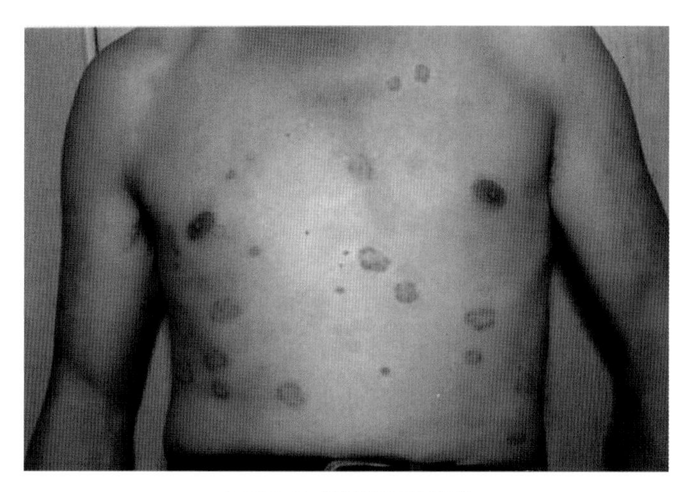

◆图 8-7 环形红斑治疗前

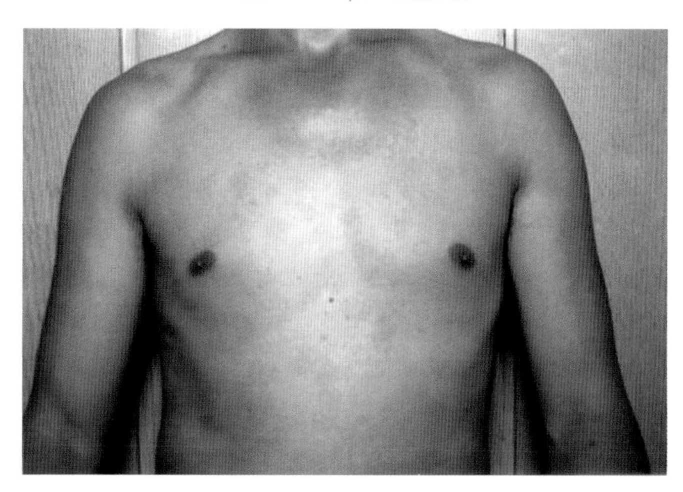

◆图 8-8 环形红斑治愈后

第三节 银屑病

银屑病

概述

银屑病是常见的慢性、复发性、炎症性皮肤病。其特征是出现大小不等的丘疹、红斑，表面覆盖着银白色鳞屑，边界清楚，好发于头皮、四肢伸侧及背部。男性多于

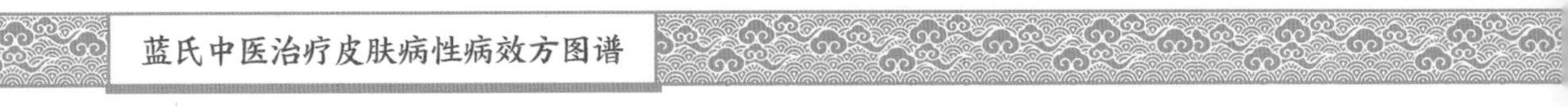

女性。春冬季节容易复发或加重，而夏秋季多缓解。临床上有 4 种类型：寻常型、脓疱型、红皮病型和关节病型。寻常型银屑病最常见，病情较轻。

病因病机

中医学称银屑病为“白疕”“牛皮癣”。本病是因风热湿邪外袭，客于皮肤，入于血分，发于肌肤，阻于经脉；或因情志不畅，郁而化火，饮食不节，湿热内生，火郁而发，达于肌肤，日久气血虚亏，经脉肌肤失养而发病。

临床表现

1. 起病缓慢，易于复发；有明显季节性，一般冬重夏轻；有家族史。

2. 皮损初为针尖至扁豆大的炎性红色丘疹，常呈点滴状分布，迅速增大，表面覆盖银白色多层性鳞屑，状如云母。鳞屑剥离后，可见薄膜现象及筛状出血，基底浸润，可有同形反应。陈旧皮疹可呈钱币状、盘状、地图状等。皮损好发于头皮、四肢伸侧，以肘关节处皮肤多见，常泛发全身，或可见于口腔、阴部黏膜。部分可见指甲病变，轻者呈点状凹陷，重者甲板增厚，光泽消失。发于头皮者可见束状毛发。

3. 组织病理检查显示表皮角化过度、角化不全。角层内有中性多形核白细胞堆积，棘层增厚。表皮突呈规则性向下延伸，真皮乳头水肿呈棒状，乳头内血管扩张，血管周围有炎性细胞浸润。

治疗经验

（一）中医内治法

1. 血热证

[症状] 多见于进行期，皮疹发生及发展迅速，局部潮红，新生皮疹不断出现，鳞屑不能掩盖红斑，自觉瘙痒，伴有心烦易怒，口干舌燥，咽喉肿痛，大便秘结，小便短赤。舌红，苔黄，脉弦滑或数。

[治法] 清热解毒，凉血活血。

[方药] 凉血活血汤加减：生槐花、白茅根、生地黄、鸡血藤各 30g，紫草根、茜草根、丹参各 15g。

2. 血瘀证

［症状］ 此型病情稳定，鳞屑斑基底暗红，鳞屑较厚，甚者为蛎壳状，自觉瘙痒。舌暗红，或有瘀斑，苔薄白，脉沉涩。

［治法］ 祛湿解毒，活血化瘀。

［方药］ 祛湿活血汤加减：土茯苓 30g，茵陈、金银花、连翘、野菊花、玄参各 15g，蒲公英、紫花地丁各 20g，三棱、莪术、赤芍各 10g。

3. 血燥证

［症状］ 消退期，病程较长，无新疹出现，疹色淡红，呈钱币状或融合成片，浸润，脱屑。舌红，少苔，脉沉细。

［治法］ 养血润燥。

［方药］ 血燥方加减：熟地黄 30g，白芍 20g，当归、何首乌、露蜂房、天冬、麦冬、白鲜皮各 15g。

4. 风湿热证（关节型）

［症状］ 红斑泛发，脱屑，皱褶处有潮湿、糜烂，关节红肿疼痛，腹胀，纳呆。舌红，苔黄腻，脉滑数。

［治法］ 清热祛湿，通络止痛。

［方药］ 宣痹汤加减：金银花、防己、薏苡仁、滑石、威灵仙、连翘各 15g，蚕砂、赤小豆皮各 10g。

5. 脓毒证（脓疱型）

［症状］ 在原皮损的基础上出现密集的粟粒大小的脓疮，可融合成为“脓湖”，结脓痂，呈周期性，反复发作，伴发热，心烦口干，大便秘结，小便短赤。舌红或呈沟状舌，苔黄腻，脉滑数。

［治法］ 清热除湿，凉血解毒。

［方药］ 五味消毒饮合黄连解毒汤加减：金银花、连翘、生地黄各 30g，蒲公英、紫花地丁、野菊花、黄芩各 15g，黄连、黄柏各 10g，甘草 6g。

（二）中医外治法

1. 蒲公英、白芷、野菊花、蛇床子、千里光各 50g，生大黄、黄柏、苦参、虎杖各 120g，石菖蒲、薄荷各 30g，红花、枯矾各 10g。将上述除枯矾外的药物加水 200L，煮 20 分钟，滤渣后倒入浴缸中，加入枯矾溶化，待温后做全身药浴，每次 30 分钟，每日 1 次，连续 4 周为 1 个疗程。

2. 血竭 25g，95%酒精 500mL，制成血竭酊。药液外涂患处，每日 2 ～ 3 次。

3. 针灸拔罐。取大椎、陶道，双侧肝俞、脾俞，先用三棱针点刺，然后拔罐，留罐 5 ～ 10 分钟，起罐后放血 0.3 ～ 0.5mL，再取胸 5 ～胸 6、腰 1 ～腰 2 双侧夹脊穴，电针 20 分钟。隔日 1 次，15 次为 1 个疗程。

4. 白鲜皮、土槿皮、百部、木鳖子、蛇床子各 30g，枯矾、硫黄各 20g，冰片、樟脑各 5g，老陈醋 1000mL，将药物捣碎放在醋中浸泡 1 周。以棉签蘸药液外搽患处，每日 2 次。

5. 雄黄、硫黄、樟脑、明矾各 30g，枯矾、斑蝥各 15g，白醋 500mL，将上药入醋泡 1 周。以棉签蘸药液搽患处，每日 1 次。

6. 皮癣灵，蛇床子、百部、木槿皮各 15g，硫黄、樟脑、冰片各 2g，斑蝥 5 个。上药入米醋 150mL 泡 1 周，搽患处，每日 3 次。

7. 耳背放血。寻找两耳背后浅表毛细血管，用毫针点刺少量出血，并在耳部按摩，使之出血约 1 分钟，然后用消毒棉球压迫止血，每 5 天 1 次，连续 1 个月为 1 个疗程。

8. 珍珠母、海螵蛸、白鲜皮、五灵脂各 10g，硫黄、枯矾各 4g，血竭、冰片各 2g，诸药共研细末，调陈醋 200mL 涂患处，每日 3 次。

9. 川槿皮 50g，大枫子 50g（去皮壳），海桐皮、蛇床子、白鲜皮、苦参各 25g，以上诸药粉碎，用 75% 酒精 4000mL，加热浸泡 3 天，后加入樟脑 50g，水杨酸粉 20g，拌动搅匀。每日 2 次，涂患处。

防护措施

1. 皮损消退后，不能突然停药，要逐渐减少药量，防止病情复发。

2. 消除导致精神紧张因素，尽量控制情绪，保持心情平静，必要时可适量服用镇静剂。

3. 避免过于疲劳，注意休息。

4. 尽量避免使用抗疟药、β 受体阻滞剂等药物。

5. 尽可能避免感冒、扁桃腺炎、咽炎的发生。

6. 避免居住潮湿、淋雨、涉水、冒风寒及曝晒等。

病案与图谱

患者，女，15 岁。胸腹部皮疹瘙痒 5 年。有白色皮屑脱落。伴心烦，咽干不欲饮，月经延迟，色暗有瘀块，饮食、二便如常。舌暗红，有瘀斑，苔白，脉沉涩。检查：胸腹部有多个大小不等灰白色斑丘疹块，基底暗红，鳞屑较厚，轻刮表皮鳞屑薄膜，红斑表面有小出血点。奥斯皮茨征阳性。西医诊断：银屑病；中医诊断：白疕（湿毒内蕴，血瘀络脉证）。治法：祛湿解毒，活血化瘀。予以祛湿活血汤加减：土茯苓 30g，茵陈、金银花、连翘、野菊花、玄参各 15g，蒲公英、紫花地丁各 20g，三棱、莪术、赤芍各 10g。30 剂为 1 个疗程。配合雷公藤多苷片（规格：每片 10mg）治疗，每次 20mg，每日 3 次，饭后服用。予红藤、鸡血藤各 250g 煎水外洗患处，每天 1 次。二诊：皮疹变薄，皮屑减少，月经规律，血、尿常规和肝肾功能指标正常，继续原治疗方案 1 个疗程。三诊：除腹部留有浅色沉着斑痕外，上症基本治愈。图 8–9、图 8–10 为本案患者治疗前后的图谱。

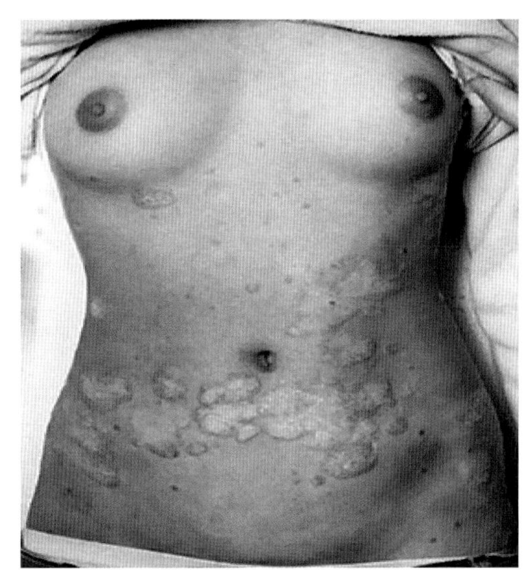

◆图 8–9　银屑病治疗前

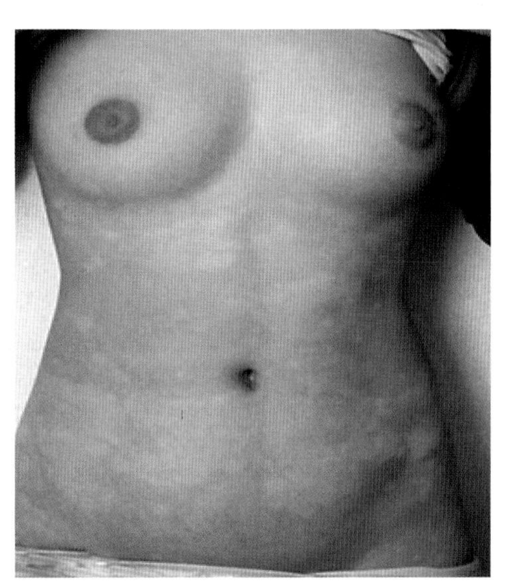

◆图 8–10　银屑病治愈后

第四节　副银屑病

概述

副银屑病又称为急性苔藓样糠疹，是一组较为少见的皮肤病。无明显自觉症状，病程长。急性苔藓样糠疹发作时为泛发性红色或棕色鳞屑性扁平丘疹，常有坏死、水疱和出血。皮疹成批发生，检查时往往同时发现处于不同发展阶段的皮损。分为点滴型、斑块型、苔藓样型与痘疮样型等 4 种类型。

病因病机

副银屑病类似于中医学中的“白疕”。本病是因风热湿邪外袭，客于皮肤，入于血分，发于肌肤，阻于经脉；或因情志不畅，郁而化火，饮食不节，湿热内生，火郁而发，达于肌肤，日久气血亏虚，经脉肌肤失养而干枯脱屑。

临床表现

1. 副银屑病的鳞屑较薄，基底炎症轻微，多无或仅有轻微瘙痒。
2. 发病部位不定，但一般不累及头面部、掌趾部位和黏膜。
3. 皮损特点为红斑、丘疹、浸润、脱屑，伴有轻微瘙痒，一般无薄膜和点状出血。
4. 组织病理检查显示非特异性炎症，不具备银屑病的典型病理学改变。

治疗经验

（一）中医内治法

1. 血热证

［症状］ 新出皮疹不断增多，皮损潮红，有泛发性红色或棕色鳞屑性扁平丘疹，

瘙痒，伴有尿黄，便干。舌红，苔薄黄或白，脉弦滑或数。

［治法］ 凉血解毒。

［方药］ 犀角地黄汤加减：水牛角 20g（先煎），生地黄，玄参各 12g，牡丹皮、土茯苓、生槐花、紫草、白鲜皮、赤芍各 10g，甘草 6g。

2. 血燥证

［症状］ 皮损淡红，干燥脱屑，伴有皲裂，口干咽燥。舌淡，苔少或薄白，脉缓或沉细。

［治法］ 养血解毒。

［方药］ 当归饮子加减：当归、丹参、生地黄、金银花、连翘、大青叶、麦冬、玄参各 10g，鸡血藤 12g，甘草 6g。

3. 血瘀证

［症状］ 皮损肥厚浸润，经久不退，颜色暗红，鳞屑附着紧密，女性可有痛经。舌紫暗，或有瘀点、瘀斑，苔白，脉涩或细缓。

［治法］ 活血解毒。

［方药］ 桃红四物汤加减：红花 3g，桃仁、当归、生地黄、赤芍、川芎、丹参、三棱、莪术各 10g，鸡血藤、白花蛇舌草各 15g。

（二）中医外治法

1. 野菊花、蒲公英、白薇、苍术各 30g。加水 1500mL，煎成 1200mL，凉后，外擦洗患处，每日 1 次。

2. 水仙花叶、根共 250g，捣烂如泥，纱布包，外涂擦患处，每日 1 次。

3. 鲜松树枝 300g，加清水 500mL 浓煎至 250mL 去渣。先用生姜擦患处，后用上药液反复涂擦患处，每日 2 次。

4. 木鳖子、白鲜皮、土槿皮各 20g，枯矾、冰片各 5g，老陈醋 1000mL，将药物捣碎放入醋中浸泡 1 周。以棉签蘸药液外搽患处，每日 2 次。

5. 苦参、蛇床子、土茯苓各 20g，川椒、白矾各 5g（溶化），煎水 2500mL，外洗患处，每日 1 次。

6. 针刺法：取大椎、曲池、合谷、血海、三阴交、陶道、肩中俞、肝俞、脾俞等穴位，采用泻法。留针 20 ～ 30 分钟，隔日 1 次。

防护措施

1. 劳逸结合，保持良好的精神状态，避免情绪的过度紧张或焦虑。
2. 增强体质，避免受寒，预防感冒，防止扁桃体炎等感染性疾病及外伤。
3. 食物多样化，戒烟酒，忌鱼腥，忌辛辣。

病案与图谱

患者，女，17 岁。颈肩胸腹部淡红斑 3 年。日久颜色转为暗红褐色，无明显痛痒。伴咽干，小便黄，痛经有瘀块。舌有瘀点，苔白，脉细涩。检查：左侧从颈至胸腹部有多块大小不等、形状不一的褐色斑疹，鳞屑附着紧密，轻刮鳞屑红斑表面无出血点，奥斯皮茨征阴性。西医诊断：副银屑病；中医诊断：白疕（气血瘀阻证）。治法：活血通经祛瘀。予以桃红四物汤加减：桃仁、红花、当归、川芎、熟地黄、赤芍、牡丹皮、丹参、三棱、莪术、红藤各 10g，栀子 12g。10 剂，水煎内服。外用方：苦参、蛇床子、土茯苓、川椒各 25g，水煎，外洗患处，每日 1 次。二诊：皮疹褐色明显减退，咽干，舌瘀点稍淡，苔白，脉细。继服 10 剂。1 个月后复诊：皮疹已不明显，痛经缓解，无瘀块，基本治愈。图 8–11、图 8–12 为本案患者治疗前后的图谱。

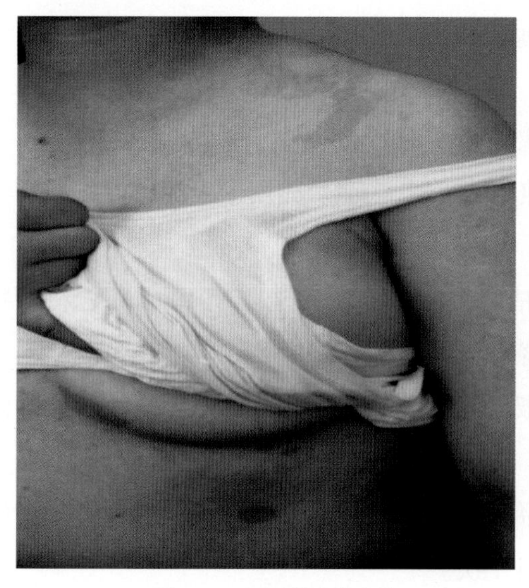

◆图 8–11　副银屑病治疗前

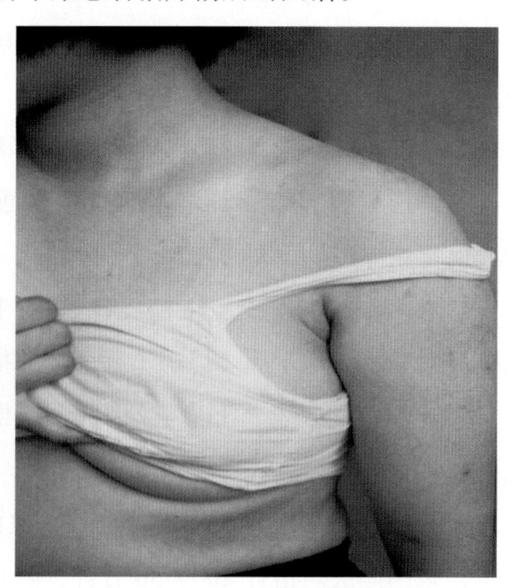

◆图 8–12　副银屑病治愈后

第五节　扁平苔藓

概述

扁平苔藓是一种较为少见的丘疹鳞屑性皮肤病，属一种慢性、浅在性、炎症性黏膜角化性病变，又称为扁平红苔藓。可以单独发生于口腔或皮肤，也可皮肤与黏膜同时罹患。皮损除发生于口腔外，也可见于生殖器、指甲与（或）趾甲，但较少见。

病因病机

扁平苔藓表现与中医学“紫癜风”相似，故称为“紫癜风”“牛癣”。本病是因素体阴血不足，脾失健运，蕴化不足，复感风邪，风湿客于肌肤腠理，凝滞于血；或因肝肾不足，阴虚内热，虚火上炎于口而致病。

临床表现

1. 本病多见于 30 ～ 60 岁成人，儿童和老人少见，女性略多于男性。

2. 皮损特点为紫红色、暗红色或红褐色针头至扁豆大小的多角形扁平丘疹，边缘境界清楚，表面覆有一层薄的、蜡样光泽的黏着性鳞屑，有时可见中央微凹，或有细小角栓，丘疹表面有灰白色斑点及互相交错的网状条纹，称 Wickham 纹，如用液体油类涂拭后则显得更为清晰。皮损初发时为红色斑点，几周后形成紫红色丘疹，有时可在短期内迅速发展、播散。皮损可互相融合，呈大小形状不一的苔藓状斑片，周围有散在皮疹，急性期搔抓后出现线状同形反应。皮疹可发生于全身各处，常对称发生，以四肢屈侧、股内侧、腘窝、臀及腰部为多见，颈部也常发生。自觉瘙痒程度不一，可为剧烈瘙痒，少数无自觉症状。

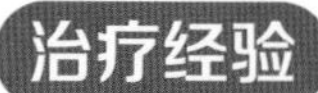

治疗经验

（一）中医内治法

1. 风湿蕴阻证（发于皮肤）

［症状］ 皮肤呈斑丘疹，或融合成片，或呈条带状，表面呈紫红色、光滑、剧痒。口不渴，女性白带多。舌淡红，体胖大，苔薄白或微腻，脉缓。

［治法］ 祛风利湿，活血通络。

［方药］ 二妙散加味：黄柏 10g，苍术 10g，丹参 15g，鸡血藤 30g，赤芍 10g，僵蚕 10g。

2. 虚火上炎证（发于口腔）

［症状］ 口腔有皮疹，呈乳白色，或为糜烂，伴有头昏，多梦，记忆力减退。舌边尖红，苔薄白，脉沉细而缓。

［治法］ 补益肝肾，滋阴降火。

［方药］ 知柏地黄丸加减：知母、黄柏、熟地黄、牡丹皮、泽泻、山药、山茱萸、茯苓各 10g，沙参 30g，麦冬 10g，玄参 15g，女贞子 10g。口腔糜烂重者，加金莲花、金果榄各 10g。

（二）中医外治法

1. 牡丹皮、百部各 100g，白酒 300mL，浸泡 1 周后外擦患处，每日 2 次。

2. 炉甘石 100g，青黛 10g，冰片 5g，泡醋 300mL，外涂患处，每日 2 次。

3. 苦参、白蒺藜、大青叶、野菊花、白鲜皮各 30g，煎水 2000mL 外洗患处，每日 1 次。

4. 皂角刺、生大黄、荆芥各 25g，白矾 5g（溶化），加水 1000mL，煎成 500mL，擦洗患处，每日 1 次。

5. 威灵仙、蛇床子、当归、苦参各 25g，煎水 1500mL，外洗患处，每日 1 次。

6. 口腔皮疹者用金银花、玄参、生地黄各 20g，煎水 600mL，每日漱口 3 次。

7. 体针取侠溪、中渚穴针刺；耳针取神门、交感、皮质下及压痛点。每日 1 次。

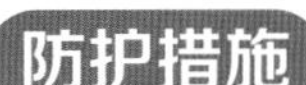

防护措施

1. 劳逸结合，加强锻炼，提高机体免疫力。

2. 病情活动期，要节制性生活。

3. 预防感冒，积极防治各种感染性疾病，如急性扁桃腺炎、肺部感染、肠道感染等。

4. 戒烟、戒酒。

病案与图谱

患者，男，43 岁。双小腿胫前生长小丘疹瘙痒 10 多年。口腔黏膜有乳白色斑疹，伴有头昏乏力，咽干心烦，腰膝酸软。舌边尖红，苔白，脉沉细。检查：口腔两侧颊部黏膜有数个 3mm×10mm 大小形状不一、表面光滑的白色斑点，双下肢胫前有褐红色针头至粟米大小的多角形扁平丘疹。用液体石蜡涂搽后可见灰白色网状损害和威克姆纹。西医诊断：扁平苔藓；中医诊断：紫癜风（肝肾阴虚，虚火上炎证）。治法：补益肝肾，滋阴降火。予以知柏地黄汤加减：知母、熟地黄、黄柏、山茱萸、山药、牡丹皮、茯苓、泽泻、沙参、麦冬、玄参、女贞子各 10g。30 剂为 1 个疗程，水煎服。其他治疗方法：①金银花、黄连、生地黄煎水漱口，每日 1 次。②双足胫部用红藤、鸡血藤各 150g，煎水 1500mL，外洗患处，每日 1 次。③外用牛黄晶治疗。牛黄、当归、牡丹皮、血竭、川芎、赤芍、续断各 10g，以上诸药研极细粉用白醋 250mL 浸泡 2 周，过滤去渣，药液外用双足胫部患处，每日 1 次。二诊：头昏乏力与腰膝酸软均有改善，口腔两侧白色斑点面积略有缩小，双足胫皮疹稍有变平，颜色变淡。舌淡红，苔白，脉沉弦。继续原治疗方案 1 个疗程。三诊：口腔两侧白色斑点面积缩小，双足胫皮疹颜色变淡。舌淡红，苔白，脉弦。继续治疗 1 个疗程，患者诉无头昏乏力与腰膝酸软，口腔白色斑点范围明显缩小，双足胫皮疹变平，颜色变淡，有褐色色素沉着，基本治愈。图 8–13、图 8–14 为本案患者口腔扁平苔藓白斑治疗前的图谱。图 8–15、图 8–16 为本案患者左下肢胫前扁平苔藓治疗前后的图谱。

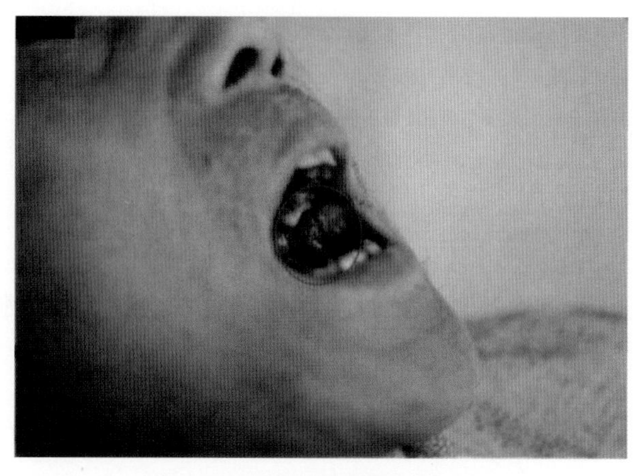

◆图 8-13　扁平苔藓口腔白斑治疗前

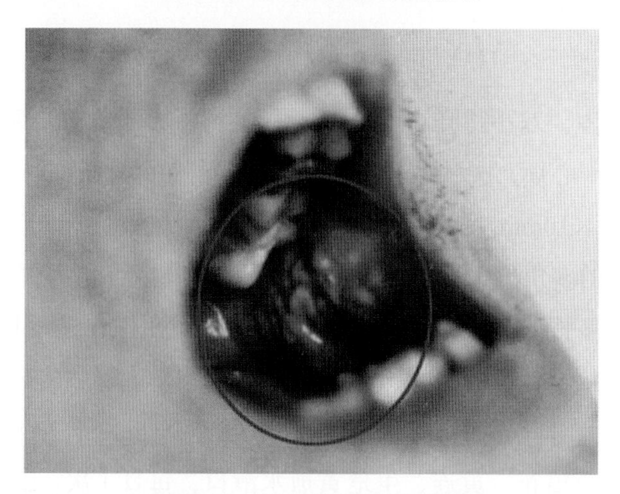

◆图 8-14　扁平苔藓口腔白斑放大图

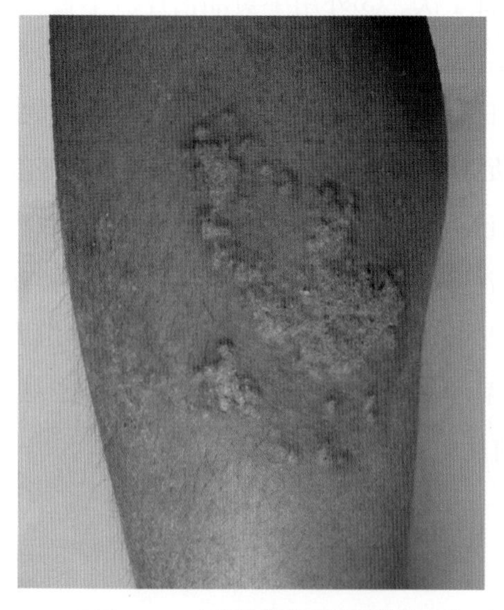

◆图 8-15　左下肢胫前扁平苔藓治疗前

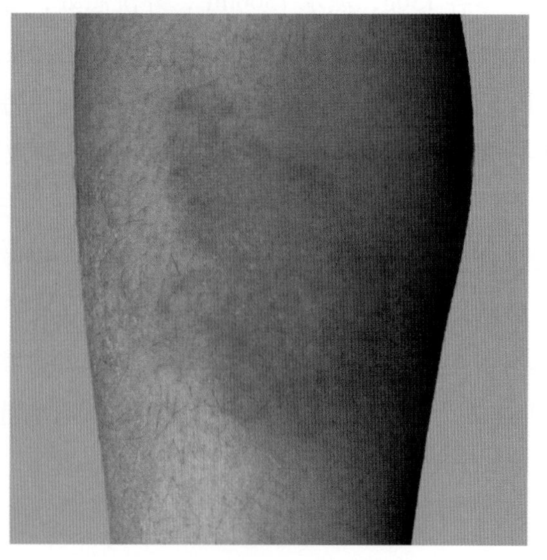

◆图 8-16　左下肢胫前扁平苔藓治愈后

第六节　玫瑰糠疹

概述

玫瑰糠疹是指皮肤出现斑疹、脱屑如糠秕之状，四周浅红呈玫瑰色的急性皮肤病。皮疹红色或黄褐色斑片，圆形或椭圆形，其长轴与皮纹一致，上覆糠秕状鳞屑。

病因病机

中医学称玫瑰糠疹为“风热疮”“血疳疮”“风癣”“母子疮”等。本病是因过食辛辣炙煿之品，或情志抑郁化火，导致血分蕴热，热伤阴液而化燥生风，复感风热外邪，内外合邪，风热凝滞，郁闭肌肤，闭塞腠理而发病。

临床表现

1. 本病多发于青年人或中年人，以春秋季多发。

2. 临床特征为淡红色或黄褐色圆形或椭圆形斑，其长轴与皮纹一致，上覆有糠秕状鳞屑，先有母斑后有子斑。皮损分布以躯干和四肢近端为主，呈对称性。少数患者的皮损仅限于头颈部或四肢部。病程有自限性，一般 4 ～ 6 周可自行消退，但也有少数患者病程长达 2 ～ 3 个月，甚至更长时间。可伴有不同程度的瘙痒。

治疗经验

（一）中医内治法

1. 风热蕴肤证

［症状］ 发病急骤，皮损呈圆形或椭圆形淡红斑片，中心有细微皱纹，表面覆有

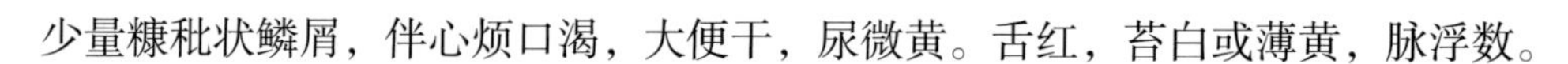

少量糠秕状鳞屑，伴心烦口渴，大便干，尿微黄。舌红，苔白或薄黄，脉浮数。

［治法］ 疏风清热止痒。

［方药］ 消风散加减：当归、生地黄、防风、蝉蜕、苦参、胡麻仁、荆芥、苍术、牛蒡子各10g，甘草6g。瘙痒甚者，加白鲜皮、地肤子各10g；心烦口渴甚者，加石膏15g，知母10g。

2. 风热血燥证

［症状］ 斑片鲜红或紫红，鳞屑较多，瘙痒剧烈，伴有抓痕、血痂。舌红，苔少，脉弦数。

［治法］ 凉血清热，养血润燥。

［方药］ 凉血消风汤加减：生地黄12g，黄芩、金银花、荆芥、防风、栀子、白芍、黄柏、黄连、当归尾、天花粉各10g，升麻、薄荷、蝉蜕、甘草各6g。血热甚者，加水牛角30g。

（二）中医外治法

1. 鲜皮苦参洗剂。白鲜皮30g，苦参30g，威灵仙9g，苍术9g，黄柏9g，白矾9g（溶化）。煎水2000mL，外洗患处，每日1次。

2. 苦参、蛇床子，土茯苓，川椒各15g，白矾5g。煎水2000mL，外洗患处，每日1次。

3. 忍冬藤、栀子、白蒺藜、大青叶、野菊花、白鲜皮、蒲公英各30g。煎水2000mL，外洗患处，每日1次。

4. 硫黄、雄黄、蛇床子各10g，煅密陀僧6g。共研成细末，用米醋200mL，调匀搽患处，每天3次。

5. 白鲜皮、刺蒺藜各50g，研成极细末，用陈醋250mL调和，以手指沾药液推搽患处。每日3次。

6. 鲜生姜30g，米醋100mL。将生姜捣碎，放入米醋内浸泡12小时，用棉签蘸药水涂患处，每日3次。

防护措施

1. 皮肤保湿。

2. 避免刮伤、烫伤等意外伤害。

3. 勤洗澡，勤剪指甲。

4. 注意饮食调养，严格忌口。

5. 注意精神调养。

病案与图谱

患者，男，23岁。胸腹背部皮肤红斑皮疹瘙痒1周。伴头痛恶风，心烦少寐，咽干口渴，小便黄。舌红，苔薄黄，脉浮数。检查：颈胸腹部及上肢近心端有大片圆形或椭圆形淡红斑皮疹，皮损中心有细微皱纹，表面有少量糠秕状鳞屑性斑片。西医诊断：玫瑰糠疹；中医诊断：风热疮（风热蕴肤证）。治法：疏风清热止痒。予以消风散加减：羌活、防风、荆芥、川芎、金银花、连翘、蒲公英、蝉蜕、知母、苍术、牛蒡子各10g，甘草6g。4剂水煎内服。配合中药外洗方：地肤子、蛇床子、川椒、白鲜皮各50g，煎水2500mL，外洗患处，每日1次，每次20分钟。二诊：患者已无头痛恶风与咽干口渴，皮疹变淡，舌淡红，苔薄白，脉弦。嘱停药，回家调养即可。两个月后随诊，皮肤色素斑消失恢复正常肤色。图8–17、图8–18为本案患者治疗前后的图谱。

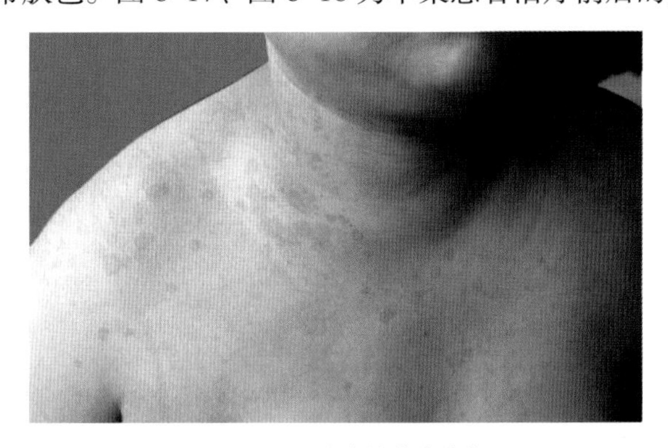

◆图8–17　玫瑰糠疹治疗前

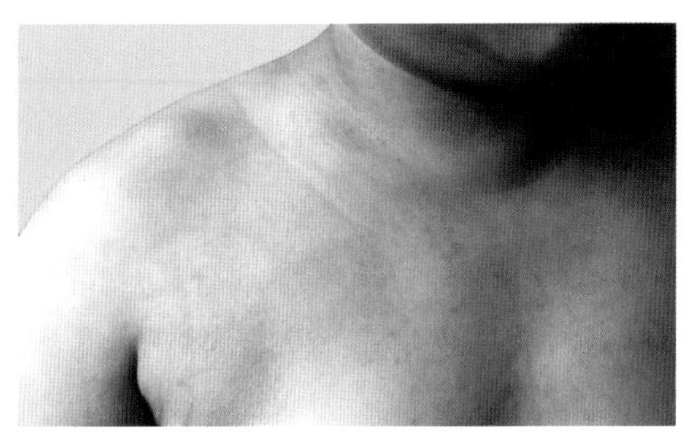

◆图8–18　玫瑰糠疹治愈后

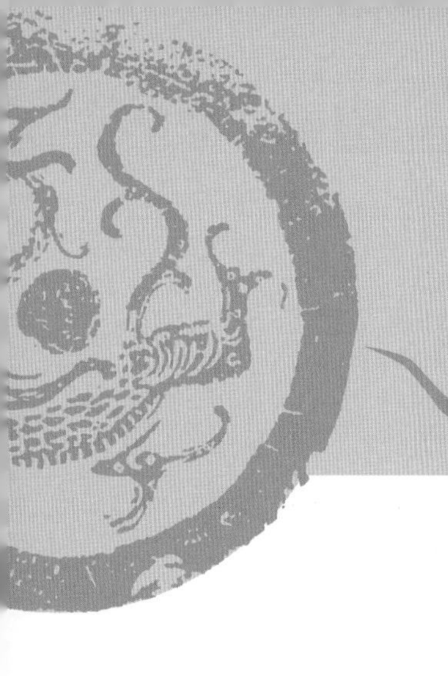

第九章　物理性皮肤病

第一节　粟粒疹

概述

粟粒疹是由于人体在高温闷热环境中出汗过多且不易蒸发，致使汗腺导管口阻塞，汗液潴留后汗管破裂而引起汗液外溢渗入周围组织引起的浅表性炎症反应。包括4种类型：白痱或晶形粟粒疹、红痱或红色粟粒疹、脓痱或脓疱性粟粒疹、深痱或深部粟粒疹。

病因病机

粟粒疹又名痱子，中医学称为“痤疿”“热痱”。本病多因夏日蕴湿，复感暑邪，熏蒸皮肤，闭于毛窍，汗出不畅，致使汗液潴留于皮肤所致；也有因食滞、外感暑热之邪而发生本病。

临床表现

1. 红痱。①于高温、闷热天气发病；②皮损为针状大小的炎症性丘疹和丘疱疹，密集而不融合；③好发于前额、鼻、颈胸、背等处。

2. 白痱。①突然高热而大量出汗或长期卧床者易发病；②皮损为非炎症性针头大、薄壁、半透明水疱，常无自觉症状；③好发于胸腹部。

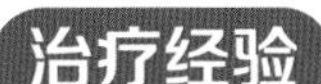

治疗经验

（一）中医内治法

1. 暑湿蕴结证

［症状］ 皮肤潮红，有密集成片的粟粒大小丘疹、丘疱疹，剧痒，心烦口渴，尿黄。舌红，苔黄或腻，脉滑数。

［治法］ 清暑利湿，散热解毒。

［方药］ 藿苓清暑汤加减：香薷 6g，芦根 30g，茵陈 15g，藿香 10g，黄芩 10g，竹叶 10g，滑石 20g，荷梗 10g，薏苡仁 30g，西瓜翠衣 10g，甘草 10g。

2. 湿热郁蒸证

［症状］ 久病卧床或高热汗出不解，胸腹有水晶状粟粒大小水疱，色白透明，发热身重，胸闷呕恶，大便燥结，小便赤。舌红，苔黄，脉数。

［治法］ 清热利湿，透表散热。

［方药］ 三仁汤加减：杏仁 10g，滑石 20g，通草 10g，竹叶 10g，香薷 10g，黄连 10g，厚朴 10g，藿香 10g，冬瓜皮 15g，薏苡仁 30g，茯苓 10g。

3. 暑湿夹毒证

［症状］ 皮疹色红，兼有脓疱，痒痛相兼，心烦口渴，便结溲赤。舌红，苔黄腻，脉滑。

［治法］ 清暑解毒。

［方药］ 五味消毒饮合黄连解毒汤加减：金银花 15g，连翘 15g，黄连 10g，黄芩 10g，生地黄 30g，野菊花 15g，栀子 10g，牡丹皮 15g，茅根 15g，藿香 10g，生石膏 30g，甘草 10g。

（二）中医外治法

1. 马齿苋 30g，煎水 1000mL，外洗患处，后撒痱子粉，每日 1 次。

2. 蒲公英 30g，败酱草 30g，车前草 15g，煎水外洗患处，每日 1 次，适用于有脓疱者。

3. 用黄瓜切断面涂擦痱子患处，每天 2 ～ 3 次，数日见效。

4. 绿豆 100g，滑石粉 50g，冰片 1g。绿豆、冰片研细粉与滑石粉混匀，外撒患处，每日 3 次。

5. 鲜青蒿、鲜薄荷叶各 100g。捣烂取汁擦患处，每日 1 次。

6. 鲜荷叶 250g，煎水 1000mL，外洗患处，每日 1 次，洗后擦干患处，撒痱子粉。

防护措施

1. 讲究卫生，勤洗澡，保持汗腺管畅通。
2. 注意炎夏的降温措施。
3. 保持皮肤干燥。

病案与图谱

患者，女，37 岁。暑天闷热时节，胸腹部皮肤出现疹子，刺痒不适 3 天。伴心烦少寐，口干喜冷饮，小便黄，大便结。舌淡红，苔薄黄，脉弦数。体查：腰腹部皮肤潮红，有密集成片粟粒大小丘疹。西医诊断：粟粒疹；中医诊断：痤疿（暑湿蕴结证）。治法：清暑利湿，散热排毒。予以薷苓清暑汤加减：香薷 6g，茯苓 10g，藿香 6g，麦冬 10g，芦根 20g，泽泻 10g，竹茹 6g，荷梗 10g，砂仁 6g，薏苡仁 20g，西瓜翠衣 10g，滑石 10g，甘草 6g。4 剂，水煎内服。予青蒿、艾叶各 200g，煎水 1500mL，外洗患处，每日 1 次。六一散加冰片调匀外用患处，每日 2 ～ 3 次。治疗 3 天后症状明显减轻，1 周后痊愈。图 9-1、图 9-2 为本案患者治疗前后的图谱。

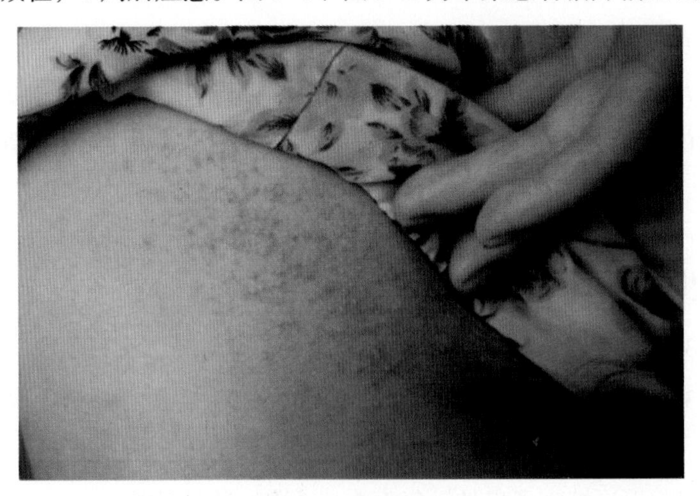

◆图 9-1　粟粒疹治疗前

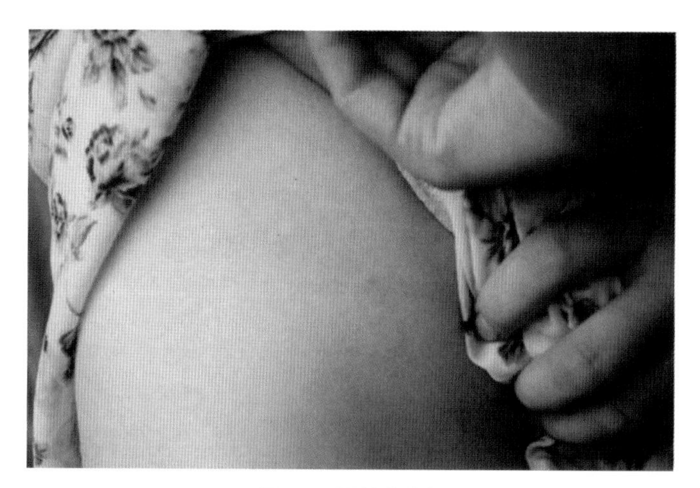

◆图 9–2　粟粒疹治愈后

第二节　夏季皮炎

概述

夏季皮炎是由于夏季炎热导致躯干、四肢出现散在或聚集的红色小丘疹，患者自觉瘙痒，常因搔抓而伴有皮肤抓痕、血痂、色素沉着。天气转凉后，皮疹自然减退好转，但多数患者第 2 年夏季复发。

病因病机

夏季皮炎，中医学称之为“暑热疮”。暑为夏令主气，属阳邪，由火热之气所化。夏令暑蒸炎热，腠理易疏，暑热夹湿外侵，与内蕴湿热相感，蕴于肌肤而生此病。

临床表现

1. 多见于成年人，发病多在炎热夏季，与气温和湿度相关，秋凉后自愈，每年夏

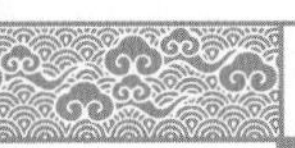

季有类似病史。

2. 皮损好发于两小腿胫前区皮肤，表现为红斑、小丘疹、丘疱疹、抓痕、血痂、淡褐色色素沉着，伴剧痒。

治疗经验

（一）中医内治法

暑热湿阻证

［症状］ 发于盛夏，皮肤潮红或成片的斑丘疹或丘疹，瘙痒剧烈，尤以热后为甚，抓之无滋水流出，可见抓痕、血痂，伴烦躁、夜寐不安、口干、胸闷、尿黄短涩。舌红，苔黄，脉弦。

［治法］ 清暑利湿，除热止痒。

［方药］ 荷叶青蒿汤：荷叶 9g，青蒿 9g，薏苡仁 30g，桑叶 9g，滑石 15g，淡竹叶 9g，杭菊花 12g，扁豆花 6g，蝉蜕 6g，佩兰 6g，甘草 3g。

（二）中医外治法

1. 薄荷 20g，煎水 100mL，加入三黄洗剂，外涂搽患处，每日 3 次。

2. 六一散合冰片 2g，共研粉，外撒患处，每日 3 次。

3. 青蒿、苦参各 90g，煎水 2000mL，外洗患处，每日 1 次。

4. 黄连、大黄、黄柏、滑石粉各 15g，冰片 3g，共研细末，外撒患处，每日 3 次。

5. 鲜马齿苋 30g，加食盐 3g，捣烂外敷患处，每日 2 次。

6. 鲜荷叶、鲜青蒿各 50g，捣烂外敷患处，每日 1 次。

7. 蛇床子、地肤子、豨莶草、野菊花各 30g，煎水 2000mL，外洗患处。每日 1 次。

防护措施

1. 皮肤清洁干燥。

2. 避免穿不透气的衣裤，以透气性好、吸汗、样式宽松的纯棉衣服最佳。

3. 皮损处用清水冲洗，水不能烫，更不能用盐水烫皮肤。

4. 避免强刺激，如搔抓。

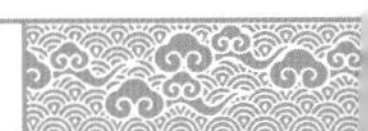

病案与图谱

患者，男，63岁。天气酷热时节，全身皮肤红疹瘙痒1周。伴烦躁口干，夜寐不安，心烦气短，乏力神差，便结尿黄。舌红，苔黄，脉弦数。检查：颈部、躯干、四肢皮肤均为成片的红色斑丘疹。西医诊断：夏季皮炎；中医诊断：暑热疮（暑热湿阻证）。治法：清暑益气，养阴生津。予以王氏清暑益气汤：西洋参3g，黄连6g，石斛、麦冬、竹叶、荷梗、知母各10g，粳米、西瓜翠衣各20g，甘草6g。5剂，水煎内服。青蒿、荷叶、淡竹叶、野菊花各100g，薄荷50g，煎水洗澡，每日1次。服完5剂后觉热退身凉，痒止神安，皮疹转为淡红。嘱无须再服药。注意天热安居阴凉处不要外出，保持皮肤干爽，不久皮疹全消而愈。图9-3、图9-4为本案患者治疗前后的图谱。

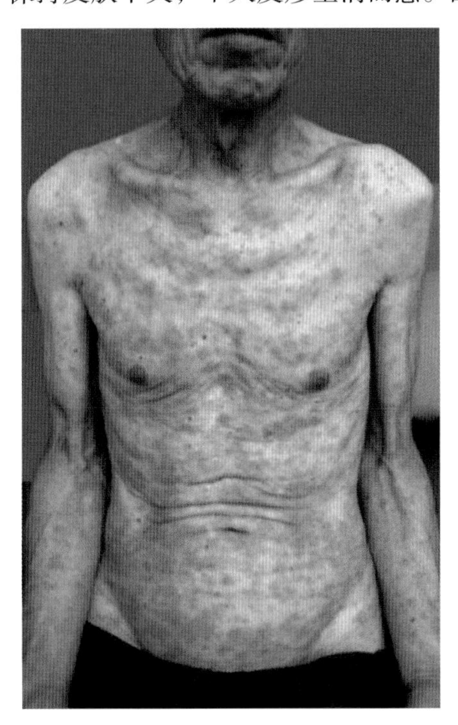

◆图9-3　夏季皮炎治疗前

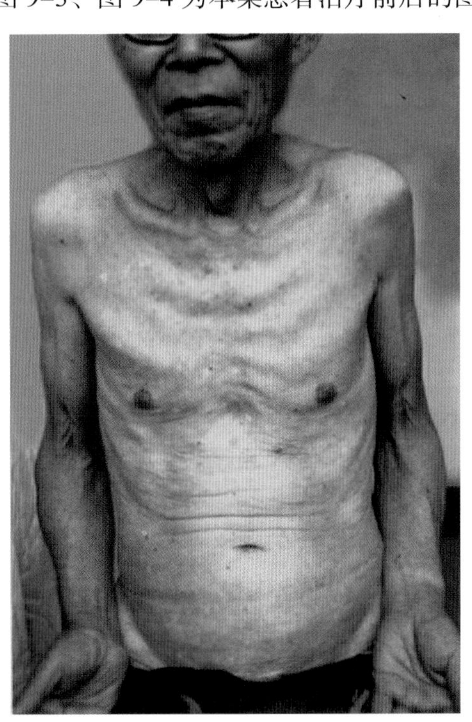

◆图9-4　夏季皮炎治愈后

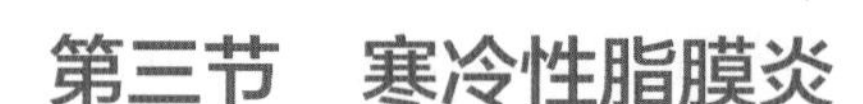

第三节　寒冷性脂膜炎

概述

寒冷性脂膜炎是由于寒冷刺激局部皮下脂肪组织而引起的局限性脂肪损伤，发生皮下脂膜炎。寒冷性脂膜炎主要为皮下结节或斑块，表面温度降低，颜色为青红色或青紫色，质地较硬，有触痛。

病因病机

寒冷性脂膜炎，中医学称之为“寒疮”。本病多因禀赋不耐，风寒外袭，以致营卫不和，寒凝血滞而成；亦可因药物及鱼、虾、蟹类食物过敏等引起。

临床表现

1. 常发生于冬春季。

2. 皮疹好发于大腿、臀部两侧等部位，常对称发生。皮疹典型表现为豌豆大至硬币大之圆形的轻度水肿性红斑，红斑的中心呈暗红色或紫红色，可有轻度压痛。

3. 组织病理检查血管周围及局部可有中性粒细胞、淋巴细胞、组织细胞浸润，脂肪细胞破裂融合成囊状结构。

治疗经验

（一）中医内治法

1. 寒湿阻络证

［症状］ 气候寒冷时发作，红斑呈暗红色或紫红色，可有水疱，指（趾）肿胀，

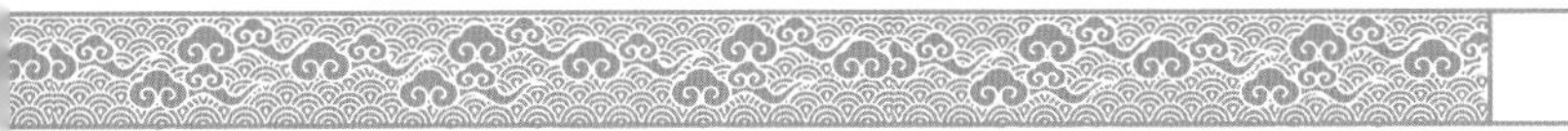

患部触之凉，可伴有恶寒、肢冷。舌淡红，苔薄白而润，脉濡缓。

［治法］ 和营祛寒化湿。

［方药］ 桂枝汤合当归四逆汤加减：桂枝、当归、川芎、白术、茯苓、赤芍、桃仁各 10g，附子、干姜、甘草各 6g，红花 3g。

2. 气滞血瘀证

［症状］ 皮疹斑块呈暗红色或紫色，伴面色青晦，胸胁胀满，月经延迟，有瘀块。舌暗红，有瘀斑，苔薄白，脉沉涩。

［治法］ 行气活血，化瘀通络。

［方药］ 活血四物汤加减：生地黄、当归尾各 12g，川芎、白芍、桃仁、牛膝、延胡索各 10g，红花、肉桂各 3g。

（二）中医外治法

1. 当归尾、白芷各 30g，肉桂、胡椒各 10g，上药共研粉，用白酒 200mL，调敷患处。

2. 花椒、枯矾各 10g，韭菜 30g，上药加生猪油 50g 捣烂，用火烘热外搽患处，每日 2 次。

3. 吴茱萸 6g，硫黄 10g，胡椒 5 粒，共研细末，香油适量调成糊状，外搽患处，每日 2 次。

4. 八角茴香、枯矾、艾叶炭各 30g，共研细末，米酒 200mL，调成糊状，外敷患处，每日 2 次。

5. 熟大黄、白芷、丁香各 30g，共研成细末，每次取 5g，用茶水调和，外敷患处，每日 2 次。

防护措施

保暖和避免受冷，这对于婴幼儿尤其重要。

病案与图谱

患者，女，14 岁。臀部两侧出现红肿疹块半个月余。因冬季寒冷，臀部两侧出现红肿疹块，有触压痛，伴手足冰凉，喜温畏冷，小便清长，月经愆期，有瘀块。舌淡红，苔薄白，脉沉缓。体查：臀部及两大腿外侧有多个花生、红枣大小，质地较硬的紫红色皮下结节丘疹，轻压痛。西医诊断：寒冷性脂膜炎；中医诊断：寒疮（寒凝血阻证）。治法：温阳理气，活血通经。予以桂枝汤合桃红四物汤：桂枝 10g，干姜 6g，附片 6g，当归、川芎、白术、茯苓、赤芍、桃仁各 10g，红花 3g。7 剂，水煎内服。直肠给药：白胡椒 6 粒装空胶囊，每晚睡前自行塞入肛门。局部热敷：晚上用热水袋热敷患处。治疗 1 周，皮疹结节由硬变软，诸症改善。守方再进 7 剂，同时直肠给药，半个月后皮疹基本消退平复，手足温和，月经正常，基本治愈。图 9–5、图 9–6 为本案患者治疗前后的图谱。

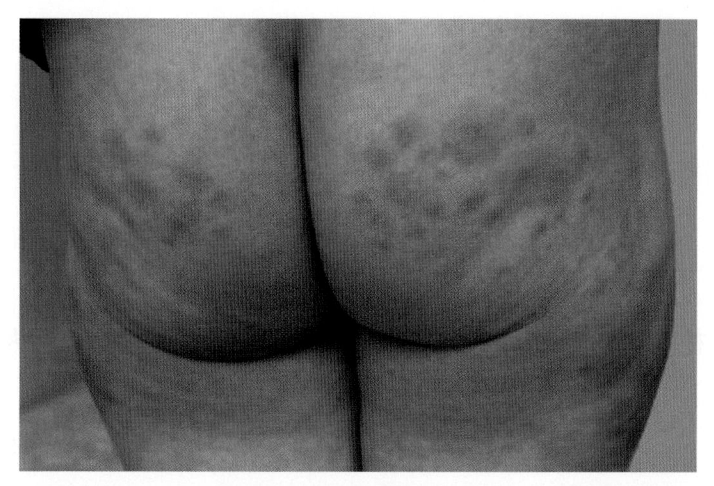

◆图 9–5　寒冷性脂膜炎治疗前

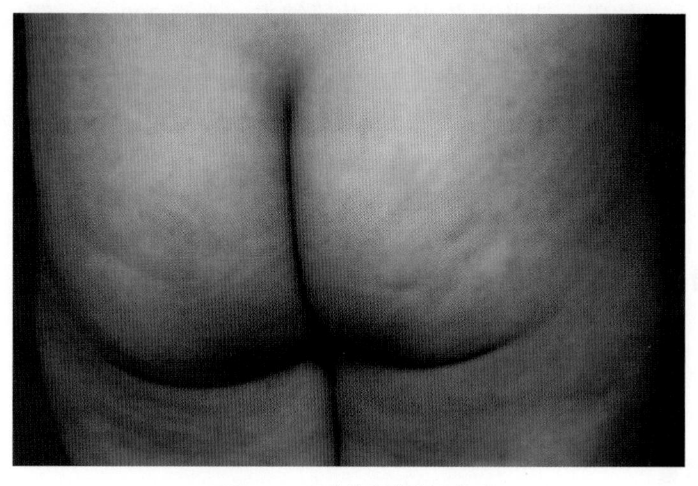

◆图 9–6　寒冷性脂膜炎治愈后

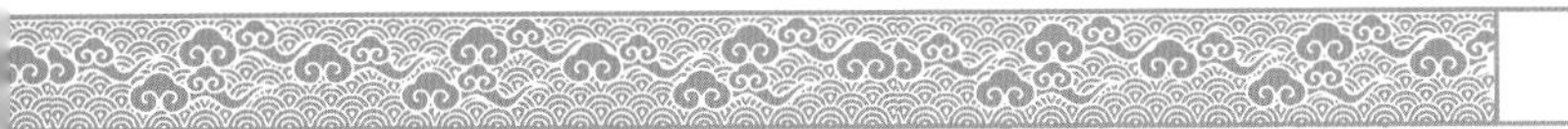

第四节　鸡眼与胼胝

概述

鸡眼是足部皮肤长期受挤压或摩擦而致的角质增生物。皮损淡黄色或深黄色，根陷肉里，顶起硬凸，中褐边淡，形似鸡的眼珠。好发于跖部或趾侧，多见于穿着紧窄鞋靴，长期行路或足部畸形者。

胼胝是局部皮肤对长期机械性摩擦和压迫刺激的一种保护性角质增生反应，俗称“茧子”“肠子”，多见于铁匠、鞋匠、木工或机械工人手部，或经常行走及站立工作者的足底部受压处。皮损表现为淡黄色而坚实的角质增生斑块。中央较厚，表面光滑，局部感觉迟钝，有轻度压痛。

病因病机

中医学称鸡眼、胼胝为“肉刺”。鸡眼和胼胝是由于局部受压或摩擦而致气血运行不畅，瘀阻日久，皮肤失养而成。

临床表现

1. 鸡眼　①好发于跖部或趾侧，多见于穿着紧窄鞋靴、长期行走、站立或足部畸形者。②皮损为境界清晰的淡黄色、深黄色圆形、椭圆形角化过度，绿豆至蚕豆大，平于皮面或略高于皮面，表面光滑有皮纹，质坚实，削去外层角质，则可见致密的核心向下楔入真皮，恰似倒置的圆锥。③局部受压时可引起明显的疼痛，甚至呈切割样、顶撞样锐痛。④发生于两趾间的损害由于汗浸渍，表面变软呈白色，故又称软鸡眼。而发生在趾背、趾侧的表面角化明显者称硬鸡眼。在有骨刺的部位常出现顽固性鸡眼。

2. 胼胝　①多见于劳动者，往往与职业有关，如铁匠、鞋匠、搬运工、机械工等。

②好发于掌、跖等易受摩擦或压迫部位，尤以掌跖骨突起处为著。③皮损为境界不甚清楚的淡黄色、蜡黄色扁平角质肥厚性斑块，对称分布，中央略厚。隆起于皮面，边缘较薄，质硬，略透明，皮损处皮纹清晰，有时皮损部可发生皲裂。④局部感觉迟钝。汗出减少。可有轻度压痛和不适感。⑤病程较长，如除去或排除受压因素后，常能自行消退减轻。

治疗经验

本病一般不需内治，可根据病情选用下列外治方法。

1. 局部皮肤常规消毒后，用三棱针烧红后直刺鸡眼中心，数天后结痂脱落而愈。如不愈可重复治疗 1 次。但此方法比较疼痛，患者不易接受。

2. 红藤、川牛膝、泽兰、陈皮、金毛狗脊、威灵仙各 30g，红花 5g。煎水 3000mL，泡患足 30 分钟，每日 1 ～ 2 次，每剂药可浸泡 3 ～ 4 次。

3. 乌梅 30g，研成细末后加醋 250mL，浸泡 2 周，去渣后用药液擦患处，每日 3 次。

4. 鸦胆子仁 5 粒，将患处用温开水浸洗，用刀刮去表面角质层，然后将鸦胆子捣烂贴患处，外用胶布粘住，每 3 日换药 1 次。

5. 乌梅 30g，食盐 10g，米醋 100mL，温开水 50mL，先将食盐溶于温开水中，放入乌梅浸 24 小时，然后取乌梅肉加醋捣成泥状外用。涂药前患处用温水浸泡，用刀刮去表面角质层。每日换药 1 次，连续 3 次。

6. 烧碱、石灰各 50g，将上药加水稀释，调匀成糊状。搽涂患处，外周皮肤用胶布固定（保护周围健康皮肤）。7 天后，鸡眼可坏死脱落，生出新肉芽。此方腐蚀性较强，用时须注意。

7. 补骨脂 60g，乌梅 10g，75% 酒精 100mL。将药捣碎，放入酒精内密封，半个月后过滤备用。先用小刀将鸡眼表面硬皮刮掉，用药棉蘸药水涂擦患处，每日 3 次，至鸡眼脱落为止。

8. 木鳖子、桃仁各 10g，尿素 70g，水杨酸 30g，共研细粉，调匀外敷患处，外贴伤湿膏固定，3 天 1 次，直至痊愈。

9. 普鲁卡因封闭太溪穴。先做普鲁卡因过敏试验，呈阴性后，在患侧脚太溪穴（位于内踝后侧的凹窝），消毒后，取 1% 的普鲁卡因 5mL 在太溪穴封闭，进针后针尖稍斜向外踝 2 ～ 3cm，将药液推入。每周 1 次，5 次 1 个疗程。

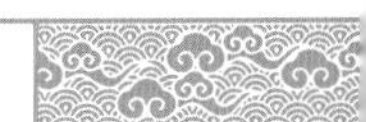

防护措施

1. 选择合适、宽松的鞋子，避免造成脚部畸形。

2. 当感觉到脚部某一部位受到挤压和摩擦时，应及时选用鸡眼垫、顺趾器、分趾器、护趾套等足科支具，以减轻摩擦和挤压。

3. 当脚底有鸡眼和脚垫形成以后，可以穿特异性或非特异性矫形鞋垫，以改变足底受力，减轻摩擦。

4. 忌用不干净的刀剪自行处理，以防感染。勿自行将鸡眼或厚茧祛除，糖尿病患者尤其勿自行处理厚茧或鸡眼，以避免病情恶化。

5. 经常洗脚，养成每天晚上热水泡脚的习惯，以软化鸡眼和脚垫。

病案与图谱

案例 1：患者，男，51 岁。左足后跟部足底硬疹 2 年。行走有压痛，自用鸡眼膏外用，效果不明显。精神可，饮食、二便正常。舌淡红，苔薄白，脉弦。体查：左足后跟部足底有一个花生米大小的皮疹，呈倒置圆锥形，略高于皮面，表面光滑，质坚实，压痛明显。西医诊断：鸡眼；中医诊断：肉刺。中医外治法：患处皮肤局部消毒，使用刀片削去表皮角质层，外用牛黄晶点涂患处，至局部凝固变白色为止。治疗半个月后鸡眼全部脱落，3 个月后足底皮肤光滑变平完全治愈。图 9–7、图 9–8 为本案患者治疗前后的图谱。

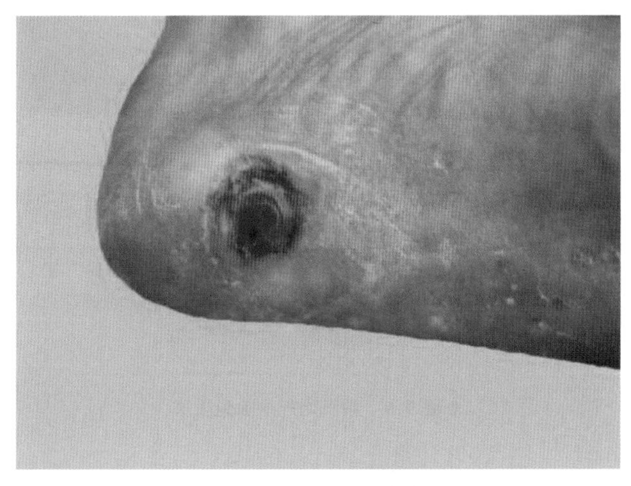

◆图 9–7　鸡眼治疗前

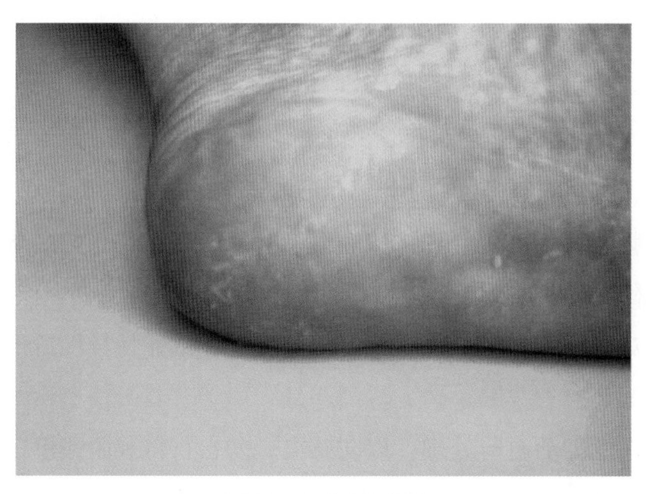

◆图 9–8　鸡眼治愈后

案例 2：患者，女，56 岁。双足掌底部硬疹 20 年，行走有轻度压痛。饮食、二便正常。舌淡红，苔白，脉弦细。查体：双足底前掌各有一个 5cm×5cm 大小、蜡黄色扁平肥厚角质性斑块隆起于皮面，质硬，略透明，对称分布，有轻压痛。西医诊断：胼胝；中医诊断：牛程蹇（血不荣肤证）。治法：活血荣皮。中医外治法：①外洗浸泡活血方：红藤、川牛膝、泽兰、陈皮、金毛狗脊、威灵仙各 30g，红花 5g。煎水 2000mL，每日热水泡患足 30 分钟，每日 1 ～ 2 次，每剂药泡 3 ～ 4 次。②患处皮肤消毒，使用刀片削去表皮角质层，外用牛黄晶点涂患处，至局部凝固变白色为止。治疗半个月后胼胝部位皮肤脱落，3 个月后足底皮肤光滑变平，治愈。图 9–9 ～图 9–11 为本案患者治疗前后的图谱。

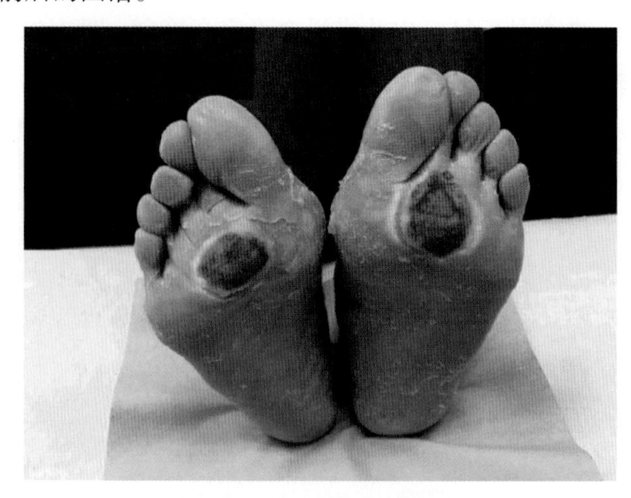

◆图 9–9　胼胝治疗削除角质层

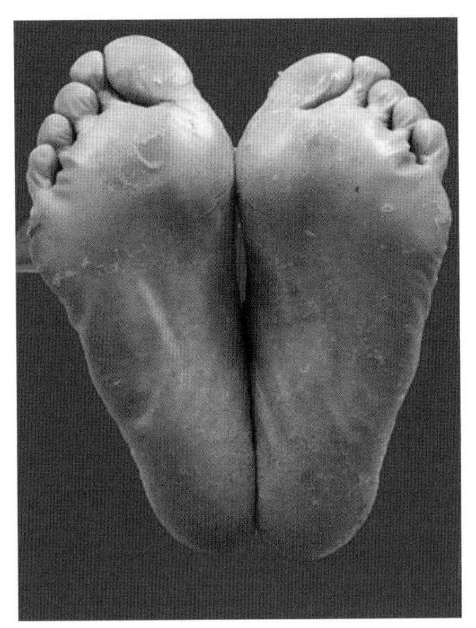

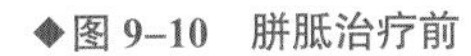
◆图 9-10　胼胝治疗前

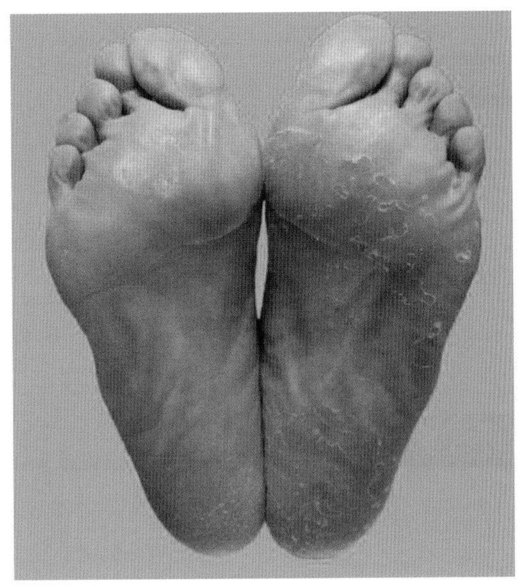

◆图 9-11　胼胝治愈后

第五节　手足皲裂

概述

手足皲裂是发生于手足部的皮肤干燥粗糙，继而出现裂口的一种病症，多发于冬季，常见于成年人及体力劳动者。因手足肌肤发生枯裂、疼痛，常影响劳动生产。

病因病机

中医学称手足皲裂为“皲裂疮”。本病多因肌肤骤受风寒燥热致血脉阻滞，肌肤失濡养，燥胜枯槁而成皲裂。血虚血少，气血不荣肌肤为其内在原因，同时本病的发生与手足少汗，或因职业关系，手足经常受到摩擦、压力、破伤、浸渍等有关。

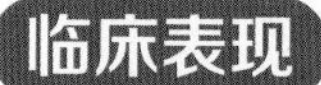

临床表现

1. 常发生于手指、手掌屈侧、足跟、足趾、足缝和足侧等处。

2. 皮损为浅深、长短不一的裂口。轻者仅表皮干燥皲裂，无自觉症状。重者裂缝可达真皮和皮下组织，常引起出血和疼痛。

3. 成人和老年人常见，秋冬季多发，病程缓慢。

治疗经验

（一）中医内治法

阴血亏损，肌肤失养证

［症状］ 手足皮肤粗糙角化，出现多条浅深不一皲裂口。深者可有出血并疼痛。冬天寒冷加重，伴咽干少津，口燥心烦，大便干结。舌红，苔白，脉沉细。

［治法］ 滋阴养血。

［方药］ 活血四物汤合沙参麦冬汤加减：当归尾、川芎、白芍、生地黄、桃仁、牛膝、延胡索、沙参、玉竹、冬桑叶、麦冬、白扁豆、天花粉各10g，红花、生甘草各3g。

（二）中医外治法

1. 地骨皮、川楝子、白及各30g，白矾5g（溶化），水煎，外洗患处，每日1次。

2. 黄柏50g，乳香20g，没药20g，冰片5g，上药共研末，加入适量蜂蜜调成糊状，外敷于患处，每日3次。

3. 白芷、白及、紫草各20g，共研细末，加入适量凡士林油调成糊状，外敷于患处。每日3次。

4. 五倍子、白及各10g，研成细粉，鸡蛋黄4个，猪油60g，猪油放锅内溶化，加入五倍子、白及粉和鸡蛋黄调匀成油膏。取油膏少许涂裂缝处，每日2次。

5. 猪油100g，白蜡30g，血竭2g，猪油放入锅内溶化，加入白蜡与血竭搅匀成油膏状。取油膏少许涂裂缝处，每日2次。

6. 太乙膏外搽患处，每日2次。

防护措施

1. 在干燥寒冷的季节宜多吃富含油脂的食物，如猪肝、猪皮、羊肉、阿胶等。

2. 注意手和足部的防寒保暖，经常用温水泡洗，外搽油脂性护肤品，避免发生冻疮而加剧手足皲裂。

3. 饮食多样化，多吃水果和蔬菜，多饮水，适量摄入富含蛋白质的食物，保持皮肤的水分和弹性。

病案与图谱

患者，女，63 岁。双足后跟部皲裂疼痛半年余，冬天加重。伴全身皮肤干燥多皮屑，咽干少津，大便干。舌红，苔白干，脉沉细。查体：双足后跟皮肤表面粗糙，质硬角化，有多条浅深长短不一的皲裂口。西医诊断：足皲裂；中医诊断：皲裂疮（阴血亏虚，肌肤失荣证）。治法：滋阴养血。予以活血四物汤合沙参麦冬汤加减：当归尾、川芎、白芍、生地黄、桃仁、牛膝、延胡索、沙参、玉竹、冬桑叶、麦冬、天花粉各 10g，红花、生甘草各 3g。15 剂，水煎内服。取黄柏 50g，乳香 20g，没药 20g，冰片 5g，共研末，加入适量蜂蜜调成糊状，外敷患处。每日 3 次。二诊：半个月后，足跟皲裂处渐愈合，皮肤稍有软化。咽干少津、大便干改善，舌淡红，苔白，脉弦。原方再进 10 剂，继续涂外用药。3 个月后皮肤皲裂处全部愈合，右足跟稍有印痕。图 9-12、图 9-13 为本案患者治疗前后的图谱。

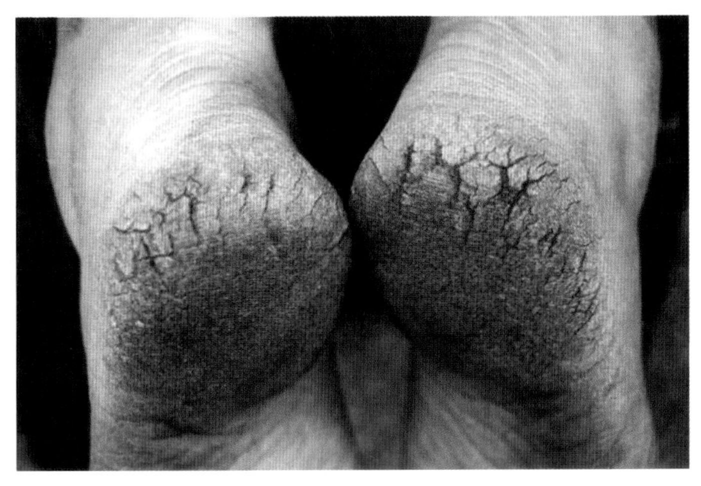

◆图 9-12　足跟皲裂治疗前

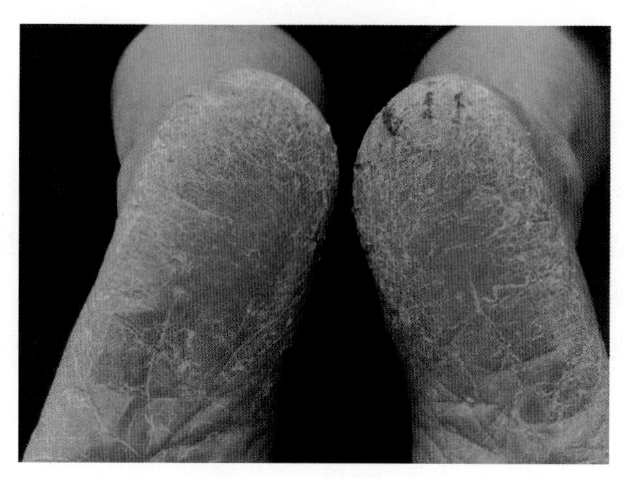

◆图 9-13　足跟皲裂治愈后

第六节　烫　伤

概述

烫伤是由无火焰的高温液体（沸水、热油、钢水）、高温固体（烧热的金属等）或高温蒸气等所致的组织损伤。低热烫伤又称为低温烫伤，是因为皮肤长时间接触高于体温的低热物体而造成的烫伤，皮肤接触 70℃的物体持续 1 分钟，就可能被烫伤；而当接触近 60℃的物体持续 5 分钟以上也可能造成烫伤，这种烫伤称为低温烫伤。

病因病机

烫伤，又名“火烧疮”“泼火伤”“汤火伤”“水火烫伤”“灼伤”。烫伤系热毒、火毒亢盛，灼伤皮肉，导致火热毒内攻，气血失和，气滞血瘀，久则热盛肉腐，血肉腐败，甚则伤阴损血。后期为毒邪渐退，久病导致气血两亏，或阴伤胃败，因此诸症迭生。

临床表现

1. 有明显的高温物体接触史。

2. 一般根据烫伤的程度分为 3 度。Ⅰ度：损伤皮肤表层，局部轻度红肿、无水疱、疼痛明显。Ⅱ度：真皮损伤，局部红肿疼痛，有大小不等的水疱。Ⅲ度：皮下、脂肪、肌肉、骨骼都有损伤，并呈灰或红褐色。

治疗经验

（一）中医内治法

热毒伤阴证

［症状］ 热毒灼伤皮肉，皮肤潮红或红斑或疱疹，疼痛较甚，尤以热后为甚，伴咽干口燥，心烦胸闷，尿黄短涩。舌红，苔黄，脉弦。

［治法］ 清热解毒，除湿止痛。

［方药］ 黄连三物香薷饮加味：黄连 9g，香薷 9g，白扁豆 9g，厚朴 9g，荷叶 9g，青蒿 9g，滑石 15g，淡竹叶 9g，杭菊花 12g，佩兰 6g，甘草 3g。

（二）中医外治法

1. 三黄地榆散。黄连、大黄、黄柏、地榆、生石膏各 25g，枯矾 5g。上药共研末，香油适量，调成稀糊状外敷患处，每日 1 次。

2. 地榆 100g，白及、白蔹、白芷、黄芩、儿茶各 30g，血竭 20g，冰片 10g。将上药研极细末，取麻油 300mL 拌匀，调敷患处，每日 1 次。

3. 炉甘石、熟石膏、赤石脂各 30g，研成细末，撒于患处，每日 1 次。

4. 鲜青蒿、鲜芦根各 50g，1% 生理盐水 200mL。将青蒿、芦根捣碎，加入生理盐水，用棉签蘸药水外涂洗患处，每日 1 次。

5. 鲜马齿苋、鲜荷叶各 50g，捣烂调菜油 50mL，外搽患处，每日 1 次。

6. 鲜半边莲、鲜鱼腥草各 60g，冰片 1g，共捣成糊状外敷患处，每日 1 次。

防护措施

1. 注意热水袋、热水温度，防止烫伤。

2. 暖气和火炉的周围一定要设围栏，以防儿童烫伤。

病案与图谱

患者，女，53 岁。腰部拔火罐烫伤出现水疱灼热疼痛 1 小时。查体：右侧腹部皮肤有一 10cm×10cm 大小圆形火罐印痕，中间有数十个大小不等晶亮水疱，基底潮红。西医诊断：烫伤；中医诊断：烫火伤（热毒伤阴证）。中医外治法：按无菌消毒法操作，用无菌注射器抽尽水疱液体，予三黄地榆散配合麻油调敷患处，纱布包扎，每日 1 次。2 周后痊愈。1 个月后随访仅见少许色素沉着。图 9–14、图 9–15 为本案患者治疗前后的图谱。

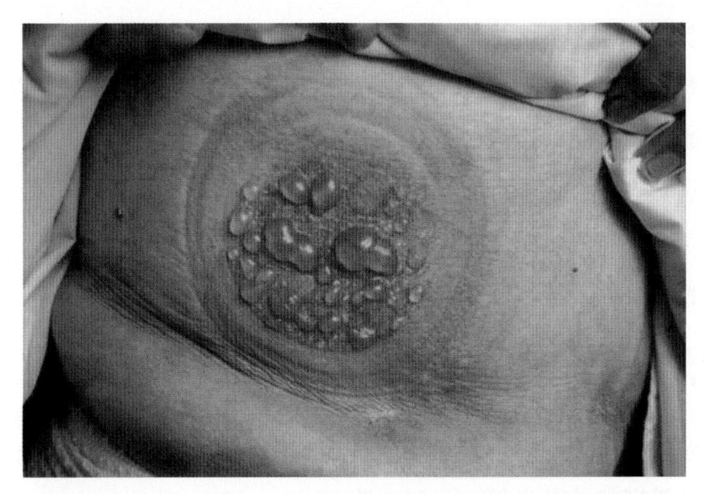

◆图 9–14　腰部皮肤烫伤治疗前

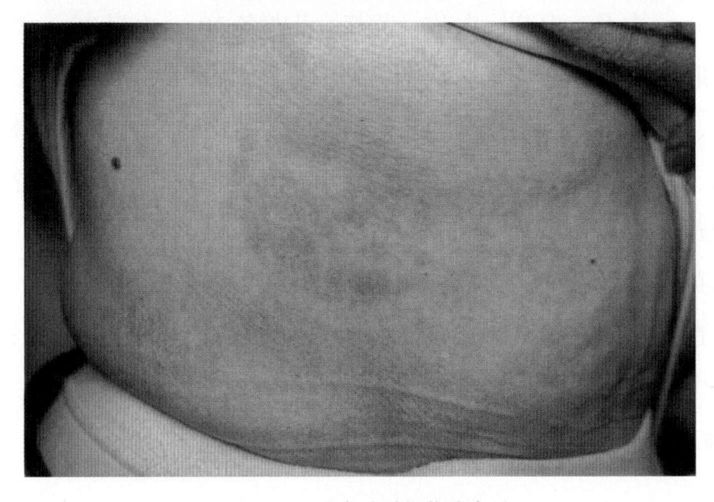

◆图 9–15　腰部皮肤烫伤治愈后

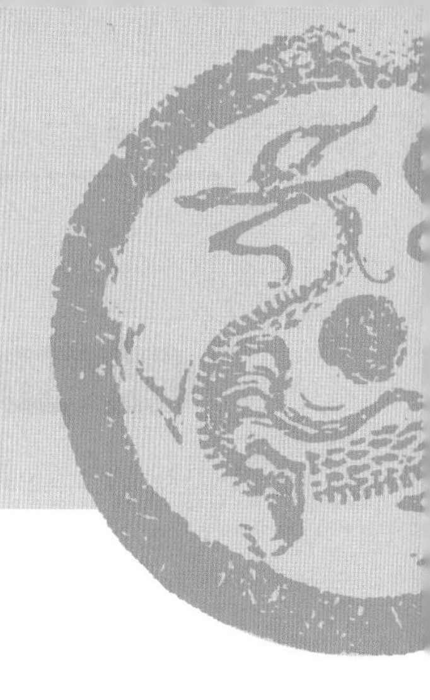

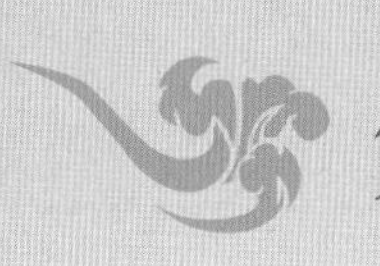

第十章 角化及萎缩性皮肤病

第一节 毛周角化病

概述

毛周角化病又称毛周角化、毛孔角化、毛囊角化、毛囊角化症、毛孔角化症、鸡皮肤等，因毛囊周围的细胞发生过度角化所引起。这是一种常见于青少年的遗传性皮肤病，好发于两侧面颊部、双侧上臂的外侧、双侧大腿的外侧，重者也累及双侧小腿，呈鸡皮疙瘩样生长，严重者影响美观。

病因病机

中医学称毛周角化病为“鸡皮疙瘩”。此病多是湿热内蕴，外受热邪，熏蒸肺系，蕴结肌肤，发为本病；或素体虚弱，卫外不固，外感热毒；或因皮肤不洁，复遭风毒侵袭，风外搏结所致。

临床表现

1. 多见于青春发育期的男女青年。

2. 皮肤干燥，有毛囊角化性小丘疹，密集成片，触之粗糙似锉刀状，呈正常肤色或淡红色。皮损主要发生于双上臂伸侧，对称性分布，病情重者也发生于双大腿、小腿伸侧或臀部。冬季病情稍重，夏季病情减轻，冬季常伴有皮肤瘙痒症。

治疗经验

（一）中医内治法

1. 脾虚湿盛，肌肤失荣证

［症状］ 四肢出现鸡皮疙瘩样丘疹，色淡红，伴神差乏力，身体困重，纳呆食少，大便稀溏。舌淡，苔腻，脉细滑。

［治法］ 健脾，除湿，润肤。

［方药］ 除湿胃苓汤加减。苍术 10g，厚朴 6g，陈皮 6g，猪苓 12g，泽泻 9g，茯苓 15g，白术 9g，滑石 30g，防风 9g，栀子 9g，木通 4.5g，当归 12g，生地黄 15g，何首乌 15g，甘草 5g。

2. 营血亏虚，肌肤失养证

［症状］ 四肢出现鸡皮疙瘩样丘疹，日久色暗红，伴面色不华，乏力少神，皮肤干燥，肌肤甲错。舌淡，苔白，脉沉细。

［治法］ 养血，祛风，润肤。

［方药］ 养血润肤饮加减：生地黄、熟地黄各 30g，天冬、麦冬、当归、黄芩、天花粉各 10g，黄芪 30g，桃仁、红花、防风荆芥、蝉蜕各 9g。

（二）中医外治法

1. 当归、桃仁各 10g，红花 3g，活血藤、生姜各 30g，煎水 2000mL，外洗患处，每日 2 次。

2. 白蒺藜、白芷、白茯苓、白山药、白粳米、当归、紫草各 50g，猪油 500g。上药与猪油同煎熬成油，外涂患处，每日 1 次。

3. 蛇蜕 2 条，露蜂房 1 个，白矾 3g，将白矾装入露蜂房孔内，用火烤至白矾变成枯矾为止。与蛇蜕共研细末，用香油 50mL 调敷患处。每日 2 次。

4. 白蔻仁、地骨皮、核桃仁各 50g，上药炒黄共研细末，用香油 150mL 调擦患处，每日 2 次。

5. 花生仁 100g，冰片 1g，鱼肝油 15mL，花生仁去红皮，与冰片共研细末，用鱼肝油调搽患处，每日 2 次。

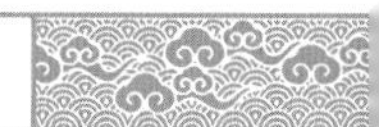

防护措施

1. 洗澡时患部应涂抹含有去角质成分的肥皂或沐浴乳，并轻轻地用沐浴刷刷洗，以清除毛孔的角栓。症状轻微者，沐浴后应尽快抹上含果酸或去角质成分的润肤霜或保湿乳液。症状较明显者，可在沐浴后使用含尿素的乳霜保湿。

2. 尽量不要随意挤压丘疹，以免引发毛孔感染。

3. 若患处未见改善或产生痒、痛等毛囊发炎的症状时，则应积极治疗。

病案与图谱

患者，女，20 岁。双腿出现红色丘疹 2 年。患处无痛痒不适，伴乏力神差，四肢困重，纳少便溏，白带色白量多。舌淡红，苔白厚腻，脉弦细滑。体查：双大腿至小腿皮肤有淡红色密集成片毛囊角化性小丘疹，丘疹顶端粗糙似鸡皮疙瘩。西医诊断：毛周角化病；中医诊断：鸡皮疙瘩（脾虚湿盛，肌肤失荣证）。治法：健脾除湿，润肤。予除湿胃苓汤加减：苍术、厚朴、陈皮、猪苓、泽泻、赤茯苓、白术、滑石、防风、党参、黄芪、当归、生地黄、何首乌各 12g，木通、甘草各 6g。15 剂为 1 个疗程，水煎内服。以白蒺藜、白芷、茯苓、山药、白粳米、当归、紫草各 60g，猪油 500g，同煎熬成油，外涂患处，每日 1 次。二诊：治疗 1 个疗程后，皮肤较前油润，颜色由红转淡，精神好转，纳食增加。舌淡红，苔白薄腻，脉滑。续服原方 15 剂，继用中药外涂患处。3 个月后复诊，患者双大腿丘疹由红转淡，丘疹变平，皮肤较前油润光滑。图 10–1、图 10–2 为本案患者治疗前后的图谱。

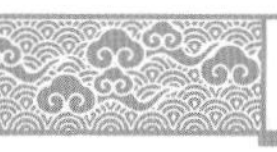

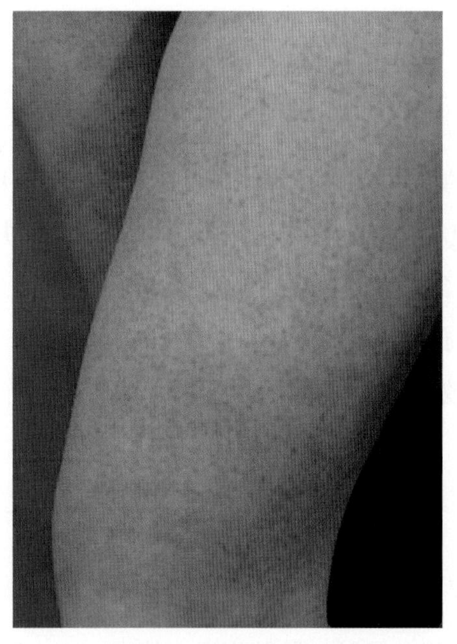

◆图 10–1　毛周角化病治疗前

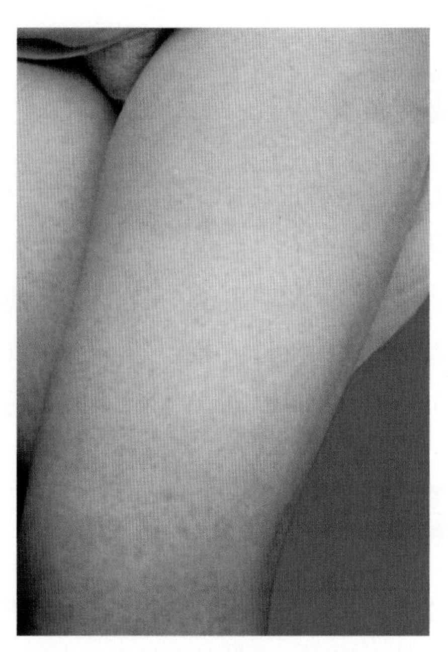

◆图 10–2　毛周角化病治疗后明显好转

第二节　膨胀纹

概述

膨胀纹是皮肤出现原发性条纹状萎缩，初期颜色淡红，久则转为淡白色。因妊娠所致者称妊娠纹，因肥胖所致者称肥胖纹，青春期出现者称为青春期萎缩纹。膨胀纹是由于骨骼和肌肉生长过快，超过了皮肤的延长速度，真皮的弹力纤维被拉断而形成。

病因病机

膨胀纹类似于中医学中的“皮裂”。肺宣发卫气和津液于皮毛，若肺气失调，不能行气与津液以温养皮毛，皮毛营养不足，则失去光泽，憔悴枯槁。皮肤膨胀纹初起责之于肺气不调，皮毛失养；后期则因气血失调表现为皮肤膨胀纹出现开裂或萎缩。

临床表现

1. 青春期萎缩纹男性大多出现在腋下、大腿内外侧及腰部，女性则主要发生在下腹部、大腿、臀部、乳房等处。

2. 萎缩纹初起时，略高于皮面，以后逐渐变为平行排列的不规则的条纹状或带子状皮肤凹陷，凹陷处皮肤变薄，表面发亮，长达数厘米，宽约 1cm，颜色多为淡红色或紫色。6 个月至 2 年后，大部分变为色泽与肤色接近的浅色痕迹，长时间不消退，有的过了青春期慢慢淡化、消失。

治疗经验

（一）中医内治法

1. 肺气不宣，肌肤失养证

［症状］ 发生于腋下、下腹部、大腿内侧、乳房等处萎缩纹，初起时，略高于皮面，凹陷处皮肤变薄，表面发亮，颜色多为淡红色或紫色。可伴有气虚乏力或胸满气喘，大便秘结。舌淡红，苔薄白，脉沉细。

［治法］ 宣通肺气，补气养肤。

［方药］ 四君子汤合通宣理肺汤加减：党参、白术、茯苓、薤白、桔梗、陈皮、半夏、枳壳各 10g，甘草 6g。

2. 气血失调，肌肤失养证

［症状］ 发生于腋下、腹部、大腿、乳房等处，日久膨胀纹皮肤变薄开裂凹陷，形成白色萎缩纹，或伴头晕乏力，面色不华。舌淡，苔薄白，脉沉细。

［治法］ 养血活血，荣泽肌肤。

［方药］ 活血四物汤加减：当归、川芎、白芍、生地黄、桃仁、苏木、牡丹皮各 10g，红花、䗪虫各 3g，血竭 1g，甘草 6g。

（二）中医外治法

1. 毛姜、当归、何首乌、百部各 150g，用 70% 酒精 1000mL，浸泡 1 周，取浸液擦患处，每日 3 次。

2. 熟大黄 10g，玄参、补骨脂、炒栀子各 25g，密陀僧 30g，枯矾 10g，冰片 5g，老陈醋 1000mL。将上药研成细末，放陈醋内浸泡 1 周，将纱布沾药水用力涂擦患处，每日 2 次。

3. 五灵脂、珍珠母、海螵蛸、白鲜皮各 10g，血竭、冰片各 2g，诸药共研细末，调陈醋 200mL 涂患处，每日 3 次。

4. 当归、桃仁各 10g，红花 3g，鸡血藤、红藤、生姜各 30g，煎水 2000mL，外洗患处，每日 2 次。

5. 鲜马齿苋 250g 捣汁，用纱布包裹外敷患处，每日 1 次。

6. 红花油进行局部按摩，每日 1 次，可以增加皮肤弹性，保持肌肤滋润，避免过度强烈的拉扯。

防护措施

1. 肥胖者避免快速增肥或减肥。

2. 妊娠期女性或青春期青年有皮肤迅速膨胀改变，可每日补充 3 ～ 4 次皮肤水分。

3. 保持乐观的心态与良好的情绪，不可急躁郁闷。

4. 坚持按摩。

5. 坚持运动，保持正常体重。

病案与图谱

患者，男，25 岁。双侧腋肩部皮肤裂纹 6 年。患者从青春期开始随年龄增长，双侧腋肩部皮肤逐渐拉伸膨胀，出现裂纹，无疼痛感。伴头晕乏力，面色不华，有贫血史。舌淡，苔薄白，脉弦细。检查：双侧腋肩部皮肤有数条淡红色和白色裂纹，左侧腋部条纹最长达 15cm，宽约 1.5cm，凹陷处皮肤变薄。血常规：血红蛋白 93g/L。西医诊断：膨胀纹；中医诊断：皮裂（气血亏虚，肌肤失养证）。治法：补气养血，活血荣肤。予以八珍汤加减：党参、白术、茯苓、当归、赤芍、生地黄、桃仁、苏木、牡丹皮各 10g，川芎、甘草各 6g。15 剂，水煎内服。另用红花油进行局部按摩，每日 1 ～ 2 次，每次 20 分钟。治疗 3 个月后，肩腋部裂纹未进一步增大，且局部皮纹稍有变浅平复，头晕乏力等症状改善，血红蛋白升高至 130g/L。因患者原因失访。图 10–3、图 10–4 为本案患者治疗前的图谱。

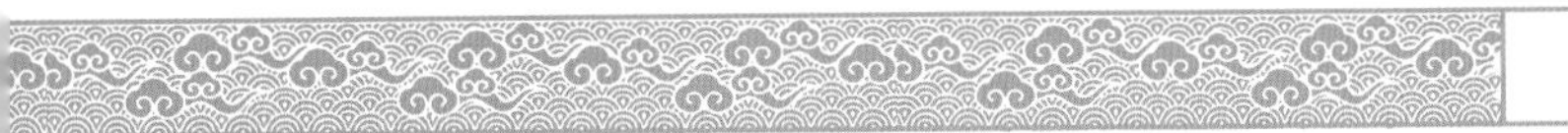

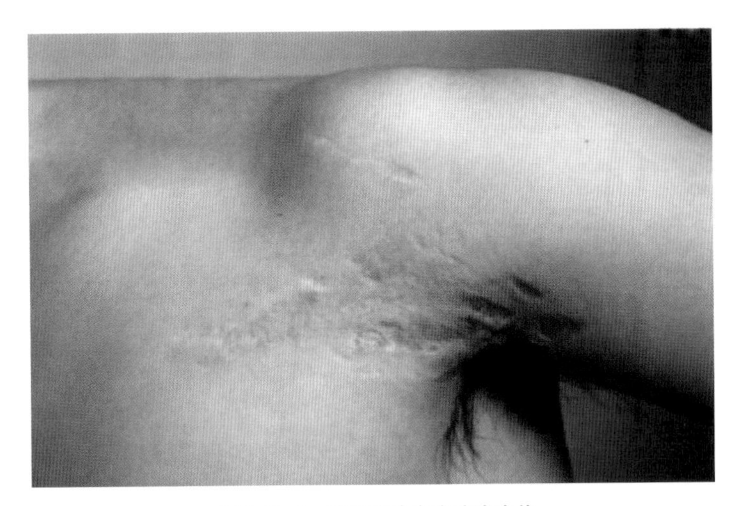

◆图 10–3　腋部皮肤膨胀纹治疗前

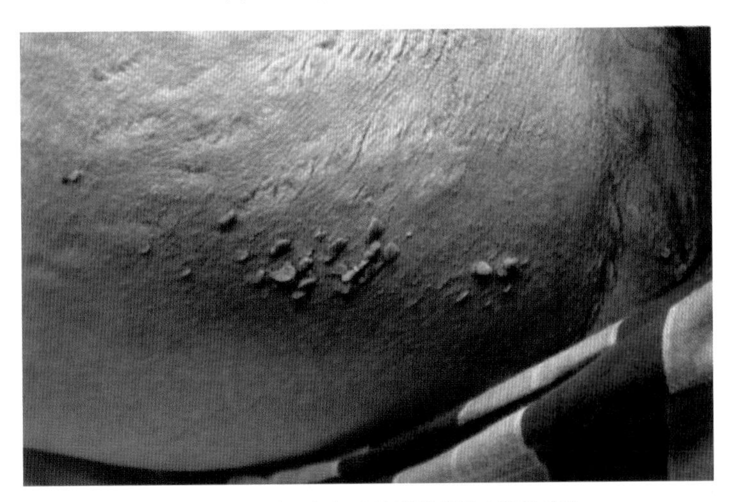

◆图 10–4　大腿根部皮肤膨胀纹及皮赘治疗前

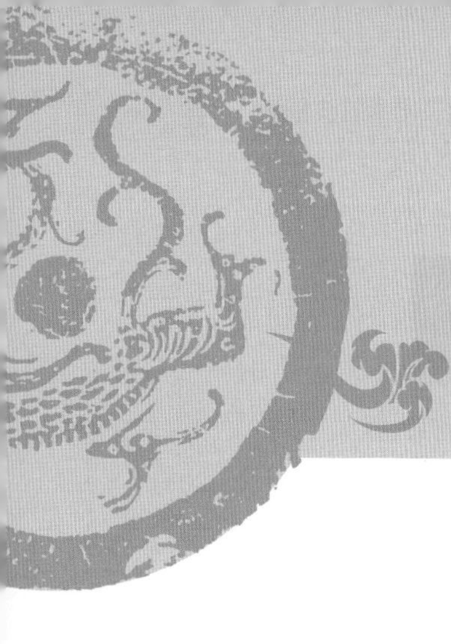

第十一章　遗传性皮肤病

第一节　汗管角化症

概述

汗管角化症是一种皮肤出现中央轻度萎缩、边缘堤状隆起为特点的，环形角化过度性损害的皮肤病。本病大多在幼年发病，少数也可起病于成年。部分患者有家族遗传史或与日光曝晒有关。本病为慢性病程，皮损往往持续存在，趋向缓慢和不规则进展，不易消失，线状型损害易于恶变。

病因病机

汗管角化症类似于中医学中的“鸟啄疮”。本病为先天禀赋不足，素体肝肾阴虚，精少血亏，或脾气虚弱，气血生化无源，血虚所致肌肤失荣；或因日久血液凝聚形成瘀血，阻于肌肤；或情志不遂，气郁化火，炼液成痰；或肝脾不和，脾失健运，痰浊内生，痰瘀互结，肌肤失荣而成。

临床表现

1. 大多在幼年发病，少数也可起病于成年。部分患者有家族遗传史。

2. 好发于四肢、面部等部位，也可累及黏膜。皮损开始时为一角化性小丘疹，逐渐向外扩展，形成环状、地图状或不规则形的斑块，边缘隆起呈堤状。中央常有轻度

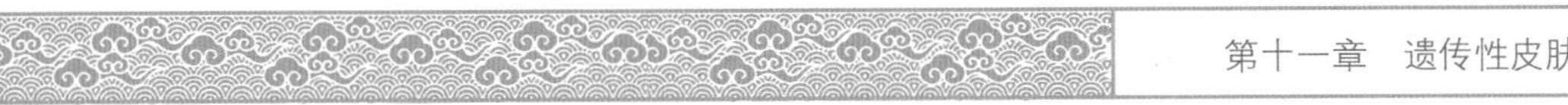

萎缩、凹陷、变薄，毳毛脱失，皮损色灰、褐或正常，汗孔处有针头大角质点。手足等处皮肤常受摩擦，角化特别明显，故其嵴状边缘坚硬高起。一般无自觉不适，病程慢，不易治愈。

3. 实验室检查显示皮损边缘角化不全，细胞柱插入增生的棘层中，柱下方颗粒层减少或消失，并可见少数角化不良细胞。

治疗经验

（一）中医内治法

1. 肝肾亏虚证

［症状］ 皮肤角化性环状斑疹，边缘堤状隆起，中央凹陷，毳毛脱失，伴有头晕耳鸣，五心烦热，胁肋胀痛，腰膝酸软，遗精盗汗。舌红，苔白，脉沉细。

［治法］ 补肝益肾。

［方药］ 六味地黄丸加减：熟地黄、茯苓、山药、山茱萸、泽泻、当归、牡丹皮、何首乌、知母、泽兰、红藤各 12g，甘草 6g。

2. 脾虚血亏证

［症状］ 面部、四肢为角化性丘疹，皮肤干燥萎缩，伴身重乏力，腹胀纳呆，气短懒言，大便稀溏。舌淡，苔白，脉沉弦无力。

［治法］ 健脾益气，养血荣肤。

［方药］ 参苓白术散合四物汤加减：党参、白术、白扁豆、陈皮、山药、熟地黄、当归、白芍、川芎、牡丹皮、红藤各 10g，甘草 6g。

（二）中医外治法

1. 牡丹皮、赤芍、白芷各 25g，煎水外洗，每日 1 次。

2. 桃仁、川芎各 25g，研末，白蜜调匀，敷于患足涌泉穴，每日 1 次。

3. 患处局部酒精消毒，左手拇指与食指中指绷紧患处皮肤，右手持特制治疗棒，蘸少许牛黄晶点涂于患处上，直至角化黑斑变白色为止。

4. 苍术、苦楝皮、苦参、黄柏、白及各 20g，吴茱萸、丁香各 15g，冰片 5g。用 75% 酒精 400mL，浸泡 1 周备用。用药前先以温水洗净患处，用棉签蘸取药液涂擦患处。每日 2 ～ 3 次。

5. 黄柏、五倍子、海螵蛸各 20g，枯矾 10g。共研细末，调香油外涂患处，每日 3

次。

防护措施

1. 加强营养，多食胡萝卜等新鲜蔬菜和水果，忌食油腻及辛辣之品。

2. 局部不宜用碱性肥皂擦洗或热水过度烫洗，忌用刺激性过强的外用药物涂抹患处。

病案与图谱

患者，女，20岁。面部生长角化环状斑疹10余年，无痛痒症状。母亲患此病。患者诉从小体弱多病，现有头晕耳鸣，腰膝酸软，胁肋胀痛，月经量少色红。舌红，苔白，脉沉细。检查：额头及两侧面颊部有较多芝麻至黄豆大小、黑褐色角化性斑疹，呈环状中央凹陷，边缘隆起如堤状。西医诊断：汗管角化症；中医诊断：鸟啄疮（肝肾不足，肌肤失养证）。治以补益肝肾，活血养肤。予以知柏地黄丸加减：知母、黄柏、熟地黄、山茱萸、山药、茯苓、牡丹皮、泽泻、当归各10g。10剂，水煎内服。配合牛黄晶外治。治疗3天后，患处结痂，2周后痂皮脱落，局部遗有暂时色素沉着，3个月后色素变淡，大部分皮肤已恢复正常肤色。图11-1、图11-2为本案患者治疗前后的图谱。

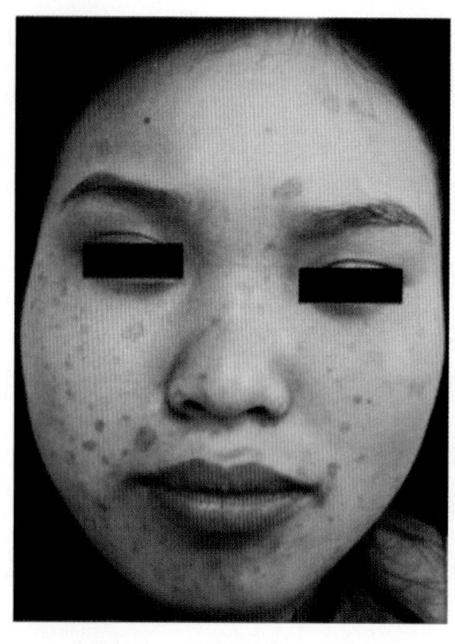

◆图11-1　汗管角化症治疗前

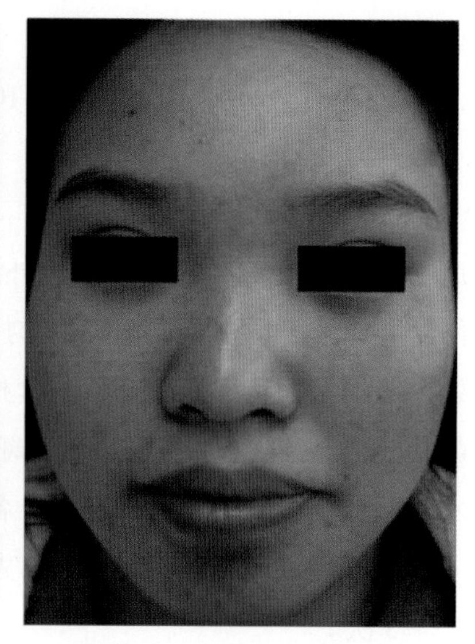

◆图11-2　汗管角化症治愈后

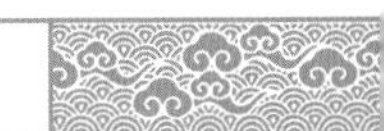

第二节　掌跖角化症

掌跖角化症

概述

掌跖角化症又称掌跖角化病，是以手掌和足跖角化过度为特点的一种慢性皮肤病，皮损好发于手掌及足跖，多呈对称性分布，且患处皮肤明显角化、粗糙、肥厚，角质呈淡黄色。该病属于遗传性角化性皮肤病，多于出生后不久，1～2岁开始发病，患病无性别差异，常有家族史，冬重夏轻，慢性病程，几乎不能自愈。

病因病机

掌跖角化症在中医学中未见明确的相应病名记载，但从临床表现等可属于“手足发胝”“厚皮疮”等范畴。本病多因先天禀赋不足，或由后天失调所致，机体气血不畅，局部肌肤失于营养，导致粗糙、肥厚或革化。

临床表现

1. 多于1～2岁开始发病，常有家族史。

2. 皮损好发于手掌及足跖，患处皮肤明显角化、粗糙、肥厚，角质呈淡黄色，可继发局部多汗，足汗较多，有臭味。角化肥厚明显时较容易发生皲裂，裂口深者可出血、疼痛。足部皲裂严重时影响走路。皮损对称性分布于掌跖。

3. 实验室检查显示角质层增厚、角化不良，颗粒层和棘层增厚，真皮浅层血管扩张，有轻度炎症细胞浸润。

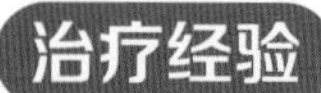

治疗经验

（一）中医内治法

1. 气血瘀阻证

［症状］ 掌跖皮肤角化肥厚、粗糙变硬，夏季汗渍变白，冬季皲裂疼痛，伴有手足多汗。舌淡，苔白，脉细。

［治法］ 养血祛风润燥。

［方药］ 活血四物汤加味：生地黄 10g，当归 10g，川芎 6g，赤芍 10g，川牛膝 10g，延胡索 10g，三七 3g，丹参 10g，红藤 12g，鸡血藤 12g，桂枝 10g，桑枝 10g，甘草 6g。

2. 脾虚血亏证

［症状］ 手掌或足掌跖角化性肥厚，皮肤干燥萎缩，伴面色不华，身重乏力，腹胀纳呆，大便稀溏。舌淡，苔白，脉沉细无力。

［治法］ 健脾益气，养血荣肤。

［方药］ 参苓白术散合四物汤加减：白参、白术、白扁豆、山药、熟地黄、当归、川芎、白芍、牡丹皮、枸杞子、阿胶各 10g，甘草 6g。

（二）中医外治法

1. 红藤、鸡血藤各 100g，花椒 20 粒，红花 5g，食盐 10g。煎水，加醋 100mL 泡手、足患处。每次 30 分钟，每日 1 次。

2. 桑枝 30g，黄柏 30g，艾叶 30g，土茯苓 30g，白鲜皮 30g，明矾 5g。煎液待温浸泡手、足患处，每次 20 分钟，每日 1 次。

3. 川牛膝、土贝母各 20g，共研末，每次取 3g，用 10% ～ 15% 的尿素软膏调成膏状外敷患处，每 2 日 1 次。

4. 三棱、莪术各 20g，共研末，每次取 3g，用 5% ～ 10% 的水杨酸软膏调成膏状外敷患处，每 2 日 1 次。

5. 牛角尖 50g（烧灰），松香、水龙骨各 30g。共研细末，陈醋调成糊状外搽患处，每日 1 次。

防护措施

1. 多吃新鲜蔬菜、水果，忌食辛辣刺激食物。
2. 避免用强碱性肥皂洗涤患处。
3. 掌趾部位避免接触汽油、乙醚、酒精等。

病案与图谱

患者，女，43岁。左足前掌皮肤增生肥厚30余年。其父亲患有相同疾病。患者诉冬季干燥皲裂脱皮疼痛，伴面色黧黑。舌暗红，有瘀点，苔白，脉沉涩。检查：左足前掌底皮肤呈大片角质化增生，肥厚增生明显，多处呈小片干燥脱皮。西医诊断：掌跖角化症；中医诊断：厚皮疮（先天不足，血脉瘀阻，肌肤失养证）。治以活血通络，荣养肌肤。予以活血四物汤加味：生地黄、当归、赤芍、川牛膝，桂枝、桑枝、丹参各10g，红藤、鸡血藤各12g，川芎、甘草各6g，三七3g。15剂，水煎内服。并以红藤、鸡血藤各100g，花椒20粒，红花5g，食盐10g，煎水，加醋100mL泡足。每次30分钟，每日1次。治疗2个月后，左足掌局部皮肤变薄软化，症状改善明显。舌暗红，苔白，脉沉细。原方再服15剂。续用原外治方泡足。治疗4个月后，左足掌底肥厚皮肤变平变软，恢复正常肤色。图11–3、图11–4为本案患者治疗前后的图谱。

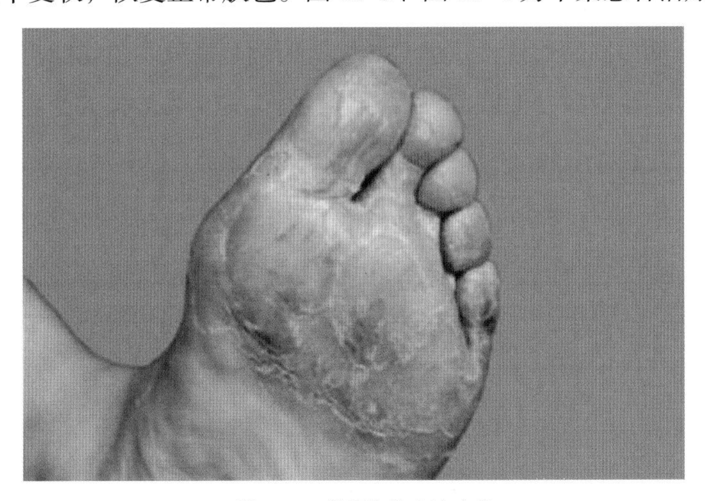

◆图11–3　掌跖角化症治疗前

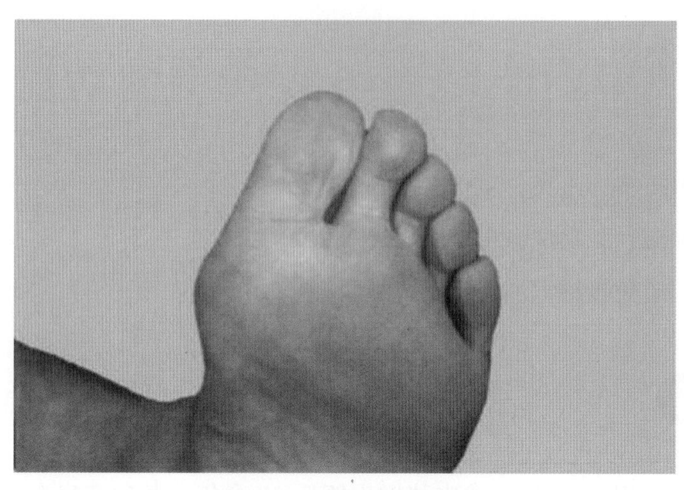

◆图 11–4　掌跖角化症治愈后

第三节　鱼鳞病

概述

鱼鳞病是一种常见的遗传性皮肤角化病，旧称鱼鳞癣。鱼鳞病可分为 4 种类型，即显性遗传寻常型鱼鳞病、性联隐性遗传鱼鳞病、显性遗传先天性鱼鳞病样红皮病、隐性遗传先天性鱼鳞病样红皮病。常见的显性遗传寻常型鱼鳞病，其主要表现为四肢伸侧或躯干部皮肤干燥、粗糙，伴有菱形或多角形鳞屑，外观如鱼鳞状或蛇皮状，轻者汗毛孔堵塞，致使皮肤干燥无汗，长不出汗毛。

病因病机

鱼鳞病在中医学中被称为“蛇身”“蛇皮”“蛇体”“小儿鳞体”“鱼鳞癣”“藜藿之亏”“蛇皮癣”等。本病多因先天禀赋不足，而致血虚风燥，或瘀血阻滞，肌肤失于润养而成。

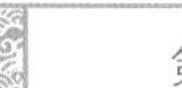

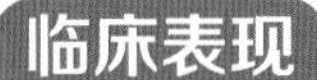

临床表现

1. 常自幼发病，有家族史，冬重夏轻。

2. 皮损轻者表面有较薄的鳞屑，呈网状排列，干燥粗糙；重者鳞屑较厚，呈鱼鳞状，易发生皲裂。本病好发于四肢伸侧，重者可波及全身。一般无自觉症状。

3. 实验室检查显示各类鱼鳞病的病理改变主要见于表皮颗粒层，表现为颗粒层减少、缺乏、增厚、变性等；类固醇硫酸酯酶分析、染色体检查有助于性联遗传性鱼鳞病的诊断。

治疗经验

（一）中医内治法

1. 血虚风燥证

［症状］ 皮肤干燥，脱屑，伴轻度瘙痒，皮肤角化过度，手、脚指（趾）甲较脆易断，毛发稀疏等。舌淡，苔白少津，脉沉细。

［治法］ 养血祛风。

［方药］ 养血润肤汤加减：当归 20g，白芍、生地黄、熟地黄各 12g，制何首乌、玉竹各 15g，黑芝麻、麦冬、天冬、桃仁、天花粉各 10g，甘草 6g。

2. 瘀血阻滞证

［症状］ 从小发病，鳞屑颜色呈灰褐色，由中央向边缘微隆起，大多发生于肘窝及颈部，甚则遍布全身，皮肤常伴有中度角化现象。舌暗红，有瘀点或瘀斑，苔白厚，脉沉细涩。

［治法］ 活血化瘀。

［方药］ 血府逐瘀汤加减：生地黄、当归、川芎、赤芍、桃仁、丹参、枳壳、青皮各 10g，红花、甘草各 6g。

3. 肝肾阴虚证

［症状］ 皮肤似蛇皮，粗糙干燥有鳞甲，常见于腋下、腹股沟、四肢屈侧等部位，掌跖皮肤有角化增厚症状。舌红，苔白少津，脉弦细。

［治法］ 补益肝肾。

［方药］ 济生肾气丸加减：生地黄 30g，熟地黄、茯苓各 15g，川牛膝、当归、

山茱萸、何首乌各12g，枸杞子、山药、牡丹皮、泽泻各10g，甘草6g。

（二）中医外治法

1. 杏仁、桃仁、胡麻仁、郁李仁、火麻仁、胡桃仁各50g，共捣烂如泥，外涂患处，每日1次。

2. 大黄、透骨草、桂枝、桃仁、当归、丹参、地骨皮、皂角刺各20g，煎水2000mL，外洗患处，每日1次。

3. 当归100g，紫草、赤芍、贯众、升麻、儿茶、防风各30g。共研细末，用蜂蜜调匀，外敷患处，每日2次。

4. 白芷100g，升麻50g，荆芥穗、羌活、紫荆皮各20g，红花10g。共研细末。取药末10g，用陈茶叶20g煎水100mL，调和外搽患处，每日2次。

5. 花生仁100g，胡麻仁、郁李仁各60g，冰片3g，鱼肝油25mL。共研细末，用鱼肝油调搽患处，每日2次。

防护措施

1. 多食新鲜水果和蔬菜，忌食辛辣刺激食物。

2. 沐浴时应尽量减少使用肥皂等刺激物，可于浴后外涂油脂性护肤品，以保护皮肤，减少脱屑和皮肤不适感。

3. 注意气候变化，避免风、寒、热等邪气刺激皮肤。

4. 日常可用温水洗浴，可服用滋补中药如红枣等。

病案与图谱

患者，女，28岁。双下肢皮肤灰褐色，干燥脱屑20余年。患者形体消瘦，面部多褐色斑，纳呆少食，二便正常，月经量少愆期，色黑有块。舌暗红，有瘀斑，苔白，脉沉缓。其母亲和姐姐均患有此病。检查：双下肢膝盖以下皮肤颜色呈灰褐色，双足为黧黑色，皮肤粗糙有鳞屑。西医诊断：鱼鳞病；中医诊断：蛇皮癣（瘀血阻滞，脾胃气虚证）。治以活血化瘀，健脾和胃。予以血府逐瘀汤合参苓白术散加减：生地黄、当归、川芎、赤芍、桃仁、丹参、枳壳、党参、茯苓、白术、白扁豆、山药、青皮各10g，甘草6g。30剂为1个疗程，水煎内服。并用桃仁、火麻仁、杏仁各150g捣烂，调芝麻油如泥状外涂患处。每日 1 ～ 2 次。治疗半年后，双下肢皮肤颜色由灰黑粗糙干燥转为正常红润细腻，饮食量增，体重增加，月经恢复正常。图 11–5、图 11–6 为本案患者治疗前后的图谱。

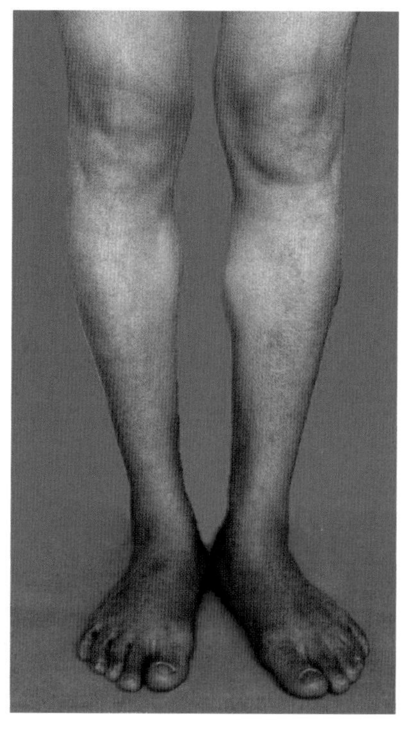

◆图 11–5　寻常型鱼鳞病治疗前

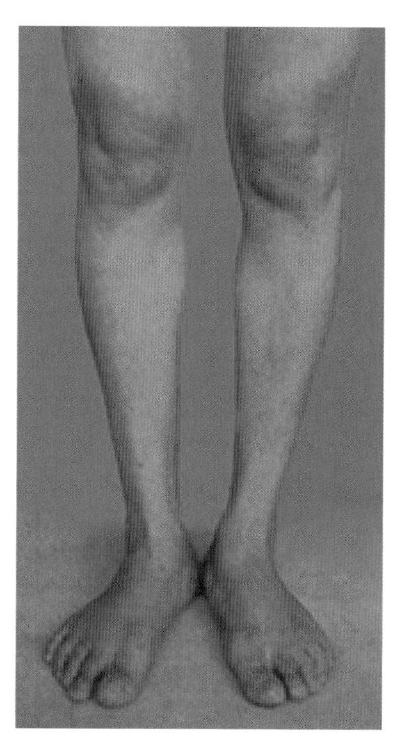

◆图 11–6　寻常型鱼鳞病治愈后

第四节　对称性肢端色素沉着症

概述

对称性肢端色素沉着症属于常染色体显性遗传。该病好发于全手或指（趾）背面，重者可发于面部、前臂、小腿、胸背、腹部等。皮损为色素沉着或色素减退的网状斑，呈对称分布。本病从新生儿、婴儿或儿童开始发病，大多发于出生后 2 ～ 6 个月，有家族史，男性发病多于女性。本病可伴有癫痫样发作。

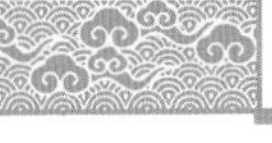

病因病机

对称性肢端色素沉着症在中医学中未见明确记载，类似于气滞血瘀斑。此病多以先天禀赋不足，气血不能上荣；或脉络瘀阻，毛窍闭塞，肌肤腠理失养所致。

临床表现

1. 婴儿期发病，有的患儿可于出生后甲皱襞处或手指远端出现色素脱失。

2. 皮疹好发于四肢末端及足背部，为点状至白扁豆大小的褐色斑，不相融合，似雀斑。夏季日晒后颜色加深，轻者仅限于手、足背部；重者可发生于面部、前臂、胸背、腹部；口腔黏膜亦可发疹，手足背处间杂有网状白斑及色素斑点。一般无自觉症状。

3. 实验室检查显示色斑处表皮棘层下部和基层内黑素增加，真皮上部噬黑素细胞增多并伴有少量淋巴细胞浸润，而色素脱失斑处基层色素减少甚至消失。

治疗经验

（一）中医内治法

1. 先天不足，气血亏虚证

［症状］ 从小发病，四肢手足出现黑褐斑点，伴头晕乏力，面色不华，失眠多梦，纳少咽干。舌淡红，苔白，脉细滑。

［治法］ 滋补气血，活络消斑。

［方药］ 八珍汤加味：党参、白术、茯苓、当归尾、川芎、赤芍、熟地黄、桃仁、川牛膝、鸡血藤各 10g，红花、甘草各 3g。

2. 血脉瘀阻证

［症状］ 手指（趾）背面黄褐色斑点，病程日久，颜色逐渐加深呈黑褐色，斑点不相融合。伴头晕乏力，面暗神差。舌暗红或青紫，有斑点或瘀斑，苔白，脉涩滞沉缓。

［治法］ 通经活络，活血化瘀。

［方药］ 活血四物汤加味：生地黄、当归、川芎、赤芍、川牛膝，延胡索、丹

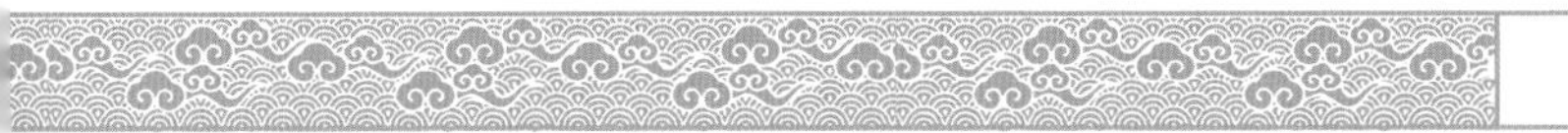

参、三棱、莪术各 10g，红藤、鸡血藤各 15g，肉桂 3g，三七 3g，甘草 6g。

（二）中医外治法

1. 菟丝子、栀子、白芷、沙苑子、益母草各 30g，白酒 500mL。上药浸泡入酒中，2 周后取液外擦患处，每日 2 次。

2. 白及、白附子、当归、丹参各 50g，冰片 2g。共研细末，用陈醋 500mL 浸泡 1 周，外擦患处，每日 2 次。

3. 玉容散。白附子、密陀僧、牡蛎、茯苓、川芎各 60g。上药共碾粉，每次取 3g，调鸡蛋清成糊状外涂患处，20 分钟后洗去，每日 1 次。

4. 十白美容散。白茯苓、白附子、白芷、白及、白芍、白术、白山药、白莲子、白薏苡仁、白糯米各 100g。共研细末。取药粉 5g，用白醋调成糊状，每日早、晚各 1 次外擦患处。

5. 体针取穴肝俞、肾俞、血海、三阴交。备穴：合谷、足三里、中脘。用平补平泻法。耳针取与皮损相应的区域。备穴：内分泌、肾上腺、交感、枕部等区域。每次选用 2 ～ 3 穴，单耳埋针，双耳交替，每周轮换 1 次。

防护措施

1. 减少光照，多使用防晒霜。

2. 清淡饮食，避免风寒。

病案与图谱

患者，男，19 岁。四肢出现黑褐色斑点 18 年。随年龄增长斑点颜色加深呈黑褐色，伴面色灰暗，神差乏力，食少咽干。舌暗红，苔白腻，脉沉涩。检查：双手背腕关节以下，双足背踝关节以下皮肤，全为芝麻绿豆大小褐色色素沉着斑点，边界清楚，表面平滑，少数附有脱屑，呈对称分布。其爷爷患有同类疾病。西医诊断：对称性肢端色素沉着症；中医诊断：气滞血瘀斑（血脉瘀阻证）。治以通经活络，活血化瘀。予以活血四物汤加味：生地黄、当归、川芎、赤芍、川牛膝，延胡索、丹参、三棱、莪术各 10g，红藤、鸡血藤各 15g，肉桂 1g，田七 3g，甘草 6g。15 剂为 1 个疗程，水煎内服。外用十白美容散，调白醋，每日早、晚各擦患处 1 次。治疗 3 个月后，双手双足背皮肤褐色斑点变淡，遂停止内服中药，嘱继续外用十白美容散治疗。图 11-7、图 11-8 为本案患者治疗前的图谱，因患者外迁，惜无治疗后图谱。

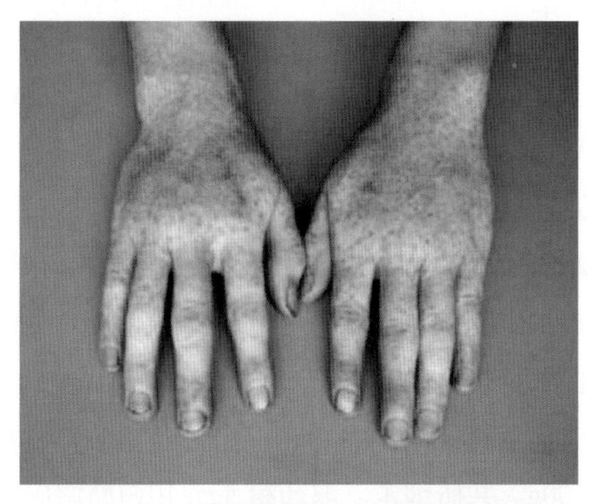

◆图 11-7　对称性肢端色素沉着症治疗前

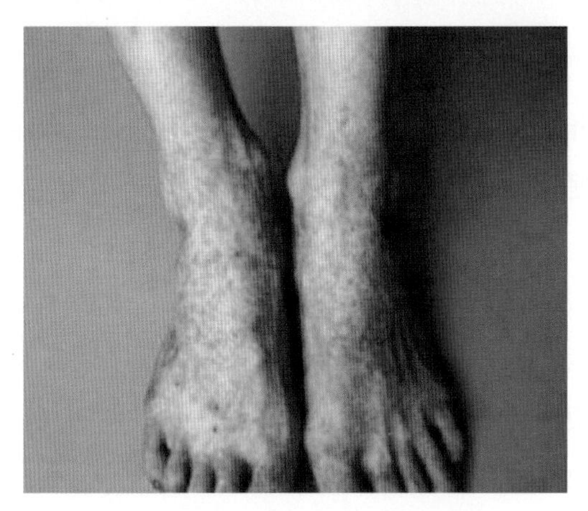

◆图 11-8　对称性肢端色素沉着症治疗前

第五节　家族性进行性色素过度沉着症

概述

家族性进行性色素过度沉着症为一种常染色体显性遗传性疾病，属于罕见的先天性遗传病。色素过度沉着症的色素斑为褐色或深褐色，好发于额、颊、颈、躯干、四肢、手足背等部位，眼和口腔黏膜也可受累。身体无其他缺陷。男女均可发病，与日照无关，一般无自觉症状。

病因病机

家族性进行性色素过度沉着症类似于中医学的“黧黑斑”。该病多于肝气郁结，耗伤心血；或先天禀赋不足，气血不能荣皮，火燥结滞；或络脉瘀阻，毛窍闭塞，肌肤腠理失养所致。

临床表现

1. 出生时或出生后不久出现皮肤色素沉着，并随年龄增长而扩大，青春期前发展较快，而后发展变慢，无自愈倾向。

2. 家族性进行性色素过度沉着症色素斑为褐色或深褐色，好发于额、颊、颈、躯干、四肢、手足背等部位。眼和口腔黏膜也可受累。分布弥漫，边界不规整，斑块间有点状正常皮肤。无自觉症状。

3. 病理检查显示色素沉着表皮中见黑色素颗粒增多。

治疗经验

（一）中医内治法

1. 肝气郁结证

［症状］ 多见于女性，斑色深褐，弥漫分布，伴有心烦易躁，失眠多梦，胸胁胀满，经前乳胀，月经不调，咽干口苦。舌红，苔薄黄，脉弦细。

［治法］ 疏肝理气，活血消斑。

［方药］ 逍遥散合四物汤加减：柴胡 10g，当归 10g，白芍 10g，白术 10g，茯苓 10g，生地黄 10g，川芎 10g，炙甘草 6g，生姜 3 片，薄荷 6g（后下）。

2. 肾阴亏损证

［症状］ 从小发病，皮肤黄褐色斑块，伴头晕耳鸣，五心烦热。舌红，少苔，脉细数。

［治法］ 滋阴养肾消斑。

［方药］ 六味地黄丸加减：熟地黄 12g，茯苓 10g，泽泻 10g，山药 10g，牡丹皮 10g，山茱萸 10g，白芷 10g，白及 10g。

（二）中医外治法

1. 白茯苓、白附子、白芷、白山药各 150g，共研细末，调白醋适量，每日早晚涂擦患处。

2. 玉容膏。甘松、山茶花、细辛、白芷、白蔹、白及、防风、荆芥、僵蚕、栀子、藁本、天麻、羌活、独活、密陀僧、枯矾、檀香、川椒、菊花各 5g，大枣 7 枚。上药加肥皂 500g，蜂蜜 25g，共捣烂成膏备用。外涂患处，每日 1 次。

3. 十白美容散。白芷、白及、白芍、白术、白山药、白莲子、白茯苓、白附子、白薏苡仁、白糯米各 100g。共研细末。取药粉 5g 用白醋调成糊状，每日早、晚各 1 次外擦患处。

4. 针刺治疗。肝郁气结证取穴三阴交、足三里、太冲、阴陵泉、肝俞、肾俞，每次取 3 穴，用平补平泻法，留针 30 分钟，每日 1 次，连续 10 次为 1 个疗程；肾虚证取穴太溪、三阴交，备穴为肾俞、肝俞，每次取 2 穴，用补法，每日 1 次，连续 10 次为 1 个疗程。

防护措施

1. 少晒太阳，多用防晒霜，防止色素加重。

2. 多吃含维生素 C 的水果和食物。

病案与图谱

患者，女，20 岁。右胸部大片褐色斑 20 年。患者诉出生时即有右侧胸部淡褐色斑印，随年龄增长而扩大，且色素加深。伴心烦急躁，口苦咽干，经前胁胀、小腹疼痛，月经两个月一行，量少色黑有瘀块。舌暗红，苔薄黄，脉弦。检查：右肩腋下至右侧胸部包括乳房以下皮肤均为黄褐色斑块，弥漫分布，边缘不规整，斑块间有点状正常皮肤。病理检查显示表皮基底层见黑色素颗粒增多。西医诊断：家族性进行性色素过度沉着症；中医诊断：黧黑斑（肝气郁结，气血瘀阻证）。治以疏肝理气，活血消斑。予以逍遥散合四物汤加减：柴胡、当归、赤芍、白术、茯苓、生地黄、川芎、牡丹皮、益母草、桃仁各 10g，薄荷、甘草各 6g。15 剂为 1 个疗程，水煎内服。并以茯苓、白附子、白芷、山药各 150g，共研细末，调白醋适量，每日早晚涂擦患处。6 个疗程的治疗后，患处褐色斑块明显变淡，嘱局部继续外用中药涂擦。图 11–9 为本案患者治疗前的图谱，后失去联系无对照图谱。

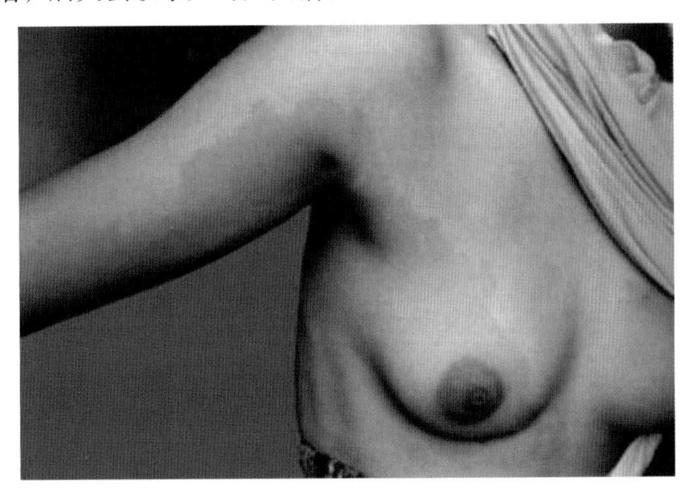

◆图 11–9　家族性进行性色素过度沉着症治疗前

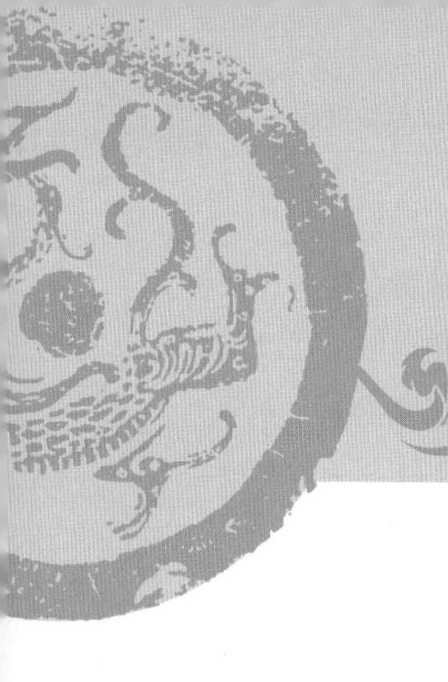

第十二章　皮肤血管炎

第一节　结节性红斑

结节性红斑

概述

结节性红斑是一种好发于青年女性的疼痛性、结节性血管炎综合征，病变位于真皮深层和皮下组织，其性质为非化脓性结节性红斑性皮肤损害。临床上主要好发于小腿胫前部，一般可见黄豆大小或更大的有光泽、痛感的结节。本病为常见病、多发病，好发于春秋季节，多见于青年女性，任何年龄均可发病，以 16 ～ 25 岁最多。

病因病机

结节性红斑在中医学中被称为“瓜藤缠”“梅核丹”“梅核火丹”“室火丹”“三里发”“肾气油风”。此病的主要病机为素体血分有热，外感湿邪，湿与热结，或脾虚失运，水湿内生，湿郁化热，湿热下注，气滞血瘀，瘀阻经络而发；或体虚之人，气血不足，卫外不固，寒湿之邪乘虚外袭，客于肌肤腠理，流于经络，气血瘀滞而发。

临床表现

1. 发病前有感染史或服药史。

2. 皮损特点为小腿胫前部，一般可见黄豆大小或更大的有光泽、痛感的结节。

3. 实验室检查显示为血白细胞总数、血沉升高；咽拭子培养可见链球菌感染。

4. 病理组织学表现为典型的小叶间隔性脂膜炎。

治疗经验

（一）中医内治法

1. 湿热蕴结证

［症状］发病急骤，初有头痛咽痛，发热，关节酸痛，继之小腿肿胀，于小腿踝部有结节隆起，焮红灼痛，伴口渴便干，小溲色黄。舌微红，苔黄腻或黄白相兼，脉濡数。

［治法］清利湿热，疏通经络。

［方药］四妙丸加减：黄柏10g，苍术10g，牛膝10g，当归12g，川芎8g，赤茯苓12g，木瓜8g，独活8g，秦艽8g，车前子15g，薏苡仁20g，萆薢15g。

2. 血热内盛证

［症状］两腿胫前突发多个对称性指甲大小结节，皮色鲜红，硬肿，灼热而有触痛，踝关节肿痛，伸屈不利，伴身热口干。舌红，苔黄干，脉滑数。

［治法］清热凉血，行气活血。

［方药］凉血四物汤加减：生地黄20g，牡丹皮8g，当归12g，赤芍15g，丹参20g，大青叶10g，连翘10g，忍冬藤12g，丝瓜络10g，石斛12g，枸杞子15g，益母草15g，香附8g，牛膝8g。

3. 气虚血瘀证

［症状］病情缠绵，反复发作，小腿肿胀，朝轻暮重，结节色紫红或暗红，新旧相兼，稍劳即有新疹发生，伴神疲力乏，面色萎黄。舌紫暗，苔薄白，脉细涩或沉迟。

［治法］益气活血，祛瘀散结。

［方药］黄芪桂枝五物汤合桃红四物汤加减：炙黄芪30g，桂枝12g，当归15g，川芎12g，桃仁10g，红花10g，生地黄20g，丹参20g，赤芍15g，鸡血藤15g，忍冬藤15g，土茯苓15g。

（二）中医外治法

1. 牡丹皮、赤芍、苍耳子、地肤子、荆芥、防风各30g，煎水2500mL外洗患处，每日1次。

2. 大青叶、败酱草、芝麻梗各50g，食盐、白矾各10g（溶化），煎水2000mL，趁热擦洗患处，每日1次。

3. 地肤子、野菊花、浮萍草、荆芥穗、蝉蜕各20g，炒热装布袋内擦患处，每日1～3次。

4. 鱼腥草、扛板归、金银花藤、金樱子各50g，加2000mL水煎，外洗患处，每日1次。

5. 蒲公英、丹参、紫草、荆芥、牡丹皮、当归各20g，煎水2500mL，外洗患处，每日1次。

6. 针刺治疗。主穴：足三里、阳陵泉、三阴交。配穴：病变延及膝上加伏兔、血海，足背显著加解溪、太谷、昆仑。以主穴为主，配穴酌加。用平补平泻手法，留针30分钟。每日1次，5～8次为1个疗程。

防护措施

1. 饮食清淡，忌辛辣食物。
2. 避免受凉，可适度锻炼，增强抵抗力。
3. 急性期注意卧床休息，以减轻下肢局部的肿痛。
4. 避免上呼吸道感染，积极寻找病因，及时处理潜在病因。

病案与图谱

患者，女，36岁。双下肢皮肤红肿结节灼痛2天。现症见发热，咽喉疼痛和关节流胀酸痛不适，咽干不欲饮，大便干，小便黄。舌微红，苔黄腻，脉滑数。双下肢大腿、小腿正面皮肤有数个花生至红枣大小红色肿胀皮下结节，有压痛。血常规：白细胞计数偏高（10100/μL），血沉增快（22mm/h）。类风湿因子阳性。西医诊断：结节性红斑；中医诊断：瓜藤缠（湿热蕴结证）。治以清热利湿，消肿散结。予以四妙丸加减：黄柏10g，苍术10g，牛膝10g，当归12g，川芎8g，赤茯苓12g，木瓜8g，独活8g，秦艽8g，车前子15g，薏苡仁20g，萆薢15g，甘草6g。5剂，水煎内服。治疗1个月以后，患者托人来诉病愈。图12-1为本案患者治疗

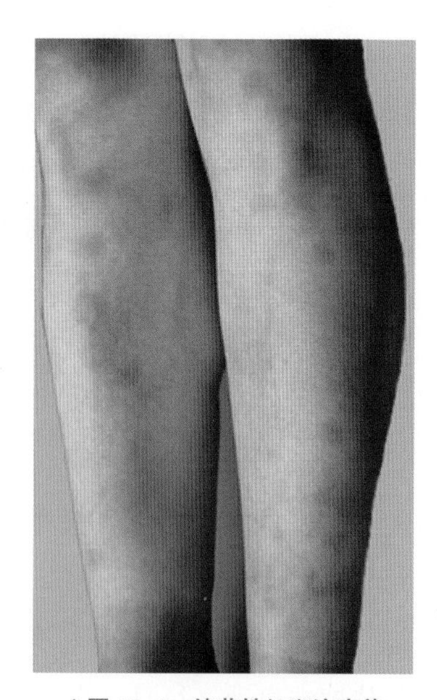

◆图12-1　结节性红斑治疗前

前的图谱。

第二节　过敏性紫癜

概述

过敏性紫癜为变态反应性疾病，是侵犯皮肤或其他器官的毛细血管及细小动脉的一种过敏性血管炎。本病好发于下肢，尤以小腿伸侧和踝、膝等关节处为甚，对称分布，上肢躯干亦可发生。现代医学认为本病可由多种不同的致敏因素作用于人体，通过变态反应而诱发，如药物、食物、细菌、毒素、寄生虫及自身免疫等。这些因素直接或间接地作用于毛细血管壁，使管壁产生炎性变化，渗透性增加，出现紫癜斑疹及伴随症状。皮损为针尖至黄豆大小的瘀点瘀斑或斑丘疹散在分布，严重时可出现水疱、血疱、溃疡。一般无瘙痒，偶有微痒，常伴腹痛及关节症状。多发生于男性儿童，一年四季都可发病，春季发病率高。

病因病机

中医学将过敏性紫癜归属于“斑疹”“葡萄疫”“阳斑”等范畴。本病多因血热壅盛，迫血妄行，血不循经，溢于脉络，凝脂成斑；或复受风邪则发病骤然，发无定处。此外，尚有因脾胃虚弱，中气不足，气虚不摄，脾不统血，血不归经，外溢而致病。

临床表现

1. 多见于儿童及青少年。

2. 皮损为针尖至黄豆大小的瘀点瘀斑或斑丘疹，散在分布，严重时可出现水疱、血疱、溃疡。一般无瘙痒，偶有微痒。好发于下肢，尤以小腿伸侧和踝、膝等关节处为甚，对称分布，上肢躯干亦可发生。

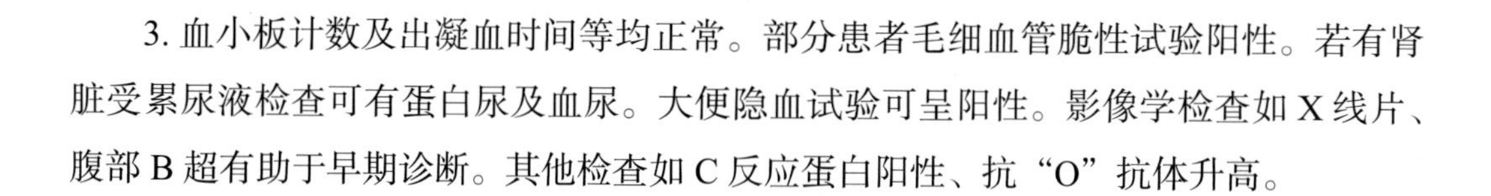

3. 血小板计数及出凝血时间等均正常。部分患者毛细血管脆性试验阳性。若有肾脏受累尿液检查可有蛋白尿及血尿。大便隐血试验可呈阳性。影像学检查如 X 线片、腹部 B 超有助于早期诊断。其他检查如 C 反应蛋白阳性、抗“O”抗体升高。

治疗经验

（一）中医内治法

1. 风热伤络证

［症状］ 起病较急，全身皮肤紫癜散发，尤以下肢及臀部居多，呈对称分布，色泽鲜红，大小不一，或有痒感，伴发热，腹痛，关节肿痛，尿血等。舌红，苔薄黄，脉浮数。

［治法］ 疏风散邪。

［方药］ 连翘败毒散加减：薄荷 6g（后下），防风、牛蒡子、连翘、栀子、黄芩、玄参、桔梗、当归、赤芍各 10g，升麻 6g，红花 3g。

2. 血热妄行证

［症状］ 起病较急，皮肤出现瘀点瘀斑，色泽鲜红，伴鼻衄、齿衄、呕血、便血、尿血，血色鲜红或紫红。同时并见心烦、口渴、便秘，或伴腹痛，或发热。舌红，苔黄，脉数有力。

［治法］ 清热解毒，凉血止血。

［方药］ 犀角地黄汤加味：水牛角 30g（先煎），生地黄、牡丹皮、赤芍、紫草、玄参、黄芩各 10g，生甘草 6g。

3. 气不摄血证

［症状］ 发病缓慢，病程迁延，紫癜反复出现，瘀斑、瘀点颜色淡紫，常伴有鼻衄、齿衄，面色苍黄，神疲乏力，食欲不振，头晕心慌。舌淡，苔薄，脉细无力。

［治法］ 健脾养心，益气摄血。

［方药］ 归脾汤加减：党参 12g，白术、茯苓、黄芪、当归、远志、酸枣仁、龙眼肉、木香各 10g，生姜 15g，大枣 7 枚，甘草 6g。

4. 阴虚火旺证

［症状］ 紫癜时发时止，鼻衄齿衄，血色鲜红，低热盗汗，心烦少寐，大便干燥，小便黄赤。舌光红，苔少，脉细数。

［治法］ 滋阴降火，凉血止血。

［方药］大补阴丸加减：熟地黄 15g，制龟甲 20g（先煎），黄柏、知母、牡丹皮、紫草、连翘、炒栀子各 10g，蜂蜜 25g（冲兑）。

（二）中医外治法

1. 栀子 15g，黄柏 30g，马齿苋 30g，红花 10g，煎水外敷患处，每次 20 分钟，每日 2 次。

2. 红藤、大青叶、紫草、败酱草各 50g，煎水外洗患处，每日 1 次。

3. 栀子、白蒺藜、白鲜皮、忍冬藤、大青叶、野菊花、蒲公英各 30g，煎水 2000mL，外洗患处，每日 1 次。

4. 牡丹皮、紫草、当归尾、威灵仙、生大黄、荆芥各 30g，蝉蜕 15g。加水 2000mL，煎成 1200mL，先熏后洗患处，每日 1 次。

5. 针刺治疗。取丰隆、照海、膝眼、足三里、手三里、三阴交、委中、合谷穴。采用泻法，隔日 1 次。

防护措施

1. 避免接触过敏原，如花粉、化学物品、油漆、尘螨等。

2. 注意饮食卫生，勤洗手，不吃生冷食品，以杜绝肠道寄生虫感染。

3. 注意天气变化，预防感冒。

4. 室内经常通风，保持空气清新。

病案与图谱

患者，男，13 岁。全身紫色斑点伴高热、烦躁半个月。5 月初不明原因出现全身紫红色斑疹，逐渐增多密集，部分融合。伴高热（39 ～ 40.5℃），外院诊断为过敏性紫癜，治疗 15 天（用药不详），高热仍不退，紫癜加重。现在症：头面色红，眼睑浮肿，躯干、四肢均有密集紫红色斑点，心烦气躁，四肢关节疼痛，咽干口燥，汗出，便结，尿黄，恶热喜凉，纳呆乏味，时有神志淡漠不清及嗜睡。舌红少津，多芒刺，苔黄燥，脉洪数。检查：体温 39.2℃，脉搏 110 次 / 分钟，一般情况可，咽红，扁桃体（–），双下肢及臀部有较多针尖至黄豆大小、红色散在分布斑丘疹，稍高出皮面，压之不退色，呈对称分布。血常规：白细胞 11.2×10^9/L；血小板与出、凝血时间正常。尿常规（-）。大便隐血（-）。西医诊断：过敏性紫癜；中医诊断：斑毒（气营两燔，迫血妄行，血热发斑证）。治以清气凉营，活血化瘀。予以犀角地黄汤合白虎汤加味：牛角片 35g，生地黄 15g，赤芍 10g，牡丹皮 10g，生石膏 30g，知母 10g，粳米 25g（先煎水），生大黄 12g（后下），芒硝 10g（烊化），玄参 10g，金银花 10g，桃仁 10g，甘草 6g。3 剂，水煎服。予以红藤、大青叶、紫草、败酱草各 50g，水煎外洗，每日 1 次。服药 3 剂后，高热渐退至 38℃左右，全身紫癜渐隐，四肢关节疼痛减轻，面睑红肿已消，大便已通，舌红，苔转薄黄，脉滑数。原方去生大黄、芒硝，水牛角减为 20g，续服 4 剂。服药后热退身凉，紫癜全部消退，遗有淡褐色素沉着。体温 37.2℃。白细胞已降至正常范围（6.4×10^9/L）。以四物汤加味 4 剂调治善后。仍配合以上中药外洗。1 个月后复诊，皮疹基本消退未再复发，临床治愈。图 12-2、图 12-3 为本案患者治疗前后的图谱。

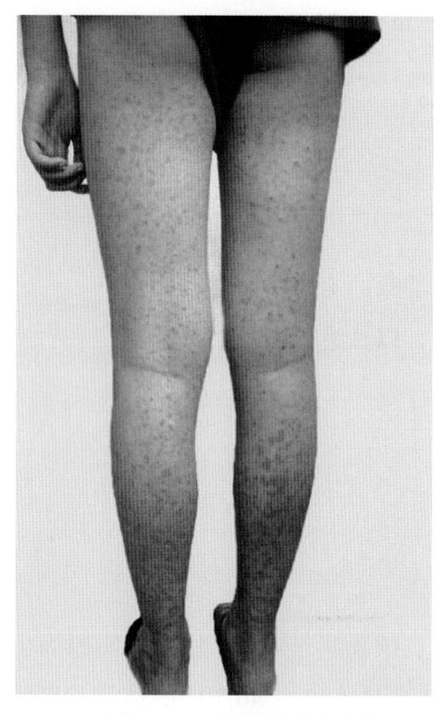

◆图 12-2　过敏性紫癜治疗前

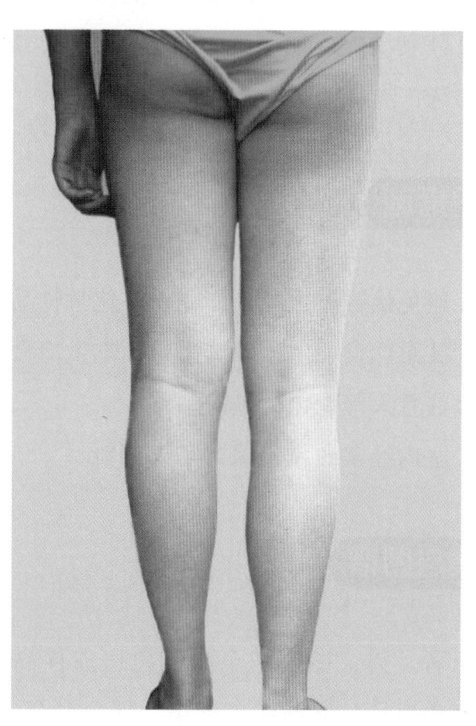

◆图 12-3　过敏性紫癜治愈后

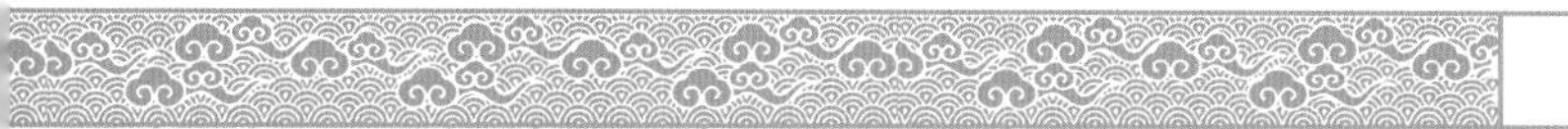

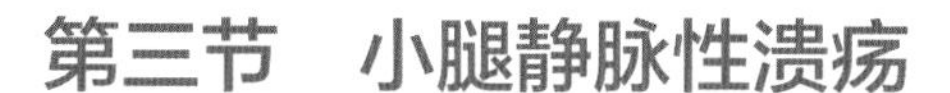

第三节　小腿静脉性溃疡

概述

小腿静脉性溃疡是指小腿中下段的慢性皮肤溃疡。初起可由炎症渗出发生溃疡，继则湿烂、表皮萎缩内陷，颜色紫红发黑，最终皮肤全层坏死，形成溃疡疮口，周围皮肤发生湿疹样改变。本病多由浅静脉曲张、静脉交通支功能不全及血栓性静脉炎，导致局部组织缺氧，不能满足伤口愈合所需含氧量，导致组织修复愈合困难。外伤常为此病的诱因。

病因病机

小腿静脉性溃疡在中医学中被称为“臁疮”“裤口疮”“裤口毒”“裙边疮”等。臁疮为血瘀阻络，水湿外渗停聚，流注下肢，湿瘀蕴热，血败肉腐形成溃疡。其本为血瘀湿阻，其标为热毒内蕴。

临床表现

1. 一般见于中老年人。

2. 多发于小腿下 1/3 内外侧，以内侧多见。患肢多有静脉曲张，小腿、足踝部水肿，色素沉着，皮肤略硬。患处初起潮红、漫肿，继则湿烂、滋水淋沥，形成溃疡。溃疡边缘坚实削直，或内陷，呈圆形、椭圆形、斜形。溃疡面上有暗红、紫红或红色肉芽组织，其上覆盖着污灰色腐物及发臭的脓液。初起时患处痒，继则感疼痛，患侧腹股沟淋巴结肿大。经年累月，不易收口，即使收口，也易复发。偶有溃疡缠绵不愈多年，疮口呈菜花状，转成皮肤癌。

3. 实验室检查包括下肢静脉造影、超声多普勒血流检测等，观察深静脉是否有血

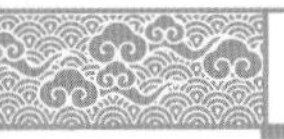

栓形成；可做深静脉通畅试验、浅静脉和交通支瓣膜功能试验等。

治疗经验

（一）中医内治法

1. 湿热毒蕴证

［症状］ 疮周有痒痛，疮面腐肉较多，或秽臭难闻，疮周皮肤灼热，伴发热，大便秘结，夜难入寐。舌红，苔黄腻，脉弦数。

［治法］ 清热利湿，和营解毒。

［方药］ 五味消毒饮加减：金银花、野菊花、紫花地丁、蒲公英、苍术、黄柏、赤芍、丹参、牛膝各 10g，薏苡仁、土茯苓、半枝莲、生黄芪各 15g，生甘草 6g。

2. 湿热瘀阻证

［症状］ 疮面腐肉未完全脱尽，脓水淋沥，大便秘结。舌红，苔黄腻，脉数。

［治法］ 清热利湿，化瘀通络。

［方药］ 萆薢渗湿汤加减：萆薢、当归、赤芍、丹参、忍冬藤、牛膝、苍术、黄柏各 10g，黄芪、薏苡仁各 15g，生甘草 6g。

3. 气虚血瘀证

［症状］ 疮面腐肉已尽，新肌难生或不生，肉芽色暗淡不鲜，脓水清稀。舌淡，或有瘀斑，苔薄，脉细。

［治法］ 益气化瘀，托里生肌。

［方药］ 四君子汤等加减：黄芪、党参、白术、茯苓、薏苡仁、当归、赤芍、丹参、桃仁、葛根、牛膝各 10g，炙甘草 6g。

（二）中医外治法

1. 局部红肿，溃破渗液较多者，宜用洗药。可用青蒿 60g，黄柏 20g，土茯苓 30g，煎水 500mL，用纱布沾药水湿敷患处，每日 3 ～ 4 次。

2. 局部红肿，渗液较多时，宜用马齿苋 60g，黄柏 30g，败酱草 30g，蒲公英 30g，煎水 2500ml，外洗患处，每日 2 次。

3. 拔毒生肌散。牛黄 5g，血竭 10g，冰片 15g，黄连、黄柏、紫草各 20g，儿茶、乳香各 30g，炉甘石、煅龙骨、煅石膏各 40g。共研细粉，外敷患处。每 2 天 1 次。

4. 鸡蛋 10 个煮熟去蛋白，将蛋黄放锅内熬炼出油。先洗净疮口，以蛋黄油外擦患

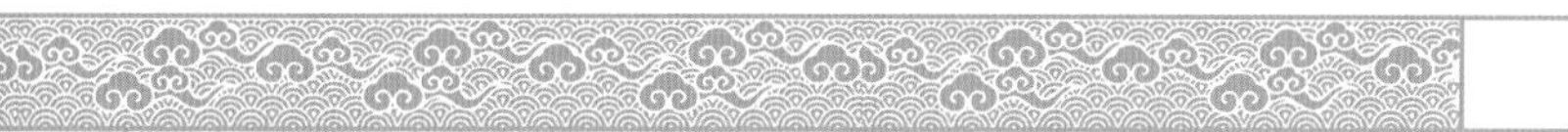

处，每日 1 次。

5. 煅石膏 30g，血竭 3g，共研细末，以香油 50mL 调搽患处，每日 1 次。

6. 熟石膏、黄柏、五倍子各 15g，冰片 3g。共研细末，干粉外撒患处，每日 1 次。

7. 白芷、重楼、鹿角霜、乳香、没药各 15g，蛇蜕 3g。上药共研细末，香油 250mL 调成糊状外涂患处，如有溃破流水撒干粉，每日 2 次。

8. 朱砂、樟脑、血竭各 3g，儿茶、乳香、没药、川椒、贯众、血余炭各 10g，麻油 250g，香油 250mL。煎上药去渣，加黄蜡 10g，熬膏调搽患处，每日 1 次。

防护措施

1. 适当休息，避免外伤。
2. 抬高患肢，改善局部血供。
3. 避免使用刺激性药物。

病案与图谱

患者，男，65 岁。右小腿胫部内侧皮肤溃烂流水 2 年。初期局部为静脉曲张破溃，之后疮面扩大，疮口加深见红肉。曾经西医消炎上药包扎治疗，效果不佳，逐渐加重。患者有糖尿病，现疮面腐肉已尽，肉色暗淡，局部有轻瘙痒感。伴神差乏力，咽干不多饮，食少便溏，小便稍黄。舌红，有瘀斑，苔黄薄腻，脉细滑。患者平时喜食肥甘厚味，致体内湿热久羁，气血不畅，下肢皮肤破溃，毒气外发，久不收口，耗气伤津。西医诊断：小腿静脉性溃疡；中医诊断：臁疮（气虚血瘀证）。治以益气活血，化瘀生肌。予以八珍汤加味：党参、白术、茯苓、当归各 15g，川芎 6g，生地黄、赤芍、生黄芪、桃仁、牡丹皮、川牛膝、红藤各 15g，甘草 6g。15 剂，水煎服。配合拔毒生肌散外治。处方：牛黄 5g，血竭 10g，冰片 15g，黄连、黄柏、紫草各 20g，儿茶、乳香各 30g，炉甘石、煅龙骨、煅石膏各 50g。共研细粉外敷患处。每日 1 次。治疗 3 个月后，臁疮创面基本愈合。图 12-4、图 12-5 为本案患者治疗前后的图谱。

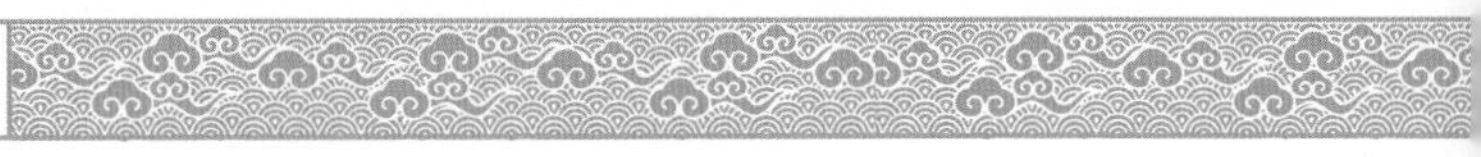

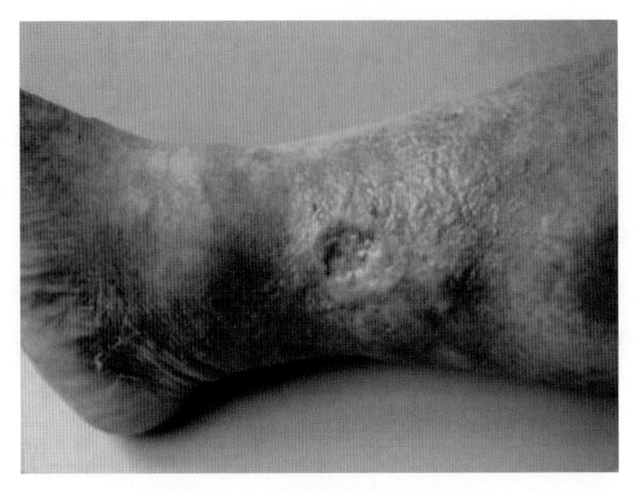

◆图 12–4　小腿静脉性溃疡治疗前

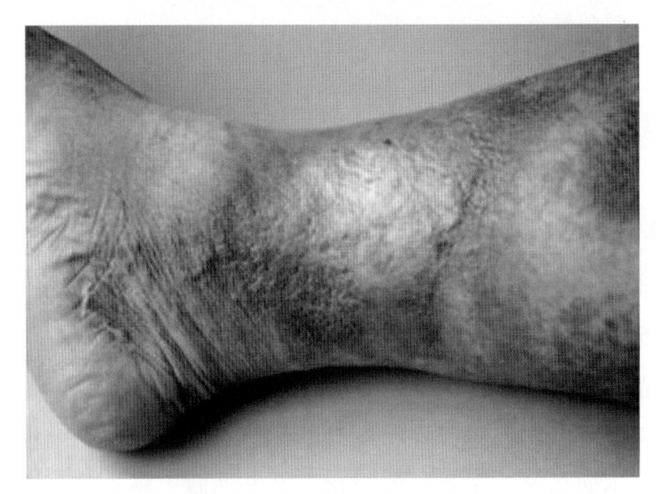

◆图 12–5　小腿静脉性溃疡治愈后

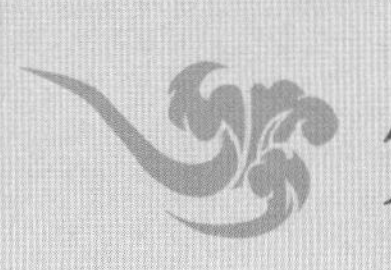

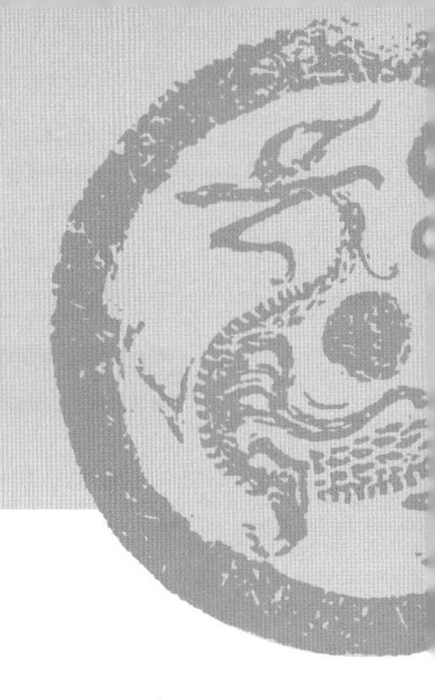

第十三章　营养代谢性皮肤病

第一节　睑黄瘤

概述

睑黄瘤是黄瘤病中常见的一种，为脂质代谢障碍性疾病之一，表现为发生于眼睑皮肤的淡黄色柔软的扁平疣状隆起。本病多发生在双侧内眦附近，常对称分布，皮疹较持久，呈进行性多发，并可互相融合。

病因病机

在古代中医文献中，尚未见睑黄瘤病名及病因病机的确切描述。此病多由肝胆湿热上泛，阻于肌肤所致；或饮食不节，过食肥甘厚味，嗜酒过度，湿热蕴久，伤及脾胃，脾失健运，痰湿内生，痰凝瘀阻，郁于肌肤而成。

临床表现

1. 中年人多见，尤其是女性，可有或无高脂血症。

2. 皮疹为对称分布的橘黄色斑或斑块。好发于上眼睑内眦部，无自觉症状。

3. 病理检查显示真皮内见散在或聚集的含有脂质的单核或多核的泡沫细胞，亦可见多核或环状排列的巨细胞，早期可见炎症细胞，很少见纤维化。

治疗经验

（一）中医内治法

1. 肝经湿热证

［症状］ 病程或短或长，眼睑扁平橘黄色丘疹或斑块，表面平滑而光亮，伴有口苦纳呆，大便干结，小便短赤。舌红，苔黄腻，脉弦数。

［治法］ 清泻肝胆，软坚消瘤。

［方药］ 龙胆芦荟汤加减：龙胆草、芦荟、木香、胡黄连、当归身、川芎、芜荑、山楂、丹参各10g，炙甘草6g。

2. 痰凝瘀阻证

［症状］ 病发日久，眼睑扁平黄色斑块，晦暗无华，体胖乏力，胸胁痞闷。舌暗红，苔白滑，脉涩。

［治法］ 化痰散结，活血祛瘀。

［方药］ 二陈汤合桃红四物汤加减：法半夏6g，陈皮、茯苓、桃仁、当归、川芎、生地黄、赤芍各10g，红花、甘草各3g。

（二）中医外治法

1. 木鳖子、桃仁各10g，尿素20g。共研细粉调匀外敷患处，外贴伤湿膏固定，3日1次，直至睑疣体脱落为止。

2. 黄柏、苍术各15g，水杨酸粉10g。共研细粉调匀外敷患处，外贴伤湿膏固定，3日1次，直至睑疣体脱落为止。

3. 木槿皮30g，冰片1g。共研成细末，木槿皮调醋后隔水炖如胶状，加冰片调匀敷患处，3日1次。

4. 先常规消毒局部皮肤后，再涂以牛黄晶，使周围皮肤潮红直至皮损表面完全变为白色，并与周围皮肤分界明显为止，操作完毕，创面任其暴露。两周之后结痂自然脱落。

防护措施

1. 控制饮食，少食动物内脏，低脂、低胆固醇、低糖饮食，多吃降血脂的食物，如山楂、芹菜等。

2. 加强体育锻炼，保持心情愉畅。

3. 避免外界刺激。

4. 保持大便通畅，养成良好的排便习惯。

病案与图谱

患者，女，63 岁。双眼睑生长黄斑 2 年。现症见口苦纳呆，大便干结，小便短赤，苔黄腻，脉弦数。检查：眼睑扁平橘黄色丘疹或斑块，表面平滑而光亮。总胆固醇 6.91mmoL/L，甘油三酯 2.47mmoL/L，血脂偏高。西医诊断：睑黄瘤；中医诊断：痰核（肝经湿热证）。治以清泻肝胆，软坚消瘤。予以龙胆泻肝汤加减：龙胆草、栀子、黄芩、柴胡、生地黄、车前子、泽泻、木通、当归、丹参、山楂、怀牛膝各 10g，甘草 6g。10 剂，水煎内服。配合牛黄晶外治。局部常规消毒皮肤，涂以牛黄晶，至皮损表面完全变为白色为止。两周之后复查，睑黄疣处结痂自然脱落，表面色素沉着。3 个月后复查，睑黄疣处皮肤恢复平整，基本治愈。图 13–1、图 13–2 为本案患者治疗前后的图谱。

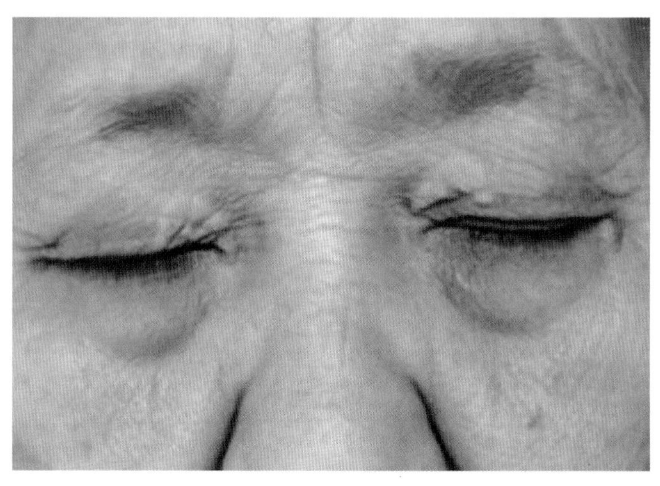

◆图 13–1　睑黄瘤治疗前

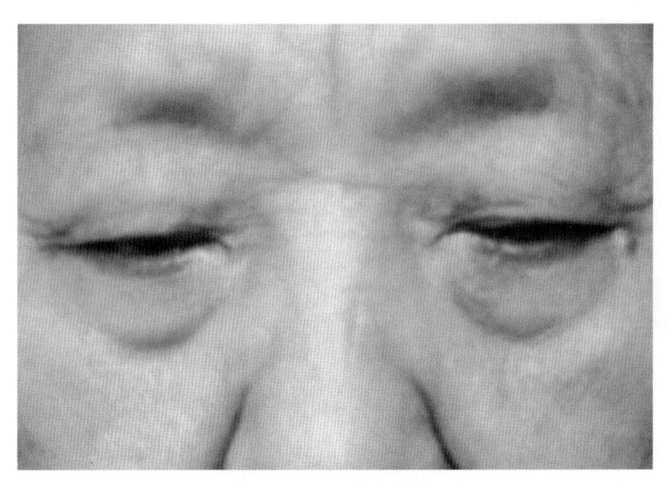

◆图 13-2　睑黄瘤治愈后

第二节　糖尿病足趾坏死

概述

糖尿病足趾坏死是指糖尿病患者由于合并神经病变及各种不同程度末梢血管病变而导致下肢感染、溃疡形成和（或）深部组织的破坏。早期可见间歇性跛行，小腿及足部溃疡，下肢麻木，感觉迟钝、发冷、怕冷、疼痛及感觉异常，触觉、痛觉及温度感觉逐渐消失，后期则可见感染、溃疡、坏疽等。早期体征为患肢皮温降低，趾甲、足背汗毛脱落，趾甲变厚或脆薄变形，足下垂时呈现紫红色。本病是糖尿病严重且治疗费用高的慢性并发症之一，重者可导致截肢。由于此病多发生在四肢手足末端，故又称为肢端坏疽。

病因病机

糖尿病足趾坏死在中医学中被称为“脱疽”。此病多因偏嗜烟酒厚味，致郁火毒邪蕴于脏腑，加之肾阴亏损，不能制火而发；或因外感寒湿毒邪，营卫不调，经络痹阻

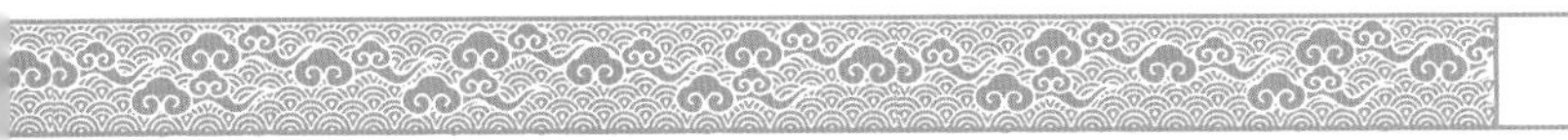

而日久化热，气血凝滞而成。该病以脾肾亏虚为本，寒湿外伤为标，而气血凝滞，经脉阻塞为其主要病因。

临床表现

1. 糖尿病病史。

2. 轻者只出现足部的微痛，皮肤表面溃疡；中度可出现较深的穿透性溃疡合并软组织炎；重者合并软组织的脓肿、骨组织病变，脚趾、脚跟或脚背局限性坏疽。

3. 辅助检查包括下肢血管彩色多普勒超声检查、X 线、CT、磁共振血管成像等。

治疗经验

（一）中医内治法

1. 寒湿阻络证

［症状］ 患趾（指）喜暖怕冷，麻木，酸胀疼痛，行走过多则疼痛加剧，稍歇痛减，皮肤苍白，触之寒凉，趺阳脉搏动减弱。舌淡，苔白腻，脉沉细。

［治法］ 温阳散寒，活血通络。

［方药］ 阳和汤合黄芪桂枝五物汤加减：熟地黄 15g，麻黄 3g，肉桂 2g，白芥子 6g，鹿角胶 10g（蒸兑），黄芪 15g，白芍 9g，姜炭 3g，生姜 3 片，大枣 4 枚，生甘草 3g。

2. 血脉瘀阻证

［症状］ 患趾（指）酸胀疼痛加重，夜难入寐，步履艰难，患趾（指）皮色暗红或紫暗，下垂更甚，皮肤寒凉干燥，肌肉萎缩，趺阳脉搏动消失。舌暗红或有瘀斑，苔薄白，脉弦涩。

［治法］ 活血化瘀，通络止痛。

［方药］ 桃红四物汤：桃仁 10g，红花 3g，熟地黄 15g，当归、川芎、赤芍、地龙、乳香、没药、苏木各 10g，甘草 3g。

3. 湿热毒盛证

［症状］ 患肢剧痛，日轻夜重，局部肿胀，皮肤紫暗，浸淫蔓延，溃破腐烂，皮色不鲜，身热口干，便秘溲赤。舌红，苔黄腻，脉弦数。

［治法］ 清热利湿，泻火解毒。

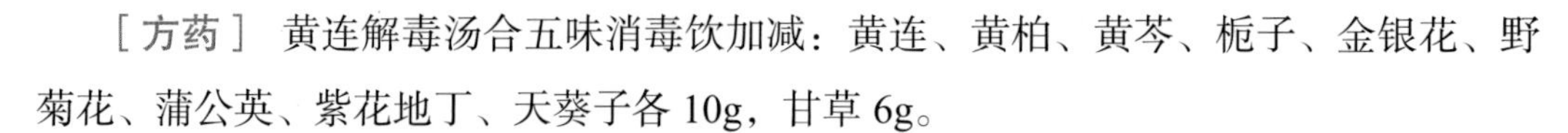

［方药］ 黄连解毒汤合五味消毒饮加减：黄连、黄柏、黄芩、栀子、金银花、野菊花、蒲公英、紫花地丁、天葵子各10g，甘草6g。

4. 气血两虚证

［症状］ 病程日久，坏死组织脱落后疮面久不愈合，肉芽暗红或淡而不鲜，倦怠乏力，不欲饮食，面色少华，形体消瘦。舌淡，少苔，脉细无力。

［治法］ 补益气血。

［方药］ 八珍汤加减：人参3g，黄芪、熟地黄各15g，白术、茯苓、当归、川芎、赤芍、牡丹皮各10g，甘草3g。

（二）中医外治法

1. 脱疽早期未溃，宜用白蔹、川椒、山慈菇、桃仁各20g，捣烂外敷患处；若腐烂黑陷、痛不可忍者，宜用白芷15g，炉甘石15g，血竭5g，冰片5g，研极细末，用香油100mL调和，外敷患处，每日1次；腐肉祛除后再以拔毒生肌散外敷；若患趾坏死，则应及早手术切除。

2. 未溃期可用黄连15g，苍术30g，大青叶30g，野菊花30g，煎水2000mL，熏洗患处，每日1次；亦可用黄连、黄芩、黄柏各20g研细末，调白蜜50mL，敷于患足涌泉穴，每日1次；亦可用红花油揉擦患肢足背、小腿，每次20分钟，每日2次。

3. 溃疡面积较小者，可用黄柏15g，苍术30g，大青叶30g，野菊花30g，煎水1500mL熏洗患处，每日1次；溃疡面积较大，坏死组织难以脱落者，可清除坏死痂皮，外敷拔毒生肌散。

4. 白螺蛳壳30g，白芷10g，血竭2g，冰片1g。白螺蛳壳焙脆，上药共研细粉。每用少许撒破溃处，每日2～3次。此方治破溃处，久不收口。

5. 龙骨、天花粉各15g，硼砂20g，田七、乳香、没药各10g，冰片2g。共研细末，撒疮口，每日1次。

防护措施

1. 注意护理足部，避免碰伤和挤压，注意足部有无出血。

2. 应穿宽松、透气的鞋袜，不穿高跟鞋、硬底鞋。

3. 睡前用温水（39～40℃）泡脚，以促进血液循环，但时间不宜过长（15分钟左右）。

4. 在保证营养的前提下，控制饮食，少吃多餐。

病案与图谱

患者，女，63岁。糖尿病6年，双下肢麻木行走无力2年，右足背足趾浸淫溃烂3个月。患肢剧痛，日轻夜重，伴烦热咽干，大便秘结，小便黄赤。舌红，苔黄腻，脉弦数。体温38.7℃，右足背部皮肤大片红肿脱皮，有两处滋水溃烂，可见黄色脂肪组织，大足趾皮肤紫暗发黑。右足跟部及足背外侧至掌底部各有一鸽蛋至鸡蛋大小溃疡，创口皮肤组织变黑。血糖12.7mmoL/L，白细胞 10.2×10^9/L，血红蛋白10.30g/L。西医诊断：糖尿病，足掌溃疡，足趾坏死；中医诊断：脱疽（湿热毒盛证）。治以清热利湿，活血化瘀。予以黄连解毒汤合五味消毒饮加减：黄连、黄柏、黄芩、栀子、连翘、金银花、野菊花、蒲公英、紫花地丁、生地黄、川芎、赤芍、牛膝各10g，甘草6g。10剂，水煎内服。予以黄柏15g，苍术、大青叶、野菊花、马齿苋各30g，煎水熏洗溃疡，以清除坏死痂皮，外敷拔毒生肌散。二诊：体温37.5℃，患肢疼痛大减，创口干净已无滋水，黑趾略转红润，烦热已除，大便如常，小便微黄。舌红，苔薄黄，脉弦。效不更方，再进10剂。继续外用药物治疗。复诊：患者经上述治疗3个月后，足部创口渐渐愈合，患趾转血色红润，活动自如，免除了切趾之痛。血糖10.7mmoL/L，白细胞 7.2×10^9/L，血红蛋白11.20g/L。嘱患者平时注意低糖饮食，控制好血糖。图13–3、图13–4为本案患者治疗前的图谱。

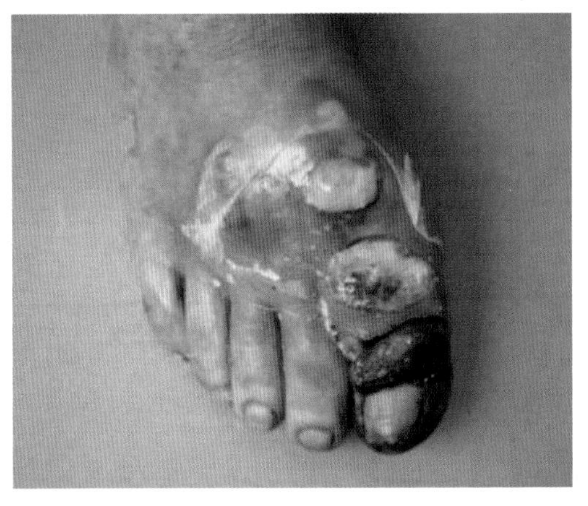

◆图13–3　糖尿病足趾坏死治疗前

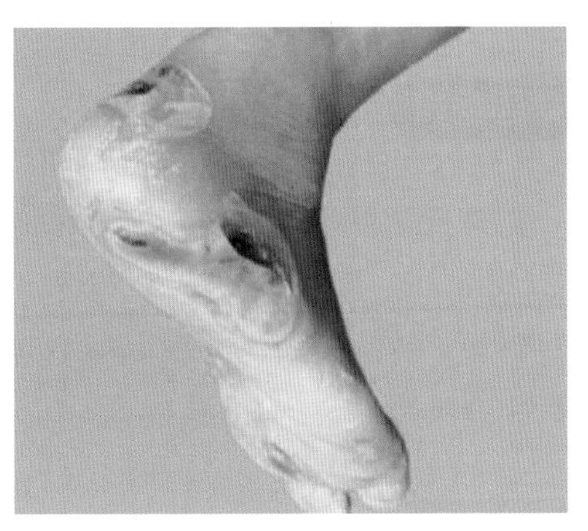

◆图13–4　糖尿病足趾坏死治疗前

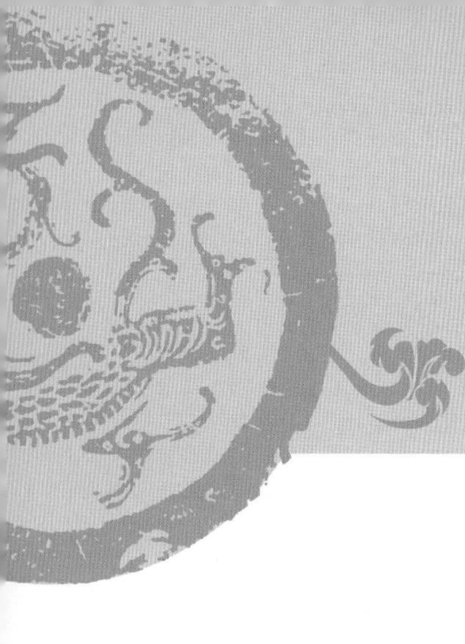

第十四章　结缔组织病

第一节　红斑狼疮

红斑狼疮

概述

红斑狼疮是一种典型的自身免疫性结缔组织病，多见于15～40岁女性。一般认为红斑狼疮为一种病谱性疾病，其中局限性盘状红斑狼疮和系统性红斑狼疮为两种极端类型，中间有亚急性皮肤型红斑狼疮和深部红斑狼疮等。红斑狼疮的病因尚不清楚，目前认为的发病因素有遗传、免疫调节障碍、B淋巴细胞和T淋巴细胞的免疫功能异常、感染因素及环境因素等。

病因病机

红斑狼疮属中医学“阴阳毒”“红蝴蝶疮”“鸦啗疮”等范畴。本病因先天禀赋不足，肝肾亏虚，脏腑阴阳失调，气血失和，气滞血瘀；外感六淫毒邪流注肌肤、肌肉、四肢关节，郁久化热成毒，损伤五脏六腑；或劳欲过度、七情内伤等侵入血脉肌肉，内外合邪而发病。

临床表现

1. 盘状红斑狼疮初起为扁平红色丘疹或斑疹，逐渐向四周扩散，形成微隆起的环状或不规则斑块，上附有黏着性鳞屑，边缘清楚而稍隆起，鳞屑下有扩大的毛囊口与角质栓，是本型的临床特点之一。皮损中央可逐渐凹陷，萎缩，颜色变淡。皮疹好发于颜面部，特别是两颊和鼻梁间，典型者呈蝶状分布，故中医学称之为“红蝴蝶疮”。其次为口唇、耳郭、头皮、手背、手指及前臂等处，亦可泛发于四肢及躯干等其他部位。皮疹发展缓慢，一般无自觉症状，个别可有轻度瘙痒。不典型的皮疹，其病变比较表浅，类似脂溢性皮炎，有时伴色素沉着或色素减退。20%～30%患者有黏膜损害，常见于口唇黏膜，尤以下唇为多。此外，临床上还有一些特殊类型的盘状红斑狼疮，包括毛细血管扩张性红斑狼疮、慢性泛发性红斑狼疮、冻疮样狼疮、疣状盘状红斑狼疮等。皮损局限于颈部以上，称为局限性盘状红斑狼疮。

2. 亚急性皮肤型红斑狼疮好发于暴露部位如上背、肩、手臂伸侧、颈胸V形区，常伴高度光敏感。根据皮损特点可分为丘疹鳞屑型和环形红斑型，前者皮损近似于银屑病样，后者呈环形或多形红斑样表现，皮损愈后处可继发色素改变和毛细血管扩张。

3. 系统性红斑狼疮多发生在青壮年女性，皮肤、关节、肾、心、肺等脏器均可受累，临床表现多样。面部有蝶形红斑，早期伴有低热、四肢关节疼痛、慢性荨麻疹、脱发，并伴发肾炎，尿内出现红细胞、蛋白及管型，或者肾病综合征。可伴发呼吸系统疾患如肺炎和胸膜炎等，消化系统疾病如食欲不振、恶心、呕吐、腹痛，可伴发神经系统疾病，如情绪抑郁、痴呆、癫痫样发作，眼部疾病如眼底出血、视乳头水肿、结膜炎等。

治疗经验

（一）中医内治法

1. 热毒炽盛证

［症状］ 面部或躯干、四肢斑疹鲜红，高热持续不退，烦躁，面赤，口渴，或狂躁谵语，神昏惊厥，或兼鼻出血，尿血，皮肤紫斑，小便黄赤，大便秘结。舌红绛，苔黄，脉弦细数或滑数。

［治法］ 清热解毒，凉血消斑。

［方药］ 犀角地黄汤合五味消毒饮加减：水牛角30g（先煎），生地黄、赤芍、牡丹皮、紫草、玄参、黄连、金银花、野菊花、蒲公英、紫花地丁、天葵子各10g，甘草6g。

2. 阴虚内热证

［症状］ 低热不退或午后、夜间潮热，或中等程度发热，时高时低，面部或四肢

斑疹时隐时现，腰膝酸痛，头晕耳鸣，五心烦热，口干咽燥，盗汗，脱发，月经后期、量少或经闭，小便黄，大便干。舌红，少苔，或苔薄或薄黄，脉细数。

［治法］ 养阴清热，解毒透邪。

［方药］ 青蒿鳖甲汤合知柏地黄汤加减：鳖甲20g（先煎），青蒿、生地黄、知母、牡丹皮、地骨皮、银柴胡、麦冬、天冬、泽泻、山药、山茱萸各10g。

3. 气阴两虚证

［症状］ 全身乏力，纳呆，精神萎靡，心悸，气短，活动后加重，腰脊酸痛，脱发，口干，经常恶风怕冷，自汗盗汗，大便燥结。舌淡或红，苔薄白，脉细弱或细数。

［治法］ 益气养阴。

［方药］ 补中益气汤合增液汤加减：党参、黄芪各12g，白术、陈皮、玄参、柴胡、当归、生地黄、麦冬、何首乌各10g，五味子、甘草各6g。

4. 风湿热痹证

［症状］ 四肢肌肉、关节游走性疼痛不适，或多个关节红肿热痛，痛不可触，屈伸不利，伴有发热，皮疹鲜红或瘀紫夹杂。舌红，苔薄白或黄燥，脉滑数。

［治法］ 祛风化湿，清热和营。

［方药］ 独活寄生汤合四妙散加减：独活、桑寄生、秦艽、防风、川芎各10g，细辛3g，当归、生地黄、赤芍、川厚朴、党参、茯苓、陈皮、桂枝、杜仲、牛膝、黄柏、苍术各10g，甘草6g。

5. 肝郁血瘀证

［症状］ 面部或手足红斑、色暗，胁肋胀痛或刺痛，胸膈痞满，腹胀，纳差，或胁下有癥块，黄疸，或伴泛恶，嗳气，头晕失眠，女性月经不调甚至闭经。舌紫暗，有瘀斑或瘀点，苔白腻，脉弦细或沉细而涩。

［治法］ 疏肝解郁，活血化瘀。

［方药］ 柴胡疏肝散加减：柴胡、白芍、当归、川芎、茯苓、白术、枳实、青皮、牡丹皮、丹参、木香各10g，甘草6g。

6. 邪毒攻心证

［症状］ 心悸怔忡，自汗短气，胸闷胸痛，心烦神疲，失眠多梦，面部或躯干、四肢红斑鲜红或暗红，或伴反复发热，面晦唇紫，肢端怕凉、疼痛；病情进一步发展，日久不愈可导致形寒肢冷，面色苍白，喘促不宁，脉细数或细涩结代，甚则大汗淋漓，四肢厥冷，脉微欲绝。

［治法］ 养心安神，活血败毒。

［方药］天王补心丹加减：人参 3g，茯苓、玄参、丹参、远志、当归、麦冬、天冬、柏子仁、酸枣仁各 10g，生地黄 15g，桔梗、五味子各 6g。

7. 脾肾阳虚证

［症状］颜面及四肢浮肿，尤以下肢为甚，腰膝酸软，形寒肢冷，面色萎黄，神疲倦怠，腹胀食少，尿少，严重者可出现悬饮，尿闭，胸憋气促，不能平卧，喘咳痰鸣或腹大如鼓，心悸气促。舌体胖嫩、质淡，苔薄白，脉沉细弱。

［治法］温肾健脾，化气行水。

［方药］附子理中汤合济生肾气丸加减：人参、制附子、肉桂、炮姜各 3g，白术、熟地黄、山药、泽泻、牡丹皮、山茱萸各 10g，甘草 6g。

（二）中医外治法

1. 白矾、枯矾各 5g，五倍子 20g。共研细末，用陈醋（适量）调成糊状。外涂患处，每日 3 次。溃烂处用粉撒之。

2. 生石膏 200g，炉甘石 20g，薄荷脑 2g，冰片 5g。共研细粉，用香油（适量）调成膏状。外涂患处，每日 1 次。

3. 牡丹皮、白芷、姜黄各 20g，滑石、月石、生龙骨各 50g，朱砂、冰片各 3g。共研细末，用凡士林（适量）调匀，外敷患处。每日 1 次。

4. 大青叶、玄参、紫草、黄芩、黄柏、生黄栀子、苦参各 50g，煎水 3000mL，外洗患处，每日 1 次。

5. 生大黄 12g，熟附子 10g，牡蛎 30g，加水 600mL 煎成 200mL。用注射器将药液一次性推入直肠，保留 1 小时。

防护措施

1. 保持心情愉悦，避免精神刺激。

2. 生活规律，适当休息，适度运动，避免受凉，防止感冒。

3. 对日光敏感者，外出撑伞、戴防晒帽，避免日光和紫外线照射，忌用含光敏物质的食物或者药物。

4. 注意饮食起居，多吃蔬菜等富含维生素的食物。

5. 急性期应卧床休息，避免过度劳累。

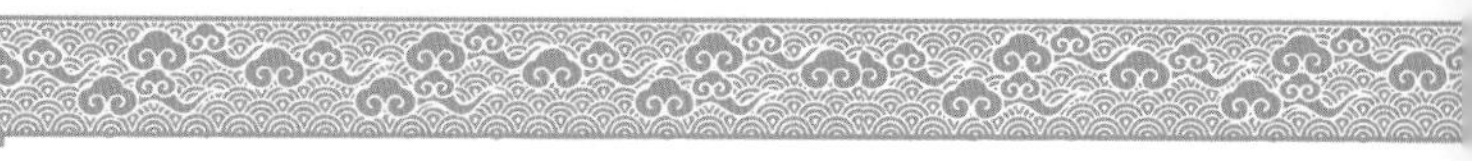

病案与图谱

患者，女，35岁。面部及双手背红斑及反复口疮1年余。现症见：咽干心烦，胸胁痞满，腹胀纳呆，月经愆期有瘀块。舌暗红，有瘀斑，苔白，脉弦细涩。检查：面部及双手背处多发暗红色斑块，唇周及口腔黏膜多处溃疡。实验室检查显示：红斑狼疮细胞阳性，狼疮带试验阳性，类风湿因子阳性，血常规及肝功能正常。西医诊断：系统性红斑狼疮；中医诊断：红蝴蝶疮（肝郁血瘀证）。治以疏肝解郁，活血祛瘀。予以柴胡疏肝散合活血四物场加减：柴胡、陈皮、川芎、枳壳、香附、当归尾、赤芍、生地黄、桃仁、川牛膝、延胡索、益母草、红藤各10g，红花3g，甘草6g。30剂为1个疗程，水煎内服。加用雷公藤多苷片治疗，每次20mg，每日3次，口服。治疗3个疗程后，患者咽干心烦、胸胁痞满消失，纳食增加，月经如期而至，无瘀血块。舌红瘀斑变淡，苔白，脉弦。实验室检查：红斑狼疮细胞阴性，狼疮带试验阴性。图14–1为本案患者治疗前的图谱。

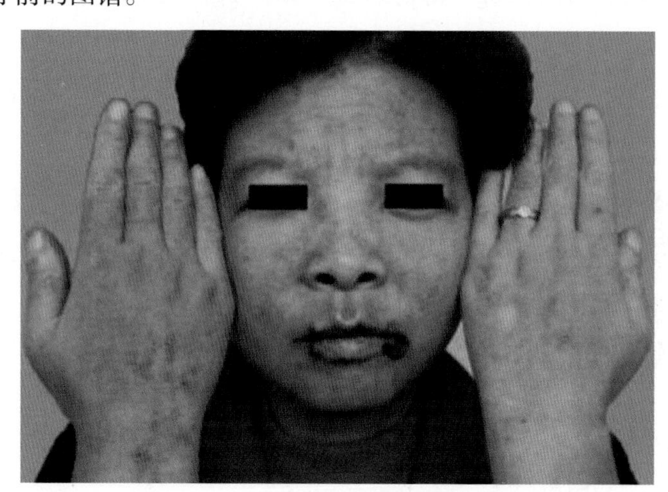

◆图14–1　系统性红斑狼疮治疗前

第二节 皮肌炎

概述

皮肌炎是一种累及皮肤和肌肉的炎症性自体免疫性组织疾病，常伴有关节、肺、心肌等多器官组织损害。该病皮疹以眼睑为中心，在眶周、上颊部、额部和颞部出现对称性紫红色斑疹，对称性近端肌无力，伴有吞咽及呼吸困难等主要临床表现。该病任何年龄均可发病，但多见于中年人，而女性发病率高于男性。

病因病机

皮肌炎在中医学中被称之为“肌痹”。皮肌炎本因先天禀赋不足，复因风湿毒邪外侵，蕴阻肌肤，郁而化热，湿热困脾，进而热毒侵蚀肌肤而发病；或复感风寒湿邪，蕴结肌肤，痹阻经脉，气血瘀滞而致肌肉疼痛；或久病阴阳气血失调，脏气受损，脾肾两虚而发病。

临床表现

1. 皮疹特点包括①以眼睑为中心，在眶周、上颊部、额部和颞部出现对称性紫红色斑疹。② Gottron 丘疹。关节伸面出现对称性扁平紫红色丘疹。③暴露部位的皮疹，逐渐出现色素沉着、点状色素脱失、点状角化、轻度皮肤萎缩、毛细血管等症。④技工手。双手外侧皮肤掌面出现皮肤角化、裂纹、皮肤粗糙脱屑，与技术工人的手相似。⑤其他还包括前胸 V 形区红斑、雷洛现象等。

2. 以肢体肌肉软弱无力、肌肉酸痛、皮肤不仁为特征，初起可急骤出现，继则手软难握、臂软难举、足软难履，甚则累及咽、颈项及胸部肌肉，严重者可出现复视、斜视、声嘶、吞咽及呼吸困难等临床表现，伴或不伴特征性皮肤损害者均可诊断为

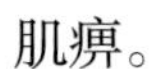

肌痹。

3. 实验室检查显示血清肌酸激酶、醛缩酶、乳酸脱氢酶、谷草转氨酶、谷丙转氨酶等升高；肌电图出现肌源性损害。

4. 病理检查显示肌纤维有炎性改变，肌纤维破碎，透明变形，横纹不清，间质内有水肿和炎性细胞浸润。

治疗经验

（一）中医内治法

1. 湿热阻络证

［症状］肌肉酸痛肿胀，四肢沉重乏力，发热，食欲不振，二便不调，热毒炽盛时还可见皮肤散在红斑，以眼睑周围和胸背部为多，色多红紫，甚则溃烂。舌红，苔白腻或黄腻，脉濡数或滑数。

［治法］清热祛湿，解肌通络。

［方药］柴葛解肌汤加减：柴胡、葛根、黄芩、羌活、桔梗、白芷各 10g，白芍 15g，红藤 15g，生石膏 30g，大枣 3 枚，生姜 3 片，甘草 6g。

2. 寒湿痹阻证

［症状］肌肉酸胀、疼痛或身体困重乏力，恶寒发热或畏寒肢冷，皮疹颜色紫暗。舌淡，或边有齿痕，苔白腻，脉沉细或濡缓。

［治法］散寒祛湿，解肌通络。

［方药］乌头汤合防己黄芪汤加减：制川乌、麻黄各 6g，黄芪 12g，白芍、防己、白术各 10g，干姜 3g，大枣 3 枚，甘草 6g。

3. 脾肾不足证

［症状］肌肉酸痛，松弛乏力，精神倦怠，身体消瘦，声低懒言，动作迟缓伴腰膝酸软，皮疹颜色淡红或暗淡，面色㿠白，二便不调，夜尿较多。舌淡，苔白，脉沉或弱。

［治法］补益脾肾，强肌健骨。

［方药］补中益气汤合金匮肾气丸加减：人参 3g，黄芪 12g，柴胡、白术、当归各 10g，陈皮、升麻各 6g，熟地黄 12g，山药、山茱萸、茯苓、牡丹皮、泽泻、牛膝、车前子各 10g（包），制附子 6g，甘草 6g。

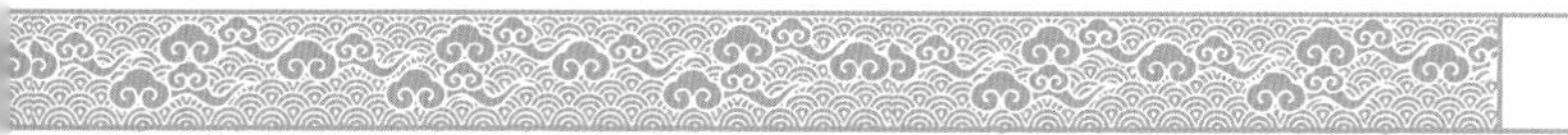

（二）中医外治法

1. 补骨子 120g，花椒 30g，粗盐 100g，同炒热布包熨患处，每日 3 次。

2. 大黄、桂枝、川芎、苏木各 50g，细辛、红花各 5g。煎水 3000mL，待晾温后泡洗患处，每次 20 分钟，每日 1 次。

3. 吴茱萸、艾叶、桂枝、干姜、川椒、川乌各 30g。煎水 1500mL，用纱布浸液，热敷患处。半小时换 1 次。

4. 川乌、草乌、川断、黄药子各 100g，煎水 1500mL，纱布浸湿，热敷揉擦患处。半小时换 1 次。

5. 针刺疗法可根据病情辨证循经取穴或局部取穴。如肩背痛可选择肩髃、肩髎、肩前或阿是穴等。

6. 灸法可辨证循经取穴或局部取穴，采用温针灸、直接灸或隔物灸法，如脾肾不足者可取关元、命门、中脘、气海等穴位。

7. 根据病情和不同部位，可配合按摩推拿治疗。用揉法放松肌肉，后用点、按、弹拨等方法进行按摩推拿，部位以膀胱经、局部穴位或阿是穴为主，再用滚法、揉法放松肌肉，以上重复 2 ～ 3 遍。最后用拿法放松肌肉。

防护措施

1. 急性期应卧床休息，避免日光直接曝晒。
2. 清淡饮食，忌食辛辣、油腻之品。
3. 保持精神愉快，适当锻炼身体，增强自身抵抗力。
4. 避免风寒、潮湿。
5. 加强功能锻炼和局部按摩，防止肌肉萎缩和关节僵硬。

病案与图谱

患者，男，31 岁。面部红斑，四肢肌肉酸痛乏力 1 个月余。现症见纳呆，食物吞咽不畅，大便溏，小便清长。舌淡红，苔白腻，脉细滑。检查：面部从额部眼眶至鼻唇周均有肿胀性紫红色斑块，手背、掌指关节及近端指间关节背面有鳞屑状红色皮疹。戈登征特异性皮疹明显。实验室检查显示血清骨骼肌肌酶升高。肌电图有三联征改变。

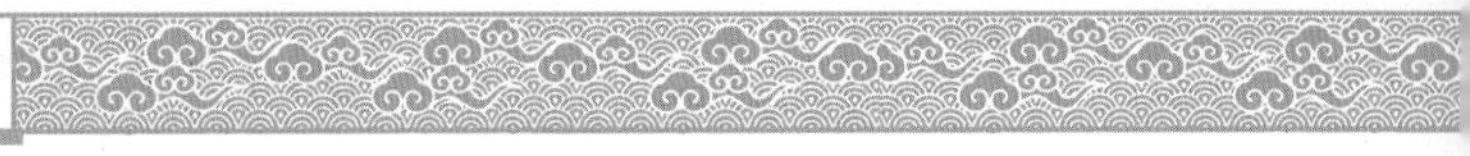

西医诊断：皮肌炎；中医诊断：肌痹（脾气虚亏，湿困肌痹证）。治以健脾祛湿，解肌通络。予以四君子汤合柴葛解肌汤加减：白参3g，白术、茯苓、黄芪、柴胡、干葛各12g，羌活、白芷、白芍、桔梗各10g，甘草3g。10剂，水煎内服。并嘱患者借助康复器械进行上下肢屈伸、外展、提物、抬腿、踢腿、蹲下、起立、扩胸运动，每日3次，每次30分钟。服用10剂后，患者自觉精神有好转，臂力增强，吞咽改善。舌淡红，苔白腻，脉细滑。效不更方，续服10剂。治疗3个月后复诊：以上诸症好转，四肢肌肉乏力酸痛明显改善，面部红斑变淡，嘱注意休息。1年后复诊，患者面部红斑色淡，病情稳定。图14–2为本案患者治疗前的图谱。

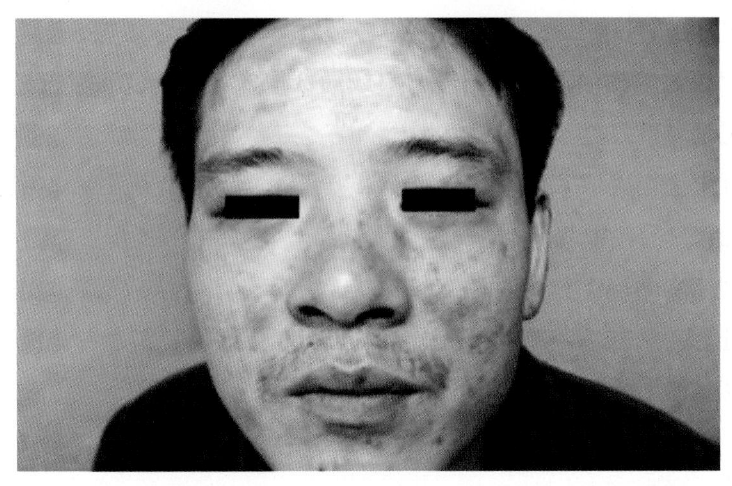

◆图14–2　皮肌炎治疗前

第三节　硬皮病

概述

硬皮病是一种局限性或弥漫性的皮肤硬化，可分为皮肤型和系统型。前者局限于皮肤，后者常累及心、肺、肾、消化道等内脏器官的结缔组织疾病。各年龄均可发病，但以20～50岁为多发。女性与男性的硬皮病发生率约为3∶1。

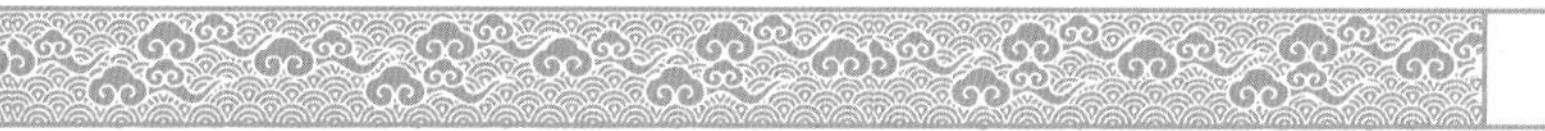

病因病机

硬皮病在中医学中被称为“皮痹”“肌痹”“血痹”等。硬皮病的病因病机为肺、脾、肾功能失调，营卫失和，卫外不固，风、寒、湿之邪乘虚内袭，正气为邪所阻，气血凝涩，经络阻隔，痹塞不通；或气血不和，运行受阻，复感外邪，阻滞经络，气滞血瘀所致。

临床表现

1. 皮肤型硬皮病是一种局限性皮肤肿胀，逐渐发生硬化萎缩的皮肤病，无脏器及血管受累，临床根据形态可分为局限性硬皮病、线状硬皮病、点滴状硬皮病、泛发性硬皮病 4 种。①局限性硬皮病。好发于额部、面颊、四肢、乳房及臀部。发病初起表现为淡红或淡紫红色浮肿性斑块，呈椭圆形或圆形或不规则形，境界清楚，大小不等，逐渐扩大。皮损逐渐硬化，中央略凹陷，表面颜色渐变为蜡黄色或象牙色，周围常有淡紫色晕。之后皮肤萎缩变薄，硬化，弹性消失，表面光滑，毳毛脱落。进展缓慢，消退后，可遗留白色萎缩性瘢痕，此型较常见。②线状硬皮病。本病多见于面部及单侧肢体，多发于儿童及青少年阶段，女性更为多见。初起时常为一带状红斑，后迅速发硬，皮损有明显的凹陷，皮下脂肪萎缩，毛发脱落，有时皮损下肌肉、骨骼也可累及引起功能障碍。发于额部可由头皮向前方伸延，引起颜面部偏侧萎缩。发于胁肋间则呈束带状。③点滴状硬皮病。好发于前胸、颈、肩等，皮肤损害呈黄豆大小，密集不融合斑点，白色或象牙色，表面光滑，四周有色素沉着，久则萎缩。④泛发性硬皮病。本病较少见，与局限性硬皮病类似，皮损数目多，皮肤硬化面积大，分布广泛而无系统性损害。

2. 系统性硬皮病常有前驱症状，如雷诺现象、关节痛、神经痛、不规则发热、食欲减退、体重减轻等。皮损常发生于面部或手部皮肤，根据皮损形态不同可分为浮肿、硬化、萎缩 3 期。萎缩期，面部削瘦，面色如土，皮肤菲薄，平滑光亮，表情淡漠呈假面具样，鼻尖似鹰嘴，牙龈萎缩口唇变薄且收缩成放射状沟纹，口裂狭小，张口、伸舌均感困难。系统病变以关节、肺、食管、心、肠胃等内脏器官损害为主。

3. 辅助检查显示血沉及血清蛋白降低、球蛋白升高。局限性硬皮病抗着丝点抗体阳性率为 60% ～ 69%。系统性硬皮病抗 ANA 抗体阳性达 90% 以上，抗核仁型抗体具

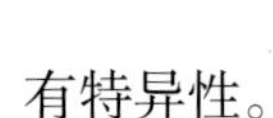

有特异性。

4. 病理检查显示皮肤或受累器官组织的过度纤维化和小动脉病变。

治疗经验

（一）中医内治法

1. 寒湿阻滞证

［症状］ 局限性硬皮病，皮损呈片状、条状，皮肤弥漫性肿胀、坚硬，蜡样光泽，手捏不起，渐有萎缩，色素加深或脱失，痛痒不显。舌淡，苔薄白，脉沉缓或迟。

［治法］ 调和营卫，温经散寒，养血通络。

［方药］ 蠲痹汤加减：黄芪 15g，羌活、防风、姜黄、当归、独活、秦艽、海风藤、桑枝各 10g，川芎、桂枝、甘草各 6g，生姜 3 片。

2. 脾肾阳虚证

［症状］ 皮肤逐渐变硬萎缩，指（趾）端青紫，关节疼痛，畏寒肢冷，气短乏力，腰膝酸软，腹胀纳呆，大便溏泄。舌淡胖，或有齿痕，苔白，脉沉细。

［治法］ 温补肾阳，健脾通络。

［方药］ 肾气丸合阳和汤加减：熟地黄 15g，泽泻、山药、牡丹皮、山茱萸、鹿角胶（蒸兑）各 10g，白芥子、制附子各 6g，姜炭 2g，肉桂、麻黄、生甘草各 3g。

3. 血瘀经脉证

［症状］ 四肢皮肤僵硬，麻木不仁，肢端冷紫，肤色暗褐，关节疼痛，面色晦暗。舌有瘀斑或紫暗，苔白，脉细涩。

［治法］ 活血化瘀，理气通络。

［方药］ 桃红四物汤加减：熟地黄 15g，桃仁、当归、赤芍、丹参各 10g，红藤、过山龙、伸筋草各 20g，川芎 6g，红花 3g。

（二）中医外治法

1. 红藤、过山龙、鸡血藤各 30g，伸筋草、丹参、防风、花椒、川牛膝各 20g。煎水 800mL，用纱布蘸药液热敷患处，每日早晚各 1 次，每次 30 分钟，30 天为 1 个疗程。

2. 当归 30g，红花 5g，花椒 20g，荜茇 15g，樟脑 10g，干姜 30g。用 95% 酒精 1000mL 浸泡 7 天，每日用消毒棉签蘸药液擦患处，每次 10 分钟，每日 2 次，连用 14

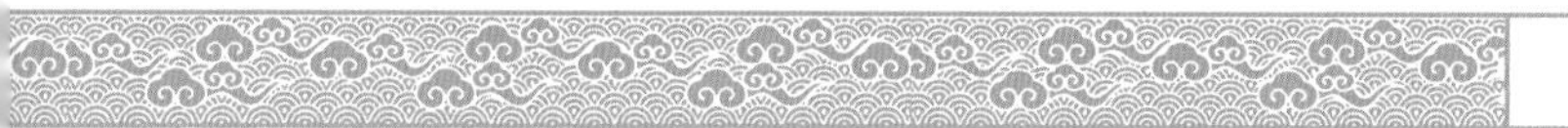

天。

3. 针刺疗法。取气海、血海；命门、脾俞；大椎、肾俞；膈俞、肺俞。以上4组轮流针刺，以补法为主，每周3次。

4. 采用按、压、摩、推、点、拨等手法，在四肢相关穴位进行推拿。每日1次，30次为1个疗程。手法强度以患者耐受为度。

5. 草乌、黄药子各100g，煎水1000mL，用纱布浸湿，热敷揉擦患处，半小时换1次。

6. 五色条，即桃、柳、槐、榆、松树枝各100g，田七、乳香、没药、羌活、千年健各15g，香油700mL。香油烧热，放入上药炸焦去药渣，油冷却待用。涂药液于患处，用手按摩至发热，每日1～2次。

7. 川牛膝、川断、当归、桂枝各100g，大红藤、干姜、花椒各50g，细辛、薄荷脑、冰片各5g。用95%酒精1500mL浸泡1周备用。涂药液于患处用手按摩至发热，每日1～2次。

8. 干姜、吴茱萸、艾叶、桂枝、川椒、川乌各30g，煎水1500mL，用纱布浸液，热敷患处。半小时换1次。

防护措施

1. 注意保暖，避免外伤，戒烟，拒绝二手烟。
2. 调畅情志，保持心情愉悦。
3. 适当休息，适度体育锻炼。
4. 采用音频电疗、毫米波等物理治疗及保健按摩等方法。

病案与图谱

患者，女，21岁。面部、胸背部及手指皮肤逐渐增厚僵硬、麻木2年。现症见面色晦暗，肢端冰凉，关节疼痛，月经每月推迟10余天，量少色黑有瘀块。舌紫暗，苔白厚，脉细涩。面部肤色暗褐，皮肤绷紧，呆板无表情，张口受限。胸背部皮肤增厚坚硬光滑，出现白色钙化斑。双手指端至掌关节近端皮肤对称性增厚和硬化。查血清抗核抗体阳性（1∶80），抗着丝点抗体阳性，血清球蛋白增高（43g/L）。X线片检查：双手有不规则的骨侵蚀，关节间隙变窄，末节指骨吸收。西医诊断：硬皮病；中医诊断：皮痹（血瘀经脉证）。治以活血化瘀，理气通络。予以桃红四物汤加减：当归、熟地黄、川芎、赤芍、桃仁、过山龙、红藤各15g，桂枝、三棱、莪术各10g，红花、地龙、土鳖虫、附子、甘草各6g。30剂为1个疗程。外用方：红藤、过山龙、鸡血藤各30g，伸筋草、丹参、防风、花椒、川牛膝各20g。水煎，热敷患处，每日分早晚2次，每次20～30分钟，30天为1个疗程。治疗3个疗程后，患者关节疼痛减轻，活动度增大，月经如期而至，经血瘀块减少。余症亦有不同程度改善。图14–3、图14–4为本案患者不同部位治疗前的图谱。

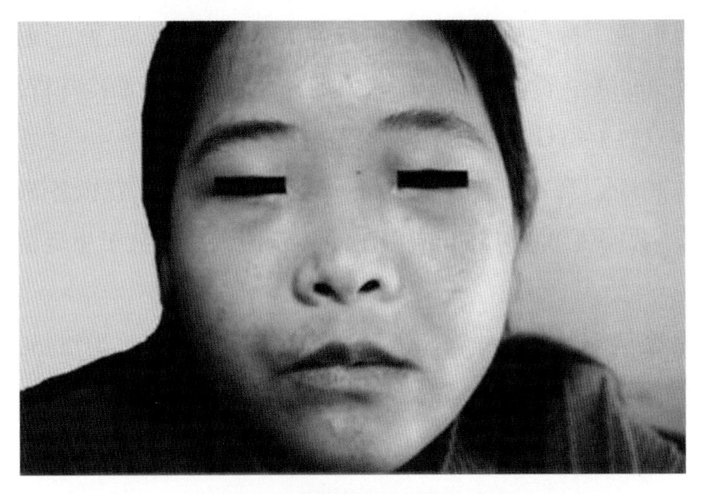

◆图14–3　硬皮病面部呆板无表情

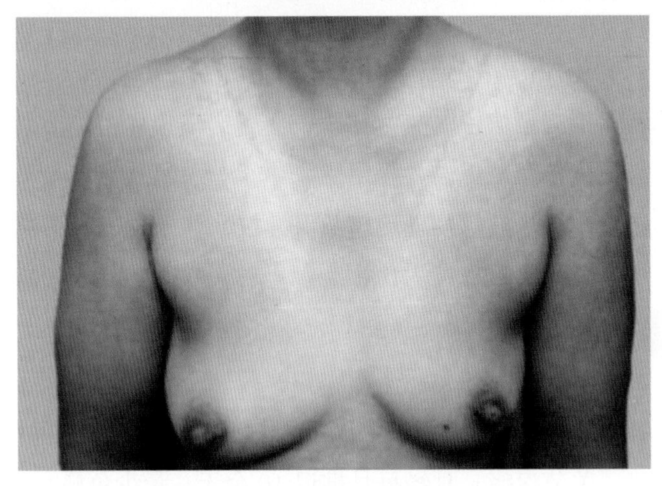

◆图14–4　硬皮病胸部硬化白斑

第十五章　疱疹性皮肤病

第一节　天疱疮

概述

天疱疮又称为火赤疮、天疱，是一种慢性、大疱性皮肤病。以皮肤或黏膜上出现大疱、自觉瘙痒为临床特征。本病可能与自身免疫有关，好发于成年人，男女均可发病。本病按临床表现分为寻常性天疱疮、落叶性天疱疮、增殖性天疱疮和红斑性天疱疮。寻常性天疱疮皮损主要以皮肤黏膜大疱性损害为主，初起有灼热、瘙痒，破溃后疼痛，多伴有发热、畏寒、头痛、乏力、食欲不振等全身症状，全身症状明显，尼氏征阳性，预后差。

病因病机

天疱疮在中医学中被称为"火赤疮""天疱疮""蜘蛛疮"等。此病由心火妄动，或酷暑火邪入肺伏结而成，或心脾湿热蕴蒸，兼感外邪，或病情日久，反反复复不愈，导致湿邪化热，热邪耗伤气阴，气阴两伤而致病。

临床表现

1. 大多在中年以上发病，发展缓慢，易于反复，迁延不愈。

2. 皮肤黏膜大疱性损害，初起有灼热、瘙痒，破溃后发生疼痛，多伴有发热、畏

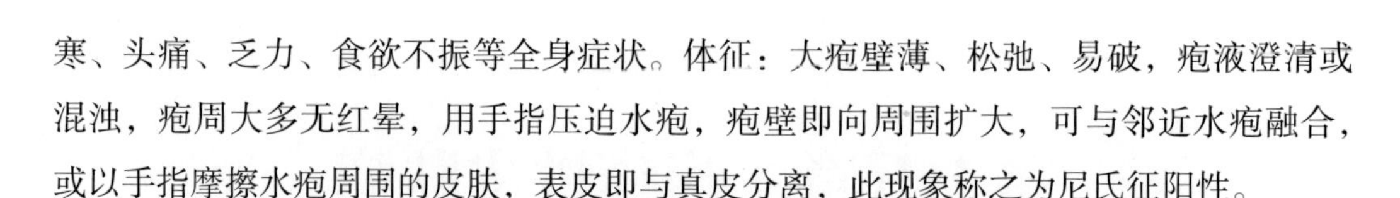

寒、头痛、乏力、食欲不振等全身症状。体征：大疱壁薄、松弛、易破，疱液澄清或混浊，疱周大多无红晕，用手指压迫水疱，疱壁即向周围扩大，可与邻近水疱融合，或以手指摩擦水疱周围的皮肤，表皮即与真皮分离，此现象称之为尼氏征阳性。

3. 病理检查显示可见表皮内水疱及棘层松解。免疫病理检查显示棘细胞间有免疫球蛋白 G，免疫球蛋白 A（IgA）、免疫球蛋白 M（IgM）或血清补体 C3 网状沉积。间接免疫荧光可检出血清天疱疮抗体。

治疗经验

（一）中医内治法

1. 热毒炽盛证

［症状］ 起病急骤，水疱迅速扩展或增多，糜烂面鲜红，身热口渴，便秘溲赤。舌红绛，苔少或黄，脉弦滑或数。

［治法］ 清热解毒。

［方药］ 清瘟败毒饮加减：水牛角 30g，石膏 15g（先下），生地黄 15g，黄连、黄芩、牡丹皮、栀子、竹叶、玄参、连翘、白芍、知母、桔梗各 10g，甘草 6g。

2. 心脾积热证

［症状］ 燎浆水疱，反复新起，疮壁松弛，流汁较多，甚则口糜舌烂，兼见心烦不眠，胃纳呆滞，腹胀便溏，甚则恶心呕吐。舌尖红，苔黄腻，脉濡数。

［治法］ 清心泻脾。

［方药］ 清脾除湿饮加减：人参 3g，白术、茯苓、黄芩、栀子、橘皮、草果、白芷、法半夏各 10g，川芎、炙甘草各 6g。

3. 气阴两亏证

［症状］ 病程日久，已无水疱出现，倦怠无力，气短懒言，或五心烦热。舌淡红，苔少或苔剥，脉沉细。

［治法］ 益气养阴，清解余毒。

［方药］ 黄芪知母汤加减：黄芪 15g，人参 5g（另煎兑服），生地黄、玉竹、知母、山茱萸、柴胡各 10g，升麻、甘草各 6g。

（二）中医外治法

1. 马齿苋、丝瓜叶各 50g，食盐 5g。捣烂敷患处，每日 1 次。

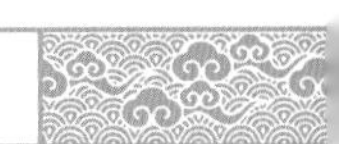

2. 熟大黄、芒硝、滑石各 20g，研为细末，菜油调敷患处，每日 1 次。

3. 黄柏、地榆、五倍子各 10g，研细末，2 个鸡蛋清调匀搽患处，每日 1 次。

4. 海金沙、海螵蛸各 20g，研末用茶油调搽患处，每日 1 次。

5. 莲蓬壳、干橘皮、老丝瓜壳各 30g，烧黑存性，共研细末。用香油调匀敷患处，每日 1 次。

6. 金银花、地榆、野菊花、秦艽各 50g，煎水外洗。每日 1 次。

7. 如有皮肤、黏膜损害，用拔毒生肌散、锡类散或珠黄散等外吹或外涂。每日 2 次。

防护措施

1. 卧床时常翻动身体，以预防褥疮。

2. 保持皮肤清洁，预防继发感染和并发症。

3. 高蛋白、低盐饮食，禁食辛辣刺激食物。

4. 皮损结痂脱落时不宜水洗，可适当用麻油浸润。

病案与图谱

患者，女，56 岁。全身先发红疹，后形成疱疹伴灼热瘙痒 1 周。现症见发热，头痛，咽干口渴，大便秘结，小便黄。舌红，苔黄，脉弦数。检查：躯干、四肢均有黄豆及蚕豆大小松弛大疱，破溃后水疱基底糜烂面鲜红，尼氏征阳性。组织病理检查：表皮内棘刺松解。水疱基底涂片可见天疱疮细胞。西医诊断：天疱疮；中医诊断：火赤疮（热毒炽盛证）。治以清热解毒。予以清瘟败毒饮加减：水牛角 30g（先煎），生石膏 30g（先煎），生地黄 15g，知母、玄参、连翘、黄连、黄芩、生大黄、牡丹皮、栀子、竹叶、甘草各 10g。7 剂，水煎内服。另予黄柏、炉甘石、煅牡蛎各 150g，青黛、冰片各 10g，共研极细粉调匀，外敷皮肤糜烂红赤处。每日 2 ～ 3 次。保持皮肤糜烂面干燥。二诊：热退身凉，大便通畅，他症减轻，疱疹糜烂面干燥结痂，仍有乏力神差，皮肤瘙痒不适。舌淡红，苔薄黄，脉弦。上方去水牛角、生石膏、生大黄，加黄芪 18g，再进 7 剂。治疗半个月后疾病基本治愈，患处皮肤遗有色素沉着。3 个月后，皮肤色素消失，恢复正常肤色。图 15–1 ～图 15–8 为本案患者不同部位治疗前后的图谱。

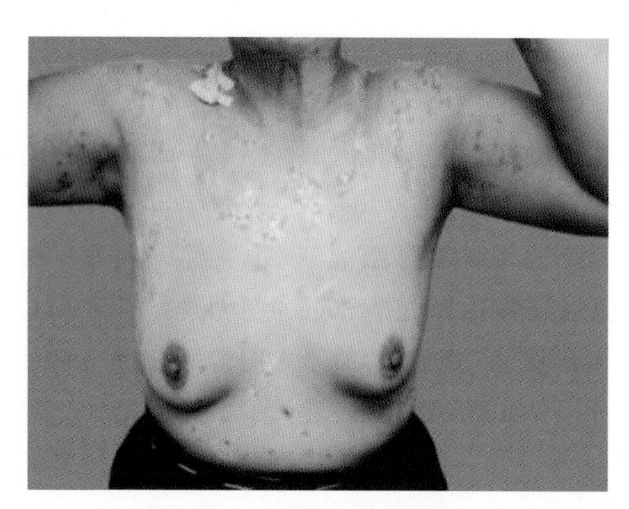

◆图 15-1　胸部天疱疮治疗前

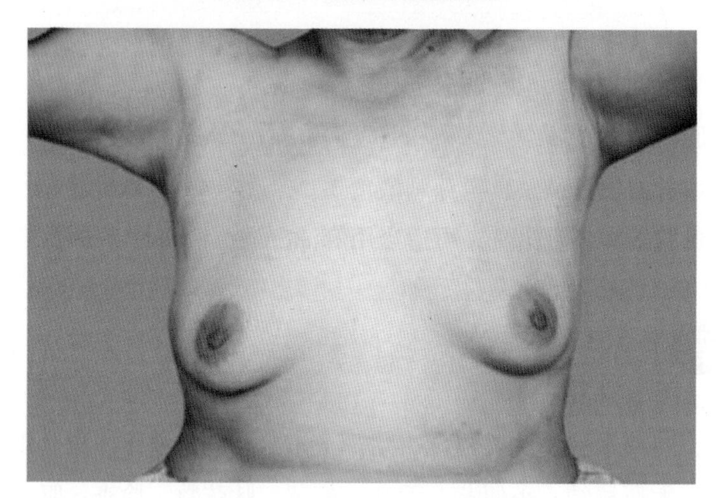

◆图 15-2　胸部天疱疮治愈后

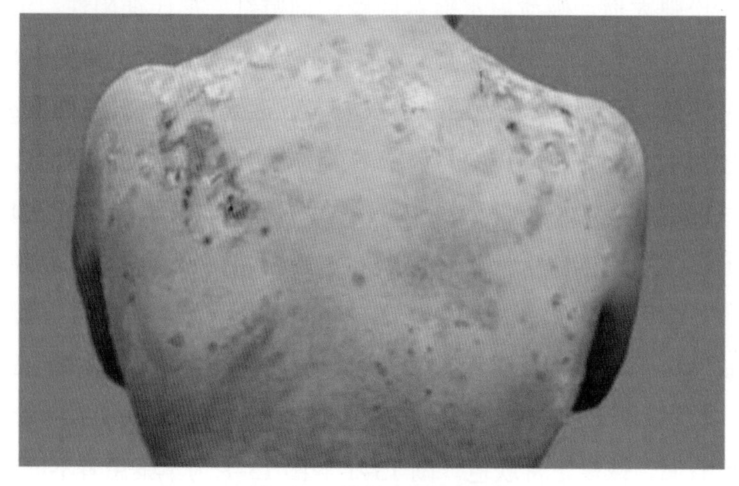

◆图 15-3　背部天疱疮治疗前

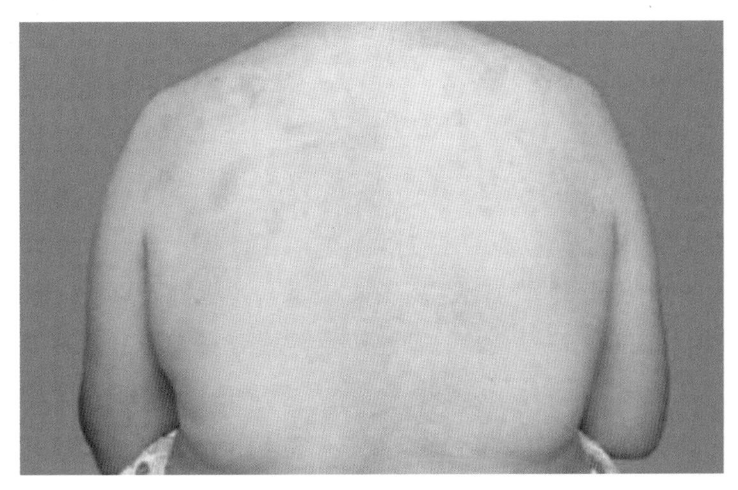

◆图 15-4　背部天疱疮治愈后

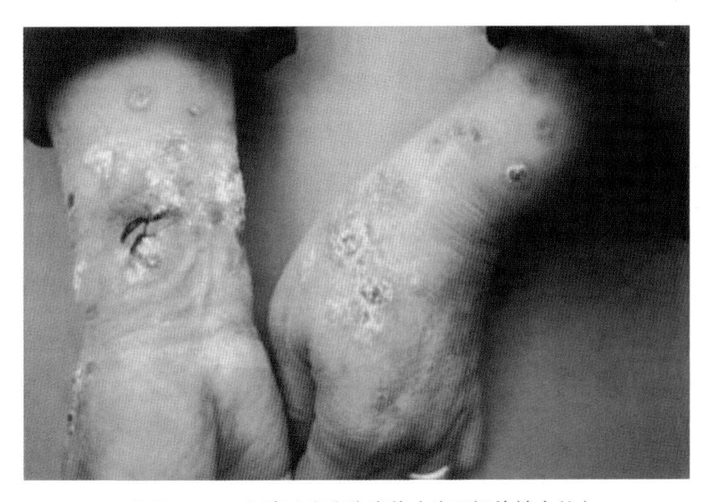

◆图 15-5　上肢天疱疮治疗前（病理切片缝合处）

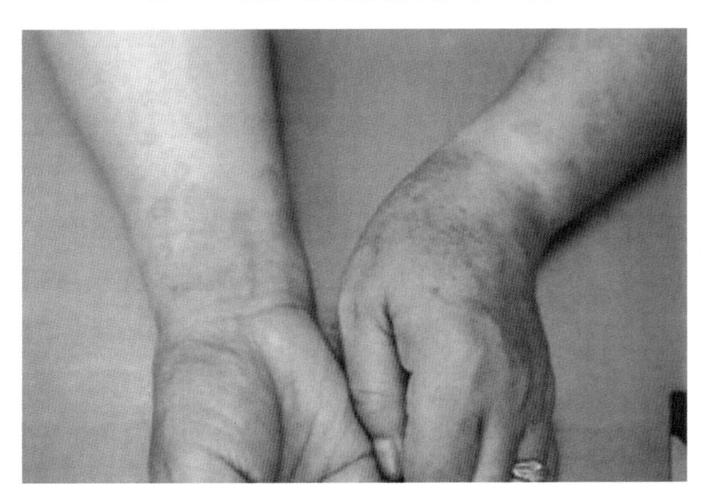

◆图 15-6　上肢天疱疮治愈后

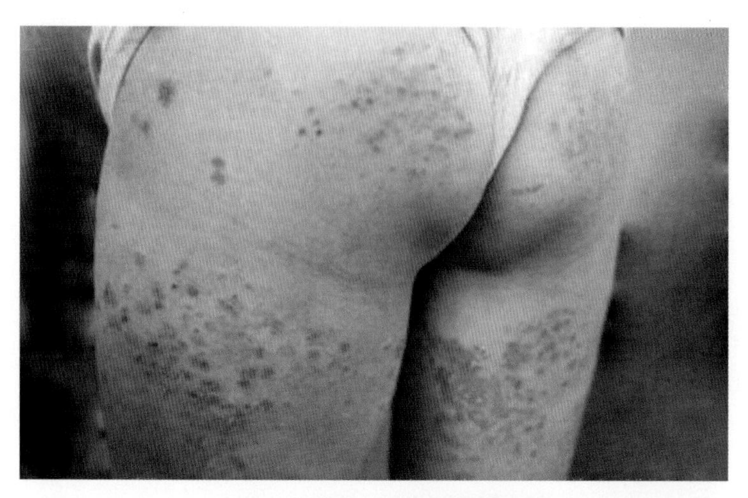

◆图 15-7　臀部及下肢天疱疮治疗前

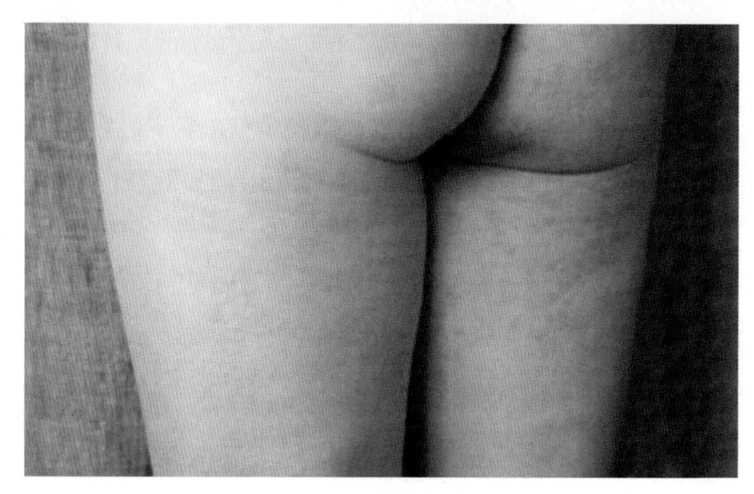

◆图 15-8　臀部及下肢天疱疮治愈后

第二节　掌跖脓疱病

概述

掌跖脓疱病是一种病因不明，与银屑病关系密切，仅发于掌跖的慢性复发性疾病。

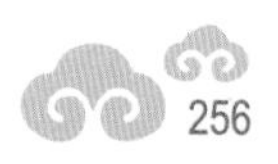

临床上在红斑的基础上周期性发生簇集性无菌性小脓疱，伴角化、脱屑、瘙痒为临床特征。

病因病机

掌跖脓疱病归属于中医学“瘑疮”“掌跖脓疱”“浸淫疮”等范畴。本病主要由于脾虚生湿，湿热内蕴，或外感湿热邪毒，致邪毒循经外越蕴于掌跖而发。

临床表现

1. 好发于 30 ～ 50 岁，女性比男性多见。

2. 发展缓慢，掌跖红斑上反复发生脓疱，时重时轻，脓疱消退后脱屑，稳定时以红斑、脱屑、干裂为主，并伴不同程度的瘙痒，无全身症状，病程反复可达数十年。

3. 病理检查显示表皮和真皮以中性粒细胞为主的炎性细胞浸润，表皮可见脓疱形成及棘层细胞增殖肥厚。

治疗经验

（一）中医内治法

1. 热毒炽盛证

［症状］ 掌跖部脓疱，反复发作，甚则肘、膝等部位见红斑，自觉瘙痒或疼痛，伴口渴咽干。舌红绛，苔黄腻，脉滑数。

［治法］ 清热解毒，凉血清营。

［方药］ 清瘟败毒饮加减：生地黄 12g，黄连、黄芩、牡丹皮、栀子、竹叶、玄参、连翘、白芍、知母各 10g，生石膏 15g，桔梗、甘草各 6g。

2. 湿热蕴结证

［症状］ 皮疹以糜烂渗出为主，脓疱较少，有痂皮脱落，以足跖部多见。舌红，苔黄腻，脉滑。

［治法］ 清热解毒，健脾除湿。

［方药］ 除湿解毒汤加减：白鲜皮、生薏苡仁、土茯苓、栀子、牡丹皮、金银花、连翘、紫花地丁各 10g，滑石 12g，木通、生甘草各 6g。

（二）中医外治法

1. 黄柏30g，苍术20g，白芷20g，蒲公英30g，白鲜皮30g，秦皮30g，大青叶20g，乌梅15g。将上药加水2000mL，煎40分钟倒出药液，再加水1500mL，煎30分钟，2次煎液混合，泡洗患处，每次20分钟，每日2次。

2. 土茯苓20g，蛇床子20g，苍术20g，蒲公英20g，苦参30g，夏枯草20g。煎水2000mL，外洗患处，每次30分钟，每日1次。

3. 鲜马齿苋、鲜青蒿各30g，加食盐3g，捣烂外敷患处，每日2次。

4. 大黄、黄柏、黄连、煅石膏各15g，共研细末，香油调搽患处，每日3次。

5. 杏仁、地骨皮、石榴皮各50g，上药炒黄共研细末，香油调搽患处，每日2次。

6. 海螵蛸30g，冰片3g，共研细末，香油调搽患处，每日2次。

7. 露蜂房1个、白矾3g，将白矾装入露蜂房孔内，用火烤至白矾变成枯矾为止。共研细末，香油调敷患处。每日2次。

8. 大黄40g，五倍子15g，硼砂10g，上药研细末，鸡蛋清1个调搽患处，每日1～2次。

防护措施

1. 适当锻炼，增强体质，清淡饮食，控制情绪，避免劳累。

2. 皮损处避免热水洗烫。

3. 用药宜温和，忌刺激性药品。

4. 根除感染病灶，清除过敏原。

病案与图谱

患者，女，51岁。双足掌底反复发生脓疱，脱皮痒痛不适5年。现症见咽干不欲饮，纳呆少食。舌红，苔白腻，脉滑。检查：双足趾有糜烂小脓疱，双足底后跟部大片角化增厚皮损，表面附多层白色鳞屑，基底潮红皮疹。轻刮基底皮层无出血点（奥斯皮茨征阴性）。西医诊断：掌跖脓疱病；中医诊断：脓疮（湿热蕴结证）。治以清热解毒，健脾除湿。予以除湿解毒汤加减：白鲜皮、黄连、生薏苡仁、土茯苓、栀子、牡丹皮、金银花、连翘、紫花地丁、白术、山药、木通各10g，滑石15g，生甘草6g。

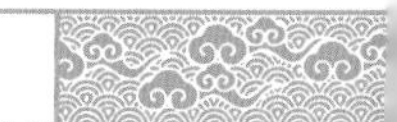

7剂，水煎内服。配合外洗方：黄柏30g，苍术20g，白芷20g，蒲公英30g，白鲜皮30g，秦皮30g，大青叶20g，乌梅15g。将上药加水煎40分钟倒出药液，再加水煎30分钟，二次煎液混合，早晚泡洗20分钟。以上方为基础加减治疗3个月后，足皮脱屑减少，部分皮肤光滑，其他症状明显好转。图15–9为本案患者治疗前的图谱。

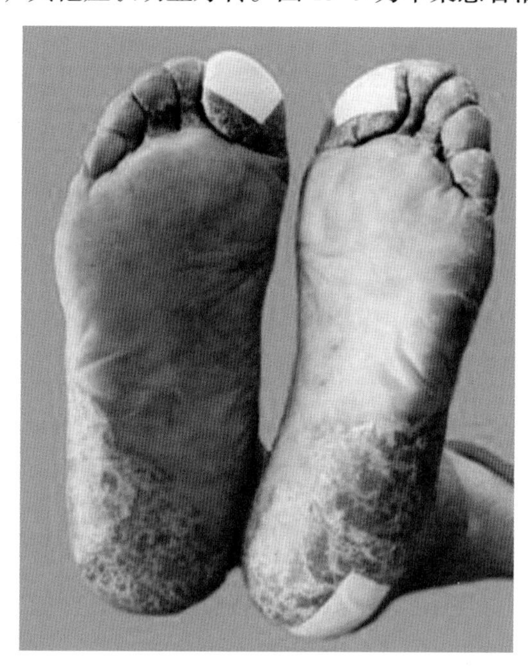

◆图15–9　掌跖脓疱病治疗前

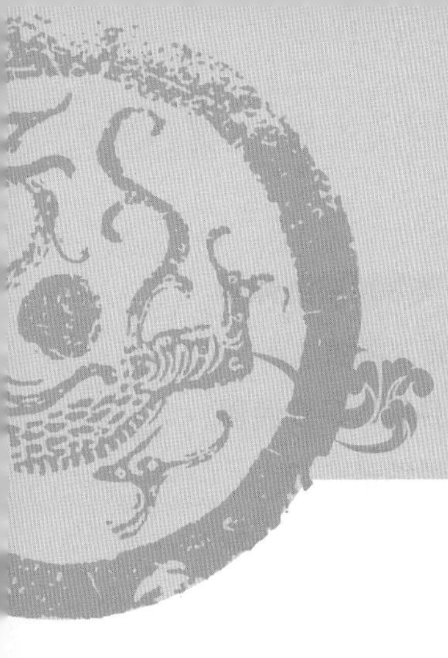

第十六章 皮肤附属器疾病

第一节 痤 疮

痤疮

概述

痤疮是一种毛囊、皮脂腺的慢性炎症性疾病，是青春期的常见病。本病多由于青春期雄性激素分泌增加，皮脂腺发育旺盛，使皮脂腺毛囊管壁出现角化，堵塞皮脂排出而形成的脂栓。本病多发于 15 ～ 30 岁男女青年，临床上以面部反复出现丘疹、脓疱、结节或囊肿为特征，常伴有皮脂溢出，以颜面和胸背部为主。青春期后，大多自愈或减轻。

病因病机

痤疮在中医学中被称为“肺风粉刺”“痤”“痤痱”“面疮”“酒刺”等。痤疮主要是素体阳热偏亢或过食肥腻，脾胃积热，上蒸于肺，外受风热之邪壅滞于面部皮毛，导致面部气血受阻，出现颜面部痤疮；或素有肾阴不足，相火过盛，加之饮食不节，脾湿化热，热乘风火之势，上犯心肺，熏蒸面部导致；或冲任不调，肺胃之火上蒸于头面部所致。

临床表现

1. 好发于青少年。

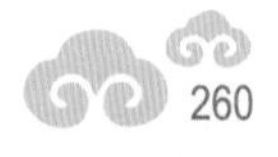

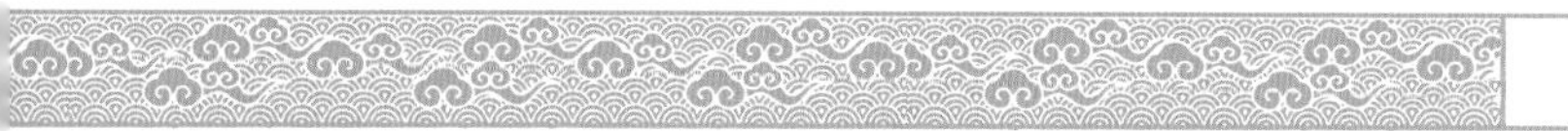

2. 好发于颜面和胸背部，初起以毛囊性小丘疹为主，顶端有黑色栓塞物，可有粉汁样分泌物，后期可出现脓疱、结节或囊肿及色素沉着等，无自觉症状，病程缓慢，青春期后，大多自愈或减轻。临床上根据病情的严重程度，采用 pillsbury 分类法将痤疮分为Ⅰ～Ⅳ°。Ⅰ°（轻度）：散发且多发的黑头粉刺，可伴散在分布的炎性丘疹；Ⅱ°（中等度）：在Ⅰ°基础上炎症性皮损数目增加，出现浅在性脓疱，但局限于颜面；Ⅲ°（重度）：在Ⅱ°的基础上存在深在性脓疱，查局限于颜面、颈部和胸背部；Ⅳ°（重度～集簇性）：在Ⅲ°的基础上结节、囊肿，伴瘢痕形成，发生于上半身。

3. 病理检查显示毛囊丘疹周围有淋巴细胞浸润，主要以 CD3 和 CD4 为主，脓疱含有中性粒细胞。毛囊周围浸润可发展为囊肿，以中性粒细胞为主。黑头粉刺顶端聚集大量黑素。

治疗经验

（一）中医内治法

1. 肺经风热证

［症状］ 颜面痤疮以鼻周多见，其疹焮热红痛，或中有脂栓，用手指挤压，有小米或米粒样的液体排出，甚者可见脓疮，伴颜面潮红，口干咽燥。舌红，苔微黄，脉浮数。

［治法］ 清肺解毒消疹。

［方药］ 枇杷清肺饮加减：枇杷叶（包）、桑白皮、黄连、黄柏、菊花、黄芩、生地黄、玄参、桔梗、栀子各 10g，蒲公英、白花蛇舌草各 20g，甘草 6g。

2. 肠胃湿热证

［症状］ 颜面丘疹色红，微肿，疼痛，皮损部以额部、口周为多，皮脂分泌较多，炎症严重时伴见脓疮，口苦口干，纳呆腹胀，小便溲赤，大便秘结。舌红，苔黄厚腻，脉濡数。

［治法］ 清热化湿通腑。

［方药］ 黄连解毒汤加减：黄连、黄芩、栀子、茵陈、知母、枇杷叶（包）、牡丹皮、茯苓各 10g，生地黄、薏苡仁各 15g，生甘草 3g。

3. 血热瘀滞证

［症状］ 颜面皮疹呈黄豆或指头大小，色红或紫红，伴有囊肿、结节、瘢痕等不同程度的皮肤损害，瘙痒和疼痛交替出现，严重者呈橘皮脸。舌暗红，或边有瘀点，

苔薄白，脉细涩。

［治法］ 清热凉血化瘀。

［方药］ 凉血四物汤：当归尾、生地黄、川芎、赤芍、牡丹皮、丹参、黄芩、赤茯苓、陈皮各10g，白花蛇舌草15g，红花、生甘草各3g。

（二）中医外治法

1. 黄柏、大黄、炉甘石、煅石膏、滑石各50g，冰片3g，研为极细末调匀，每次取3g用白酒适量调成糊状，涂抹患处，每日2次。疮面有渗液者，干粉直接撒创面上。

2. 芦荟60g，儿茶10g，冰片3g，研为极细末和匀，先用温水洗净患处，然后撒上药粉，每日2次。

3. 忍冬藤、土茯苓、荆芥、苦参、防风、地肤子各25g。煎水两次，共1000mL，将药液倒入盆中趁热先熏后洗，冷后加热又洗，连洗3次。

4. 鲜大青叶、鲜蒲公英、鲜马齿苋各100g，煎水1000mL，外洗患处，每日1次。

5. 采用牛黄皮炎灵药液外敷患处，疏通毛孔。再用痤疮针清除毛囊内膏脂状或脓性分泌物。每日1次，连续治疗5天，好转后每3～5天治疗1次。

防护措施

1. 清淡饮食，少吃辛辣、油腻、酒类等刺激之品和发物，多食新鲜蔬菜和水果。
2. 养成良好的生活习惯，保证充足睡眠。
3. 皮脂分泌旺盛者，勤用温水洗脸，保持皮损处清洁。
4. 忌按压、挤压粉刺和随意使用刺激性药物，防止感染。

病案与图谱

患者，女，19岁。面部反复红色丘疹脓疱3年。现症见颜面潮红，口燥咽干，心烦易怒，月经期间症状加重。舌红，苔薄黄，脉弦数。检查：额头及两面颊均有大片粟米大小红色丘疹，挤压有白色膏脂状物或脓液排出。西医诊断：痤疮；中医诊断：肺风粉刺（肺热肝郁证）。治以清肺疏肝，解毒消疹。予以清肺枇杷饮合丹栀逍遥散加减：枇杷叶、桑白皮、黄连、金银花、黄柏、牡丹皮、栀子、柴胡、赤芍、当归、茯

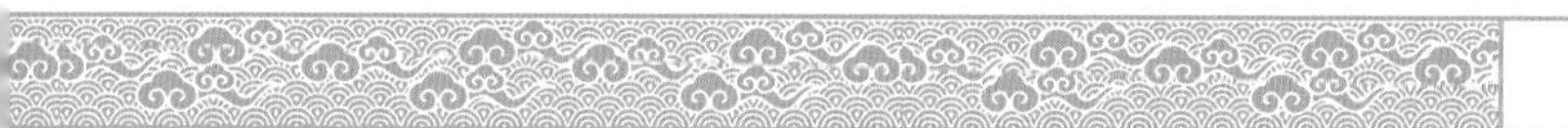

苓各 10g，薄荷、甘草各 6g。7 剂，水煎内服。外治法：①用牛黄皮炎灵药液外敷患处，疏通毛孔。②用痤疮针清除毛囊内膏脂状或脓性分泌物。每日 1 次，连续 5 天，好转以后每 3 ～ 5 天或 1 周 1 次。治疗 1 个月后疾病基本治愈，局部留有暂时色素沉着，以后逐渐变淡，恢复正常肤色。图 16–1、图 16–2 为本案患者治疗前后的图谱。

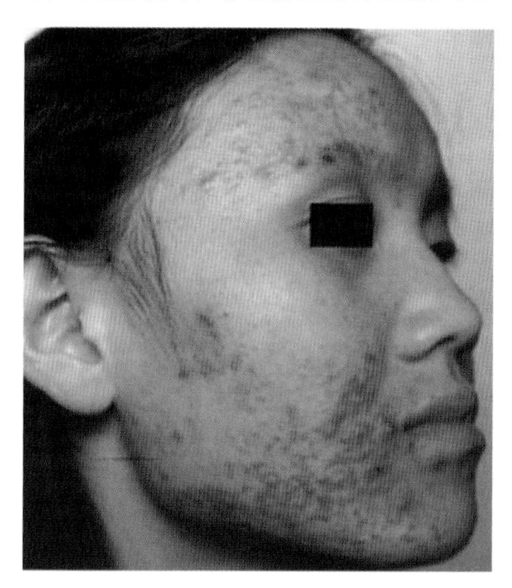

◆图 16–1　痤疮治疗前

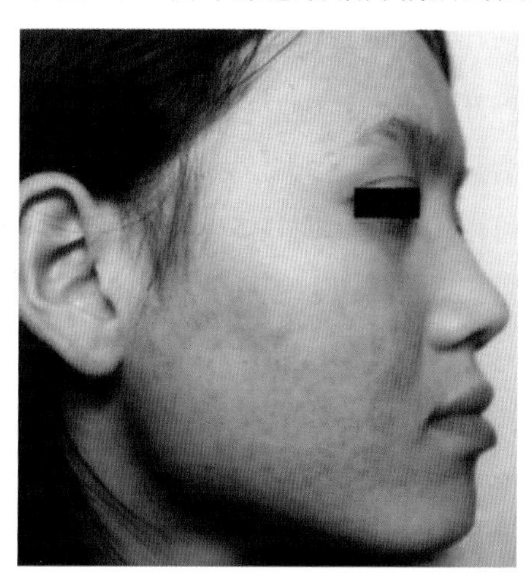

◆图 16–2　痤疮治愈后

第二节　酒渣鼻

概述

酒渣鼻是一种鼻部皮肤潮红如酒皶并伴发丘疹、脓疱及毛细血管扩张的慢性炎症性皮肤病。初起鼻部潮红，继而发生丘疹、脓疱，病久则出现鼻赘。其病程缓慢，多在中年时期发病。

病因病机

酒渣鼻在中医学中被称为“酒糟鼻”“酒皶”“赤鼻”“鼻疮”等。该病为肺热熏蒸、血热郁滞肌肤，或过食辛辣刺激食物，脾胃积热生湿，外犯皮肤，血瘀凝聚而发病。

临床表现

1. 按病情的发展可分为3期。①红斑期：颜面中部特别鼻部、两颊、眉间、前额及颏部等部红斑，起初为一过性潮红，以后潮红次数频繁，时间延长，继而久之不退，最终成为具有多数毛细血管扩张的持久性红斑。情绪因素和刺激性食物、外界温度突然改变可使皮损更为明显。②丘疹脓疱期：在红斑基础上出现丘疹和脓疱，毛细血管扩张加重。③鼻赘期：病情日久，出现鼻部结缔组织增生，皮脂腺增大，形成大小不一的结节状隆起，表面高低不平，毛细血管显著扩张。

2. 无自觉症状。病程缓慢，经久难愈。

3. 多在中年时期发病，女性多于男性。

治疗经验

（一）中医内治法

1. 肺胃热盛证（红斑期）

［症状］ 鼻及颜面部潮红，表面光亮，重者红斑显著，瘙痒，受热后更红，大便干，口渴。舌边红，苔薄白或黄燥，脉滑微数。

［治法］ 清泻肺胃积热。

［方药］ 枇杷清肺饮加减：枇杷叶10g，桑白皮10g，黄芩10g，黄连5g，栀子10g，生地黄15g，菊花12g，桔梗6g，甘草5g。

2. 湿热毒蕴证（丘疹脓疱期）

［症状］ 鼻及颜面除有红斑外，常有散在炎症小丘疹及脓疱，患处灼热疼痛，大便干结，小便黄。舌红，苔黄燥，脉滑数或弦数。

［治法］ 清热解毒。

［方药］ 凉血四物汤合黄连解毒汤加减：当归尾、生地黄、川芎、赤芍、牡丹皮、丹参、黄芩、赤茯苓、陈皮各10g，白花蛇舌草15g，红花、生甘草各3g。

3. 气滞血瘀证（鼻赘期）

［症状］ 鼻部暗红或紫红，逐渐肥厚变大，形成鼻赘。舌暗红，或有紫斑，苔薄黄，脉弦涩。

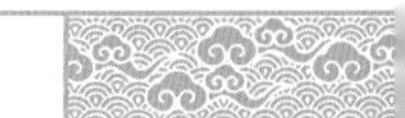

［治法］ 清热凉血，活血化瘀。

［方药］ 桃红四物汤加减：当归尾 12g，川芎 6g，赤芍 12g，生地黄 12g，桃仁 10g，红花 10g，黄芩 10g，大黄 3g，陈皮 6g。

（二）中医外治法

1. 硫黄、大黄各 10g，共研为细末，加蒸馏水适量调至稀糊状。每晚临睡前涂鼻部，次晨洗去，2 周为 1 个疗程。或硫黄、大黄粉各 50g，加蒸馏水 500mL，拌匀密封 1 周后使用，每日早、中、晚各搽患处 1 次。

2. 火麻仁 10g，核桃仁 10g，木鳖子仁 10g，樟脑 6g。共捣烂成极细糊膏状，装瓶备用。用时以纱布包药糊，涂擦患处约 2 分钟，每日 3 次。

3. 白鲜皮 150g，95%酒精 250mL。将白鲜皮洗净，切碎晒干，入酒精中浸泡 1 周备用。蘸药液涂患处，每日 2 ～ 3 次，每次 1 分钟。15 天为 1 个疗程。

4. 黄柏 7.5g，青黛 4.5g，蛤粉 15g，熟石膏 15g。上药研极细末，香油 50mL 混合调匀备用。先将面部洗干净，将药膏涂患处，每日早晚各 1 次。

5. 炒栀子、炒黄连、乳香、没药各 5g，硫黄 10g。共研成细末，用茶水蘸药末搽患处，每日 2 次，用至鼻红消散为止。

6. 陈皮、大黄、槟榔、硫黄各 10g，冰片 5g。共研成细末，调麻油 60mL 搽患处，每日 2 次。

7. 荷花瓣 100g（晒干），百部、苦参、白附子各 15g，冰片 5g。共研成细末。每次取 3g 药，用温水将药末调成糊状涂患处，每日 2 次。

8. 雷丸、滑石、白芷、白蔹、杏仁各 10g，煅密陀僧 6g。共研成细末，每次取 3g 药，用鸡蛋清调匀，夜晚外涂患处，每晚 1 次。

防护措施

1. 饮食清淡，禁食辛辣刺激食物。

2. 保持大便通畅，防止便秘。

3. 温水洗脸，避免过凉、过热刺激皮肤。

4. 保持心情愉悦。

病案与图谱

患者，男，27 岁。鼻子肿大，皮肤红斑 3 年。受热后红斑加深，咽干，小便黄。舌边红，苔薄黄，脉滑数。鼻子肿大，皮肤毛孔增粗，红斑中有毛细血管显露。西医诊断：酒渣鼻；中医诊断：鼻疮（肺胃积热证）。治以清泻肺胃。予以枇杷清肺饮加减：枇杷叶、桑白皮、菊花、黄芩、栀子各 10g，生地黄 15g，桔梗、黄连、甘草各 6g。10 剂，水煎内服。白鲜皮酊：白鲜皮 150g，95％酒精 250mL。将白鲜皮洗净，切碎晒干，入酒精中浸泡 1 周备用。每日蘸药液涂患处 2 ～ 3 次，每次 1 分钟，15 天为 1 个疗程。治疗后鼻部红斑明显消退，守法再服 10 剂，并外用白鲜皮酊。半年后街上偶遇患者见鼻子红斑基本消失，之后失去联系。图 16–3 为本案患者治疗前的图谱。

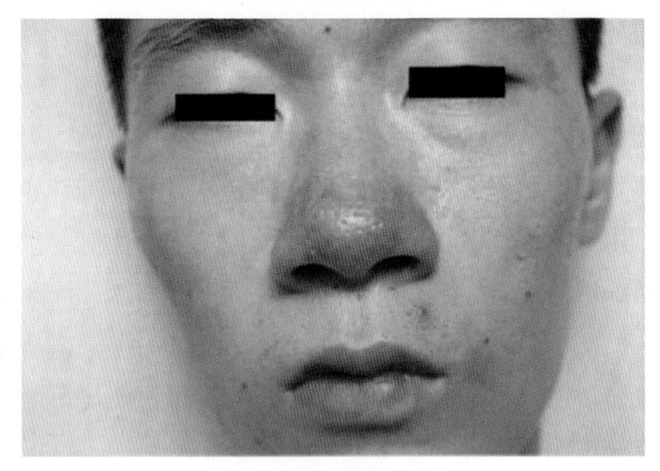

◆图 16–3　酒渣鼻治疗前

第三节　斑　秃

概述

斑秃，以毫无感觉突然出现头发成片脱落为特点。可小片、大片或数片，状多似圆形、卵圆形，也有的为不规则形，常呈孤立状，与周围分界清楚。进行期的斑秃，秃区周围头发松动，可毫不费力又无任何疼痛感觉地拔出头发。头发无炎症，不萎缩，头皮颜色近于正常，毛囊口清晰可见。斑秃进行期得不到控制，短短数天或数月之内头发掉落大半，占整个头部头发的 70% 以上，甚至全部脱落，称为全秃。严重者眉毛、胡须、腋毛、阴毛及全身毳毛也发生脱落，称为普秃。

病因病机

斑秃在中医学中属于“鬼舐头”“鬼剃头”“油风”等范畴。本病因过食辛辣炙煿，醇甘厚味，伤胃损脾，湿热内蕴；或情志忧郁化火，损阴耗血，血热生风，风火相煽，循经上窜颠顶，毛发失养；或肝郁气结，血行不畅，毛窍瘀阻，经气不宣，新血不生，失其濡养；或肝肾不足，精不化血，气血亏虚，血不养发，风寒之邪乘虚而入；或病情日久，瘀血内生，毛窍瘀阻，经气不宣，新血不生，发根失其濡养致病。

临床表现

1. 可发生于任何年龄，但以 5 ～ 40 岁多见。

2. 多发生在头皮，以突然发生圆形或不规则形、面积大小不定的脱发斑为特征，局部头皮光滑无炎症。若全部头发均脱落者称为全秃。严重者眉毛、胡须、腋毛、阴毛及全身毳毛也发生脱落，称为普秃。

3. 脱发区无自觉症状。病程缓慢，有自愈倾向。

治疗经验

（一）中医内治法

1. 血热生风证

［症状］ 脱发突然，进展较快，头皮瘙痒，心烦，失眠多梦。舌红，苔薄，脉弦数。

［治法］ 清热凉血，滋养肝肾。

［方药］ 乌发丸加减：当归、黑芝麻各 90g，女贞子、墨旱莲、桑椹、侧柏叶各 60g。研细粉用蜂蜜调制成丸剂。每次 3g，每日 2 次。

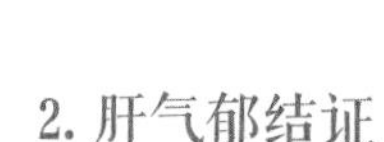

2. 肝气郁结证

［症状］ 头发或全身毛发脱落，伴心烦易怒，多愁善感，口咽干，大便秘，小便黄，经期乳胀胁痛。舌红，苔薄黄，脉弦数。

［治法］ 疏肝理气，养血生发。

［方药］ 逍遥散合乌须黑发汤加减：当归、白芍、柴胡、茯苓、白术、何首乌、菟丝子、怀牛膝、补骨脂各 10g，枸杞子、黑豆各 15g，甘草 6g。

3. 瘀血阻络证

［症状］ 头发脱落，日久不生，头皮刺痛，面色晦暗。舌紫暗，有瘀斑，苔白，脉沉细。

［治法］ 活血化瘀，疏通经络。

［方药］ 桃红四物汤加减：红花 5g，桃仁、赤芍、川芎、生地黄、当归尾、苏木各 10g，土鳖虫 3g，大枣 7 枚，生姜 3 片。

4. 肝肾不足证

［症状］ 平素头发焦黄，成片脱落，反复不愈，面色萎黄，头晕耳鸣，腰膝酸软。舌淡，苔白，脉细。

［治法］ 补养肝肾，滋养精血。

［方药］ 神应养真丹加减：羌活、木瓜、天麻、白芍、当归、菟丝子、熟地黄、川芎各 150g，以上药物为细末，加蜜制为丸，每次服 3g，每日 2 次。

（二）中医外治法

1. 鲜松树枝 300g，加适量清水浓煎至 200mL 去渣。以上为 10 天药量。先用生姜擦患处，后用药液反复涂擦患处，每日 3 次。

2. 毛姜、补骨脂、附子、何首乌各 20g，白酒 200mL。上药浸泡 5 天后外搽患处，每日 2 次。

3. 鲜何首乌藤、鲜侧柏叶各 250g，以 95% 酒精 500mL 浸泡 7 天，用鲜生姜切面沾药液擦患处，每日 3 次。

4. 生川乌、生天南星各 30g，捣碎，浸入 250mL 白醋中，浸泡 1 周。外用擦患处，每日 3 次。

5. 乌梅 10g，石碳酸 1g，甘油 3g，75% 酒精 500mL。先将乌梅用酒精浸泡 1 周后，与石碳酸、甘油混合涂患处，每日 2 ～ 3 次。

6. 黑豆 10g，何首乌 10g，氮芥 50mg，75% 酒精 100mL。先将黑豆用酒精浸泡 1

周后，加入氮芥混匀涂患处。每日 3 次。勿入口眼。

7. 当归 6g，红花 1g，5% 米诺地尔溶液 200mL 浸泡 3 天，外擦并按摩患处，每日 2 次。据蓝教授临床经验显示，一般连续使用 3 ～ 6 个月，患者开始生长毛发。

8. 针刺治疗。主穴取百会、头维。配穴选翳明、上星、太阳、风池、鱼腰、丝竹空、四神聪、安眠穴。以主穴为主，每次选取 5 ～ 7 穴，交替使用。视体质强弱及证候虚实运用补泻手法，每日或隔日 1 次，10 次为 1 个疗程。治疗期间嘱患者每日早晚自行按摩头皮。

9. 电梅花针治疗。主穴取阿是穴。气血虚弱配合肾俞、足三里；肝肾阴虚配膈俞、三阴交；气滞血瘀配膈俞、血海。操作：主穴必取，酌加配穴。频率 70 ～ 90 次 / 分钟。电梅花针与普通皮肤针的叩刺方法相同，以中等强度叩刺，每日 1 次，10 次为 1 个疗程。

防护措施

1. 饮食规律，清淡饮食，调节情志，忌焦躁、忧虑。
2. 保持足够睡眠，避免劳累。
3. 保护皮损，禁止搔抓。
4. 慎用洗发水，忌用强碱性洗发剂。
5. 忌食辛辣刺激性食物，不喝浓茶、咖啡及刺激性饮料。

病案与图谱

案例 1：患者，男，31 岁。头部斑块性脱发瘙痒 3 天。现症见发热心烦，咽干，便秘。舌红，苔薄黄，脉弦。检查：脑后部头发有 4 块铜钱大小脱发区，局部皮肤光滑白净无毛。西医诊断：斑秃；中医诊断：油风脱发（血热生风证）。治以清热凉血，滋养肝肾。予以乌须黑发汤加减：何首乌 10g，当归 10g，菟丝子 15g，黑豆 30g，枸杞子 10g，茯苓 15g，怀牛膝 15g，补骨脂 10g。30 剂。并以毛姜、补骨脂、女贞子、乌梅各 100g，陈醋 500mL 浸泡 1 周，摇匀后用生姜切面沾药液外涂擦患处，轻擦至发红，每日 2 ～ 3 次。经上述治疗 1 个月后斑秃处长出毳毛，3 个月后头发全部长出，病愈。图 16-4、图 16-5 为本案患者治疗前后的图谱。

案例 2：患者，女，14 岁。从小头部无毛发，发育后亦无阴毛生长。诊断为普秃。

内服乌须黑发汤。外用毛姜、补骨脂、附子、何首乌各 20g，白酒 200mL。上药浸泡 5 天后外搽患处，每日 2 次。治疗半年，仍未见毛发生长，效果不明显，遂停止治疗。图 16–6、图 16–7 为本案患者治疗前的图谱。

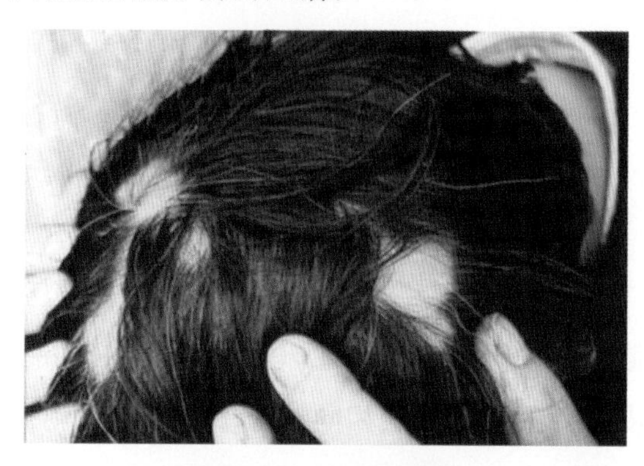

◆图 16–4　斑秃治疗前

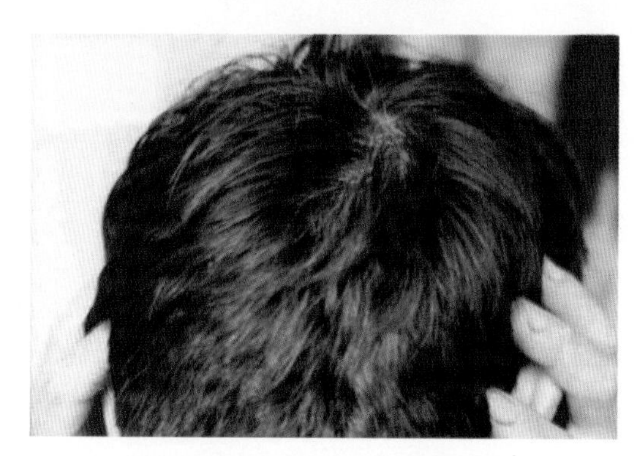

◆图 16–5　斑秃治愈后

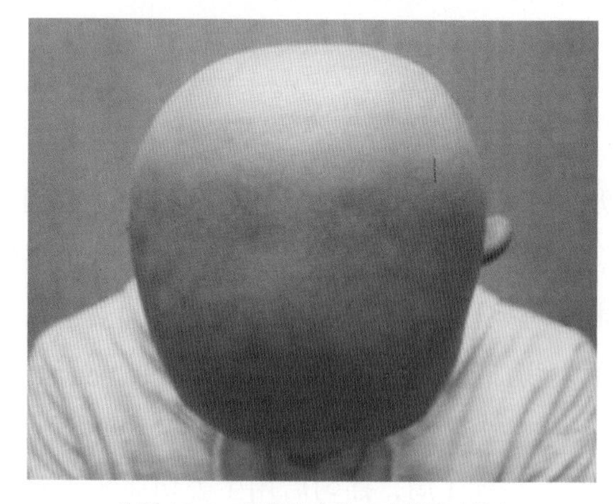

◆图 16–6　普秃治疗前（头部无头发）

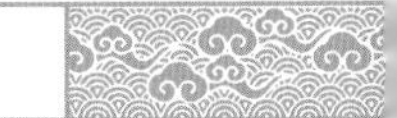

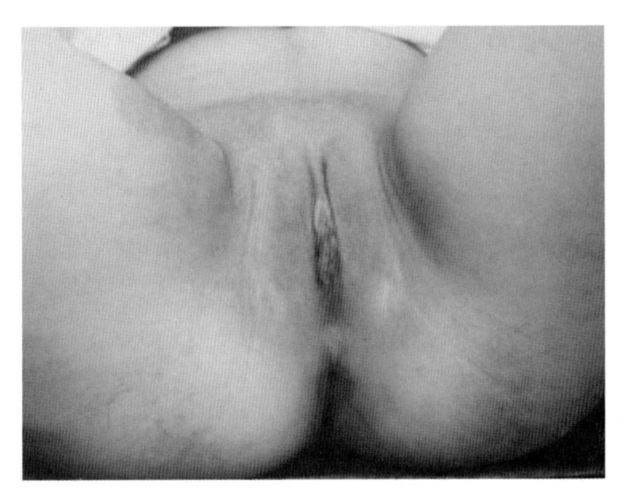

◆图 16-7　普秃治疗前（阴部无毛发）

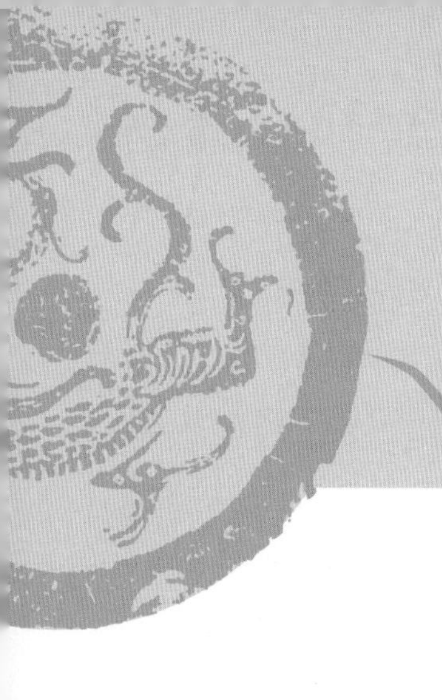

第十七章　色素障碍性皮肤病

第一节　黄褐斑

黄褐斑

概述

黄褐斑也称肝斑，是一种获得性、对称性蝶形或斑块分布于面颊部、颧部、颈部等部位的局限性淡褐色色素沉着斑。多见于女性，血中雌激素水平高是其主要原因，其发病与妊娠、长期口服避孕药、月经紊乱有关。

病因病机

黄褐斑在中医学中被称为“蝴蝶斑”“黧黑斑”“肝斑”“面黑皯”“面尘”等。肾阴不足，肾水不能上承；或脾气虚弱，运化失健，不能化生精微，反酝酿痰湿水饮；或肝郁气结，肝失条达，郁久化热，灼伤阴血，致使颜面气血失和而发病。

临床表现

1. 多发于中青年女性。好发于颜面部，尤以颧颊、前额部多见。

2. 皮损为淡褐色至深褐色斑块，形状不规则，边缘清楚，表面光滑，无鳞屑，常对称性分布，色素随季节、内分泌、日晒或其他因素而变化，无自觉症状。

3. 光学显微镜显示皮损处各层黑素含量增多。电镜下皮损处黑素细胞胞浆中高尔基体、线粒体、粗面内质网、溶酶体数量也增加。

治疗经验

（一）中医内治法

1. 肝气郁结证

［症状］ 颜面大片黄褐色斑块，伴有月经不调，经前斑色加深，乳房作胀，烦躁易怒，胸胁痞胀，纳谷不馨。舌红，苔薄白，脉弦滑。

［治法］ 疏肝理气，活血退斑。

［方药］ 丹栀逍遥散加减或柴胡疏肝散化裁：柴胡、牡丹皮、栀子、白芍、当归、白术、茯苓、枳壳各10g，薄荷、甘草各6g。

2. 脾虚湿阻证

［症状］ 颜面为黄褐色斑片，伴有神疲，纳差，脘腹胀闷，或带下清稀。舌淡红，苔腻，脉弦缓。

［治法］ 健脾化湿，活血悦色。

［方药］ 香砂六君子汤加味：人参3g，白术、茯苓、木香、当归尾、牡丹皮、白芷、白及各10g，砂仁、甘草各6g。

3. 肾阴亏损证

［症状］ 颜面黧黑或黄褐色斑块，伴头晕耳鸣，五心烦热。舌红，少苔，脉细数。

［治法］ 滋阴养肾。

［方药］ 六味地黄丸加减：熟地黄15g，山茱萸、山药、茯苓、牡丹皮、泽泻、当归尾各10g，川芎、甘草各6g。阴虚火旺者，选用知柏地黄汤加减。

4. 肾阳不足证

［症状］ 颜面黄褐色斑块，伴有形寒肢冷，腰膝酸软，倦怠无力，夜尿频清。舌淡红，苔少，脉沉缓。

［治法］ 温阳益肾。

［方药］ 金匮肾气汤加减：熟地黄15g，制附子6g，肉桂1g，山茱萸、山药、茯苓、牡丹皮、泽泻、当归尾各10g。

（二）中医外治法

1. 白附子、密陀僧、牡蛎、茯苓、川芎各50g，共研为细末，外擦患处，每日3

次。

2. 夜明砂（微炒）、枯矾、密陀僧各 30g，共研为细末，每次取 2g，调白蜜少许涂患处，每日早、晚各 1 次。

3. 外用十白美容散，调白醋，每日早、晚各擦患处 1 次。

4. 桃仁、杏仁各 10g。共捣极细，用 1 只鸡蛋清调如糊状，夜间敷面部，清晨用温水洗去。

5. 浮萍 60g，白附子 30g，防己 20g，加水 300mL 煎浓汁，趁温浴洗面部，每日 1 次。

6. 猪胆 1 个，白酒 200mL。将胆汁、白酒放锅中煮沸备用。用胆汁酒涂面部，每晚 1 次。

7. 白附子、珍珠母、杏仁各 30g。共研细粉，用牛奶调成糊状涂面部，每晚 1 次，早晨洗去。

8. 白芷、香附子、白附子、甘松各 50g。共研细粉和匀。每取 1g 合蜂蜜数滴，放掌心调和后在面部搓擦。早晚洗脸前各用 1 次。

9. 白茯苓、白薇、白术、白及、白芷、白附子、白糯米各 20g，共研成细末，用白蜜调匀外搽面部，每日早晚各 1 次。

10. 针刺疗法。①肝郁气结证。取穴：三阴交、足三里、太冲；备穴：阴陵泉、行间、肝俞、脾俞。每次取 2 ～ 5 穴，用平补平泻法，留针 30 分钟，每日 1 次，连续 10 次为 1 个疗程。②脾虚湿阻证。取穴：中脘、足三里、三阴交；备穴：脾俞、上脘、下脘。每次取 2 ～ 4 穴，用补法，留针 20 分钟，每日 1 次，连续 7 次为 1 个疗程。③肾虚证。取穴：太溪、三阴交；备穴：肾俞、阴陵泉。每次取 2 ～ 3 穴，采用补法，每日 1 次，连续 7 次为 1 个疗程。

防护措施

1. 避免阳光曝晒或紫外线过多照射。

2. 育龄妇女应避免长期口服避孕药，可采用其他避孕方式。

3. 尽量避免各种电离辐射。

病案与图谱

患者，女，30岁。面部黄褐色斑2年。月经前色斑加深，伴心烦易怒，胁肋胀满，乳房胀痛，小便色黄。舌红，苔薄黄，脉弦滑。检查：面色萎黄，面额颊部均为黄褐色点驳斑块。西医诊断：黄褐斑；中医诊断：黧黑斑（肝气郁结证）。治以疏肝理气，活血退斑。予以逍遥散加减：当归、赤芍、柴胡、茯苓、白术、丹参、郁金、青皮、益母草、三棱、莪术各10g，薄荷、甘草各6g。10剂为1个疗程。水煎内服。另以十白美容散调白醋，每日早、晚各擦患处1次。治疗2个月后，患者颜面黄褐斑基本治愈，未再复发。图17–1、图17–2为本案患者治疗前后的图谱。

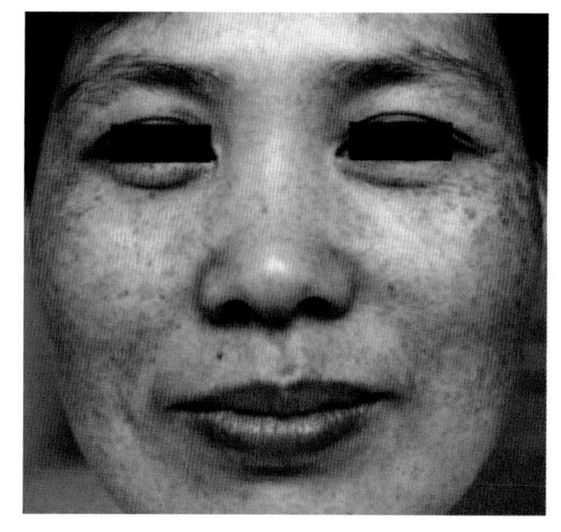

◆图17–1　黄褐斑治疗前

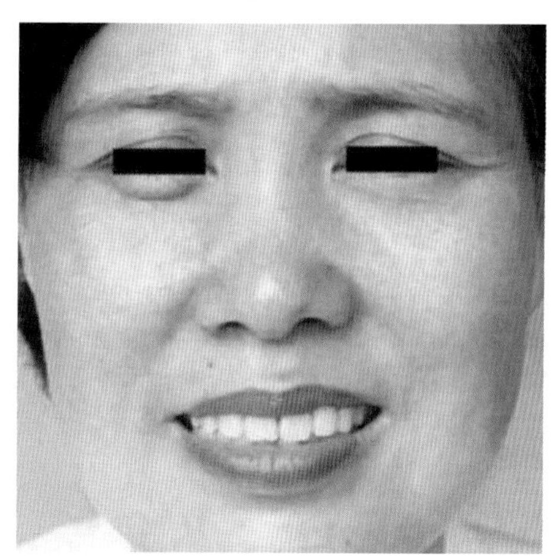

◆图17–2　黄褐斑治愈后

第二节　雀　斑

概述

雀斑是常见于面部较小的黄褐色或褐色的色素沉着斑点，为常染色体显性遗传，尤以夏季为多。年幼发病，青春期前后加重，女性多见，年龄增大后逐渐减轻或自行

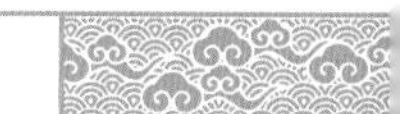

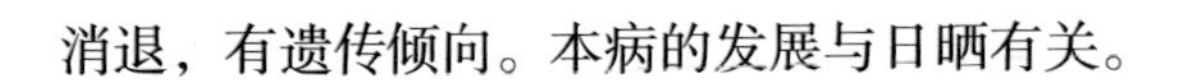

消退，有遗传倾向。本病的发展与日晒有关。

病因病机

雀斑在中医学亦名“雀斑”。本病禀赋素弱，肾水不足，虚火上蕴，郁于孙络血分；或风邪外搏，肝肾阴虚，阴不制阳，以致亢盛于上而发为本病。

临床表现

1. 多见于皮肤白皙的女性，常自 5 岁左右开始，青春期前后加重，年龄加大后逐渐减轻或自行消退。有遗传倾向。

2. 皮疹好发于面部，尤其是鼻部。皮损为浅褐或深褐色，呈针尖大小至米粒大小的圆形、卵圆形斑点，表面光滑无鳞屑，互不融合，皮疹数目、色泽随季节变化，夏季皮疹增多，颜色加深，冬季相反。无任何自觉症状，病程缓慢。

3. 病理检查显示基底层黑素细胞数目正常，但其胞体增大，树突状突起明显，内有较多的完全黑化的黑素体，黑素细胞的多巴反应强阳性。表皮基底细胞内黑素颗粒数量也明显增多。

治疗经验

（一）中医内治法

1. 肾水不足证

［症状］ 多有家族遗传史，自幼发病，皮疹以鼻为中心，多对称发生于两侧面部。夏季加重，冬季减轻，皮疹颜色较深，为暗褐色或黑色斑点，互不融合，易脱发，腰膝酸软无力。舌淡红，苔薄白，脉弦细。

［治法］ 滋阴补肾。

［方药］ 六味地黄丸加减：熟地黄 15g，山茱萸 10g，牡丹皮 10g，当归 10g，丹参 10g，补骨脂 10g，何首乌 15g，枸杞子 15g。

2. 风邪外搏，火郁孙络证

［症状］ 皮疹呈针尖、芝麻粒大小，为黄褐色或浅褐色斑点，范围较广，分布于面部、颈部、手背等暴露部位，夏季或日晒后加剧，无其他自觉症状。舌红，苔薄白，

脉浮数。

［治法］ 凉血活血，祛风散火。

［方药］ 犀角升麻汤加减：水牛角 30g（先煎），升麻 10g，羌活 10g，防风 10g，生地黄 12g，白附子 10g，白芷 10g，川芎 10g，红花 5g，黄芩 10g，当归 10g，知母 10g。

（二）中医外治法

1. 牛黄晶治疗。患处常规消毒，左手固定皮肤，右手用治疗棒沾少许牛黄晶点雀斑处至发白，3 天后结痂，2 周后结痂脱落，皮肤逐渐恢复正常肤色。

2. 外用十白美容散，调白醋，每日早、晚各擦患处 1 次。

3. 白茯苓 100g，研细末，加白蜜适量调成糊状，每日外敷面部 1 ～ 2 次。

4. 防己 20g，胡桃仁 15g，桃仁、杏仁各 10g。共捣极细末，用 1 只鸡蛋清搅成糊状，夜间敷面部，清晨用温水洗去。

5. 甘松、白附子、珍珠母、杏仁各 30g。共研细粉，用牛奶调成糊状涂面部，每晚 1 次，早晨洗去。

6. 白山药、白芷、香附子、白附子各 50g，共研细粉和匀。每取 1g 合蜂蜜数滴，放掌心调和，然后在面部搓擦。早晚洗脸前各用 1 次。

7. 白薇、白术、白及、白芷、白糯米各 20g，共研成细末，用白蜜调匀外搽面部，每日早晚各 1 次。

8. 猪胆 1 个，白酒 200mL。将胆汁、白酒放锅中煮沸备用。用胆酒汁涂面，每晚 1 次。

防护措施

1. 饮食清淡，多吃西红柿汁、柠檬汁，忌辛辣食物。

2. 避免受凉，适度锻炼，增强抵抗力。

3. 夏天出门打伞、戴遮阳帽、涂防晒霜，避免阳光的曝晒或紫外线过多照射。

4. 避免电离辐射及各类创伤性治疗。

5. 忌食光敏性药物及食物，如补骨脂素、甲氧沙林等。

病案与图谱

患者，女，29 岁。面部黑褐色斑点 20 余年。面部黑褐色斑点，无痛痒感觉，伴面色萎黄，心烦口苦，腰膝酸软，脱发，月经色黑有瘀块。舌暗红，苔白，脉弦细。双侧面颊部有针尖至米粒大小黑褐色圆形斑点，表面光滑无融合。西医诊断：雀斑；中医诊断：雀斑（肾元不足，肝气瘀阻证）。治以补肾元，疏肝气。予以六味地黄汤合逍遥散加减：熟地黄、山药、山茱萸、丹参、茯苓、泽泻、当归尾、川芎、赤芍、柴胡、白术各 10g，枸杞子、红藤各 15g，甘草 6g。15 剂，水煎内服。外用十白美容散调白醋，每日早、晚各擦患处 1 次。配合牛黄晶外治。患处常规消毒，左手固定皮肤，右手用治疗棒沾少许牛黄晶，点雀斑处至发白。3 天后结痂，2 周后结痂脱落，皮肤逐渐恢复正常肤色。治疗 15 天后，面部雀斑颜色变淡，3 个月后面部雀斑基本消退。图 17–3、图 17–4 为本案患者治疗前后的图谱。

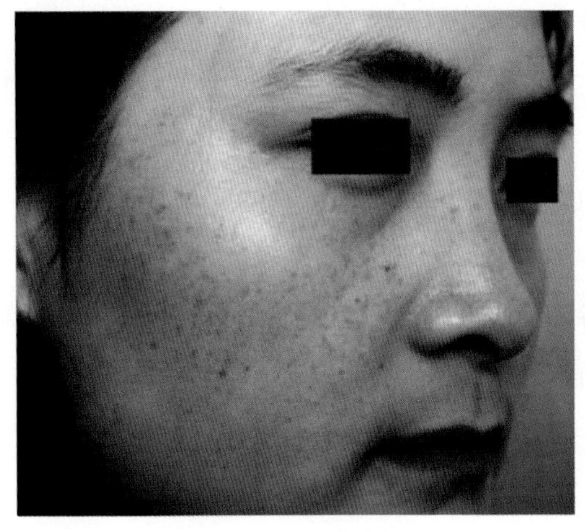

◆图 17–3　雀斑治疗前

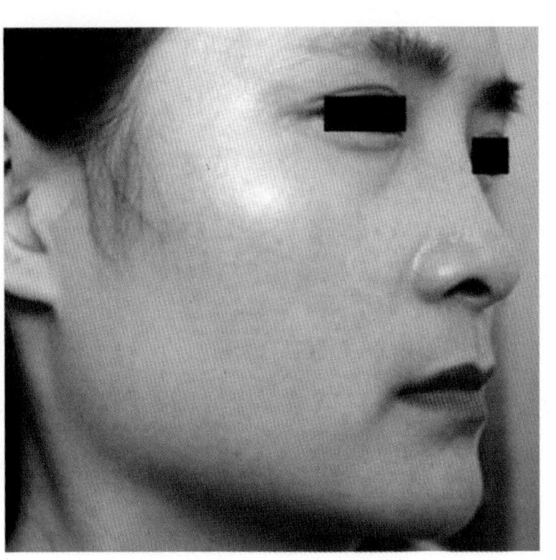

◆图 17–4　雀斑治愈后

第三节　瑞尔黑变病

概述

瑞尔黑变病又称光毒性皮炎，最早由奥地利人 Riehls 在 1971 年首次提出，因此称之为瑞尔黑变病。其特点是面部边缘性片状色素沉着和轻微毛细血管扩张，轻度毛囊角化和细薄鳞屑，多由使用含有光敏物质的化妆品引起光敏而发病。男女皆可发病，女性多见。

病因病机

瑞尔黑变病属于中医学“面尘”“黧黑斑”等范畴。本病的发生多由水亏不能制火；或忧思抑郁，肝气郁结，则气机紊乱，气血不能濡养肌肤；或脾虚不能化生精微，气血亏虚，肌肤失养；或情志内伤，肝气郁滞，瘀血内停，滞而不散所致。

临床表现

1. 本病可发生于任何年龄，但以中年女性较多见。

2. 面、颈、上胸、前臂等暴露处有明显的斑状或网状色素沉着，颜色呈淡褐色、紫褐色或黑褐色，境界不清，对称分布，愈近面中央色素沉着愈少；可有毛囊性角化过度和糠秕状鳞屑及全身症状。

3. 实验室检查显示表皮角化过度及毛囊性角质栓，可见轻度萎缩的棘细胞，表皮基底细胞层液化变性，真皮浅层血管周围淋巴浸润，并见噬黑素细胞。

治疗经验

（一）中医内治法

1. 肝郁气滞证

［症状］ 多见于女性，斑色深褐，弥漫分布，伴有烦躁不安，胸胁胀满，月经前乳房胀痛，月经不调，口苦咽干。舌红，苔薄白，脉弦细。

［治法］ 疏肝理气，活血消斑。

［方药］ 逍遥散加减：柴胡、当归、白芍、白术、白芷、牡丹皮、茯苓各 10g，红藤 15g，生姜 3 片，薄荷、甘草各 6g。

2. 肝肾不足证

［症状］ 斑色褐黑，面色晦暗，伴头晕耳鸣，腰膝酸软，失眠健忘，五心烦热。舌红，少苔，脉细。

［治法］ 补益肝肾，滋阴降火。

［方药］ 六味地黄丸加减：熟地黄 15g，山茱萸、山药、牡丹皮、茯苓、泽泻各

10g，制龟甲 25g（先煎），女贞子、墨旱莲各 15g。

3. 脾虚湿蕴证

［症状］ 斑色灰褐，状如尘土附着，伴有疲乏无力，纳呆困倦，月经色淡，白带量多。舌淡胖，边有齿痕，苔白腻，脉濡或细。

［治法］ 健脾益气，祛湿消斑。

［方药］ 参苓白术散加减：党参 15g，白术、茯苓、山药、白扁豆、莲子、薏苡仁各 10g，桔梗、砂仁、炙甘草各 6g。

4. 气滞血瘀证

［症状］ 斑色灰褐或黑褐，有慢性肝病，或月经色暗有瘀块，或痛经。舌暗红，有瘀斑，苔白，脉细涩。

［治法］ 理气活血，化瘀消斑。

［方药］ 桃红四物汤加减：红花 5g，熟地黄 15g，桃仁、当归、白芍、川芎、柴胡、郁金、牡丹皮、泽兰各 10g，益母草 12g。

（二）中医外治法

1. 白及、白芷、白薇、白术、白茯苓、白糯米各 20g，共研成细末，用白蜜调匀外搽面部，每日早晚各 1 次。

2. 牡丹皮、山药、白附子各 10g，珍珠母 30g。共研成细末，用白蜜调匀外搽面部，每日早晚各 1 次。

3. 红花 3g，桃仁、杏仁各 10g。共捣极细，用一只鸡蛋清搅成糊状，夜间敷面部，清晨用温水洗去。

4. 赤芍、白附子各 30g，三棱、莪术各 20g。共研成细末，用白蜜调匀外搽面部，每日早晚各 1 次。

5. 当归、丹参、大红藤各 30g，加水 1000mL 煎浓液，趁温浴洗面部，每日 1 次。

防护措施

1. 保持心情愉悦，避免不良情绪。

2. 避免强烈的光照及紫外线损伤皮肤黏膜。

3. 避免使用含有刺激性成分的护肤品。

4. 加强营养，多吃蛋白质及维生素丰富的鱼肉、贝类、西红柿、柠檬等。

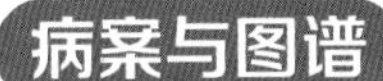

病案与图谱

患者，女，47 岁。患者诉 2 年前使用某品牌化妆品后，面部皮肤开始出现红斑，后逐渐变为灰黑色斑片。现症见心烦，胁肋胀痛，月经前乳房胀满，月经延迟有瘀块，口苦咽干。舌暗红有瘀点，苔薄白，脉弦细涩。面色黧黑，全面部均为灰黑色斑块，呈弥漫分布。西医诊断：瑞尔黑变病；中医诊断：黎黑斑（肝气郁结，气血瘀阻证）。治以疏肝理气，活血消斑。予以逍遥散合桃红四物汤加减：桃仁、当归、川芎、赤芍、柴胡、郁金、青皮、茯苓、丹参、益母草、红藤各 12g，红花、甘草各 6g。10 剂为 1 个疗程，水煎内服。外用十白美容散调白醋，每日早、晚各 1 次擦患处。治疗 2 个月后，面部色素明显变淡，以上诸症均有所改善。图 17–5、图 17–6 为本案患者治疗前后的图谱。

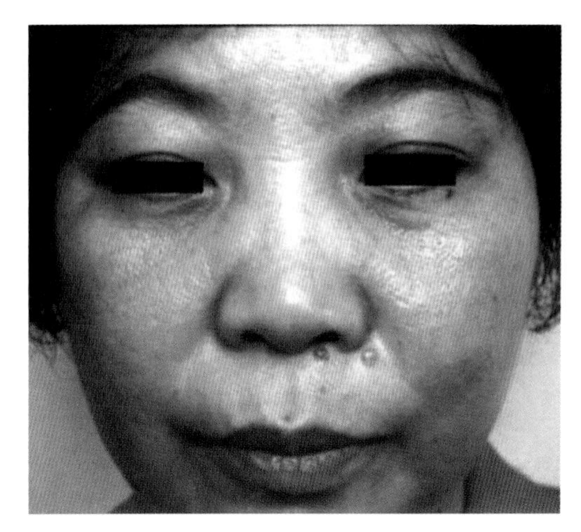

◆图 17–5　瑞尔黑变病治疗前

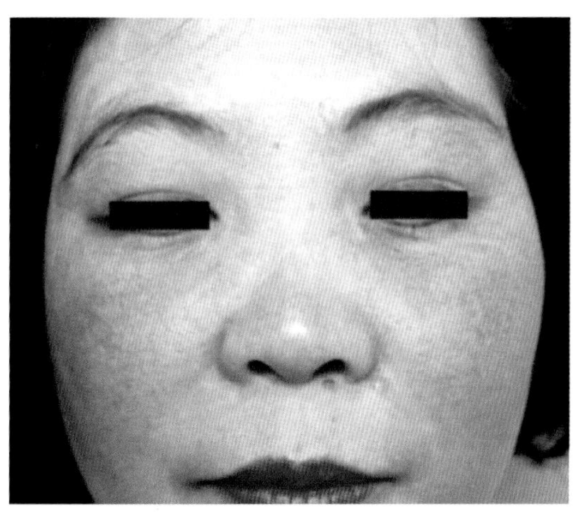

◆图 17–6　瑞尔黑变病治疗后

第四节　白癜风

概述

白癜风是一种原发性的局限性或泛发性皮肤色素脱失症。该病是由于皮肤的黑素细胞功能消失引起，但机制还不清楚。临床上以皮肤出现大小不等、形态各异的白色斑块为主要表现，其特点是白斑边界清楚。本病全身各部位可发生，常见于指背、腕、前臂、颜面、颈项及生殖器周围等，女性外阴部亦可发生。本病以青年妇女居多，部分有家族史，肤色深的人群比肤色浅的人群发病率高。

病因病机

白癜风在中医学中属于“白癜”“白驳”“白驳风”“斑白”“斑驳”等范畴。因外感风邪或情志内伤，肝气郁结，气机逆乱，气血失和，肌肤失养；素体肝肾虚弱，或亡精失血，伤及肝肾，致肝肾不足，外邪侵入，郁于肌肤；跌打损伤，化学灼伤，络脉瘀阻，毛窍闭塞，肌肤腠理失养，从而形成白斑。

临床表现

1. 任何年龄均可发病，青年人多见。

2. 可发生于任何部位，对称或单侧分布，甚至沿神经皮节呈带状分布，常见于颜面、颈部、前臂、手背等处。皮损为大小不等的圆形或不规则形，皮肤色素脱失呈乳白色斑块，境界清楚，边缘可有色素沉着带，可局限或泛发。患处毛发亦可变白。无自觉症状。

3. 病理检查显示表皮明显缺少黑素细胞及黑素颗粒，基底层往往缺乏多巴染色阳性的黑素细胞。

治疗经验

（一）中医内治法

1. 气血不和证

［症状］ 发病时间长短不一，多在半年至 3 年左右。皮损白斑光亮，好发于头、面、颈及四肢或泛发全身。起病速，蔓延快，常扩散为一片，皮损无自觉症状或有微痒。舌淡红，苔薄白，脉细滑。

［治法］ 消风通络，调和气血。

［方药］ 四物汤合胡麻丸加减：当归尾、川芎、赤芍、熟地黄、制何首乌、大胡

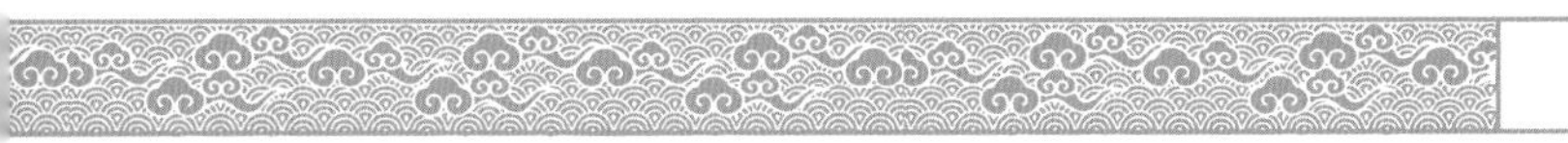

麻、防风、威灵仙、石菖蒲、白附子、香附子、黑豆各 10g，甘草 6g。

2. 湿热内蕴证

［症状］ 皮损呈白粉红色，或有淡红色丘疹，发于颜面或颈部，夏秋季发展快，冬春季不扩展，常感皮肤微痒，日晒后加重。舌红，苔薄黄微腻，脉细数。

［治法］ 调和气血，清热除湿。

［方药］ 胡麻丸加减：人参 3g，天麻、川芎、木贼、丹参、玄参、何首乌、蔓荆子、防风、威灵仙各 10g，升麻 6g，白附子 6g（炮制），细辛 3g。

3. 瘀血阻络证

［症状］ 病程日久，皮损局限于一处或泛发全身，但已停止扩展，亦可发生于外伤部位。舌暗红，有斑点或瘀斑，苔白，脉涩。

［治法］ 益气活血，祛瘀散结。

［方药］ 桃红四物汤加减：桃仁、红花、赤芍、川芎、当归尾、牡丹皮、丹参、川牛膝各 10g，生姜 3 片，大枣 7 个。

4. 肝肾不足证

［症状］ 发病时间长，或有家族史，皮损呈乳白色，局限或泛发。皮损区毛发变白。舌淡或有齿痕，苔白，脉细无力。

［治法］ 滋补肝肾，养血活血。

［方药］ 六味地黄丸加减：熟地黄 15g，牡丹皮、泽泻、山药、山茱萸、茯苓、何首乌、补骨脂各 10g，黑豆、黑芝麻、女贞子各 15g。

（二）中医外治法

1. 补骨脂、菟丝子、栀子、白芷、沙苑子、乌梅、益母草各 50g，白酒 500mL 浸泡，1 ～ 2 周后取酒液外搽患处，每日 2 次。

2. 毛姜 100g，加入 75% 酒精 100mL，捣成糊状，涂搽患处，每日 2 次。

3. 补骨脂 100g，以白酒 300mL 浸泡，1 周后取酒液外搽患处，每日 2 次。

4. 硫黄、密陀僧各 30g，麝香 0.15g。共研成细末，每次取药末 1g，用清水加姜汁数滴调匀，外搽患处，每日 4 次。

5. 毛姜、补骨脂、黑豆、何首乌各 250g，用 50% 酒精 1000mL，浸泡 1 周，取浸液每日擦患处 3 次。擦后晒太阳 15 分钟，或配合紫外光照射 3 分钟。

6. 檀香 5g，大黄 10g，玄参、补骨脂、炒栀子各 15g，密陀僧 30g，硫黄 12g，枯矾 10g，冰片 5g，斑蝥 5 个，老陈醋 1000mL。将上药研成细末，放陈醋内浸泡 1 周，

将纱布蘸药水用力在患处涂擦约 3 分钟，每次 15 分钟。每日 1 次。

7. 白蒺藜、制何首乌各 10g，氮芥 50mg，加 75% 酒精 100mL，浸泡 3 天后，外涂患处。每日 2 次。

8. 毛姜、大黄、附子、石榴皮、菟丝子、补骨脂各 100g，以 95% 酒精 1000mL 浸泡 1 周，外用搽患处，每日 2 次。

9. 梅花针治疗。患处皮肤常规消毒，用梅花针叩刺皮损处，边缘用强刺激手法，中心用弱刺激手法，3 日 1 次，10 次为 1 个疗程。

防护措施

1. 慎用外用药物，防止损伤皮肤。
2. 少食动物内脏，忌食辛辣发物。
3. 可进行适当的日光浴。
4. 保持心情愉悦。

病案与图谱

患者，女，9 岁。额头白斑 1 年。患者无自觉症状，伴有失眠心烦，神疲乏力。舌淡红，苔薄白，脉细滑。检查：左侧发际至额头有数个长条形，蚕豆大小，边缘不规则，境界清楚的乳白色斑块。西医诊断：白癜风；西医诊断：白驳风（气血不和，肌肤失养证）。治以调理气血，活血祛斑。予以四物汤合胡麻丸加减：当归尾、川芎、赤芍、熟地黄、制何首乌、大胡麻、防风、威灵仙、石菖蒲、白附子、香附子、黑豆各 10g，甘草 6g。10 剂为 1 个疗程，水煎内服。以梅花针叩刺皮损处，边缘用强刺激手法，中心用弱刺激手法，3 日 1 次，10 次为 1 个疗程。另配合毛姜活血液治疗。毛姜、红藤、补骨脂、菟丝子、栀子、乌梅、益母草各 70g，陈醋 1000mL 浸泡，1 周后取液外擦。治疗 2 个月后，额头白斑颜色逐渐加深，显示皮肤黑色素生长良好，3 个月后患处皮肤恢复正常肤色。蓝教授临床以上述案例中的治疗方法治疗本病几十例，大部分患者色素加深，部分患者完全治愈。图 17–7 ～图 17–10 为本案患者治疗前后的图谱。

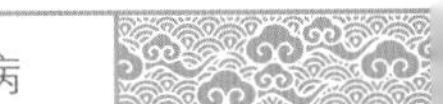

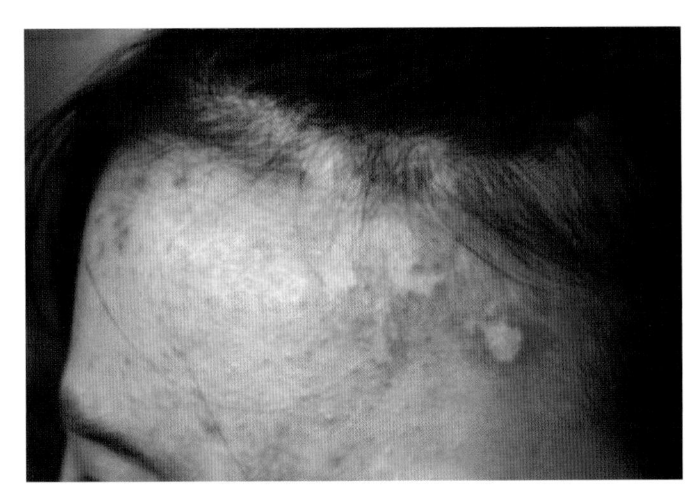

◆图 17-7　白癜风治疗前

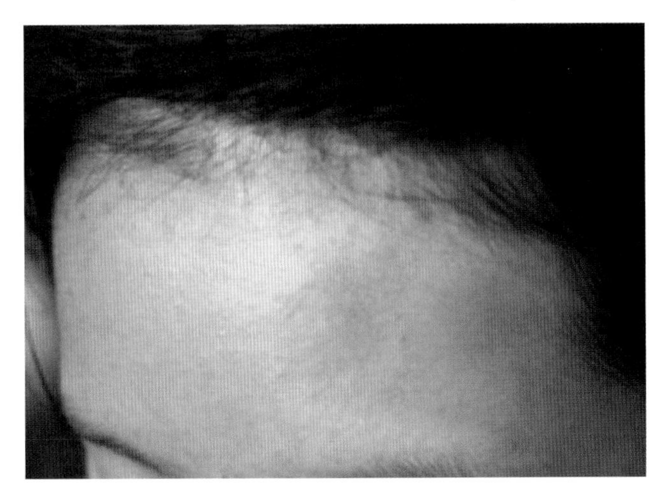

◆图 17-8　白癜风治愈后

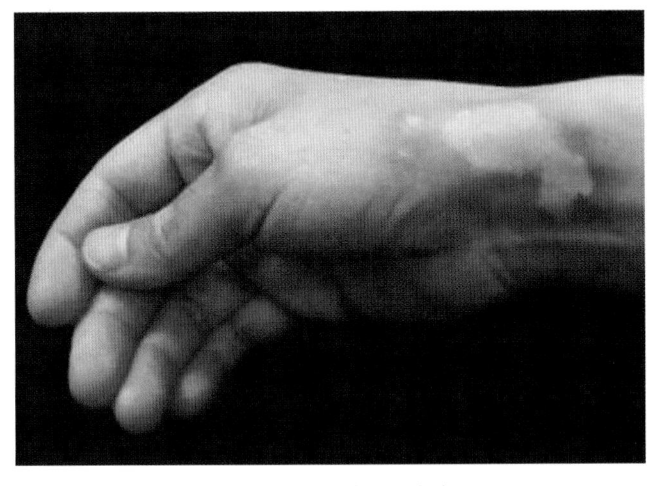

◆图 17-9　白癜风治疗前

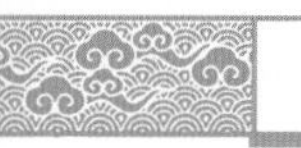

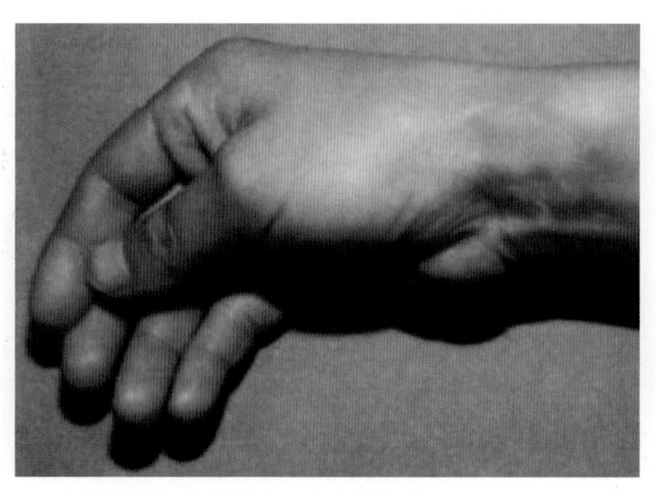

◆图 17-10　白癜风治愈后

第五节　特发性点状白斑

概述

特发性点状白斑，皮疹为针头至黄豆大白斑，圆形或卵圆形，直径不超过 1cm，边界早期模糊，日久清楚，颜色早期淡白，日久瓷白，表面较光滑，无细屑，早期不凹陷，日久可稍凹陷，无自觉症状。本病好发于四肢、躯干、面部，男女老少皆可发病，但 50 岁以上者为多，与人体内分泌、皮肤衰老退化有关。

病因病机

特发性点状白斑在中医学中属于“白驳”“斑白”“斑驳”等范畴。因情志内伤，肝气郁结，气机不畅，气血失调，搏于肌肤；素体肝肾虚弱，或亡精失血，伤及肝肾，致肝肾不足，络脉瘀阻，毛窍闭塞，肌肤腠理失养而成白斑。

临床表现

1. 男女老少皆可发病，但 50 岁以上者为多。

2. 皮损为点状白斑，绝大多数为圆形和椭圆形，直径一般不超过黄豆截面的直径，最大直径不超 1.0cm，颜色由淡白逐渐变为瓷白色，边界清楚，点状白斑不再继续扩大、融合等，但数目随年龄增长有增多趋势，一般多为 1 ～ 10 个。分布在胸、背、四肢、腰、腹、颈部，躯干、四肢最多见，白斑分布可对称或不对称。日久可萎陷，略低于周围正常皮肤。

3. 病理检查显示白斑皮肤中的黑素沉积显著减少，多巴反应强度减弱，真皮正常。

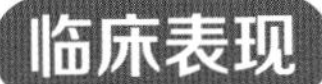

治疗经验

（一）中医内治法

1. 气血不和证

［症状］ 皮损白斑点为针头至黄豆大，好发于躯干及四肢，对称或不对称。皮损无自觉症状或有微痒，失眠多梦，咽干纳少。舌淡红，苔白，脉细滑。

［治法］ 调和气血，消斑通络。

［方药］ 活血四物汤加减：当归尾、川芎、白芍、生地黄、桃仁、牛膝、延胡索各 10g，红花、肉桂、甘草各 3g。

2. 瘀血阻络证

［症状］ 发病数十年，病程日久，皮损或泛发全身，伴头晕乏力，神差。舌暗红，有斑点或瘀斑，苔白，脉涩滞。

［治法］ 活血化瘀，通经活络。

［方药］ 通窍活血汤加减：当归尾、赤芍、川芎、桃仁、红花、三棱、莪术、夏枯草各 10g，甘草 6g。

（二）中医外治法

1. 补骨脂、菟丝子、栀子、白芷、沙苑子、益母草各 50g，白酒 1000mL，泡入诸药，1 周后取药液外擦患处，每日 2 次。

2. 乌梅、玄参、当归各 100g，冰片 3g，共研细末，用陈醋 5000mL，浸泡 1 周后取药液外搽患处，每日 2 次。

3.30% 补骨脂酊外搽患处，每日 2 次。

4. 毛姜 100g，加入 75% 酒精 300mL，浸泡 1 周后取药液外搽患处，每日 2 次。

5. 针刺疗法。①体针。取穴：肝俞、肾俞、血海、三阴交；配穴：合谷、足三里、中脘。用平补平泻法，每日 1 次。②耳针。取与皮损相应的区域；配穴：内分泌、肾上腺、交感、枕部等区域。每次选用 2 ～ 3 穴，单耳埋针，双耳交替，每周轮换 1 次。③梅花针。以梅花针刺激皮损处，边缘用强刺激手法，中心用弱刺激手法，每 3 天 1 次，10 次为 1 个疗程。

防护措施

1. 避免阳光曝晒。

2. 保持心情愉悦。

3. 老年性白斑属于人体正常的皮肤衰老退化现象，对人体健康多无影响，只需清淡饮食、规律作息和适当运动锻炼。

病案与图谱

患者，男，29 岁。双手白色斑点 2 年，伴心烦、失眠、咽干。舌淡，苔白，脉沉细。检查：双手上臂至肘关节以下有瓷白色白斑和白色斑点，分布对称，斑点边界清楚。西医诊断：特发性点状白斑；中医诊断：白斑（气血失和，肌肤失养证）。治以调和气血，活血消斑。予以八珍汤加减：党参、白术、茯苓、熟地黄、当归、川芎、赤芍、丹参、何首乌、黑豆、乌梅、红藤、女贞子各 12g，甘草 6g。7 剂，水煎内服。另以补骨脂、菟丝子、栀子、白芷、乌梅、益母草各 50g，浸陈醋 500mL，1 ～ 2 周后摇匀取液外擦患处。每日 2 次。治疗 2 个月后白色斑点颜色略有加深，临床效果不太明显。此病值得进一步研究与探讨。图 17–11 为本案患者治疗前的图谱。

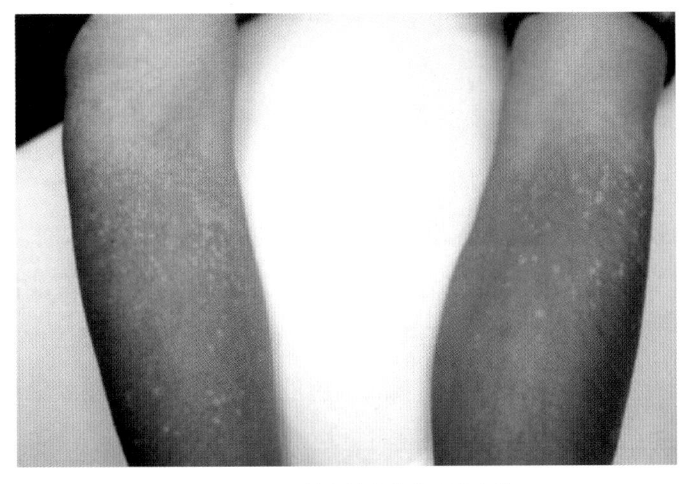

◆图 17–11　特发性点状白斑治疗前

第六节　焦油黑变病

概述

焦油黑变病又名中毒性黑变病，是指长期暴露、接触不同的焦油制剂及其衍生物所致的接触性皮炎和随后出现的皮肤色素沉着的一种皮肤疾病。焦油制剂含有蒽、吖啶和其他复杂的芳香族化学物质。光毒性反应是本病的重要发病机制。本病与内分泌异常有关，多见于煤焦油及石油等加工厂的工人。

病因病机

焦油黑变病属中医学“面尘”“黧黑斑”范畴。该病多因忧思抑郁、血弱不华无以荣养肌肤；病情日久，耗损气血，气滞血瘀，络脉瘀阻，毛窍闭塞，肌肤失养所致。

临床表现

1. 可发生于任何年龄，有不同焦油制剂的接触性史，病程缓慢。

2. 初起面、颈、胸部、前臂等暴露处有红斑、水肿，偶见小水疱，继而出现鳞屑、毛囊性丘疹、黑头粉刺。继续发展为斑状或网状色素沉着，颜色呈淡褐色、紫褐色或黑褐色，并伴有痤疮样炎症反应。若长期暴露，色素沉着更明显。

3. 病理检查显示毛囊角化过度，基底细胞液化变性，真皮噬黑素细胞内充满黑素颗粒，毛细血管扩张，且有淋巴细胞浸润。

治疗经验

（一）中医内治法

1. 肝郁气滞证

［症状］ 多见于女性，斑色深褐，弥漫分布，伴烦躁不安，胸胁胀满，经前乳房胀痛，月经不调，口苦咽干。舌红，苔薄白，脉弦细。

［治法］ 疏肝理气，活血消斑。

［方药］ 逍遥散加减：柴胡、当归、白芍、白术、茯苓、延胡索、郁金、青皮各10g，生姜3片，薄荷、甘草各6g。

2. 气滞血瘀证

［症状］ 斑色灰褐或黑褐，伴有面色青晦，胸闷腹胀，或月经色暗有血块，或痛经。舌暗红，有瘀斑，苔薄白，脉细涩。

［治法］ 理气活血，化瘀消斑。

［方药］ 桃红四物汤加减：生地黄12g，桃仁、当归、赤芍、牡丹皮、三棱、莪术各10g，红藤15g，川芎、红花各6g。

（二）中医外治法

1. 白薇、白及、白芷、白术、山药、白附子各10g，白茯苓各20g。共研成细末，用白蜜调匀外搽面部，每日早晚各1次。

2. 丹参、牡丹皮、赤芍、白附子各30g，珍珠母30g。共研成细末，用白蜜调匀外擦面部，每日早晚各1次。

3. 三棱、莪术、桃仁、杏仁各 50g，红花 3g。共捣极细末，每次取药末 5g，用 1 只鸡蛋清搅成糊状。夜间敷面部，清晨用温水洗去，每晚 1 次。

4. 白茯苓、白及、赤芍、白附子各 30g。共研成细末，用白蜜调匀外擦面部，每日早晚各 1 次。

5. 川牛膝、丹参、当归、大活血藤各 30g，加水 1000mL 煎浓液，趁温浴洗面部，每日 1 次。

防护措施

1. 注意保护皮肤，避免长时间曝晒。

2. 避免接触焦油制剂及含有此类化合物的化妆品。

3. 饮食清淡，情志舒畅，起居规律。

病案与图谱

患者，男，31 岁。面部两颊黑斑、瘙痒 5 个月。患者诉不知何缘故开始出现面部皮肤轻度瘙痒和红斑，后两颊出现黑色斑块，伴头晕失眠，纳呆乏力，消瘦。细询生活工作情况，其有戴摩托车头盔并接触黑色塑料帽带史。舌暗红，有瘀斑，苔白腻，脉弦细。面部两颊各有一 9cm×5cm 大小黑色斑块，皮损表面有细薄鳞屑和毛囊角化样变。西医诊断：焦油黑变病；中医诊断：黧黑斑（气滞血瘀证）。治以理气活血，化瘀消斑。予以桃红四物汤加减：生地黄 12g，当归、白芍、桃仁、牡丹皮各 10g，红藤 15g，红花 3g，川芎、甘草各 6g。7 剂，水煎内服。外用十白美容散调白醋，每日早、晚各擦患处 1 次。并嘱患者更换摩托车头盔帽带为棉纱带。治疗 1 个月后，面部黑斑全部消退，患处遗有少许色素沉着印。

本案例中患者常头戴摩托车头盔，帽带为黑塑料编织带紧贴面部（煤焦油类制品），经过长期摩擦，加上日光曝晒，而产生焦油黑变病。诊断明确后，嘱患者脱离致病源，内服兼外治，故黑斑随之而瘥。图 17–12、图 17–13 为本案患者治疗前后的图谱。

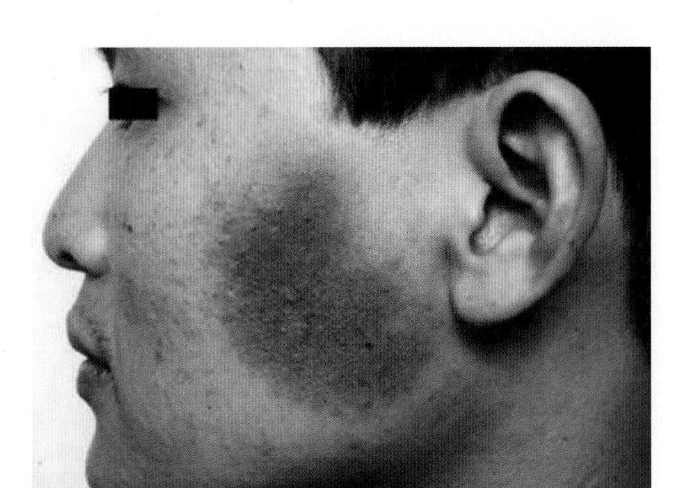

◆图 17-12　焦油黑变病治疗前

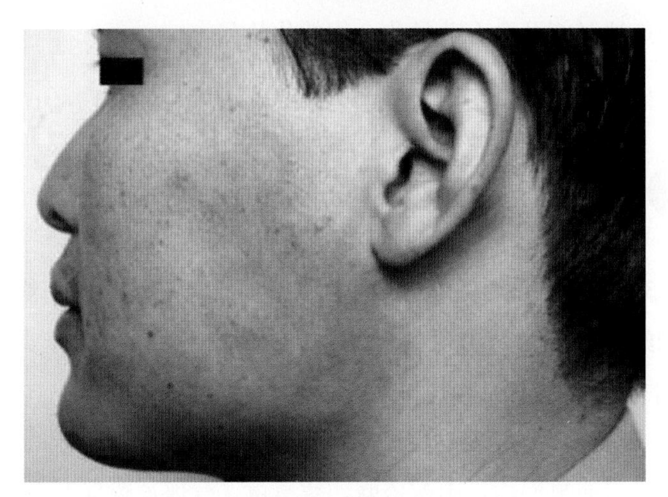

◆图 17-13　焦油黑变病治愈后

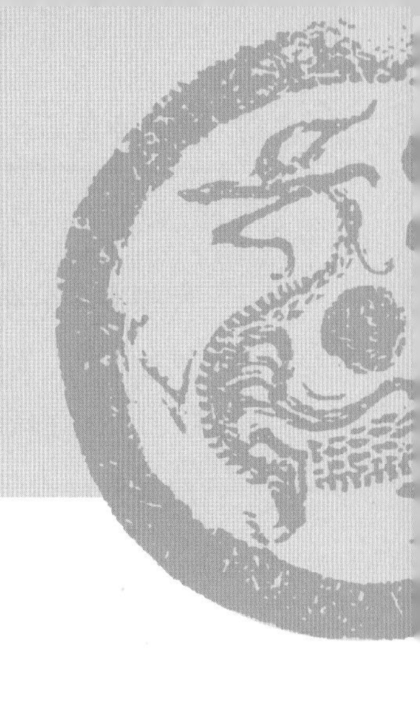

第十八章　皮肤肿瘤

第一节　良性皮肤肿瘤

一、粟丘疹

粟丘疹

概述

粟丘疹又称白色痤疮或粟丘疹白色苔藓。本病起源于表皮或附属器上皮的良性肿物或潴留性囊肿。发病无年龄、性别差异，也见于新生儿。外伤后引起的粟丘疹往往发生于擦伤、搔抓部位或面部炎症性发疹后。

病因病机

中医学中并无粟丘疹这一病名，将其称之为“油脂粒”或“脂肪粒”。乃过食肥甘厚味，思虑过度，脾运化失职，生湿蕴热，土虚木乘而肝郁化火，而手太阴肺经起于中焦，肺主皮毛，湿与热循经上逆，使湿上溢于肌表，热上蒸于头面而发，甚者热盛肉腐，湿重者滋多脓腥。

临床表现

1. 多见于面部，尤其是眼睑、颊及额部。成年人也可发生于生殖器，婴儿仅限于眼睑及颞部。

2. 皮损呈乳白色或黄色，针头至米粒大坚实丘疹，顶尖圆，上覆极薄表皮。继发性损害多分布于原有皮损周围，可持续数年，自然脱落，无瘢痕形成。个别损害可有钙盐沉积，硬如软骨，损害增大时呈暗黄色。

3. 病理检查显示与表皮囊肿相似，仅大小不同而已，具有含颗粒层的复层鳞状上皮囊壁和成层的角蛋白性囊内容物。

治疗经验

（一）中医内治法

1. 脾虚湿盛证

［症状］ 粟米样小丘疹，伴饮食减少，胃脘满闷，甚或呕吐，口不渴，肢体困倦，大便泄泻。舌苔厚腻，脉缓。

［治法］ 健脾利湿。

［方药］ 参苓白术散加减：党参 15g，白术、茯苓、白扁豆、陈皮、莲子、山药、芡实、薏苡仁各 10g，砂仁、甘草各 6g。

2. 湿热蕴结证

［症状］ 粟米粒样黄色小丘疹，伴身重纳呆，大便溏，小便黄。舌淡红，苔黄腻，脉滑或细。

［治法］ 清利湿热。

［方药］ 三仁汤合茵陈汤加减：杏仁、白豆蔻、薏苡仁、冬瓜仁、黄芩、滑石各 10g，茵陈各 12g，通草、竹叶、甘草各 6g。

（二）中医外治法

1. 挑治法，酒精消毒针具，挑出粟丘疹白色颗粒。然后用酒精消毒，以防感染。

2. 鲜冬青树叶、鲜芦荟各 25g，捣烂，调鸡蛋清外敷患处，每日 2 次。

3. 白蒺藜、鲜生姜各 30g，米醋 100mL。将白蒺藜、生姜捣碎，放入米醋内浸泡 12 小时，密封保存备用。用棉签蘸药水涂患处，每日 3 次。

4. 杏仁、桃仁、地骨皮、石榴皮各 50g，上药炒黄共研细末，陈醋调搽患处，每日 2 次。

5. 鲜马齿苋、鲜青蒿各 25g，捣烂调白酒搽患处，每日 1 次。

6. 黄瓜芦荟蜂蜜面膜。黄瓜、芦荟各 50g，用榨汁机榨汁后倒入碗中。放入蜂蜜调匀敷面部，每晚睡前 1 次。

防护措施

1. 养成良好的个人卫生、环境卫生。
2. 清淡饮食，避免吃酸辣等刺激性食物及致敏食物。
3. 避免烟酒、情绪刺激。
4. 避免使用橡皮手套、染发剂及肥皂。
5. 保持皮肤清洁与干燥，出现皮肤瘙痒等症状时不要搔抓。

病案与图谱

患者，女，21 岁。面部黄色小丘疹 1 年，伴身重纳呆，咽干不多饮，大便溏，小便黄。右侧面颞部有十多个粟米大小淡黄色丘疹，散在分布。针头挑破内有少量黄色黏稠分泌物。舌淡红，苔薄黄腻，脉滑。西医诊断：粟丘疹；中医诊断：脂肪粒（湿热蕴结证）。治以清利湿热。予以三仁汤加减：杏仁、竹叶、厚朴、薏苡仁、冬瓜仁各 10g，白蔻仁、白通草、甘草各 6g。3 剂，水煎内服。外治：患处先用碘酒或酒精常规消毒，用痤疮针慢慢地将粟丘疹挑破，挤出黄色分泌物，用棉签蘸酒精在伤口处消毒，以防感染。治疗 1 次即完全治愈，无复发。图 18–1、图 18–2 为本案患者治疗前后的图谱。

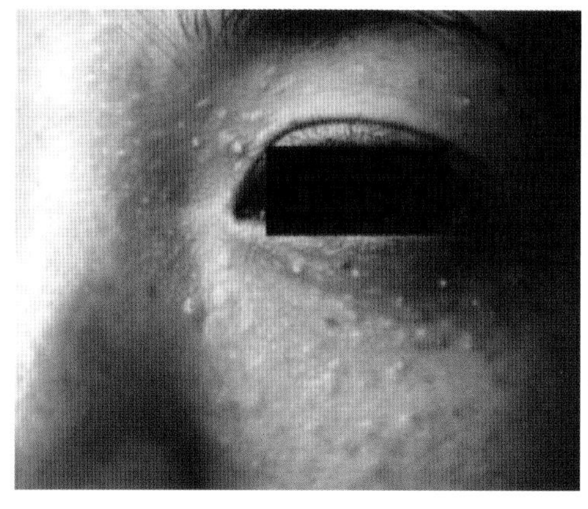

◆图 18–1　粟丘疹治疗前

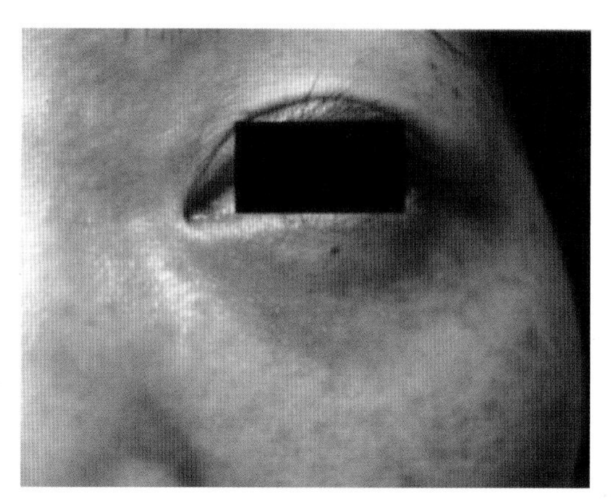

◆图 18–2　粟丘疹治愈后

二、疣状痣

概述

疣状痣又称表皮痣、线状表皮痣等，一般在初生时或幼儿期发病，但也有10～20岁才出现，男女均可发病。通常表现为淡黄色至棕黑色疣体损害。其大小、形态及分布各有不同，大多呈乳头状隆起，排列成带状、线状或斑片状，全身各处均可发生。本病起源胚胎时期表皮基底层的多能干细胞，为表皮细胞发育过度引起的表皮局限性发育异常。泛发型病例与遗传有关。本病一般为良性，随年龄增大，生长缓慢，大多到成年期停止生长。但也有极少数病例可恶变成基底细胞癌或鳞状细胞癌。

病因病机

疣状痣属于中医学“痰核”的范畴。本病多因先天禀赋不足，致血虚风燥，或瘀血阻滞，肌肤失养而成。

临床表现

1. 临床症状多见于儿童，两性发病率相等，可发于全身任何部位。

2. 多数情况下呈疣状增生，呈褐色或黑色。乳头瘤样小棘，不规则形隆起，触之表面呈油腻样。或长或短呈条状，条状走行不规则。

3. 无自觉症状，严重影响皮肤美观。

治疗经验

（一）中医内治法

1. 气血虚弱证

［症状］ 全身褐色疣状皮疹，素有体质柔弱，面色不华，伴头晕失眠，乏力神差，或月经色淡量少。舌淡白，苔薄白，脉沉或细。

［治法］ 补气养血，活血祛斑。

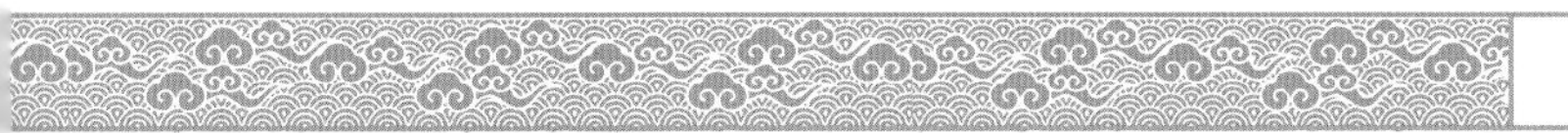

［方药］ 十全大补汤加减：人参 10g，白术 10g，茯苓 10g，炙甘草 6g，当归 12g，川芎 5g，白芍 10g，熟地黄 12g，黄芪 10g，肉桂 2g，生姜 3 片，大枣 5 枚。

2. 气滞血瘀证

［症状］ 病程日久，疣状皮层增多增厚，皮疹色深，伴胸胁胀闷，心烦易躁，妇女可见痛经或月经延迟，或经色紫暗有块。舌紫暗，或见瘀斑，苔白，脉细涩。

［治法］ 活血祛瘀，疏肝理气。

［方药］ 血府逐瘀汤合失笑散加减：当归、熟地黄、桃仁、赤芍、枳壳、川牛膝、牡丹皮、五灵脂、延胡索各 10g，川芎、红花各 3g。

（二）中医外治法

1. 牛黄晶点涂患处，2 周后疣状痣皮肤薄痂脱落，皮肤恢复平整。蓝教授认为，冷冻、激光、皮肤磨削等适用于数量少的小面积病损，但其治疗周期长且容易复发，局部易形成瘢痕。

2. 精盐、碱粉、熟石灰粉各 20g，用白酒调后装瓶备用。使用时用少许涂点患处，10 天后疣疹自行脱落。

3. 针灸治疗。可刺灸内关、足三里、三阴交、阳陵泉、脾俞、太溪等，隔日 1 次。

4. 木槿皮、白鲜皮、苦参各 50g，加水 500mL，煮沸 30 分钟，倒出药液，再加水 500mL 煎煮，两次汤药合并待用。将药液加热至 40℃左右，用纱布沾药液擦洗患处，直至患处发红，每 2 日 1 次。

5. 木鳖子、红藤各 100g，打碎浸入 75% 酒精 300mL 中密封，1 周后备用，每日用药液外涂患处 2 次。

6. 露蜂房 2 个，蛇蜕 2 条。两药烧存性后研细末。以香油调成糊状，外敷患处，每日 1 次。

防护措施

1. 少吃酸辣等刺激性食物。

2. 避免感染。

3. 生活规律，保持良好的心态。

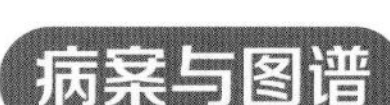

病案与图谱

案例 1：患者，女，19 岁。全身多发褐色带状皮疹 18 年。患者从小体质虚弱，1 岁开始全身多处皮肤出现淡黄色条状皮疹。现症见面色不华，头晕乏力，纳少神差，月经量少。胸腹、四肢及会阴部皮肤有大片多条黄褐色疣状皮疹，皮损表面呈乳头状隆起，排列成不规则带状。舌淡，苔白，脉细。病理检查结果显示表皮角化过度，棘层肥厚，乳头样增生，颗粒层增厚。西医诊断：疣状痣；中医诊断：瘊核（气血虚弱，肌肤失养证）。治以补气养血，活血祛斑。予以八珍汤加减：党参、白术、茯苓、当归、川芎、熟地黄、白芍、赤芍、牡丹皮、丹参、益母草、红藤各 12g，甘草 6g。10 剂为 1 个疗程，水煎内服。配合牛黄晶外治。由医师操作，患处常规消毒，左手绷紧皮肤，右手持治疗棒蘸少量药液点涂患处，待疣状皮疹变白为止，约 1 小时后皮肤恢复原色，3 天后结痂，2 周后疣状皮肤处薄痂脱落，皮肤暂时留有色素沉着，日久渐淡、消退。治疗 3 个月后，患处症状明显改善，胸腹部皮肤变平整，仍可见色素沉着。图 18–3、图 18–4 为本案患者治疗前后的图谱。

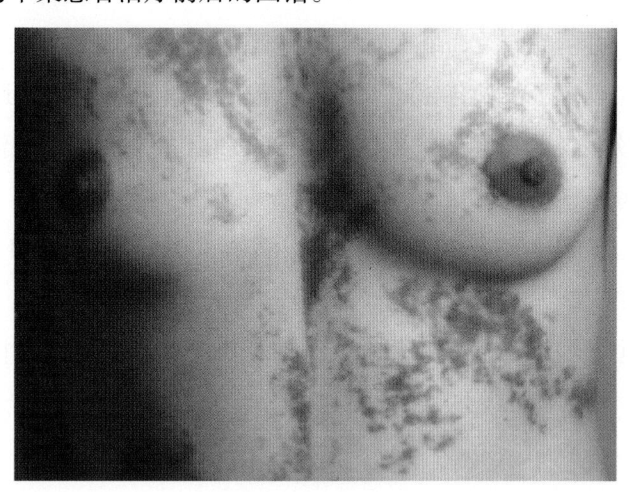

◆图 18–3　疣状痣治疗前

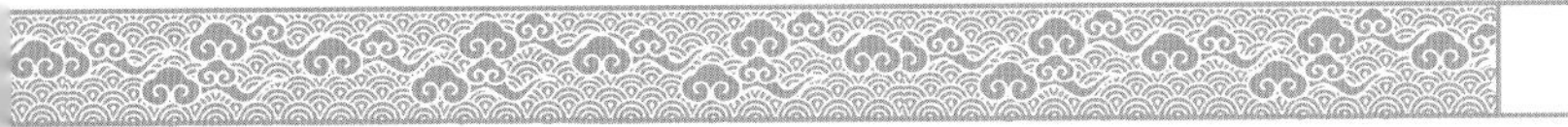

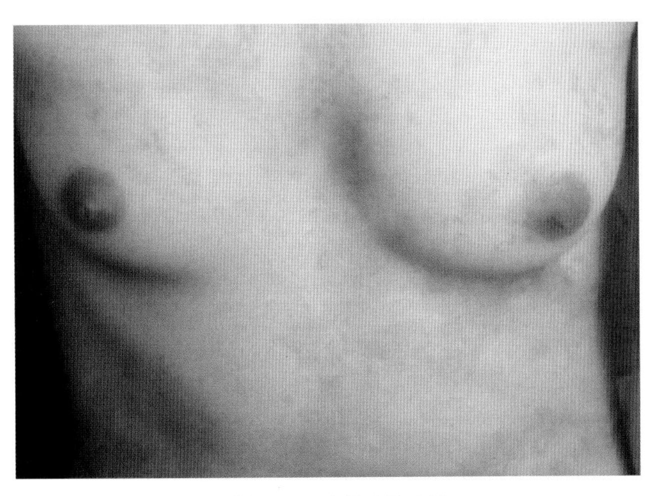

◆图 18–4 疣状痣治愈后

案例 2：患者，女，8 岁。外阴肛门部位丘疹 6 年。患者 2 岁开始，阴部皮肤多处出现淡黄色条状皮疹，伴神疲乏力，面色不华。舌淡，苔白，脉细。两大腿根部、大阴唇内侧及会阴肛门部位皮肤出现多条黄褐色疣状皮疹，皮损表面呈乳头状隆起，排列成不规则带状。病理检查结果显示表皮角化过度，棘层肥厚，乳头样增生，颗粒层增厚。西医诊断：疣状痣；中医诊断：瘊核（气血虚弱，肌肤失养证）。治以补气养血，活血祛疣。予以十全大补汤加减：白人参 3g，黄芪、白术、茯苓、当归、川芎、熟地黄、赤芍、牡丹皮、丹参、红藤各 8g，甘草 6g。15 剂为 1 个疗程，水煎内服。配合牛黄晶外治。外治方法同案例 1。治疗 3 个月后，患处皮疹基本消失，皮肤恢复平整，仍可见色素沉着。图 18–5、图 18–6 为本案患者治疗前后的图谱。

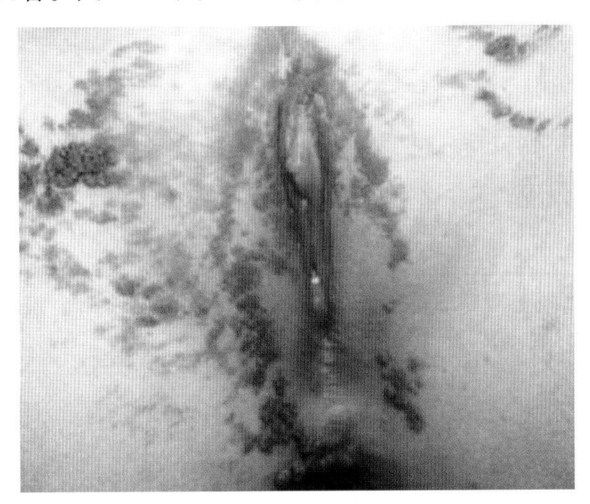

◆图 18–5 女阴疣状痣治疗前

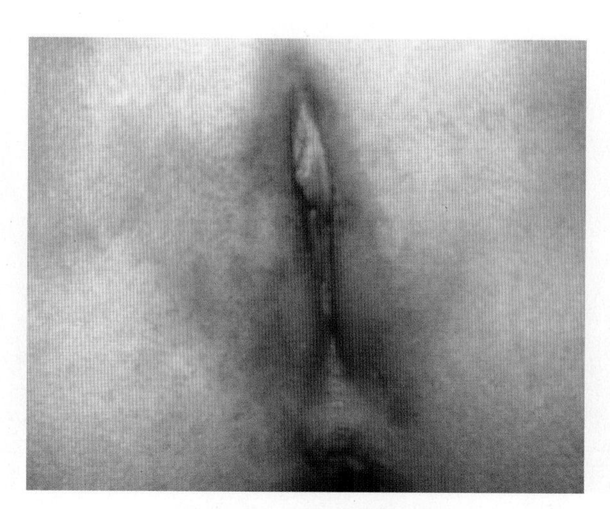

◆图 18-6　女阴疣状痣治愈后

三、脂溢性角化病

概述

脂溢性角化病是指在老年人皮肤上出现的一种脂褐质色素斑块，属于一种良性表皮增生性肿瘤。本病大多出现在面部、额头、背部、颈部、胸前等部位，有时也出现在上肢等部位。大部分在 50 岁以后开始生长，多见于高龄老人，人们又称其为“寿斑”。现代医学认为日光照射可能与本病的发生相关。有报道称其具有明显的家族倾向，并推测可能是一种具有不完全外显率的常染色体显性遗传病。本病在白种人群中更常见，男女发病率相同。通常多发，多无自觉症状，偶有痒感。皮损发展缓慢，极少恶变。临床上有几种特殊类型：刺激性脂溢性角化病、发疹性脂溢性角化病、灰泥角化病。

病因病机

中医学称脂溢性角化病为“老年斑”“寿斑”。五脏六腑气滞血瘀，面色晦暗萎黄则容易长出老年斑，还会出现性情急躁、心情郁闷、月经不调、失眠多梦等症状。只有内调外治，标本兼治，才能彻底治愈。

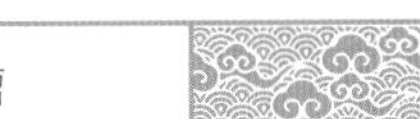

临床表现

1. 一般长在面、手、四肢等部位，分布呈不对称性，不规则，范围一般较黄褐斑小，多长在面部边缘部位和手背，与健康组织有明显界限，与早衰有关。

2. 皮肤功能逐渐衰退、自由基排泄能力降低、内分泌紊乱、内脏功能减弱、血液循环不良及长期受日光照射是其形成的原因。

3. 一般位于脸部及身上的面积较大，较为突起且颜色较深；位于四肢、手或足踝的病灶常较小，较为扁平且颜色较淡。

4. 病理检查显示基本特点为向外生长，表皮角化过度，棘层肥厚，呈乳头瘤样增生，有假性角囊肿。有的损害在增生的角质形成细胞中有多数黑色颗粒。

治疗经验

中医外治法

1. 用生姜的切面沾熟猪油涂擦老年斑处，每日 3 次。具有使皮肤细腻、光滑、润泽，皮肤皱纹舒展，减退色素，消除斑点的功效。

2. 把大蒜切成薄片贴在老年斑处反复揉擦，直至皮肤充血微红为止，每日 3 次，连续 1 周。

3. 由医师操作，患处常规消毒，左手绷紧皮肤，刀片削去厚痂皮后，右手持治疗棒蘸少量牛黄晶药液点涂患处，待皮疹处变白为止，约 60 分钟后皮肤恢复原色，3 天后结痂，两周后疣状皮肤处薄痂脱落，皮肤留有暂时色素沉着，日久可渐淡消退，恢复正常皮肤。

4. 鲜松树枝、木槿皮各 100g 切碎，用陈醋 300mL 浸泡 1 周。先用生姜擦患处，后用上药液反复涂擦，每日 2 次，直至患处变薄脱痂。

5. 生草乌 15g，木鳖子 10g（去皮），焙干捣碎研成细粉。每取 1g，加入葱白 10g 捣烂，用陈醋调敷患处，每日 1 次。

6. 木鳖子、杏仁、桃仁各 10g，血竭 1g。共研成细粉，白醋调成糊状外涂患处，每日 1 次。

防护措施

1. 早发现、早诊断、早治疗对本病具有重要意义。
2. 多吃抗氧化食物，防止衰老。
3. 适当补充营养，增强体质。

病案与图谱

患者，男，65岁。面部黑褐色丘疹块2年。近1年来面部黑褐色丘疹块增多。面部有多个绿豆至花生米大小黑褐色突起丘疹。舌淡暗红，苔白腻，脉弦。西医诊断：脂溢性角化病；中医诊断：老年斑（气滞血瘀证）。治以通经活血，化瘀消斑。予以生姜蜂蜜汤。把生姜洗净切成片或丝，加入沸水冲泡10分钟，再加一汤匙蜂蜜搅匀，每日饮用一杯。另配合牛黄晶外治。治疗3个月后，皮肤基本恢复正常。图18-7、图18-8为本案患者治疗前后的图谱。

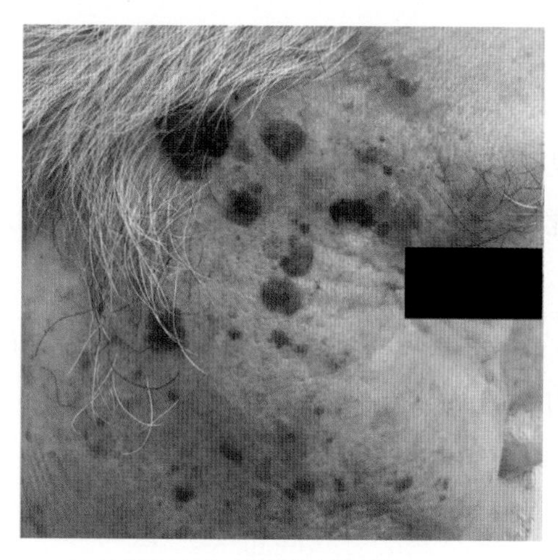
◆图18-7　脂溢性角化病治疗前

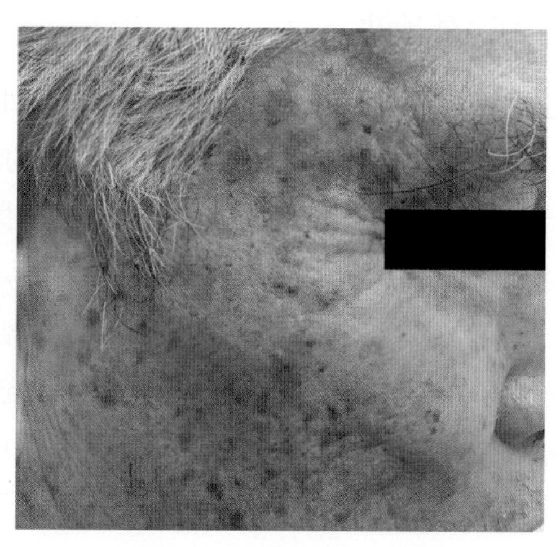
◆图18-8　脂溢性角化病治愈后

四、毛发上皮瘤

毛发上皮瘤

概述

毛发上皮瘤又称布鲁克－施皮格勒综合征，系起源于毛发的良性肿瘤。本病好发于面部，刚开始见于儿童或青年。此为多发、对称、正常皮色，淡黄色或淡红色的小结节或丘疹。组织病理检查显示为真皮肿瘤，由许多基底样细胞团索构成，有较多角囊肿。有研究发现，本病可因人体 CYLD 基因突变而致病，多有家族发病史，为常染色体显性遗传。主要分多发型和单发型。此病属慢性病程，不会自行消退，可慢慢发生新疹。

病因病机

中医学中无毛发上皮瘤这一病名。损害皮疹以鼻面部为中心生长，多因肺气不得宣泄，肺经脉络壅阻，气血痰湿滞留于皮下，久之于鼻面部而形成瘰疬结节样皮瘤；或因先天禀赋不足，父母遗传而发病；多由肝脾两伤，气机不畅，则津液气血运行障碍，气郁凝结，积而生成痰核肿瘤。

临床表现

1. 多发性毛发上皮瘤。①女性多于男性，幼年期开始发病，随年龄长大，皮疹数目逐渐增多，不会自动痊愈。②肿瘤好发于面部，围绕鼻唇沟部位生长。严重者，前额、颊、颧、下颌部也可出现损害。③损害为肤色丘疹或结节，直径 3 ～ 10mm，表面光滑，球形或圆锥形，质硬，部分皮疹表面有毛细血管扩张。

2. 单发性毛发上皮瘤。①多在成年时期发病，属非遗传性疾病，瘤体生长较缓慢。②肿瘤多发生在面部。③皮损基本与多发性相似。

治疗经验

（一）中医内治法

1. 肺气壅塞证

［症状］ 皮疹初期多向鼻中心部位生长，伴胸闷心烦，咳嗽多痰，咽干不多饮，或便溏，尿清长。舌淡红，苔薄腻，脉弦滑。

［治法］ 宣肺理气，化痰除湿。

［方药］ 二陈汤加减：法半夏、陈皮、紫菀、枳实、白术、防己、茯苓、猪苓、白芥子各 10g，款冬花、甘草各 6g。

2. 气滞血瘀证

［症状］ 皮疹日久密集多发，如葡萄串生长，局部皮肤色泽暗淡。舌暗红，有瘀斑，苔白，脉细弦涩。

［治法］ 活血化瘀，软坚散结。

［方药］ 散肿溃坚汤加减：知母、黄柏、黄芩、三棱、莪术、昆布、柴胡、当归尾、川芎、赤芍、红藤各 10g，甘草 6g。

（二）中医外治法

1. 回阳玉龙散。炒草乌、煨干姜各 100g，炒赤芍、白芷、煨天南星各 30g，肉桂 15g。上药为细末，用醋蜜各半调糊外敷，每日 3 次。

2. 消瘤二反膏外涂。先用甘草 250g 煎成浓汁，笔蘸涂瘤四围，待干再涂，共 3 次。再以大戟、芫花、甘遂各 100g 为细粉末，以醋调，用笔蘸药涂其中，不得挨近甘草处。次日缩小后，又以甘草汁涂四周，其后涂法照前。每日 3 次。

3. 牛黄晶外治。患处局部酒精消毒，左手拇指与食指、中指绷紧患处皮肤，右手持特制治疗棒，沾少许药物点涂于瘤体上，可见瘤体缩小枯萎，局部皮肤渐变平整，直至整颗瘤体变平消失为止。遗有暂时性色素沉着，逐渐变淡恢复正常肤色。

4. 百部、白鲜皮、土槿皮、蛇床子、木鳖子各 30g，老陈醋 1000mL。将药物捣碎放在醋中浸泡 1 周，以棉签蘸药液外搽患处，每日 2 次。

5. 白及、五倍子、枯矾各 20g，冰片 2g。共研成细粉，白酒调成糊状外涂患处，每日 1 次。

防护措施

1. 忌食鱼、虾、等海产品，禁食辛辣刺激性食物。多食新鲜蔬菜、水果。

2. 洗脸时避免毛巾摩擦、刺激患处皮肤。

3. 忌搔抓，不用碱性肥皂洗澡。

4. 避免情绪激动。

病案与图谱

案例 1：患者，女，10 岁。面部小丘疹 3 年。面部丘疹逐年增多增大，无痛痒感，伴鼻塞气闷，咳嗽多痰，咽干少饮，便溏。检查：面鼻部有数十个针尖至绿豆大小圆球形丘疹，近肤色，质较硬。舌淡红，苔薄白腻，脉弦滑。西医诊断：毛发上皮瘤；中医诊断：痰核（肺气壅塞证）。治以宣肺理气，涤痰除瘤。予以二陈汤加减：法半夏、陈皮、紫菀、枳实、白术、防己、茯苓、猪苓、石菖蒲、白芥子各10g，款冬花、甘草各6g。10剂为1个疗程，水煎内服。上方为基本方随证加减，共治疗5个疗程。配合毛发上皮瘤牛黄晶外治。2周左右皮疹掉痂，3个月后皮肤平整光滑，恢复正常肤色。图18–9、图18–10为本案患者治疗前后的图谱。

案例2：患者，男，28岁。面部丘疹20年。面部丘疹随年龄增长而变大增多，局部皮肤色泽暗淡。伴头晕失眠，胸闷心悸，纳少便溏。舌暗红，苔白腻，脉弦涩。检查：从额头至下颏有上百个粟米至蚕豆大小不一球型淡红色丘疹，鼻唇沟两侧皮疹密集重叠多发，尤以眉头部位严重，似葡萄串样生长，皮疹质硬表面光滑。组织病理检查确诊为毛发上皮瘤。西医诊断：毛发上皮瘤；中医诊断：痰核（气滞血瘀证）。治以活血化瘀，软坚散结。予以散肿溃坚汤加减：知母、黄柏、黄芩、三棱、莪术、昆布、柴胡、当归尾、川芎、赤芍、红藤各10g，甘草6g。10剂为1个疗程，水煎内服。上方为基本方随证加减，共治疗8个疗程。配合毛发上皮瘤牛黄晶外治。约治疗2周处皮疹掉痂，3个月后皮肤基本恢复，但不如正常皮肤平整。患者可以接受。图18–11、图18–12为本案患者治疗前后的图谱。

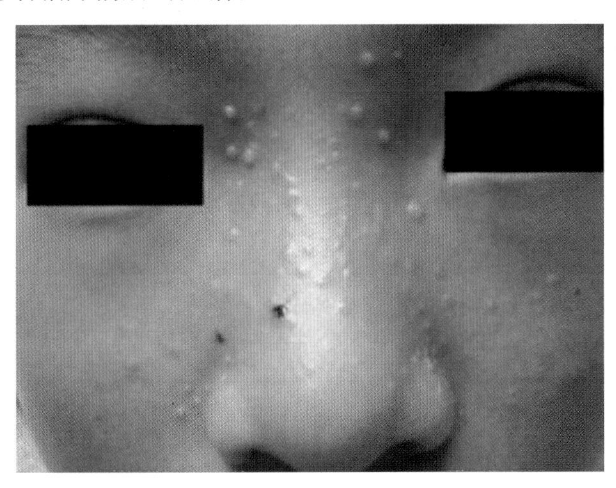

◆图18–9　毛发上皮瘤治疗前

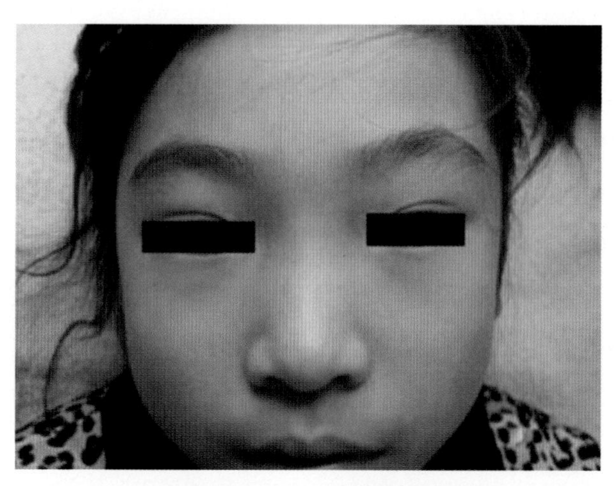

◆图 18-10　毛发上皮瘤治愈后

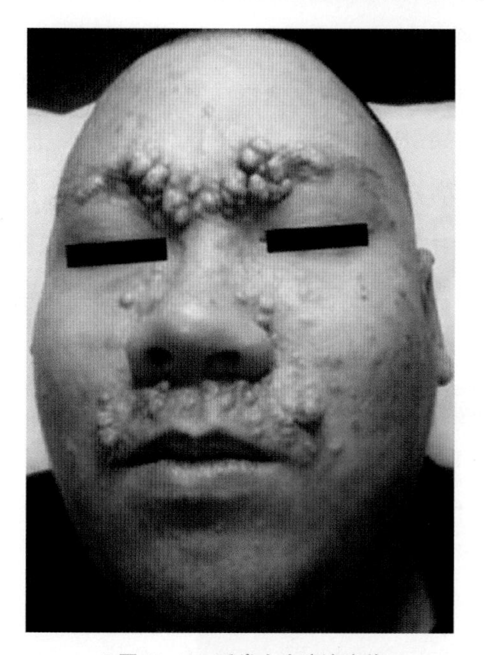

◆图 18-11　毛发上皮瘤治疗前

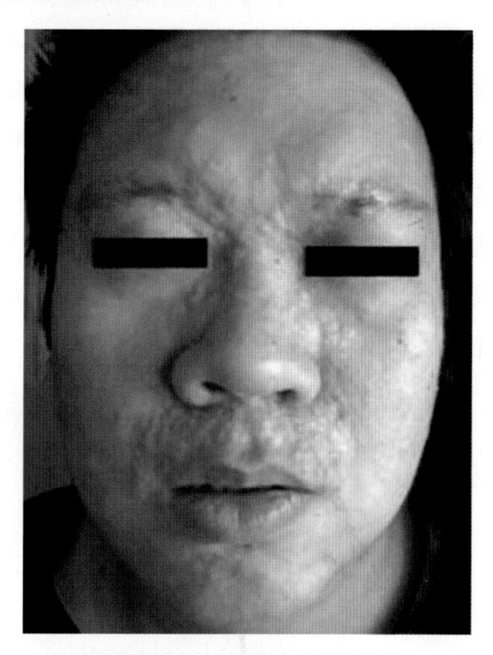

◆图 18-12　毛发上皮瘤治愈后

五、皮脂腺痣

皮脂腺痣

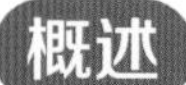

概述

皮脂腺痣又称器官样痣，是一种发育异常，由皮脂腺构成的错构瘤，常以皮脂腺增生为主。好发于头面部或颈部，尤多见于头皮。

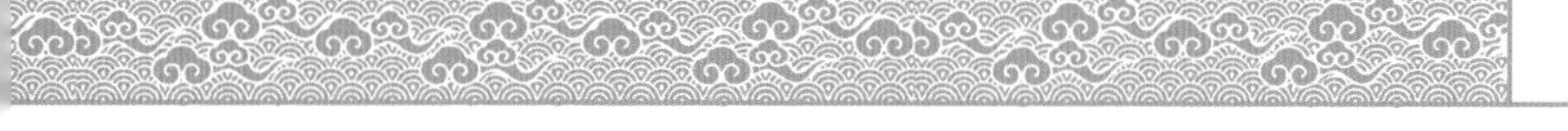

病因病机

中医学中无皮脂腺痣这一病名。本病多因经脉壅阻，气血痰湿滞留于皮下，气机不畅，津液气血运行障碍，积而生成痰核肿瘤或瘰疬结节样皮瘤。多由肝脾两伤，气郁凝结而成。

临床表现

1. 多于出生时或出生后不久发病，好发于头、颈部，尤其见于头皮。

2. 多数为单发，少数为多发。皮疹为边界清楚、隆起的圆形小结节，淡黄色至灰棕色，有蜡样外观。头皮损害表面无毛发生长。至青春期损害增厚扩大，表面呈乳头瘤样，黄色明显。成人的皮脂腺痣变成疣状，质地坚实。

3. 病理检查显示儿童期表现为不完全分化的毛囊结构，常见类似胚胎毛囊未分化细胞索，有些毛囊结构表现为充满角蛋白的扩大毛囊漏斗。皮脂腺发育不良，大小和数目减少。青春期则表现为大量成熟或近似成熟的皮脂腺。

治疗经验

（一）中医内治法

1. 肝气郁结证

［症状］ 皮疹为边界清楚、隆起的圆形小结节，皮疹集簇生长，局部色泽淡黄，伴心烦易怒，纳呆欲呕，女性月经前后不定期，胁痛乳胀。舌淡红，苔白，脉象弦细。

［治法］ 疏肝理气，活血除瘤。

［方药］ 柴胡疏肝散合血府逐瘀汤加减：柴胡、赤芍、香附、枳壳、白扁豆、山药、桃仁、当归尾、牛膝、桔梗各 10g，川芎、甘草各 6g。

2. 气滞血瘀证

［症状］ 皮疹日久密集多发，如集簇生长，局部皮肤色泽暗淡，皮疹为边界清楚、隆起的圆形小结节，淡黄色至灰棕色，有蜡样外观。舌淡红，有瘀斑，苔薄黄，脉细弦涩。

［治法］ 活血化瘀，软坚散结。

[方药] 散肿溃坚汤加减：知母、黄柏、黄芩、三棱、莪术、昆布、柴胡、当归尾、川芎、赤芍、红藤各10g，甘草6g。

（二）中医外治法

1. 回阳玉龙散。炒草乌、煨干姜各100g，炒赤芍、白芷、煨天南星各30g，肉桂15g。上药为细末用醋、蜜各半调糊外敷，每日3次。

2. 消瘤二反膏。大戟、甘遂、芫花、甘草各等分量，甘草煎水涂瘤体外围，大戟、甘遂、芫花煎成浓液，点涂瘤体中心，不近甘草圈，每日外搽3次。

3. 牛黄晶外治。患处常规消毒，手持特制治疗棒，蘸少许药物点涂于瘤体上，直至整颗瘤体变平为止，约2周后瘤体结痂脱落，皮肤恢复平整。

4. 灵磁石、全蝎各5g，公丁香、母丁香各3g，蜈蚣6g，僵蚕3g。共研细末，用凡士林调成膏状，外敷患处，每日1次。

5. 紫草、赤芍、当归、贯众、升麻、白芷、荆芥穗、红花、儿茶、防风各20g。共研细末，用蜂蜜调和，外敷患处，每日1次。

6. 二氧化碳激光治疗、皮肤磨削术和手术切除，适用于较大或较深的瘤体损害，但一般预后不良。

防护措施

1. 为预防肿瘤的发生，可考虑外科手术彻底切除。
2. 避免熬夜、劳累，保持足够的睡眠。
3. 尽量不用化妆品及使用刺激性食物。
4. 避免接触放射线和其他有害物质，减少感染。
5. 适当锻炼，增强体质，提高抗病能力。

病案与图谱

患者，女27岁。右腋窝小结节25年。患者诉出生后不久右腋下出现小丘疹，无明显痛痒不适，常有心烦易怒，腹胀，二便如常，月经延迟，经血色暗有瘀块。舌淡红，边有瘀点，苔薄黄，脉弦沉涩。右腋下有数十个米粒大小成簇状的棕色圆形小结节，有蜡样光泽，呈长条分布，边界清楚，皮损表面无毛发生长。病理检查结果显示

毛囊充满角蛋白，毛囊漏斗为大量近似成熟发育不良的皮脂腺。西医诊断：皮脂腺痣；中医诊断：痰核（肝气郁结证）。治以疏肝理气，活血消瘤。予以散肿溃坚汤合柴胡疏肝散加减：知母、黄柏、黄连、黄芩、天花粉、龙胆草、柴胡、青皮、枳壳、当归尾、赤芍、三棱、莪术、昆布各10g，川芎、甘草各6g。7剂，水煎，每日1剂，分两次温服。配合牛黄晶外治。患处局部酒精消毒，左手拇指与食指中指绷紧患处皮肤，右手持特制治疗棒，沾少许药物点涂于皮瘤体上，可见瘤体缩小枯萎，局部皮肤渐变平整，直至整颗皮瘤变平消失为止。全程皮肤无创伤出血。2周左右瘤处掉痂后变平，遗有暂时性色素沉着，3个月后联系患者，诉局部皮肤已恢复平整。图18–13为本案患者治疗前的图谱。

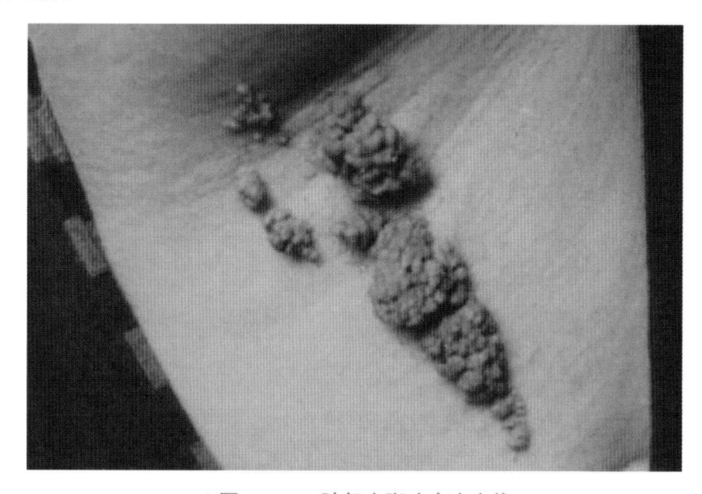

◆图18–13　腋部皮脂腺痣治疗前

六、汗管瘤

汗管瘤

概述

汗管瘤，是人体表皮内小汗腺导管的一种痣样良性肿瘤，与内分泌、妊娠、月经及家族遗传等因素有关。汗管瘤为慢性病程，一般情况下无痛痒不适，不治疗则不会自行消退，严重者可损及容貌。部分患者有家族史。本病分3型：眼睑型，最常见，好发于妇女；发疹型，好发于男性青少年；局限型，较少见，好发于女性外阴或男性阴茎（生殖器汗管瘤），或手指伸面（肢端汗管瘤）。

病因病机

中医学中无“汗管瘤”这一病名，属于“痰核”的范畴。此病多因肌腠不密，风邪热毒侵入皮肤，或肝虚血燥，筋气不荣，郁积皮肤；或因先天禀赋不足，父母遗传而发病。

临床表现

1. 皮疹可呈正常肤色，或淡黄色、黄褐色、淡红色，表面光滑半球形扁平丘疹，质较硬。其直径为 1 ～ 3mm，多数密集而不融合，常对称分布于下眼睑，亦可见于额部、两颊、胸腹部、乳房和阴部。以女性居多。一般无自觉症状，若处于高温、高热环境下，出汗或日晒时可有烧灼感或刺痒感。

2. 病理检查显示近表皮处可见囊样导管腔，导管腔内充满角蛋白。

治疗经验

（一）中医内治法

1. 肝郁气滞化热证

［症状］ 皮疹多沿肝经分布生长，伴心烦易怒、咽干口苦，或失眠，便秘，尿黄。舌红，苔薄黄，脉弦数。

［治法］ 疏肝理气，清热活血。

［方药］ 丹栀逍遥散加减：牡丹皮、栀子、柴胡、当归、白芍、益母草、鸡血藤各 10g，甘草 6g。

2. 气滞血瘀证

［症状］ 皮疹泛发密集，局部皮肤色泽暗淡，月经延迟，色黑有瘀块。舌暗红，有瘀斑，苔白，脉细弦涩。

［治法］ 活血化瘀，软坚消结。

［方药］ 舒筋活血汤加减：生地黄、当归尾、川芎、赤芍、丹参、红藤、川牛膝各 10g，甘草 6g。

（二）中医外治法

1. 炒草乌、煨干姜各 100g，炒赤芍、白芷、煨天南星各 30g，肉桂 15g。上药共研为细末，用白醋、白蜜各半调成糊状，外敷患处，每日 1 次。

2. 密陀僧 10g，紫胶 50g，香油 150g。将紫胶、香油置容器中隔水蒸 4 小时，冷后加入密陀僧调匀，药物涂搽患处，每日 2 次。

3. 蟾酥、雄黄各 3g，冰片、朱砂各 1g，珍珠粉、芒硝、硼砂（煅）各 5g。共研细末，用陈醋调和，外点患处，每 2 日 1 次。

4. 牛黄晶治疗。牛黄、当归、牡丹皮、血竭、川芎、赤芍、红藤、鸡血藤、川牛膝、续断各 10g。以上诸药研极细粉用白醋 250mL 浸泡 2 周，过滤去渣（或煎熬浓缩取汁）成外用药液。患处局部酒精消毒，左手拇指与食指中指绷紧患处皮肤，右手持特制治疗棒，沾少许药物点涂于瘤体上，随即可见汗管瘤缩小枯萎，局部皮肤变平整，直至整颗汗管瘤消失为止。

防护措施

1. 平时多运动，增强体质；饮食宜清淡，少吃油炸与快餐食品；少用油性护肤品，预防毛孔堵塞；注意高温环境下的防护，如避免热气蒸脸、高温作业等。

2. 将樱桃核磨成粉末，在洗澡的时候和玫瑰花瓣一起放在浴缸里，坚持每日浸泡 15 分钟，有助于防治汗管瘤。

3. 用新鲜的桑叶代茶饮，能够帮助肌肤的脂肪代谢加速，预防汗管瘤。

病案与图谱

案例 1：患者，女，21 岁。面部及胸腹部小丘疹 5 年。丘疹处无痛痒，面部色泽暗淡，伴心烦易怒，咽干口苦，失眠，便秘，月经延迟，色黑有瘀块。舌暗红，有瘀斑，苔薄黄，脉弦细涩。面部双眼睑及胸腹部均有较多粟米大小正常肤色的圆形丘疹，散在无融合，质较硬。病理检查结果符合汗管瘤病变。西医诊断：汗管瘤；中医诊断：痰核（肝郁气滞证）。治以疏肝理气，活血软坚。予以逍遥散合桃红四物汤加减：柴胡、当归尾、赤芍、茯苓、白术、桃仁、生地黄、川芎、丹参、活血藤、川牛膝各 10g，甘草 6g。10 剂为 1 个疗程，随证加减，共治疗 3 个疗程。配合汗管瘤牛黄晶外治。治疗 2 周左右，汗管瘤处掉痂后变平，3 个月后患者皮肤恢复正常肤色。图 18-14、图 18-15 为本案患者治疗前后的图谱。

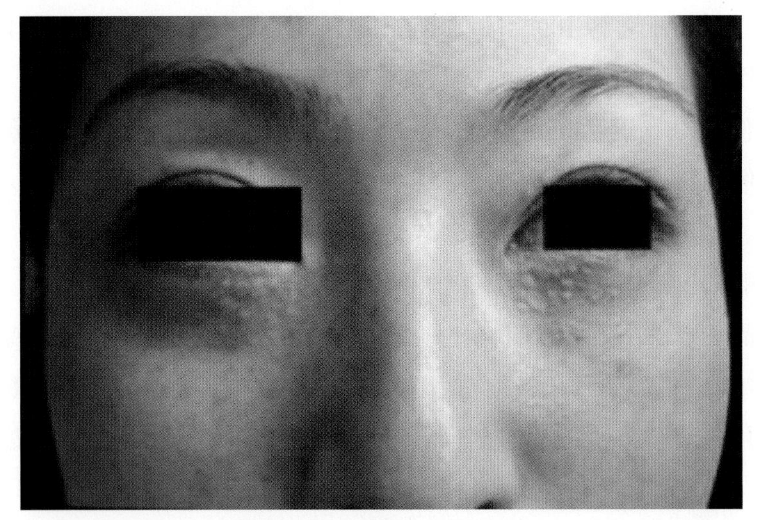

◆图 18-14　眼周汗管瘤治疗前

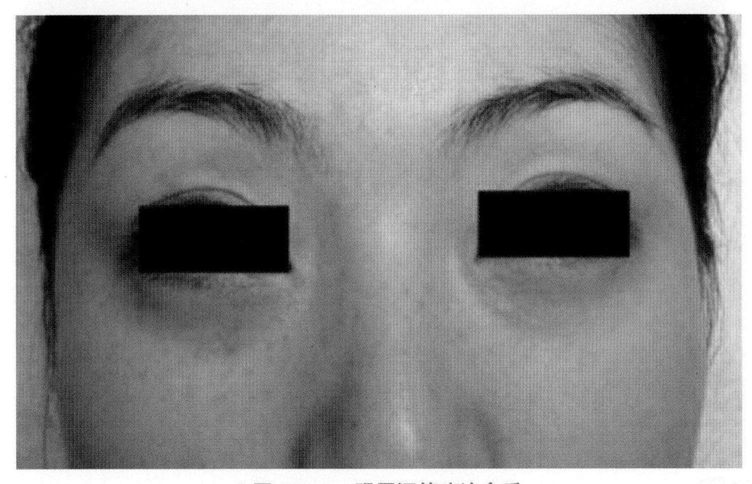

◆图 18-15　眼周汗管瘤治愈后

案例 2：患者，女，25 岁。外阴部丘疹 9 年，时有轻度瘙痒。伴面色黧黑，心悸胸闷，失眠多梦，咽干便秘，月经色黑有瘀块。舌暗红，有瘀斑，苔白，脉沉细涩。检查：两边大阴唇内侧从前至后各有十多个小米至玉米粒大小、正常肤色半球圆形丘疹，散在无融合，质较硬。病理检查结果符合汗管瘤病变。西医诊断：汗管瘤；中医诊断：痰核（气血瘀阻证）。治以活血通瘀，软坚散结。予以血府逐瘀汤加减：桃仁、红花、当归、生地黄、柴胡、川牛膝、赤芍、青皮各 10g，䗪虫 3g，川芎、甘草各 6g。15 剂为 1 个疗程，随证加减，共治疗 2 个疗程。配合汗管瘤牛黄晶外治。治疗期内保持阴部干燥清洁，治疗半个月后汗管瘤处结痂脱落，皮肤平整，暂有色素沉着印，

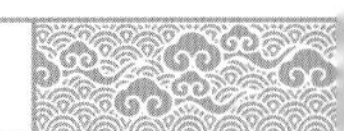

3 个月后色素印消失，外阴皮肤基本恢复平整正常。图 18–16、图 18–17 为本案患者治疗前后的对照图谱。

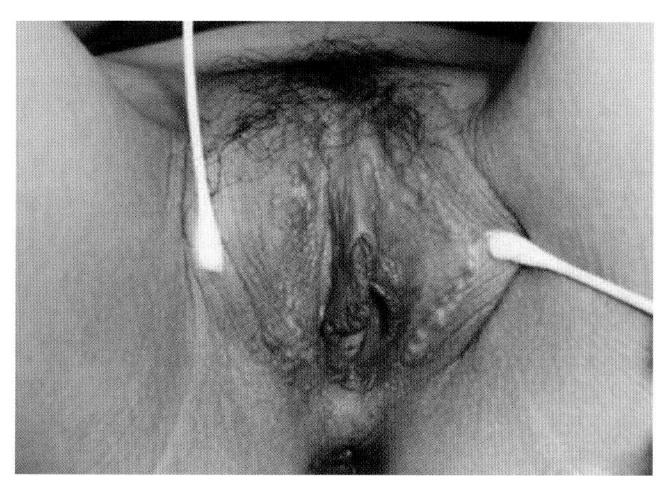

◆图 18–16　汗管瘤（外阴）治疗前

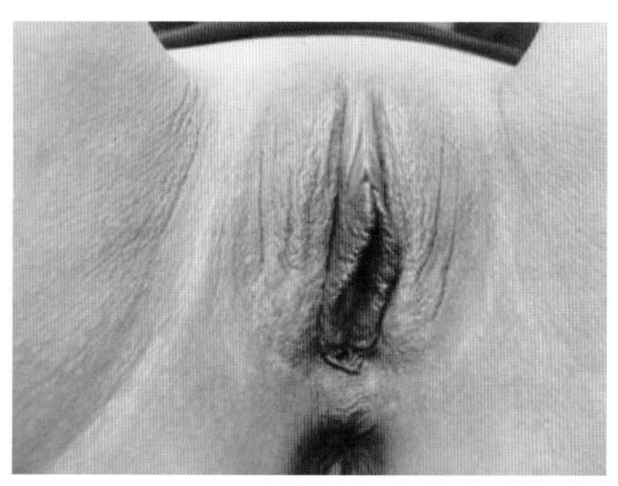

◆图 18–17　汗管瘤（外阴）治愈后

七、皮　赘

概述

皮赘即皮肤软纤维瘤，又称纤维上皮性息肉，为一种表皮过度角化和真皮结缔组织增生性的良性肿瘤，又称为软垂疣。皮赘呈多发性丝状或蒂状赘生物，多为正常肤色，针尖至黄豆大小，有蒂，柔软。瘤体通过一个细的蒂样组织附着在皮肤表面，长至一定程度（2cm 以内）后不再增长，不发生恶性变化。

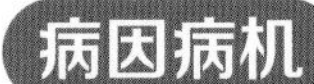

病因病机

中医学对于“软纤维瘤”并无具体的病名描述，观察其皮损形态和治疗手段，认为其类似于瘤类增生物皮损，属于“痰核”范畴。本病多由外邪侵入，内邪积聚导致气滞血瘀，脏腑功能失调，经脉不通，肌肤失养所致。

临床表现

1. 常见于中老年，以女性多见，好发于颈、腋窝、腹股沟皱褶处。

2. 临床上分为单发与多发两型。①单发袋状型：好发于躯干下部，为单个口袋状肿物，根部较细成蒂状，触之柔软无弹性，正常皮色，偶因蒂扭转而疼痛，也可发生炎症与坏死。②多发丝状型：好发于颈部或腋窝，为针头至绿豆大小的柔软丝状突起，呈正常皮色或淡褐色。皮赘一般无自觉症状，但是皮赘经常摩擦可能产生刺激症状，但不痛。如果皮赘在蒂处扭转，其内部会形成血块，此时患处可能会有疼痛。

治疗经验

中医外治法

1. 丝线疗法。这种方法适宜有蒂且小而软的皮赘，用线在皮赘的根部拉紧并打结，再在整个皮赘的地方涂上一层碘酒，2 周之内皮赘会慢慢自行脱落。

2. 水晶膏。面碱、石灰各 10g，糯米 20g，面碱、石灰加水 50mL，后用浓碱、石灰水浸泡糯米 24 小时，将米取出，捣烂成膏。每次挑少许外点于赘体上，1 ～ 2 次即可。

3. 牛黄晶。牛黄、当归、牡丹皮、血竭、川芎、赤芍、红藤、鸡血藤、川牛膝、续断各 10g。以上诸药研极细粉用白醋 250mL 浸泡 2 周，过滤去渣（或煎熬浓缩取汁）成外用药液。患处局部酒精消毒，左手拇指与食指、中指绷紧患处皮肤，右手持特制治疗棒，沾少许药物点涂于瘤体上，一般 1 ～ 2 次即愈。

4. 蟾酥、雄黄各 3g，冰片、朱砂各 1g，珍珠粉、芒硝、硼砂（煅）各 5g。共研细末，用陈醋调和，外点患处，每 2 日 1 次。

5. 蜈蚣、僵蚕、全蝎各 5g，公丁香 3g。共研细末，用凡士林调成膏状，外敷患

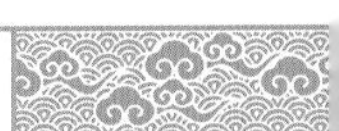

处，每日 1 次。

防护措施

1. 避免强烈的日晒风吹。
2. 注意饮食营养的平衡，多吃新鲜蔬菜水果。
3. 适量口服维生素 C、维生素 E。
4. 对患处进行按摩，促进皮肤血液循环。

病案与图谱

患者，男，37 岁。双大腿内侧小皮疹 5 年。丘疹处无痛痒。检查：双大腿内侧有多个正常肤色、粟米至绿豆大小的扁平有蒂的赘生物，质地柔软。西医诊断：软垂疣；中医诊断：瘊核（气滞血瘀，肌肤失养证）。以牛黄晶外治。经半个月的治疗后，患处皮赘全部脱落，2 个月后皮肤恢复平整正常。图 18–18、图 18–19 为本案患者治疗前后的图谱。

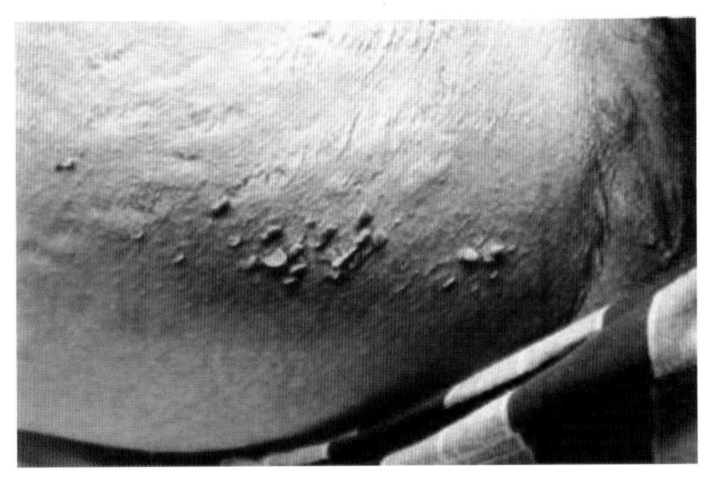

◆图 18–18 皮赘治疗前

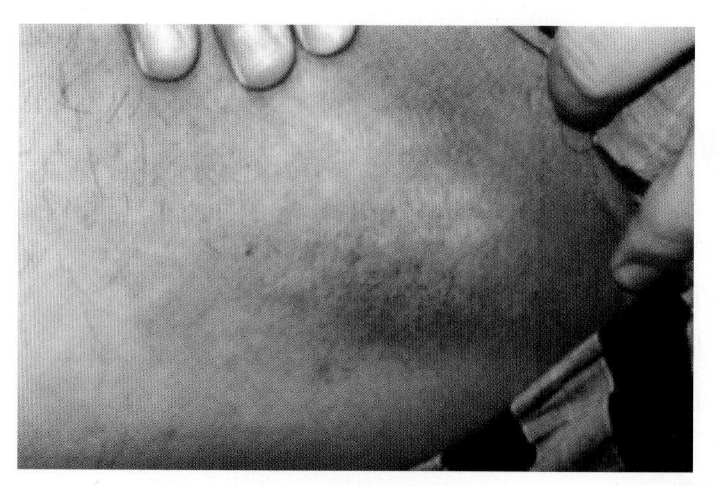

◆图 18-19　皮赘治愈后

八、结节性硬化症

概述

结节性硬化症又称结节性脑硬化、Bourneville 病，是一种常染色体显性遗传性的神经皮肤综合征，多有外胚叶组织的器官发育异常，可出现脑、皮肤、周围神经、肾等多器官受累。该病临床表现复杂多样，多以皮损、脑内结节、心脏横纹肌瘤、肺血管淋巴瘤、肾血管平滑肌瘤等全身多个器官出现错构瘤病变及神经精神症状为主。主要临床特征为面部皮脂腺瘤、癫痫和智能减退。

病因病机

本病属于中医学“痰核”范畴，又归属于“五软”“痫证”“肝风”“癥瘕”等范围。本病多由父母遗传，先天禀赋不足，肾精虚弱；或肝气郁结，化热生风，肝风内扰；或气机不畅，气血失合，瘀阻脉络发病。

临床表现

1. 多于儿童期发病，男多于女。

2. 皮肤损害特征是口鼻三角区皮脂腺瘤，对称蝶形分布，呈淡红色或红褐色，为针尖至蚕豆大小的坚硬蜡样丘疹，按之稍退色。90% 的患者在 4 岁前出现，随年龄增长而增大，很少累及上唇。85% 的患者出生后就有 3 个以上约 1mm 的长树叶形、卵圆形或不规则形色素脱失斑，在紫外灯下观察尤为明显，见于四肢及躯干。

3. 癫痫多在 2 ～ 3 岁发生，可与皮损同时或先后发病。60% ～ 70% 的患者有轻重不等的智力低下。眼部可出现视网膜晶体状瘤。偶见肌张力改变、瘫痪等。少数发生颅内恶性肿瘤等。偶见心、肾、肺部病变等。

4. 头颅 X 线片可见颅内钙化和脑室壁上钙化，气脑造影可见脑室壁的烛泪样变，头颅 CT 或 MRI 可见多灶性结节和低密度改变或钙化。

治疗经验

（一）中医内治法

1. 肾精虚弱证

［症状］ 面部生长结节皮疹，面色淡白，从小体弱，智力低下，时发癫痫，纳少，神差，大便干结。舌淡，苔白，脉细。

［治法］ 滋阴补肾，活血除瘤。

［方药］ 六味地黄汤合活血四物汤加减：生地黄、熟地黄各 15g，山药、茯苓、山茱萸、泽泻、牡丹皮、当归、赤芍、苏木、桃仁各 10g，红花、川芎、甘草各 6g。

2. 肝气郁结证

［症状］ 面部生长结节皮疹，面色淡青，伴心烦易怒、胁痛乳胀，纳呆欲呕，月经前后不定期。舌淡红，苔白，脉弦细。

［治法］ 疏肝理气，活血除瘤。

［方药］ 柴胡疏肝散合血府逐瘀汤加减：生地黄 12g，柴胡、陈皮、香附、枳壳、桃仁、当归尾、牛膝、桔梗、赤芍各 10g，川芎、甘草各 6g。

（二）中医外治法

1. 炒草乌、煨干姜各 100g，炒赤芍、白芷、煨天南星各 30g，肉桂 15g。研为细末，用醋蜜各半调成糊状，外敷患处，每日 1 次。

2. 牛黄晶。牛黄、当归、牡丹皮、血竭、川芎、赤芍、红藤、鸡血藤、川牛膝、续断各 10g。以上诸药研为细粉，用白醋 250mL 浸泡 2 周，过滤去渣。患处局部酒精消毒，左手拇指与食指中指绷紧患处皮肤，右手持特制治疗棒，蘸少许药物点涂于瘤体上，直至整颗瘤体变平为止。

3. 鼠妇虫 10 只，冰片 1g，共捣烂敷患处，每日 1 次。

4. 蜈蚣、僵蚕、全蝎各 5g，公丁香 3g。共研细末，用凡士林调成膏状，外敷患处，每日 1 次。

防护措施

1. 避免近亲结婚，婚前进行遗传咨询。携带者进行基因检测及产前诊断。

2. 防止并发症发生。

病案与图谱

患者，女，18 岁。面部小丘疹 13 年。患者诉 5 岁开始面部出现皮疹，随年龄增长而增多，每个月发作癫痫 1 ～ 2 次，伴心烦易怒，经前乳胀，月经量少愆期。舌淡红，苔薄黄，脉弦细。面部鼻两侧有数十颗淡红色针尖至粟米大小蜡样丘疹，对称分布，按之坚硬。右侧腰腹部有 3 个 2mm 树叶形浅白色素脱失斑。CT：大脑室有数个 1 ～ 3cm 小结节钙化点。MRI：双侧侧脑室体旁及右顶叶异常信号影，考虑结节硬化、变性灶。西医诊断：结节性硬化症；中医诊断：痰核（肝气郁结，肝风内动证）。治以疏肝理气，息风除瘤。予以柴胡疏肝散合血府逐瘀汤加减：柴胡、陈皮、川芎、香附、枳壳、桃仁、当归尾、生地黄、牛膝、桔梗、赤芍、天麻各 10g，全蝎 3g，甘草 6g。15 剂为 1 个疗程，水煎内服。配合牛黄晶外治。患者经内服中药 3 个月和外用牛黄晶 3 次后，面部皮疹治愈。1 年后随访，患者癫痫无发作。MRI：双侧侧脑室及右顶叶无异常信号影。图 18–20、图 18–21 为本案患者治疗前后的图谱。

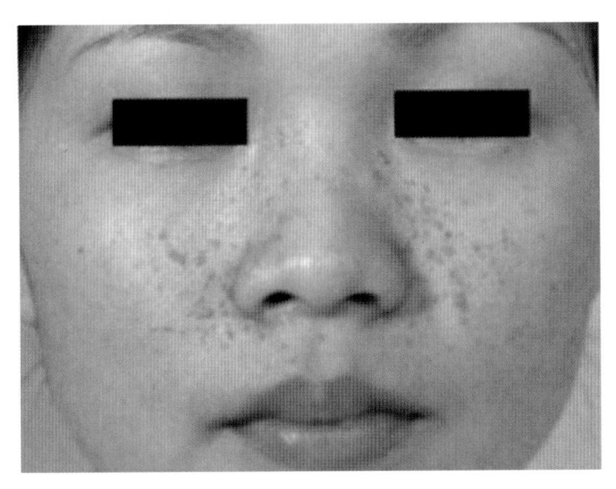

◆图 18-20　结节性硬化症治疗前

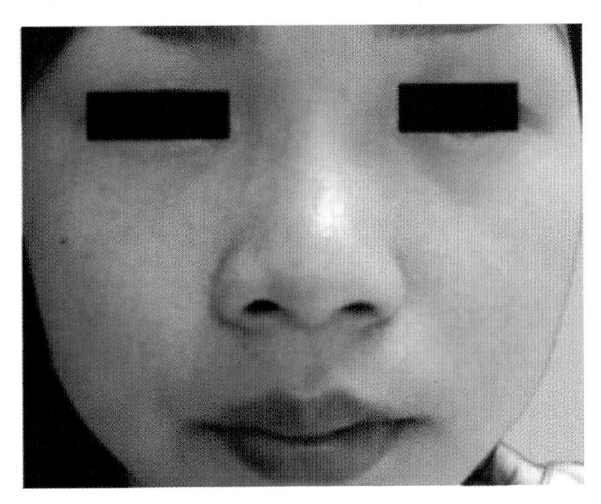

◆图 18-21　结节性硬化症治愈后

九、瘢痕疙瘩

瘢痕疙瘩

概述

瘢痕疙瘩是一种皮肤损伤后大量结缔组织过度增生和透明变形而引起的良性皮肤肿瘤。皮肤上出现高出皮面而坚实的瘢痕疙瘩，形如蟹足。在皮肤损伤愈合过程中，胶原合成代谢功能失去正常的约束控制，持续处于快速生长状态，当瘢痕组织生长超过创口部位向周围的正常组织浸润，或瘢痕生长时间超过正常生长期时就成为瘢痕疙瘩，又称蟹足肿或瘢痕瘤，属于皮肤纤维增生性疾病或真皮纤维化疾病的范畴。患者大多有瘢痕体质。

病因病机

本病归属于中医学中的“蟹足肿”“巨痕症”等。本病多因先天禀赋不足，或因外伤、湿热、火毒损及肌肤，导致营卫失和，气血不畅，瘀血阻滞经络而成。

临床表现

1. 有明确各种原因所致的外伤病史。

2. 好发于胸骨前、上臂外侧、肩胛部、面颈部、耳部等部位。

3. 单个或多个大小不等的圆形、椭圆形和不规则形增生性斑块，高出皮面，质地硬，按之碍手，形如蟹足，表面发亮，呈红色、暗红色或呈紫色，伴刺痛、奇痒。可伴倦怠、烦躁、失眠等全身症状。时间久者皮损处也可为肤色，多无自觉症状，少数瘙痒或轻度刺痛。

治疗经验

（一）中医内治法

1. 湿热内蕴证

［症状］ 瘢痕奇痒，倦怠，胸闷，大便或溏或结。舌红，苔黄腻，脉濡数。

［治法］ 清热利湿，化瘀消肿。

［方药］ 四妙丸加减：苍术、黄柏、牛膝、晚蚕砂、泽兰、车前子、当归、赤芍、丹参、皂角刺各 10g，薏苡仁 20g。

2. 气滞血瘀证

［症状］ 瘢痕质地坚硬、针刺样疼痛。舌紫暗，或有瘀斑，苔白，脉细弦或弦涩。

［治法］ 活血化瘀，软坚止痛。

［方药］ 血府逐瘀汤加减：生地黄、桃仁、赤芍、当归尾、莪术、三棱各 10g，红花、土鳖虫各 3g，参三七 1g。

3. 肝郁火旺证

［症状］ 瘢痕红肿疼痛，口干口苦，情志易怒，目赤，失眠，便秘。舌红，苔薄

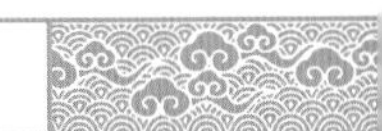

黄，脉弦数。

［治法］ 清肝泻火，消肿止痛。

［方药］ 丹栀逍遥散加减：牡丹皮、栀子、白术、柴胡、当归、茯苓、白芍、忍冬藤各 10g，黑芝麻 15g，甘草 6g。

（二）中医外治法

1. 五倍子 50g，煎水 500mL，外敷药物前熏洗局部瘢痕。

2. 化瘢膏。黄芪、丹参、生地黄、威灵仙、白芷各 50g，水蛭 10g，冰片 5g。共研细粉，调白醋适量如稀泥状，外敷局部瘢痕，每日 2 ～ 3 次。

3. 三七 30g，研极细末，以食醋调成糊状，外敷患处，每日 1 次。

4. 消疤油。紫草、当归、血竭、五灵脂各 30g，麻油 500mL，将药物浸 5 ～ 7 天后，高温将中药煎至焦黄色后，过滤取油备用，外涂瘢痕，每日 3 次。

5. 当归尾、赤芍、牡丹皮、泽兰、红藤各 20g，田七 10g，泡白酒 500mL。1 周后外涂患处，每日 3 次。

6. 桃仁、红花、三棱、莪术、川牛膝、鸡血藤各 15g，煎水 500mL，外洗浸泡或热敷患处，每日 1 次。

7. 封闭疗法。曲安奈德 40mg/1mL，0.2% 利多卡因 1mL，上药混合，患处常规消毒，用橙色或褐色细针头注射器，将药物通过多点注射于瘢痕内。质较硬瘢痕者，需用加压注射器治疗。根据病情，每 1 ～ 6 个月治疗 1 次。

防护措施

1. 减少对患处的机械、化学、热力的刺激。

2. 衣服最好用纯棉制品。

3. 避免反复牵拉、摩擦，防止溃破、感染。

4. 防止创伤、烧烫伤、打耳孔、纹眉等，以免损伤真皮，特别是免疫功能低的部位，如胸前，肩背等处。

5. 常吃含碱性食物，如海带等，以改善瘢痕体质。

病案与图谱

患者，男，21岁。左手受伤后生长瘢痕2年。患者诉局部瘢痕针刺样疼痛。舌紫暗，有瘀斑，苔薄白，脉弦涩。检查：左手腕关节处皮肤有一5cm×6cm大小凹凸不平的红色瘢痕疙瘩，边缘有蟹足样突出，质地坚硬。西医诊断：瘢痕疙瘩；中医诊断：蟹足肿（气滞血瘀证）。治以活血化瘀，软坚止痛。予以血府逐瘀汤加减：生地黄、桃仁、红花、赤芍、白芍、当归尾、莪术、三棱各10g，土鳖虫5g，田三七3g。10剂为1个疗程，水煎服。合用西药治疗。将曲安奈德注射液40mg与2%利多卡因注射液1mL合为混悬液，局部常规消毒，注射器对皮肤患处作点状封闭注射。曲安奈德注射液每次用量不超过40mg。隔2个月治疗1次，共治疗3次。患者经中西医结合方法治疗半年后，瘢痕疙瘩除留有色素沉着斑印外，患处基本平复。图18–22、图18–23为本案患者治疗前后的图谱。

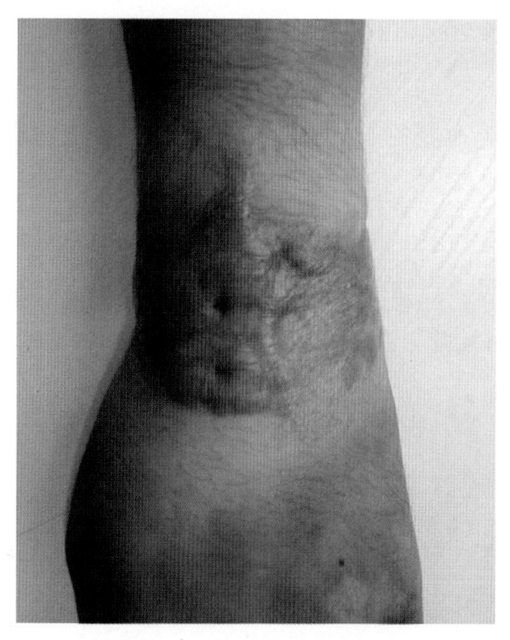
◆图18–22　手腕瘢痕疙瘩治疗前

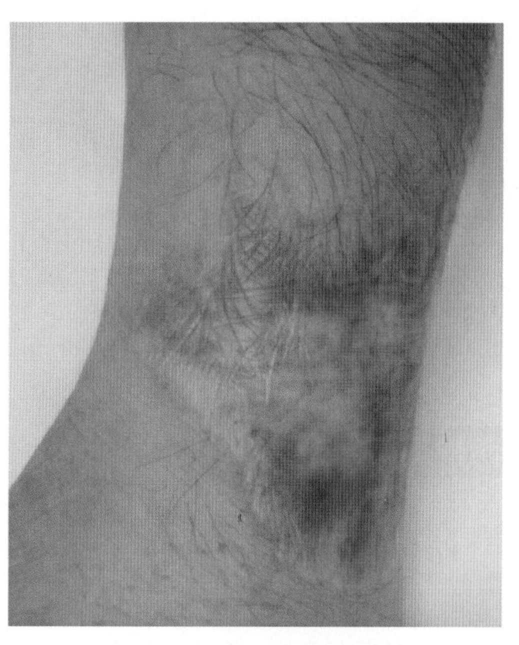
◆图18–23　手腕瘢痕疙瘩治愈后

十、鲜红斑痣

概述

鲜红斑痣又称葡萄酒样痣或毛细血管扩张痣，是一种由毛细血管异常扩张所致的皮肤红斑样表现的疾病，是一种先天性“器官”发育畸形性疾病，无家族遗传倾向。鲜红斑痣的病理学表现为位于皮肤真皮浅层的后微静脉异常扩张，这些异常扩张的后微静脉常常充盈着“红细胞”，因此皮肤呈现红色斑。根据疾病进程斑片可表现为粉红色、红色、浅紫色或深紫色，后期可发展为突出于表皮的血管结节。

病因病机

鲜红斑痣属于中医学“血瘤”“赤疵候”范畴，俗称为“红胎记”。此病由心火妄动，逼血入络，血热妄行，脉络扩张，气血不和，结聚成形，显露于肌肤而成。

临床表现

1. 大多为先天性，女性较为多见。

2. 身体任何部位均可发生，但以四肢、躯干、面颈部尤为多见。

3. 常在出生后即发现，随着年龄增长而增大，长到某种程度后停止进展。瘤体呈半球形或扁平隆起，小如豆粒，大如拳头，境界明显，质地柔软如海绵状，色红或紫红，但也可为正常皮色。压之肿块可缩小及退色，松手后又恢复原状。肢体活动时胀大。若因擦破，可引起出血，感染后可形成溃疡。部分婴儿患者可在数年内自行消退。

治疗经验

（一）中医内治法

1. 心火妄动证

［症状］ 瘤体呈半球形或扁平隆起，边界清楚，质软色红，压之退色，松手后恢复原来状态。伴面色不华，乏力少神。舌淡，边有瘀点或瘀斑，苔黄，脉细涩或无力。

［治法］ 益气解毒，活血散结。

［方药］ 六君子汤合芩连二母丸加减：黄芪、党参、白术、茯苓、陈皮、当归、白芍、生地黄、熟地黄、法半夏、黄连、黄芩、知母、浙贝母各 10g，川芎、三棱、莪术、桃仁各 6g，红花 3g。

2. 血热瘀滞证

［症状］ 瘤体色红，或肿胀，或患处有热感。舌红，少苔，脉细数。

［治法］ 清热化瘀，软坚消瘤。

［方药］ 丹参地鳖方加减：紫丹参 12g，生牡蛎 30g，泽兰 12g，王不留行 12g，丝瓜络 6g，川芎 6g，土鳖虫 4.5g，威灵仙 12g。疼痛较甚者加桃仁 12g，水蛭粉 1g（分 2 次吞服）。

3. 寒凝血瘀证

［症状］ 患病日久，或瘤体表皮紫暗，或兼见肢冷畏寒，疼痛入夜为甚。舌紫暗，苔白，脉沉涩。

［治法］ 温经补气，活血行瘀。

［方药］ 温经汤加减：党参 12g，吴茱萸、当归、白芍、川芎、桂枝、法半夏、土鳖虫各 10g，红藤 15g，生姜 3 片，甘草 6g。

4. 气血瘀滞证

［症状］ 瘤色紫红或暗红，呈斑片状或隆起，或呈结节状、疣状。舌紫暗，苔腻，脉沉涩。

［治法］ 行气活血，化瘀通络。

［方药］ 桃红四物汤加减：当归 10g，川芎 8g，白芍 10g，熟地黄 12g，红花 6g，桃仁 9g，土鳖虫 3g，血竭 1g，乳香 6g，没药 6g。

（二）中医外治法

1. 瘤体不大者，可用注射器针穿刺抽出血液，压迫止血后，加压包扎固定，可使瘤体消失。

2. 初起而表浅者，可用银锈散（樟脑、镜锈、贝母、水银各 3g，冰片 1g，儿茶、轻粉各 9g，黄柏 6g，共研细末）外擦，使其脱落。

3. 根蒂细者，可手术切除，即用银烙匙烧红烙之，有止血不溃、不再生之效。复发者仍依前法，或结扎处理亦可。

4. 瘤体擦破，血流不止者，可用桃花散（煅寒水石 250g，龙骨、虎骨、乌鱼骨各 30g，白及、白蔹、白石脂、赤石脂各 15g），共研细末，外敷，并加压包扎止血。

5. 消痔灵注射疗法。消痔灵（含中药五倍子、明矾等）与 0.25% 利多卡因，按 1.25：1 的比例配制。注射器刺入瘤体 0.3cm，缓慢注入药液 3 ～ 5mL，待瘤体发白变硬为止，再将针头深刺入 0.2cm，然后向瘤体四周中分别注入 1mL，以阻断瘤深部血液供给。纱布保护,7 天后如瘤体未消退，再如此重复治疗 1 次。1cm 之内的瘤体 2 ～ 3 次可治愈，直径超过 1.5cm 者需治疗 4 ～ 5 次。

防护措施

1. 鲜红斑痣一般不必刻意治疗，如果生长较快或侵袭压迫邻近器官，引起气道闭塞、哺乳困难等严重后果时，则应立即就诊。

2. 不要盲目外敷药物，以免造成出血感染，导致毁容等严重后果。

3. 清淡饮食，规律起居，保持良好心态。

病案与图谱

患者，男，31岁。患者诉自小开始左侧颈肩部皮肤出现淡红色斑印，随着年龄增长而增大，颜色加深为紫红，伴有四肢不温，畏寒，夜晚为甚，饮食、二便如常。舌淡红，苔白，脉沉细。检查：左侧耳后从头皮至颈肩部为紫红色斑片，表面光滑，质软，压之退色。西医诊断：鲜红斑痣；中医诊断：血瘤（寒凝血瘀证）。治以温经行气，活血行瘀。予以温经汤加减：党参12g，吴茱萸、当归、白芍、川芎、桂枝、法半夏、土鳖虫各10g，红藤15g，生姜3片，甘草6g。10剂，水煎服。患者服用20剂后，四肢有温暖感，周身已无寒意，皮肤色素淡化。因个人原因未继续服药，停止追访。图18–24为本案患者治疗前的图谱。

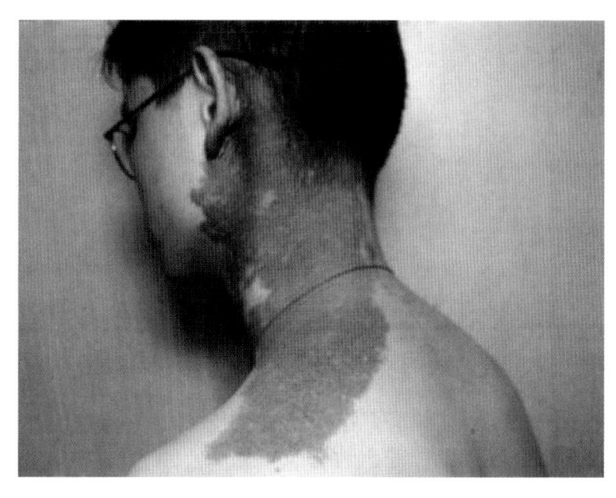

◆图18–24 鲜红斑痣治疗前

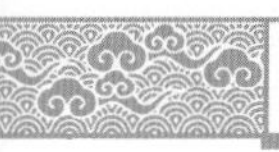

十一、草莓状血管瘤、丛状血管瘤

草莓状血管瘤、
丛状血管瘤

概述

草莓状血管瘤为较小而突出皮面的结节状肿物，压之退色有弹性。皮肤表面有大小不等暗红或紫红色高出皮肤斑块，形状不规则，边界清楚，表面凹凸不平呈菜花样，颜色鲜红或暗红，外形如草莓，故称为草莓状血管瘤。

丛状血管瘤，又称蔓状或葡萄状血管瘤，出生时即出现低血流量的血管畸形，是一种先天性动静脉瘘，为罕见的良性血管增生性疾病，分为局限性和弥漫性两种。

病因病机

中医学将草莓状血管瘤、丛状血管瘤归属于“血瘤”范畴。瘤是瘀血、痰饮、浊气停留于体表组织而产生的赘生物。多因体表脉络扩张，血行失常，导致气血纵横，血瘀气滞凝聚而成；或因饮食失节，脾虚失运，水湿不化，聚而成痰，与血气相结，阻滞脉络而成。

临床表现

1. 草莓状血管瘤。①出生时即存在，但常在出生后 2 ～ 3 个月发生。②好发于颜面、肩部、头部和颈部。③皮损呈鲜红色分叶状肿瘤，质地柔软，高出皮面，边界清楚，单一或数个，通常 1 ～ 2cm，偶尔见整个肢体受累。广泛皮损的深部常伴发海绵状血管瘤。皮损可逐渐增大，1 年后逐渐开始退化，部分患者在 5 ～ 7 岁时可自行完全或不完全消退。

2. 丛状血管瘤。①常见于婴儿及幼儿，大多数发生于颜面皮肤、皮下组织及口腔黏膜。②皮损呈界限不清的暗红色斑，逐渐增大，瘤体大小为 2 ～ 5cm。有些斑块上出现成群的小的血管瘤性丘疹。③大多损害进行性缓慢增大，呈良性经过，偶可自然消退。

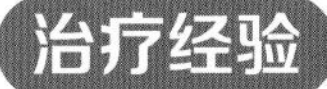

治疗经验

（一）中医内治法

1. 气郁血聚证

［症状］ 血管瘤色红突出，面色不华，伴胁痛乳胀，腹胀，纳少嗳气。舌暗红，少苔，脉弦细。

［治法］ 行气活血，化结散瘤。

［方药］ 加味活血化瘤丸：生地黄、牡丹皮、茜草根、丹参、红花、三棱、莪术、山慈菇、柴胡、香附、枳壳、郁金、木香、王不留行、皂角刺各 10g，甘草 6g。

2. 瘀血阻滞证

［症状］ 血管瘤紫红色暗，面色晦青少光泽，头发干枯，皮肤干燥，粗糙脱皮。舌暗红，少苔，脉沉细。

［治法］ 活血化瘀，软坚消瘤。

［方药］ 活血祛瘀汤加减：丹参、当归、赤芍、桃仁、延胡索、郁金、柴胡、枳壳、皂角刺、丝瓜络，地鳖虫各 10g，红藤、鸡血藤各 15g，水蛭、甘草 6g，三七 3g（研）。

（二）中医外治法

1. 紫草、牡丹皮、当归、五灵脂各 20g。以麻油浸泡 1 周后，将中药与麻油一同下锅煎至焦黄色，加血竭 3g，过滤后取油备用，外涂血管瘤，每日数次。

2. 阿魏消瘤膏。阿魏 10g，田三七、白芷各 30g。将诸药研粉，食醋调成糊状外敷患处，每日数次。

3. 胆南星、白芷、厚朴、羌活、没药、紫苏、煅龙骨、细辛、檀香、乳香、苏木、当归各 6g。将诸药共研细末，白酒调敷患处，每日 1 次。

4. 五倍子、延胡索、芒硝各 50g，制乳香、制没药、冰片各 30g。将诸药研粉，食醋调成糊状，外敷患处，每日 2 次。

5. 消痔灵注射疗法。消痔灵（含中药五倍子、明矾等）与 0.25% 利多卡因，按 1.25∶1 的比例配制。注射器刺入瘤体 0.3cm，缓慢注入药液 3 ～ 5mL，待瘤体发白变硬为止，再将针头深刺入 0.2cm，然后向瘤体四周分别注入 1mL，以阻断瘤深部血液供给。纱布保护，7 天后如瘤体未消退，再如此重复治疗 1 次。1cm 之内的瘤体 2 ～ 3

次可治愈，直径超过 1cm 者需治疗 4 ～ 5 次。

6. 火针疗法。此法适用于直径小的毛细血管瘤。局部消毒后采用大小适宜的针，在酒精灯上烧红针尖，快速垂直插入瘤体中央凸出部位 0.1 ～ 0.2cm，随即拔针，外盖消毒敷料。一般小者 1 次即愈，不留瘢痕；大者每次刺 2 ～ 3 针，每周 2 次。

防护措施

1. 大多患者可自行消退，故可不治疗。但是发生在头皮、颜面、颈部等暴露部位的血管瘤应及时治疗，以免影响美观。

2. 婴幼儿或儿童患者应避免哭闹，减少血液向瘤体灌注。

3. 注意局部皮肤的保护，避免摩擦出血。

4. 女性患者谨慎使用护肤品，尤其是含有激素类药物的护肤品。

5. 保持室内空气的清洁，保持适宜的温度和湿度，避免废弃品对环境的污染。

6. 合理健康饮食，避免肥甘厚腻、辛辣刺激之物。

病案与图谱

案例：患者，男，37 岁。右眼皮血管瘤 37 年。患者诉出生后右上眼皮有一小红点，后随年龄逐渐长大，无自觉症状，面色萎黄，头发干枯少光泽，手足皮肤粗糙脱皮。舌暗红，有瘀斑，苔白，脉沉涩。检查：右眼上眼睑有 3.0cm×3.5cm 大小，突出皮面，外形如草莓状结节红斑，边界清楚，表面凹凸不平，压之退色有弹性。西医诊断：草莓状血管瘤；中医诊断：血瘤（气滞血瘀证）。治以活血行气，祛瘀消斑。予以活血祛瘀汤加减：丹参 20g，当归、赤芍、桃仁、延胡索、郁金、香附、枳壳、广木香各 10g，红藤、鸡血藤各 15g，三七 3g（研），甘草 3g。15 剂为 1 个疗程。配合阿魏消瘤膏外治。以阿魏 10g，田三七 30g，白芷 30g 研粉，食醋调成糊状外敷患处。每日 1 次。内服外用 3 个疗程后，血管瘤稍有萎缩，红色变淡，症状改善，但未能完全治愈。图 18–25 为本案患者治疗前的图谱。

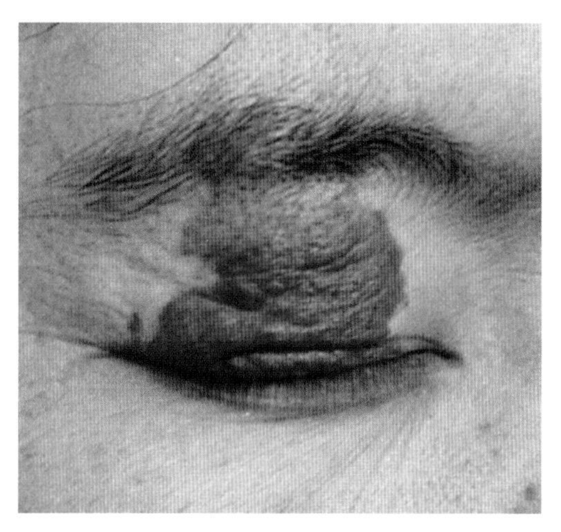

◆图 18-25　草莓状血管瘤治疗前

十二、老年性血管瘤

概述

老年性血管瘤又称樱桃样血管瘤、DeMorgan 斑，是最常见的血管瘤。由毛细血管扩张、内皮细胞增生所构成，为老年性皮肤血管退行性疾病。本病俗称血管痣，多见于中年及老年人。表现为直径 1 ～ 5mm 大小的鲜红色圆形或半球形丘疹，散在分布于躯干部和四肢，数目随年龄增长而逐渐增多，无自觉症状。

病因病机

老年性血管瘤属于中医学“血痣”范畴。此病的产生或因情志抑郁，气郁化热，热迫血行，血溢于脉外所致；或因气血不和，气机郁滞，血行不畅，瘀阻脉络而成。

临床表现

1. 中老年人多见，偶见于青少年。

2. 皮损可发生于身体各处，但以躯干部为主，罕见于手、足或颜面。皮损呈樱桃色，直径 1 ～ 5mm 的丘疹，高出皮面 1 ～ 2mm，半球状，质软，用玻片压之可退色，数目多少不等，随年龄增长而增多，无自觉症状。

治疗经验

（一）中医内治法

气郁化热证内服丹栀逍遥散（牡丹皮、栀子、当归尾、赤芍、柴胡、茯苓、白术各10g，生姜3片，薄荷、甘草各6g）疏肝理气。瘀血内阻证内服血府逐瘀汤（当归尾、生地黄、桃仁、红花、枳壳、川牛膝，川芎、柴胡、赤芍各10g，甘草6g）活血祛瘀。

（二）中医外治法

1. 触破流血者外用花蕊石散。花蕊石500g，硫黄120g。上药用瓦罐装好，用炭火焙透热，取出研细末备用。外用撒伤口处，每日1次。另用牛黄生肌散收口。

2. 未触破流血者用虻虫10只焙干，研为细末，陈醋调搽患处，每日2次。用郁金或三棱磨醋搽患处，或用琥珀擦热患处，每日数次。

3. 对于初起色红如痣，渐大如豆，揩之血流，则用冰血散。冰片5g，血竭5g，樟脑2g，炉甘石100g，共研粉调匀，外敷患处，每日1次。

4. 血竭1g，冰片1g，乳香、没药、硼砂各3g。共研成细末，放入香油内熬成软膏装瓶备用。外敷患处，每日1次。

5. 牛黄生肌散。牛黄3g，血竭5g，冰片5g，黄连、黄柏、紫草、儿茶、乳香、白芷、炉甘石、煅龙骨、煅牡蛎、煅石膏各10g。共研细粉调匀，外敷患处，每日1次。

防护措施

1. 保持良好的生活习惯，起居有常，情志调畅。
2. 劳逸结合，避免外邪侵犯。
3. 饮食要多样化，不宜饥饱失常，多吃维生素类、镁盐、钾盐的食物以抗老化。
4. 坚持运动，运动可以让血管保持弹性，避免因年龄的增长而导致的血管老化。

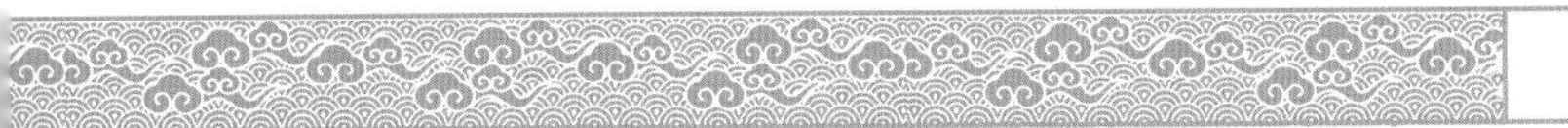

病案与图谱

案例：患者，男，65 岁。腹部多个红色小丘疹 3 年，无痛痒。患者诉 3 年前开始腹部出现多个红色小丘疹，无自觉症状。检查：胸腹部有多个针尖、粟米至绿豆大小鲜红色半球形丘疹，质软，散在分布，用玻片压之可退色。西医诊断：老年性血管瘤；中医诊断：血痣（肝火郁结，气血凝滞证）。治以疏肝降火，活血消瘤。予以丹栀逍遥散合桃红四物汤加减：牡丹皮、栀子、当归、赤芍、柴胡、茯苓、白术、薄荷、生地黄、川芎、桃仁各 10g，甘草 6g。7 剂，水煎内服。配合牛黄晶外治。以牛黄、当归、牡丹皮、血竭、川芎、赤芍、活血藤、鸡血藤、川牛膝、续断各 10g 研极细粉，再用白醋 250mL 浸泡 2 周，过滤去渣（或煎熬浓缩）成外用药液。患处局部酒精消毒，左手拇指与食指中指绷紧患处皮肤，右手持特制治疗棒，沾少许药物点涂于瘤体上，可见瘤体缩小枯萎，局部皮肤渐变平整，直至整颗瘤变平消失为止。全程皮肤无创伤出血。大约 2 周，瘤处掉痂后变平，皮肤平整光滑恢复。遗有暂时性色素沉着，逐渐变淡恢复正常肤色。图 18–26、图 18–27 为本案患者治疗前后的图谱。

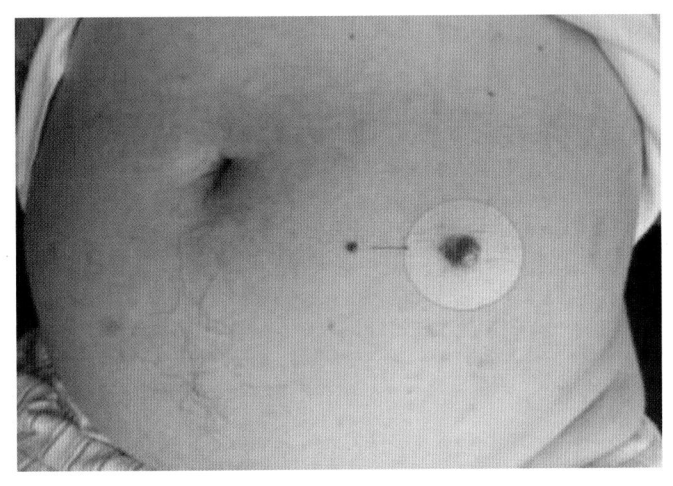

◆图 18–26　老年性血管瘤治疗前

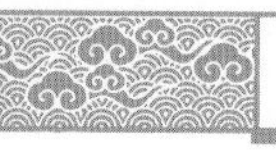

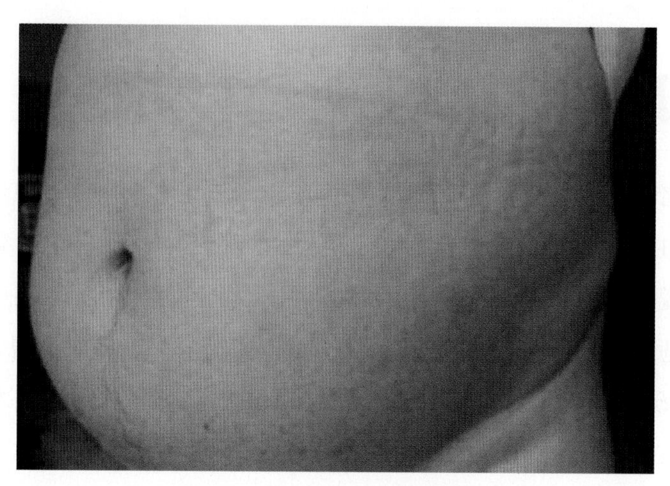

◆图 18-27　老年性血管瘤治愈后

十三、神经纤维瘤

神经纤维瘤

概述

神经纤维瘤为常染色体显性遗传疾病，系 22 号染色体基因突变使神经嵴细胞发育异常引起多系统损害。其特点是多系统、多器官受累，并以中枢神经系统最为明显，多灶性是其最常见的病理特点。根据临床表现和基因定位分为神经纤维瘤病 I 型（NF1）和 II 型（NF2）。

病因病机

中医学称神经纤维瘤为“气瘤”。此病是由各种不同原因致使气机郁结而成。气机郁滞，无力推动血行，气滞则血瘀，而致浊气、痰气、湿气、瘀血凝结，形成皮肉中坚硬的肿块。

临床表现

1. 发生于全身各处的神经干或神经末梢，常见于皮肤或皮下组织，多为单发。

2. 表面皮肤一般无色素变。肿块可推动，质地坚韧，界限清楚，没有包膜。无疼痛，生长缓慢。身上可有多处咖啡斑。

治疗经验

（一）中医内治法

1. 肺气不宣证

［症状］ 肿块质地较软，按之有空腔或囊性感，活动度好，表面皮色不变，不红不热。伴气短、乏力，易于感受风寒、风热之邪。舌淡红，苔薄白，脉浮数。

［治法］ 宣肺调气，化痰消肿。

［方药］ 通气散坚丸加减：麻黄 6g，杏仁、桔梗、桑白皮、陈皮、枳壳、茯苓各 10g，天竺黄、胆南星、法半夏、甘草各 6g。

2. 肝气郁结证

［症状］ 肿块质地较坚硬，按之韧实，活动度较差，表皮颜色一般不改变，局部有放射性酸胀麻感，或有较严重的疼痛，肿块可随情绪变化而增大或缩小。伴烦躁、易怒、咽干、失眠。舌红，苔微黄，脉细弦。

［治法］ 疏肝解郁，化痰理气。

［方药］ 开郁散加减：柴胡、郁金、香附、天葵子、橘核、海藻、昆布、当归、白芍、夏枯草、半枝莲各 10g，川贝母、全蝎各 3g。

3. 脾气壅滞证

［症状］ 肿块质硬或较软，表面皮色不变，肿块较大，有压痛感，伴纳呆，便溏，腹胀，乏力，困倦。舌淡，苔白腻微黄，脉滑或濡。

［治法］ 疏土燥湿，化痰清肺。

［方药］ 平胃散合二陈汤加减：苍术、厚朴、陈皮、法半夏、茯苓、神曲、香附、萆薢、甘草各 10g，九香虫、全蝎各 3g。

4. 气滞血瘀证

［症状］ 肿块坚硬，固定不移，按之有压痛，有酸麻胀痛感，伴有不同程度的运动障碍或感觉障碍。表面皮肤可有灼热红肿现象，可溃破，渗流脓血。舌淡红，有瘀斑，苔微黄，脉弦涩。

［治法］ 行气活血，解毒化瘀。

［方药］ 活血散瘀汤加减：当归尾、赤芍、桃仁、大黄、川芎，苏木、枳实、马齿苋、槟榔各 10g，制乳香、制没药、半枝莲、七叶一枝花各 6g，䗪虫 3g。

（二）中医外治法

1. 回阳玉龙散。炒草乌、煨干姜各 100g，炒赤芍、白芷、煨天南星各 30g，肉桂 15g。上药共研为细末，用热酒调敷患处，每日 2 次。

2. 制乳香、制没药、七叶一枝花、干马齿苋各 100g，共研细末，陈醋 500mL 调成糊状，外涂敷患处，每日 1 次。

3. 生川乌、生草乌、生天南星、生半夏、生磁石、公丁、肉桂、乳香、没药各 20g，松香、硇砂各 12g，冰片、麝香各 9g，轻粉 10g。上药研细末和匀备用。将药粉撒于伤湿膏布上，外贴患处，每日 1 次。

4. 甘遂、生天南星、生半夏各 30g，麻黄、大戟、僵蚕各 12g，白芥子 15g，藤黄 18g，朴硝 21g。诸药用香油 500mL 煎炸浓缩成油膏状，外涂患处，每日 1 次。

5. 黑蚂蚁膏合针刺。黑蚂蚁粉 10g，乳香、没药、硼砂各 3g，血竭、冰片各 1g，牛黄 0.5g。上药共研细末，放入香油 200mL 内熬成油膏装瓶备用。患处皮肤用碘酒或酒精作常规消毒，用 22 号粗针在酒精灯上烧灼消毒，刺入神经纤维瘤体，以刺入囊壁深度为度，视瘤体大小，如 1cm 刺 1 针，3cm 呈“品”字形刺 3 针，5cm 呈梅花形刺 5 针。随后挑米粒大小油膏敷于扎针口处。用消毒纱布固定。7 天后查看并换药 1 次。1 个月后可继续治疗 1 次。

防护措施

1. 多食富含维生素 C 的蔬菜与水果，适当补充蛋白，保证营养均衡。避免辛辣、生冷、烟熏等刺激性食物，戒烟酒。

2. 适当运动，增强体质。

3. 瘤体短时间内迅速变大，应及时就医。

病案与图谱

案例：患者，男，33 岁。双手臂生长多个肿块 20 余年。肿块处有胀痛感，伴困倦乏力，纳呆腹胀，小便清长，大便稀溏。舌淡，苔白腻，脉滑。双手臂有数十个黄豆至板栗大小半球圆形肿瘤，无移动和压痛，质较硬，表面光滑，皮色正常。前胸有两块圆形直径 1cm 咖啡斑，右腋下有小雀斑。西医诊断：神经纤维瘤。中医诊断：痰核（脾气壅滞证）。治以健脾化湿，活血散结。予以平胃散合四物汤加减：苍术、厚朴、陈皮、法半夏、茯苓、萆薢、当归尾、川芎、赤芍、苏木、皂角刺、半枝莲各10g，甘草6g。水煎内服。以乳没七马散外涂敷患处，每日1～2次。经3个疗程（3个月）的治疗，腹胀纳呆、困倦乏力、大便稀溏等症状改善，双手臂纤维瘤较前软化缩小，但未能完全消除瘤体。本病值得深入探讨研究，以期进一步提高治疗效果。图18–28为本案患者治疗前的图谱。

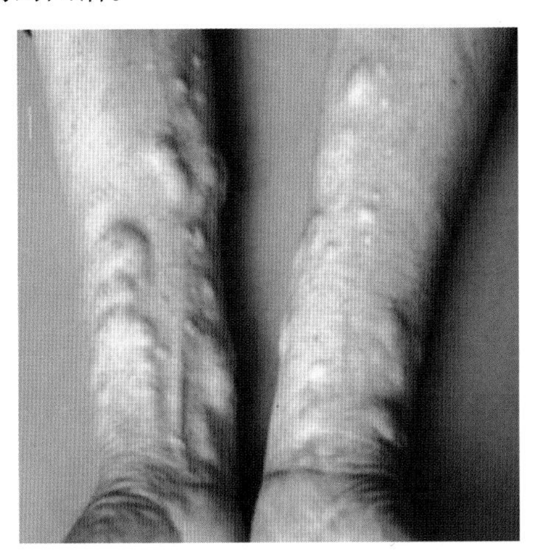

◆图18–28　手臂神经纤维瘤治疗前

十四、色素痣

色素瘤

概述

色素痣属于黑素细胞的良性肿瘤，位于真皮浅部，其实质为痣细胞，其间质为血管、淋巴管及结缔组织。大小为针尖至硬币大小，形状为圆形，硬度与正常皮肤相同，通常为黄、褐或黑色，也可呈蓝、紫色或无色素沉着。本病属于良性肿瘤的一种，但在刺激、摩擦等情况下可转变为恶性肿瘤。若痣突然增大、变黑、溃烂、出现卫星灶等，均是恶变兆。

病因病机

“黑痣”又称“黑子”。本病为先天不足、后天失养所致。大多发生于青春期，随年龄增长而增多，全身各部位均可发病。

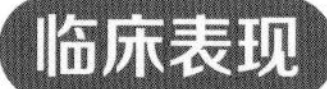

临床表现

1. 注意痣的位置、大小、色泽及形状，表面有无毛发，增生或溃疡，注意发病时间，发展速度，病情平缓；病理检查可区别皮内痣、交界痣、混合痣、疣状痣等。①交界痣。大多在儿童期出现，好发于掌跖、甲床及生殖器部位。损害扁平或略微隆起，直径 5 ～ 6mm，圆形或卵圆形，界限清楚，褐色，中央色素比周围深，表面光滑无毛，皮纹存在。②皮内痣。成人常见，多见于头颈部。损害为圆顶状或蒂状的丘疹和结节，淡褐至深褐色，几毫米到几厘米大小，表面可有毛发生长。③复合痣。青少年或成年多见，损害介于交界痣与皮内痣之间。

2. 痣属于良性肿瘤，对生命并无威胁。但在一些诱因的刺激作用下，某些类型的痣细胞可发生恶变，转化为恶性黑瘤。一旦恶变则病程进展迅速，预后不良。下列表现提示恶变：①病变范围增大，或面积虽无扩大，但显著增深。②颜色改变，色增深，或见有淡蓝色调出现。③发生脱毛、脱痂现象；表面破损，出血，形成溃疡。④病变四周出现针头大小、称为卫星的色素斑点。⑤局部有炎症表现，同时可排除毛囊炎、表皮囊肿继发感染等情况。⑥有刺痒或疼痛症状出现。⑦黑尿。

治疗经验

（一）中医内治法

若痣在短期内迅速增大，色泽加深变黑，边缘发红不规则，表面出血、破损及周围出现卫星状损害，表明痣有恶变征象，应予手术切除，并做病理检查。此时可配合中医辨证治疗。

1. 热毒内蕴证

［症状］ 黑痣破溃，合并感染，发热烦躁，身痛肢酸，口干舌燥，大便秘结。舌红，苔黄腻，脉细弦或细数。

［治法］ 清热解毒。

［方药］ 四君子汤合青米绿梨汤加减：青黛 5g，薏苡仁 30g，黑豆 20g，藤梨根 20g，猪苓 15g，黄芩 10g，白茅根 12g，半枝莲 20g，生大黄 8g，太子参 15g，白术 12g，茯苓 15g，绞股蓝 10g，甘草 6g。

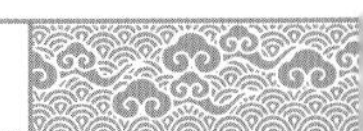

2. 肝肾阴虚证

［症状］ 黑痣局部溃烂，疮面污秽，气味恶臭，肿胀疼痛，或发热盗汗，或五心烦热，头晕目眩，腰膝酸软，口咽干热，渴不喜饮，纳呆消瘦。舌红绛，或见紫斑瘀点，苔薄白，脉细弱或细数。

［治法］ 滋补肝肾，养血清热。

［方药］ 地黄白蛇汤加减：生地黄 20g，山茱萸 10g，女贞子 30g，墨旱莲 10g，黄精 30g，当归 20g，紫河车 10g，土茯苓 20g，猪苓 20g，秦艽 10g，白英 20g，蛇莓 20g，龙葵 20g，淫羊藿 10g。

3. 瘀血阻滞证

［症状］ 从小发病，黑痣早期颜色较浅，由浅变深，逐渐成灰褐色至黑色，皮疹由小变大，由扁平至高起突出，大多为单个发生，有的出现多发。舌暗红，有瘀点或瘀斑，苔白厚，脉沉涩。

［治法］ 活血化瘀。

［方药］ 血府逐瘀汤加减：生地黄、当归、川芎、赤芍、桃仁、丹参、枳壳、青皮各 10g，红花、甘草各 6g。

（二）中医外治法

1. 牛黄晶外涂。患处局部酒精消毒，左手拇指与食指中指绷紧患处皮肤，右手持特制治疗棒，沾少许牛黄晶点涂于痣上，可见痣缩小枯萎，局部皮肤渐变平整，直至整颗痣平消失为止。

2. 热熏疗法。硬纸板 1 块，中间挖洞，大小与痣基本相同，套上痣头，让痣露出纸板面。再把艾条点燃，用火熏该痣。持艾条者将艾条燃着的一面，接近痣头，以患者能耐受的热烫为度，可近可远。直至局部皮肤受热变性，失去活力。2 周内痣会慢慢干瘪脱落。

3. 石灰 30g，糯米 20g，共研细末，清水适量捣烂调和成膏，外点黑痣处，一般 10 天后结痂脱落。

4. 鸦胆子 20g，百部 30g，陈醋 150mL，上药研碎用醋浸泡 10 天。用药液点涂患处，每 3 日 1 次。

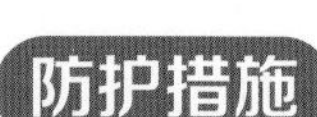

防护措施

1. 避免外伤，皮肤刺激。

2. 避免曝晒。

3. 合理饮食，进行运动锻炼，提高免疫力。

病案与图谱

案例：患者，男，42 岁。面部黑色痣 30 余年。患处无痛痒。饮食、二便如常。舌淡红，苔白，脉弦。检查：两侧面颈部各有 10 余个粟米、绿豆大小深褐色丘疹，质中，边界清楚，表面光滑无毛。西医诊断：色素痣；中医诊断：黑痣。予以牛黄晶：牛黄、当归、牡丹皮、血竭、川芎、赤芍、红藤、鸡血藤、川牛膝、续断各 10g，以上诸药研极细粉用白醋 250mL 浸泡 2 周，过滤去渣成外用药液。患处局部酒精消毒，左手拇指与食指中指绷紧患处皮肤，右手持特制治疗棒，沾少许药物点涂于毛发上皮瘤体上，可见痣缩小枯萎，局部皮肤渐变平整，直至整颗痣变平消失为止。2 周后患者黑痣掉痂后变平，皮肤平整光滑恢复，有暂时性色素沉着，3 个月后恢复正常肤色。图 18–29、图 18–30 为本案患者治疗前后的图谱。

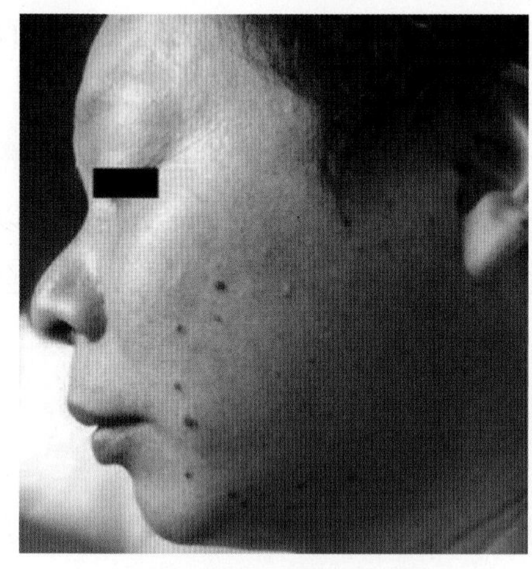

◆图 18–29　色素痣治疗前

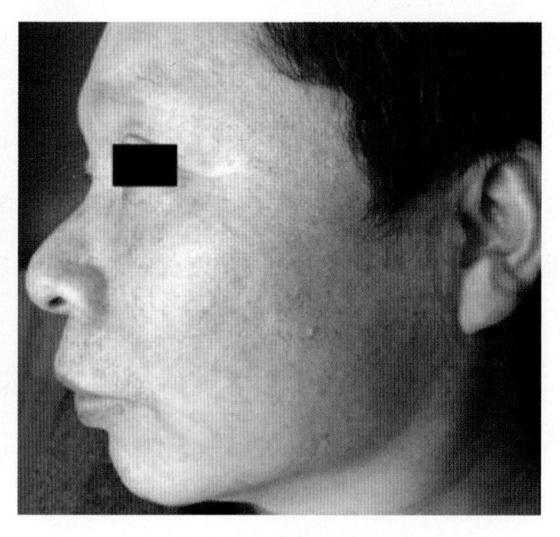

◆图 18–30　色素痣治愈后

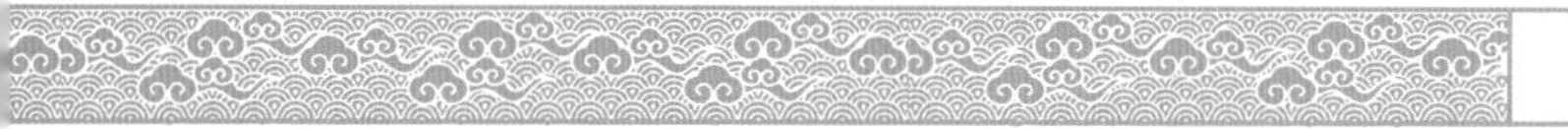

十五、太田痣

太田痣

概述

太田痣是皮肤黑色素异常的一种表现，最常见于眶周、颞部、鼻部、前额和颧骨。色素斑可为灰蓝色、青灰色、灰褐色、黑色或紫色，斑片着色不匀均，界限不清楚。约 2/3 患者同侧巩膜有蓝染或褐色斑点。太田痣极少恶变，以女性多见。

病因病机

中医学称太田痣为“气血凝滞斑”“黧黑斑”“面尘”等。此病是由肝肾不足，气血瘀滞所致；气滞血瘀发生在面部，黑色素代谢不及时，沉积到皮肤而成此病。

临床表现

1. 多发于女性，发病年龄多在 16 ～ 40 岁，部分患者有家族史。

2. 皮损为直径 1 ～ 5mm 的灰褐色、黑灰色或黑褐色色素沉着斑，圆形、椭圆形或不规则形，边界较清楚；数目不等，可为数个到数十个。好发于三叉神经第一、二支支配区域，即上下眼睑、颧部和颞部，偶然发生于颜面两侧。患者无其他自觉症状。

治疗经验

（一）中医内治法

1. 肝肾阴虚证

［症状］ 面部黑斑，头晕，目眩，耳鸣，健忘，胁痛，腰膝酸软，口燥咽干，低热，或五心烦热，颧红，男子遗精，女子月经量少。舌红，少苔，脉细数。

［治法］ 滋补肝肾，活血化瘀。

［方药］ 消斑汤合六味地黄汤加减：熟地黄、山茱萸、山药各 12g，柴胡、当归、炒白芍、黄芪、焦白术、丹参、白芷、白扁豆、泽泻、牡丹皮、茯苓各 10g，白附子、白僵蚕、川芎、甘草各 6g。

2. 气血瘀滞证

［症状］ 面部黑斑，面色萎黄无光泽，头发干枯，皮肤干燥瘙痒，粗糙脱皮。舌暗红，少苔，脉沉细。

［治法］ 活血祛瘀，润肤消斑。

［方药］ 活血祛瘀汤加减：丹参 30g，当归、赤芍、桃仁、延胡索、郁金、香附、枳壳、广木香各 10g，红藤、鸡血藤各 15g，三七 3g（研），甘草 3g。

（二）中医外治法

1. 玉容散。白附子、密陀僧、牡蛎、茯苓、川芎各 60g，研粉。每次用少许药粉擦患处，每日 3 次。

2. 密陀僧散。密陀僧、枯矾、夜明砂（微炒）各 30g，为细末，每次用少许蜜调涂患处，每日 2 次。

3. 每次用少许十白美容散调白醋，每日早、晚各擦患处 1 次。

4. 桃仁、当归尾、赤芍、牡丹皮、丹参各 15g，红花 5g，大红藤 25g. 煎水 500mL，用纱布沾药汁温热敷患处，每次 30 分钟，每日 1 次。

5. 紫草、生地黄、姜黄、三棱、莪术、土鳖虫各 10g，血竭 5g，共研细末，白酒 200mL，调匀成糊状，外敷患处，每日 1 次。

6. 针刺疗法。取足三里、血海、三阴交、曲池穴，予泻法针刺，每日 1 次，10 天为 1 个疗程。

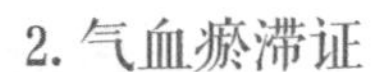

防护措施

1. 患者孕前进行遗传咨询，孕期进行相关检查。

2. 避免曝晒。

3. 保持乐观心态，合理饮食。

4. 禁止搔抓，保护病损部位。

病案与图谱

案例：患者，男，31 岁。右侧面部黑斑 11 年。无自觉症状。面色不华少光泽，头发干枯，四肢皮肤粗糙多皮屑。舌暗红，少苔，脉沉细。检查：右侧面部从额头至眶周、颞部和面颊，均有青灰色色素斑，着色不匀均，界限不清楚。同侧巩膜有数个蓝色斑点。西医诊断：太田痣；中医诊断：黧黑斑（气血瘀滞证）。治以行气活血，祛瘀消斑。予以血府逐瘀汤加减：桃仁、当归、川芎、赤芍、生地黄、羌活、桔梗、柴胡、枳壳、皂角刺、制乳香、制没药各 10g，红花、䗪虫、甘草各 6g。10 剂，水煎内服。配合针刺疗法：取血海、三阴交穴，施以泻法针刺，每日 1 次，10 天为 1 个疗程。治疗 1 个月后效果不明显，未坚持治疗。本病值得深入探讨研究，以期进一步提高治疗效果。图 18–31 为本案患者治疗前的图谱。

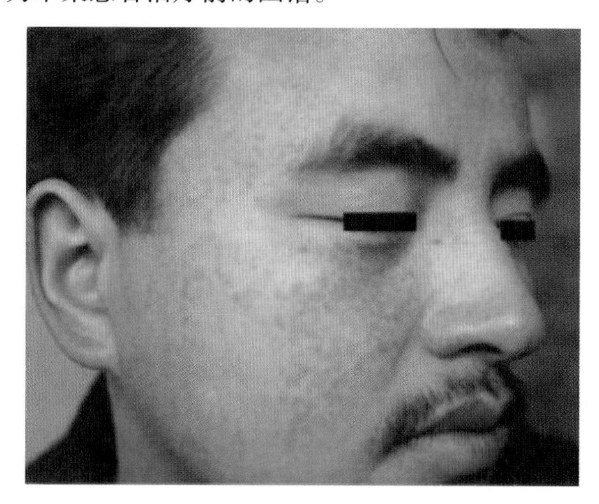

◆图 18–31　太田痣治疗前

第二节　恶性皮肤肿瘤

一、鳞状细胞癌

概述

鳞状细胞癌又称表皮样癌、棘细胞癌，是一种起源于表皮棘细胞或皮肤附属器角朊细胞的恶性肿瘤。早期即可呈溃疡，又常继发于慢性溃疡或慢性窦道开口，或瘢痕部的溃疡经久不愈而癌变。临床可呈菜花状，边缘隆起不规则，底部不平，易出血，常伴感染致恶臭。可有局部浸润及区域淋巴结转移。在下肢者常伴骨髓炎或骨膜炎。

病因病机

中医学中的“翻花疮”与鳞状细胞癌类似。此病系脾失健运，痰湿内生，与风毒相搏，致使气血凝结，阻塞经络而发病；或肝郁气滞，郁久化火，耗伤阴血，血燥肌肤失养所致。

临床表现

1. 多见于 50 岁以上男性。好发于日光暴露的部位，如头面、下唇、颈和手背等处，亦可累及口腔、鼻、咽、女阴和肛门等黏膜。

2. 初起时为疣状角化斑，或淡红、淡黄色结节，数周或数月后溃破，形成溃疡，基底坚硬，边缘高起，表面如乳头状或菜花样，无明显自觉症状，偶有瘙痒或疼痛感。发展迅速，破坏性大，常转移。少数糜烂化脓，常致附近出现肿胀疼痛。本病病程慢性，多从儿童期开始，持续到成人。

治疗经验

（一）中医内治法

1. 痰瘀互结证

［症状］ 初起皮肤浸润性斑块或结节，继而形成坚硬如乳头状或菜花状的肿块，淡红至暗红色，心烦易怒，胸胁胀痛。舌暗红，或有瘀点，苔薄黄，脉弦或滑。

［治法］ 祛瘀化痰散结。

［方药］ 桃红四物汤加减：桃仁 15g，红花 5g，生地黄 15g，郁金 15g，赤芍 15g，厚朴 12g，白花蛇舌草 20g，浙贝母 12g，莪术 12g，三棱 12g，半枝莲 20g，甘草 5g。

2. 火毒湿阻证

［症状］ 初起为硬实小结节，较短时间内形成火山口状溃疡，边缘坚硬，隆起外翻，溃疡面有脓样分泌物和恶臭气味，口苦，大便不畅，小便黄赤。舌红，苔黄腻，脉滑。

［治法］ 解毒利湿，祛瘀软坚。

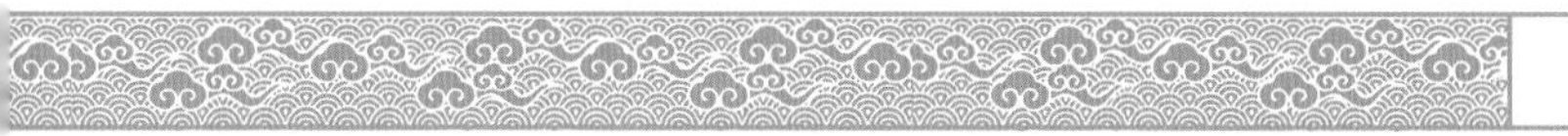

［方药］ 蛇莲抗癌汤：白花蛇舌草 30g，半枝莲、白英各 20g，金银花、连翘，夏枯草、土茯苓各 15g，莪术、三棱各 12g，青黛、甘草各 6g。

3. 脾肾亏损证

［症状］ 皮肤癌肿日久不愈，形体消瘦，面色无华，四肢不温，食少便溏，腰膝乏力。舌淡暗，苔白，脉细弱。

［治法］ 补益脾肾，扶正祛邪。

［方药］ 八珍汤加减：黄芪 30g，党参 20g，茯苓 15g，川芎 10g，白术 15g，白芍 15g，黄精 15g，何首乌 15g，枸杞子 12g，白花蛇舌草 20g，炙甘草 5g。

（二）中医外治法

1. 大黄 30g，五倍子 30g，紫草 30g，枯矾 20g，苦参 30g，荆芥 30g，牡丹皮 20g，三棱 20g，莪术 30g。煎水 1500mL，微温外洗患处，适用于各种皮肤癌上药前清洁癌肿创面。

2. 滑石、磁石、炉甘石、白矾各 30g，煅烧 24 小时，共研细粉备用。由肿瘤顶部上药，层层蚕蚀，隔日换药 1 次。

3. 干马齿苋 500g，烧灰，研成细粉，猪油调敷患处，每日 1 次。

4. 大黄、五倍子、紫草、枯矾、苦参各 10g，煎水浓汁成 50mL，以蟾酥 10g 溶于药液中，加磺胺软膏 20g，配成蟾酥软膏外敷，每日 1 次。

5. 樟丹 30g，乳香 10g。研末以小麻油制成糊状，涂敷患处，每日 1 次。

6. 牛黄生肌散用麻油调匀敷患处，如有渗出则不用麻油，直接用细粉外敷患处，每日 1 次。

7. 白花蛇舌草 50g，大黄、黄柏、黄连、煅石膏各 15g。共研细末，香油调搽患处，每日 3 次。

8. 干半枝莲、白芷各 30g，炉甘石、赤石脂、枯矾各 10g，冰片 5g。上药共研成细末，用香油调拌成膏状，外搽患处，每日 2 次。

防护措施

1. 避免过度日晒和紫外线、X 线照射，以及频繁接触砷、沥青等化学物质。

2. 加强营养，树立必胜的信心，保持心情舒畅，适当地锻炼身体。

3. 注意饮食、情志等方面的调节。

病案与图谱

案例：患者，男，35岁。左侧小腿溃疡1个月余。患者诉初起为一小硬结，有轻痒，抓破后出血，流滋水不愈合，伴口苦心烦，大便结，小便黄赤。舌红，苔黄腻，脉滑数。检查：左侧小腿内侧中段皮肤有一3cm大小圆形红色溃疡，溃疡面有脓血性样分泌物，有臭味，边缘坚硬。病理检查结果显示增生上皮突破基膜向深层浸润，形成不规则条索形癌巢，可见细胞间桥及角化珠。西医诊断：鳞状细胞癌；中医诊断：翻花疮（火毒湿阻证）。治以解毒利湿，祛瘀软坚。予以蛇莲抗癌汤加减：白花蛇舌草30g，半枝莲、白英各20g，金银花、连翘，夏枯草、土茯苓各15g，莪术、三棱各12g，青黛、甘草各6g。7剂，水煎内服。外治用牛黄生肌散，因有渗出，直接用细粉外敷患处，每日1次。7日后患处滋水已少出，原方再进10剂。20日后患处开始收敛，溃疡面较前干燥。30日后患处开始结痂。可惜后来中断联系，患者未来照片。图18–32为本案患者治疗前的图谱。

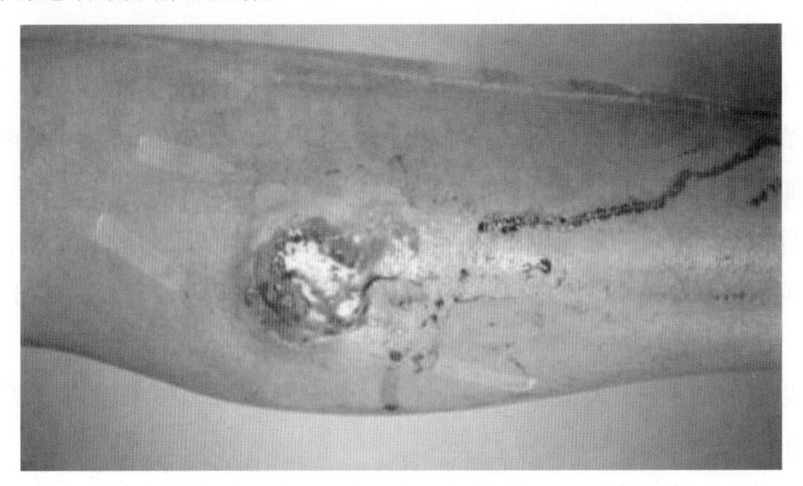

◆图18–32　鳞状细胞癌治疗前

二、基底细胞癌

概述

基底细胞癌又名基底细胞上皮瘤、侵蚀性溃疡，简称基癌，是一种来源于表皮或附属器特别是毛囊的低度恶性肿瘤。其特点是生长缓慢，极少发生转移。皮损常单发，但亦有散发或多发。初为发亮的蜡样结节，针头至黄豆大，白色或红色，常为单个，中心容易破溃。溃疡面扁平边缘卷起如珍珠母样，基底硬，易出血。

病因病机

基底细胞癌归属于中医学“翻花疮”“癌疮”“恶疮”“石疽”等范畴。本病的发生多为七情内伤，肝郁气滞，脏腑功能失调，痰瘀凝聚，阻于肌肤所致；或为痰湿郁久成毒化火，聚结皮肤而成。

临床表现

1. 男女发病数相似。好发于老年人的曝光部位，尤其面部，且多在口以上，如鼻侧、颊部和前额部等。

2. 皮损初为发亮的蜡样结节，针头至黄豆大带白色或红色，常为单个，中心容易破溃。偶见皮损呈侵袭性扩大，或向深部生长，破坏眼、鼻，甚至穿通颅骨，侵及硬脑膜，造成患者死亡。亦可见溃疡面扁平边缘卷起如珍珠母样，伴毛细血管扩张，中心有棕色结痂。基底硬易出血。皮损也可呈褐色或深黑色，边缘部分色泽较深，中央呈点状或网状，易误诊为恶性黑色素瘤。偶可见一个或数个高起性结节，触之呈中等硬度，表面光滑，类似纤维瘤。

3. 病理检查发现癌细胞由类似表皮基底细胞的细胞组成，边缘部分呈栅状排列。

治疗经验

（一）中医内治法

1. 痰瘀凝聚证

［症状］ 皮损表现以单个蜡样半透明结节为主，触之硬实，或伴色素沉着，不痛不痒。舌暗红，或有瘀点，脉弦或滑。

［治法］ 行气化痰，祛瘀散结。

［方药］ 柴胡疏肝散加减：柴胡 15g，赤芍 15g，枳实 10g，香附 10g，郁金 10g，莪术 12g，三棱 12g，半枝莲 20g，白花蛇舌草 20g，红花 5g，白芷 l0g，白芥子 15g，甘草 5g。

2. 湿毒聚结证

［症状］ 皮损表现以侵袭性呈鼠啮状的结节溃疡为主，伴浆液性黏稠分泌物。舌暗红，苔黄浊或黄腻，脉滑数。

［治法］ 化湿解毒，行气散结。

［方药］ 蛇莲抗癌汤加减：白花蛇舌草 20g，半枝莲 20g，石上柏 20g，玄参 20g，薏苡仁 20g，土茯苓 20g，香附 15g，猪苓 15g，赤芍 15g，川厚朴 12g，白术 12g，甘草 5g。

（二）中医外治法

1. 苦参 30g，枯矾 30g，雄黄 10g，藜芦 10g，松香 10g。上药共研细末，用凡士林适量调制成膏，外敷患处，每日 1 次。

2. 五虎丹。水银、白矾、青矾、牙硝各 180g，食盐 90g，用升华法煅烧取丹备用。取五虎丹 18g，蟾酥、红娘子、斑蝥各 0.5g，洋金花粉 1g，共研细末，用温开水调成糊状，涂布于癌肿表面，外敷普通药膏，2 ～ 3 天换药 1 次，直至癌肿完全脱落。

3. 紫草根 30g，蓖麻子、水蛭、炮甲珠、地鳖虫各 15g，松香 150g，麝香 0.5g，上药加热调制成膏。先用生姜涂患处，然后外敷药膏，每 4 天 1 次。

4. 乳香 15g，制没药 15g，轻粉 15g，飞朱砂 15g，煅白砒 6g，赤石脂 15g，炒五倍子 15g，煅雄黄 15g，醋制蛇含石 15g。将上药研细末和匀备用。取药粉撒于癌肿表面，用纱布包扎，每 2 日 1 次。

5. 牛黄生肌散，用麻油调匀敷患处，每日 1 次。如有渗出则不用麻油，直接用细粉外敷患处。

6. 血竭、乳香、没药、海螵蛸各 15g，冰片、珍珠 1.5g，麝香 0.1g。共研细末，外撒疮口溃疡处，每日 1 次。

防护措施

1. 在青少年时就应注意防止过度的日光曝晒，老年人更应保护好皮肤，防止过强的日光照射。

2. 清淡饮食，起居规律，调畅情绪。

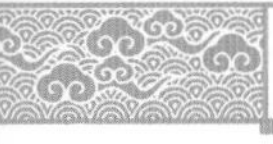

病案与图谱

案例：患者，男，37 岁。右侧耳下面部皮疹 20 年，破溃流血水 1 年余。现症见发热，时有瘙痒，口干，大便燥结，小便黄赤。舌暗红，苔薄黄，脉滑数。检查：体温 37.3℃，右耳下面部有一花生米大小黑褐色皮疹，皮损表面呈鼠啮状，边缘参差不齐，质硬，中心溃疡有浆液性分泌物渗出。病理检查结果显示表皮内基底细胞呈融浆状团块，边缘呈栅栏状排列，有角质囊肿。西医诊断：基底细胞癌；中医诊断：石疽（湿毒聚结证）。治以化湿解毒，行气散结。予以蛇莲抗癌汤加减：白花蛇舌草 30g，半枝莲、白英各 20g，黄连、黄芩、金银花、连翘，夏枯草、土茯苓各 12g，莪术、三棱各 10g，青黛（包）、甘草各 6g。10 剂，水煎内服。将牛黄生肌散用麻油调匀敷患处，每日 1 次。经 1 个月的治疗后，肿瘤中心渗出减少，3 个月后肿瘤中心干燥结痂，但未完全愈合。3 年后电话随访，患者病情稳定，症状无恶化，患者未来照片。图 18–33 为本案患者治疗前的图谱。

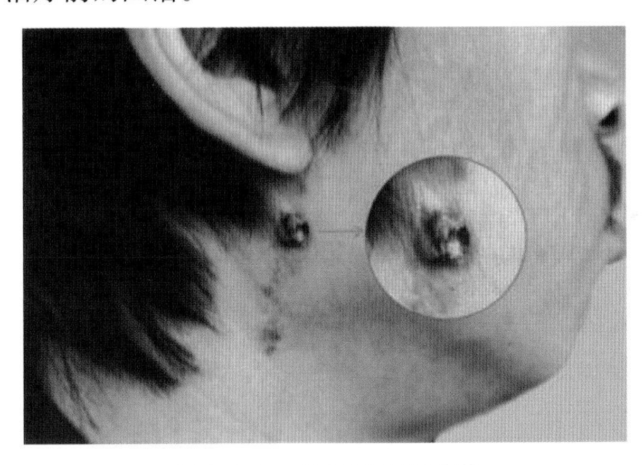

◆图 18–33　基底细胞癌治疗前

三、淋巴肉瘤

概述

淋巴肉瘤是原发于淋巴结或淋巴结外组织或器官的一种恶性肿瘤，来源于淋巴细胞或组织细胞的恶变。根据临床和病理特点不同分两大类，即霍奇金病和非霍奇金淋巴瘤。其发病因素多与感染、免疫功能缺损、化学、物理及其他因素有关。淋巴结肿

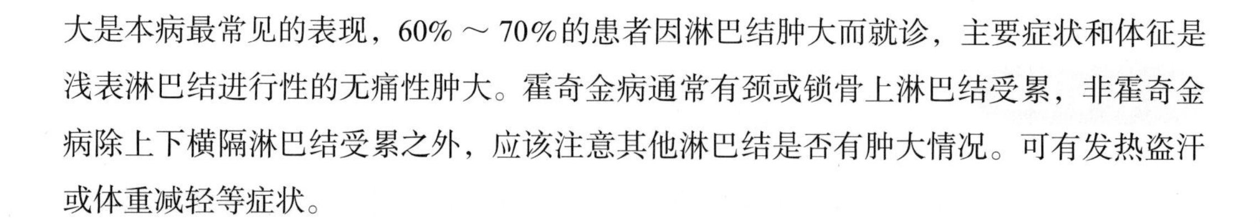
大是本病最常见的表现，60%～70%的患者因淋巴结肿大而就诊，主要症状和体征是浅表淋巴结进行性的无痛性肿大。霍奇金病通常有颈或锁骨上淋巴结受累，非霍奇金病除上下横隔淋巴结受累之外，应该注意其他淋巴结是否有肿大情况。可有发热盗汗或体重减轻等症状。

病因病机

恶性淋巴瘤属于中医学“恶核”“失荣”“瘰疬”“阴疽”“石疽”等范围。本病外由风火血燥，或寒痰凝滞，内因忧思喜怒，肝郁气结，生痰化火及气滞血瘀，积而成结，日久脏腑内虚，肝肾亏损，气血两亏而致。

临床表现

1. 淋巴结肿大，早期为颈、颌下、耳下、枕后等处浅表淋巴结肿大，亦可蔓延至腋下及腹股沟。淋巴结可从黄豆大小至枣子大小，一般无疼痛，硬度中等，坚韧、均匀、丰满。纵隔淋巴结肿大时，有上腔静脉压迫征及气管膈神经受压征。肠系膜或腹膜后淋巴结肿大，晚期有局部疼痛压迫症状，腹部可触及肿块。

2. 淋巴组织遍布全身，犯及胃肠可见腹痛、腹部肿块、腹泻、便血。累及皮肤，可发生蕈样真菌病、西萨瑞综合征，累及其他器官有相应症状。

3. 晚期为瘙痒、发热、消瘦、盗汗、疲乏、贫血等。

4. 血常规检查显示部分患者有淋巴细胞升高，血红蛋白和血小板减少。

5. 乳酸脱氢酶升高。

6. 对肿大淋巴结进行穿刺活检可以确诊。

治疗经验

（一）中医内治法

1. 寒痰凝滞证

［症状］ 颈项肿物，无痛痒，坚硬如石，无热，形寒肢冷，疲乏无力，面色少华。舌淡，苔白，脉沉细。

［治法］ 温化寒积，化痰软坚。

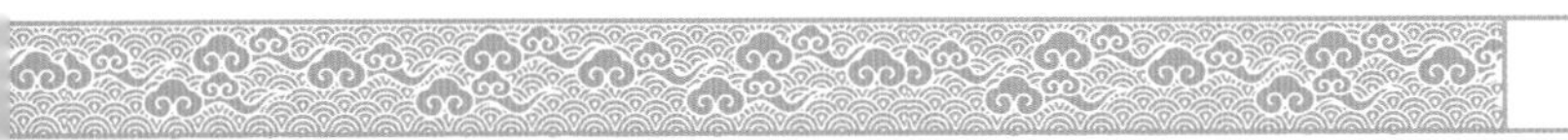

［方药］ 阳和汤加减：熟地黄 12g，炙麻黄 3g，肉桂 3g，炮姜 6g，昆布 12g，海藻 12g，夏枯草 12g，陈皮 9g，白花蛇舌草 15g。

2. 气郁痰结证

［症状］ 胸闷不舒，两胁胀满，脘腹、颈项、腋下、腹股沟等处痰核瘰瘰。舌淡红，苔薄白，脉沉弦或略滑。

［治法］ 理气解郁，化痰散结。

［方药］ 四逆散合加减六君汤：柴胡 6g，枳壳 9g，白芍 9g，太子参 15g，白术 15g，茯苓 15g，法半夏 9g，陈皮 9g，土贝母 9g，夏枯草 12g，半枝莲 12g，甘草 6g，猫爪草 12g。

3. 血燥风热证

［症状］ 颈项、腋下、腹股沟、脘腹等一处或多处肿物，发热烦躁，口干欲饮，皮肤瘙痒，大便干结。舌红，苔黄，脉弦而略数或滑而略数。

［治法］ 养血润燥，疏风解毒。

［方药］ 增液汤加减：玄参 12g，当归 9g，白芍 9g，生地黄 12g，麦冬 12g，防风 9g，荆芥 9g，夏枯草 12g，沙参 12g，半枝莲 12g。

4. 阴虚内热证

［症状］ 口干盗汗，午后潮热，五心烦热，颧赤，腰膝酸软，消瘦乏力，纳食欠佳。舌红，少苔，脉细数。

［治法］ 滋补肝肾，解毒软坚。

［方药］ 一贯煎加减：当归 9g，白芍 9g，生地黄 12g，牡丹皮 9g，地骨皮 12g，女贞子 12g，枸杞子 12g，玄参 9g，生牡蛎 12g，七叶一枝花 12g，茯苓 15g。

（二）中医外治法

1. 独角莲 30g，去粗皮捣成泥状，加鸡蛋清调匀，外敷肿瘤部位，每日 1 次。

2. 蓖麻子 25 粒、松香 15g，共捣细末，外贴患处，每日 1 次。

3. 黑蚂蚁粉 10g，牛黄 0.5g，血竭 1g，冰片 1g，乳香、没药、硼砂各 3g。上药共研成细末，放入香油内熬成软膏装瓶备用。药膏外敷患处，每日 1 次。

4. 蜈蚣 1 条，雄黄 1g，冰片 1g，葱白 5 根，面粉 1g，共捣烂，用 1 个鸡蛋清调匀，外敷患处，每日 1 次。

5. 灯火灸法。取灯芯 1 根，蘸茶油点燃着火，在患者耳后肿大淋巴结部位上迅速爆灸 1 次，灸后局部保持清洁，7 日 1 次，视病情治疗 3 ～ 10 次。

6. 露蜂房1个，水蛭10g，白矾3g。将水蛭、白矾装入露蜂房孔内，用火烤至白矾变成枯矾为止。共研细末，香油调敷患处。每日2次。

防护措施

1. 增强自身免疫功能。

2. 长期处于毒性环境下可诱发淋巴瘤的发生，避免接触辐射及毒性物质。

病案与图谱

案例：患者，男，6岁。颈部肿块3个月。患处不痛，伴烦热盗汗，咽干口燥，纳呆少食，皮肤瘙痒，大便干。舌红，苔薄黄，脉细数。检查：体温37.8℃，右侧耳后颈项部有一鸡蛋大小肿块，表面光滑，质韧饱满，无压痛。血常规正常。淋巴穿刺和组织切片确诊为霍奇金病。西医诊断：淋巴肉瘤（霍奇金病）；中医诊断：恶核（阴虚血热证）。治以养血润燥，疏风解毒。予以秦艽鳖甲汤合知柏地黄丸加减：鳖甲20g，秦艽、地骨皮、柴胡、青蒿、当归、知母、黄柏、熟地黄、牡丹皮、茯苓、泽泻各8g，三棱、莪术、白花蛇舌草、半枝莲各6g。10剂，水煎内服。外治以独角莲30g，去粗皮捣成泥状，加鸡蛋白调匀敷肿瘤部位，每日1次。经治疗后，患者精神明显好转，纳食增加，盗汗已无。图18-34、图18-35为本案患者治疗前的图谱。

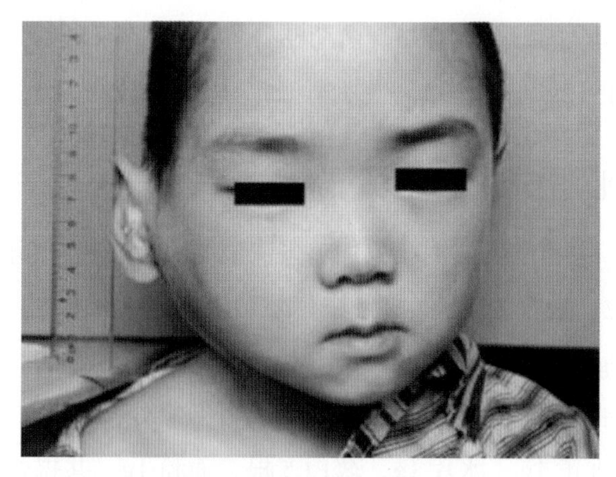

◆图18-34 淋巴肉瘤治疗前（正面）

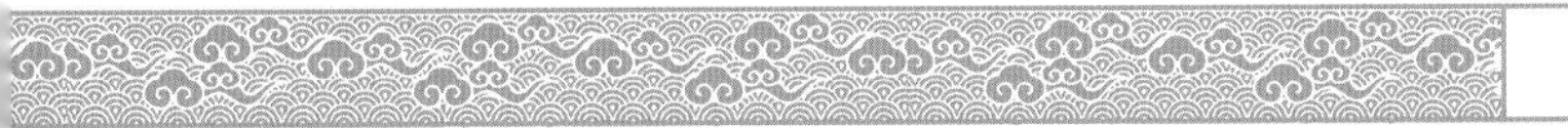

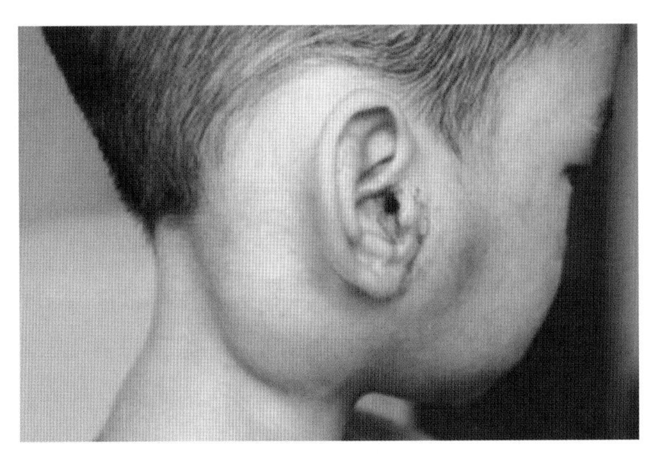

◆图 18-35 淋巴肉瘤治疗前（侧面）

四、乳腺癌

概述

乳腺癌是发于乳房部的恶性肿瘤。其特点是乳房部出现无痛、热的肿块，皮色不变，质地坚硬，或推之不移，或表面不光滑，凹凸不平，或乳头溢血，晚期溃烂，凹似岩穴，凸如泛莲。

病因病机

中医学很早就有对乳腺癌的记载，称之为“奶岩”。此病多生于妇女。因郁怒伤肝，思虑伤脾，气滞痰凝而成；或冲任二经失调，气滞血凝而生。

临床表现

1. 早期乳腺癌往往不具备典型的症状和体征，不易引起重视，常通过体检或乳腺癌筛查发现。80% 的乳腺癌患者以乳腺肿块首诊。患者常无意中发现乳腺肿块，多为单发，质硬，边缘不规则，表面欠光滑。多数乳腺癌为无痛性肿块，仅少数伴有不同程度的隐痛或刺痛。有的患者非妊娠期从乳头流出血液、浆液、乳汁、脓液，或停止哺乳半年以上仍有乳汁流出。单侧单孔的血性溢液应进一步检查，若伴有乳腺肿块更应重视。若肿瘤侵犯了连接乳腺皮肤和深层胸肌筋膜的Cooper韧带，使其缩短并失去弹性，牵拉相应部位的皮肤，则出现“酒窝征”。若癌细胞阻塞淋巴管，则会出现“橘皮样改变”。乳腺癌晚期，癌细胞沿淋巴管、腺管或纤维组织浸润到皮内并生长，在主癌灶周围的皮肤形成散在分布的质硬结节，即所谓“皮肤卫星结节”。若肿瘤位于或接近乳头深部，可引起乳头回缩。肿瘤距乳头较远，乳腺内的大导管受到侵犯而短缩时，也可引起乳头回缩或抬高。乳头湿疹样癌，即乳腺paget’s病，表现为乳头皮肤瘙痒、糜烂、破溃、结痂、脱屑伴灼痛，以致乳头回缩。乳腺癌患者1/3以上有腋窝淋巴结转移。初期可出现同侧腋窝淋巴结肿大，肿大的淋巴结质硬、散在、可推动。随着病情发展，淋巴结逐渐融合，并与皮肤和周围组织粘连、固定。晚期可在锁骨上和对侧腋窝触及转移的淋巴结。

2. 乳腺钼靶检查可作为初起筛查的重要手段，组织病理穿刺活检是确诊的金标准。

治疗经验

（一）中医内治法

1. 脾肾气虚证

［症状］ 乳房有坚硬肿块和皮下结节，腰膝酸痛，疲倦乏力，或浮肿，纳少，脘胀，便溏，尿频或夜尿多，或重听耳鸣。舌淡红，有齿痕，苔薄白，脉细。

［治法］ 疏肝解郁，化痰散瘀。

［方药］ 逍遥散加减：柴胡、当归、茯苓、白芍、白术各30g，炙甘草15g，土贝母10g。

2. 脾肾阳虚证

［症状］ 乳房、腋下有坚硬肿块，形寒肢冷，面色㿠白，腰膝酸软，肢体浮肿，舌淡胖或边有齿痕，苔白滑，脉沉细无力。

［治法］ 温补脾肾，祛邪抗癌。

［方药］ 四君子汤合四神丸加减：人参、白术、茯苓各9g，甘草6g，肉豆蔻、补骨脂、五味子、吴茱萸、大枣各9g；或者参苓白术散（《太平惠民和剂局方》）合四神丸加减。

3. 肝肾阴虚证

［症状］ 乳房、腋下有坚硬肿块，眩晕耳鸣，两目干涩，颧红咽干，五心烦热，腰膝酸软，潮热盗汗，形体消瘦，月经不调。舌红，少苔，脉弦细数。

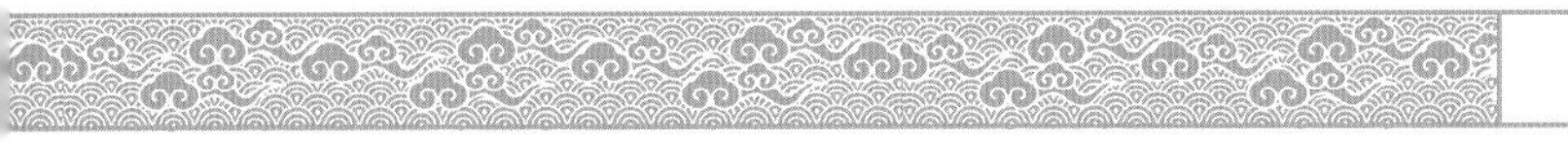

［治法］ 补肝益肾，调理冲任。

［方药］ 二仙汤合逍遥散加减：仙茅、淫羊藿、当归、巴戟天、黄柏、知母、柴胡、赤芍、茯苓、白术各 10g，生姜 3 片，薄荷，甘草各 6g。

4. 气阴两虚证

［症状］ 乳房有坚硬肿块，皮下结节，头晕目眩，面色㿠白，神疲乏力，潮热盗汗，心悸失眠，腰膝酸软，肢节疼痛，烦躁易怒，胸闷，头痛，情志异常，记忆力减退。舌红少津，苔薄黄，脉沉细数。

［治法］ 健脾养胃，养血和营。

［方药］ 化岩汤合香贝养荣汤加减：人参、黄芪、当归、忍冬藤各 30g，白术 60g，茜草根、白芥子、陈皮、川芎各 6g，熟地黄 12g，茯苓、浙贝母、香附（酒炒）、白芍（酒炒）各 10g，桔梗、甘草各 3g。

5. 毒热炽盛证

［症状］ 乳房、腋下有坚硬肿块，皮下结节瘰瘰，甚则破溃，溃后愈坚，渗流血水，不痛或剧痛，性情急躁易怒，胁肋攻窜刺痛。舌暗红，苔薄黄，脉弦滑数。

［治法］ 调补气血，祛邪扶正，解毒散结。

［方药］ 四君子汤合四神丸加味或参苓白术散合四神丸加减：人参 5g，白术、茯苓、补骨脂、肉豆蔻、五味子、吴茱萸各 10g，甘草 6g，大枣 7 个。

（二）中医外治法

1. 初期用阿魏化痞膏外贴；溃后用乳香、没药各 25g，研末外敷患处，每日 1 次；坏死组织脱落后，改用拔毒生肌散外敷，每日 1 次。

2. 季芝鲫鱼膏。活鲫鱼肉、鲜山药（去皮）各 100g，麝香 0.1g。共捣如泥，涂患处，每 7 日 1 换。外敷治乳岩初起。

3. 用牛黄生肌散以麻油调匀敷患处，如有渗出则直接用细粉外敷患处，每日 1 次。

4. 山慈菇、白蔹、漏芦各 30g，共研细末，调香油 100mL，外涂患处，每日 2 次。

5. 蒲公英、忍冬藤、栀子、大青叶、野菊花、土茯苓各 30g，煎水 2000mL 外洗患处，每日 1 次。

6. 鱼腥草、马齿苋、板蓝根，金银花各 25g，煎水 2500mL 外洗患处，每日 1 次。

7. 当归、桃仁、生地黄、熟地黄各 30g，天冬、麦冬各 10g，红花 3g。煎水 2000mL 外洗患处，每日 2 次。

8. 紫草、白芷、当归、川芎、防风各 100g，猪板油 500g，同煎熬成油，外涂患

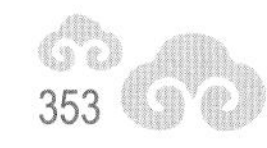

处，每日 1 次。

防护措施

1. 建立良好的生活方式，调整好生活节奏，保持心情舒畅。

2. 坚持体育锻炼，积极参加社交活动，避免和减少精神、心理紧张因素，保持心态平和。

3. 养成良好的饮食习惯。

4. 不乱用外源性雌激素。

病案与图谱

案例：患者，女，65 岁。左乳房溃疡糜烂 4 年。患者诉初起可触摸到左乳房有一硬结，不痛，未予重视，后渐渐增大，并破溃流水。自用多种药物仍不愈合。伴神差乏力，心烦不眠，胸胁刺痛，纳呆少食，便秘。舌暗红，有瘀斑，苔薄黄，脉弦细数。检查：左侧乳房有一 10cm×11cm 大小破溃疮疡，创面渗流血水，表面凹凸不平，边缘呈红石榴样突起，中心深凹可见黄色脂肪层。左腋下有 3 个蚕豆大肿大淋巴结，质硬，推之不移。病理检查确诊为乳腺癌晚期。西医诊断：乳腺癌；中医诊断：乳岩（癌毒炽盛，正气虚衰证）。治以清热解毒，散结除瘤，扶正祛邪。予以化岩汤合人参养荣汤加减：人参 3g，黄芪、白术、茯苓、熟地黄、当归、白芍、茜草根、白芥子、金银花藤、陈皮、远志各 12g，白花蛇舌草、半枝莲各 20g，五味子、炙甘草各 6g。10 剂，水煎服。配合牛黄生肌散外治。以牛黄 1g，冰片 3g，血竭 5g，炉甘石、煅龙骨、煅石膏、儿茶、乳香、没药各 15g，共研细粉，外敷患处，每日 1 次。治疗 2 个月后，精神好转，纳食增加。乳腺癌溃疡经外敷牛黄生肌散后，局部干燥，创面有所收敛。3 年后追踪仍存活。图 18–36 为本案患者治疗前的图谱。

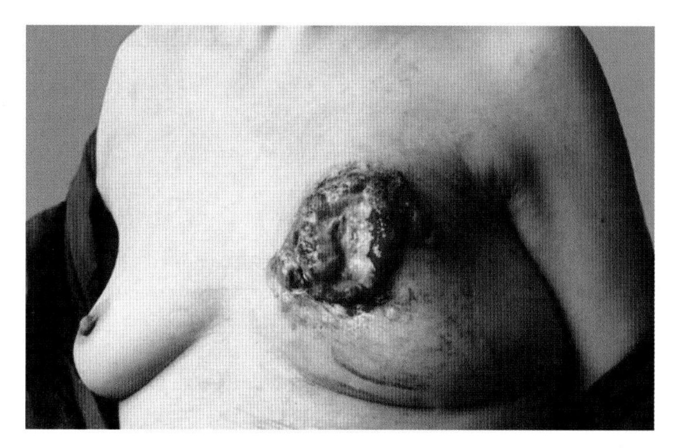

◆图 18-36　乳腺癌治疗前

五、舌　癌

概述

舌癌是最常见的口腔癌，多数为鳞癌，尤其在舌前 2/3 部位，腺癌较少见，多位于舌根部，有时也可发生淋巴上皮癌及未分化癌。本病多发生于舌缘，其次为舌尖、舌背及舌根等处，常为溃疡型或浸润型。可有局部白斑病史或慢性刺激因素。一般恶性程度较高，生长快，浸润性较强，常波及舌肌，致使舌运动受限，使说话、进食及吞咽均发生困难。早期常发生颈淋巴结转移。本病男性多于女性。

病因病机

舌癌即中医学的“舌岩”“舌菌”“舌疳”。因舌部肿起成块，坚硬如岩石，故名舌岩。有时形似菌状，又名舌菌；若溃烂后形成高低不平的溃疡，则称为舌疳，亦称舌痔。此病是因邪毒上攻，聚结成块，逐渐恶变而成。以舌体赘生肿块如菌，坚硬溃烂为主要表现的癌病类疾病。

临床表现

1. 多见于 40 岁以上患者。
2. 好发于舌前 2/3，尤其多见于舌中 1/3 边缘。

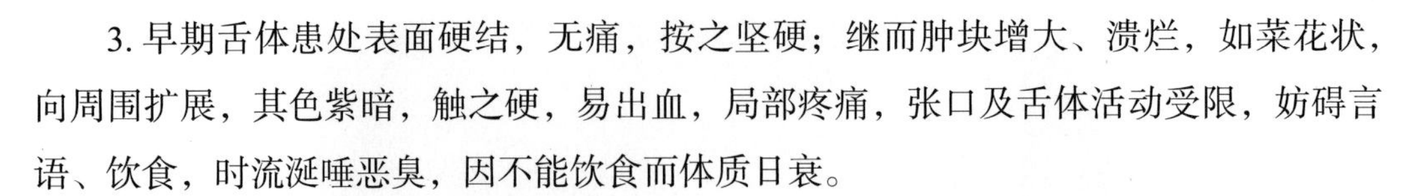

3. 早期舌体患处表面硬结，无痛，按之坚硬；继而肿块增大、溃烂，如菜花状，向周围扩展，其色紫暗，触之硬，易出血，局部疼痛，张口及舌体活动受限，妨碍言语、饮食，时流涎唾恶臭，因不能饮食而体质日衰。

4. 颌下、颈上恶核。

5. 病理检查可以确诊。

治疗经验

（一）中医内治法

1. 心火亢盛证

［症状］ 舌体有坚硬的肿物，肿物增大较快，舌体活动不利；肿块破溃后，创面高低不平，糜烂流涎，臭秽难闻，易于出血，疼痛难于忍受。伴心烦、失眠，口渴、尿赤，大便干结。舌红，苔黄，脉弦数。

［治法］ 清心凉血，泻火解毒。

［方药］ 导赤散合清心莲子饮加减：木通 6g，生地黄、竹叶、黄芩、麦冬、地骨皮、车前子、石莲肉、茯苓、黄芪各 10g，人参 3g，甘草 5g。

2. 火毒攻舌证

［症状］ 舌体肿块范围较大，表面溃疡如菜花状，色紫暗，流血水，涎唾恶臭，口苦咽干。舌红，苔黄厚腻，脉滑数有力。

［治法］ 清热解毒。

［方药］ 黄连解毒汤加减：黄连 6g，黄芩、黄柏、桃仁、生甘草各 10g，栀子 12g，山豆根，半枝莲各 15g，七叶一枝花 10g，蒲公英、白花蛇舌草、仙鹤草、薏苡仁各 30g。

3. 正虚邪恋证

［症状］ 舌体溃烂，疼痛难忍，饮食不下，口流臭涎，体质虚弱。舌淡，苔白腻，脉沉细弱。

［治法］ 扶正祛邪。

［方药］ 四君子汤合当归补血汤加减：白术、知母、生甘草各 10g，当归 12g，山豆根、党参、茯苓、玄参各 15g，生地黄 20g，黄芪、仙鹤草、半枝莲各 30g。

4. 痰热阴虚证

［症状］ 舌体溃烂，疼痛难忍，饮食不下，口流臭涎，伴烦躁易怒，口咽干燥，

虚烦失眠，颧红面赤。舌红绛，苔黄腻燥，脉细数。

［治法］ 清热滋阴化痰。

［方药］ 知柏地黄汤加减：知母、黄柏、生地黄、牡丹皮、山茱萸、茯苓、山药、泽泻各 12g，白花蛇舌草 20g，半枝莲 20g。

（二）中医外治法

1. 中药外用锡类散吹之，每日数次。

2. 取六神丸适量置于病变部位，或含化后开水或黄酒送服，常规用量使用。此方虽好但不宜久服，恐伤脾胃。

3. 冰硼散。将药散吹撒于舌癌溃疡面，用于舌癌溃疡，每日 3 次。

4. 双料喉风散。将药频频外敷于舌溃疡面及患处，用于舌癌表面糜烂、咽喉肿痛等。

5. 冰黛散。青黛 6g，冰片 3g，朱砂 5g，硼砂 5g，海螵蛸 6g。共研细末，香油调匀涂患处，若有渗出撒干粉，每日 3 ～ 5 次。

6. 白及粉、滑石粉各 20g，青黛、珍珠粉各 10g，人工牛黄、冰片各 3g。共研细末，每次取药粉 2g，用香油调成糊状外涂患处，每日 3 次。

7. 血余炭、血竭、乳香、没药、珍珠各 5g，冰片、樟脑各 1g，煅龙骨 10g，五色条（松树、杨树、榆树、柳树、杏树枝条或其他树枝也可）各 20g。上药用香油 500mL 熬成膏状，拣去五色条，药膏装瓶备用。外涂患处，每 3 日 1 次。

8. 牛黄生肌散。牛黄、朱砂、血竭、冰片各 1g，滑石、炉甘石、钟乳石各 10g。共研细末，用香油 100mL 调成糊状外涂患处，如溃疡糜烂，取药粉撒患处，每日 1 次。

防护措施

1. 减少外来刺激因素，如槟榔、辣椒、烟酒等。

2. 积极治疗癌前病变，提高机体抗病能力。

病案与图谱

患者，男，65 岁。舌体糜烂疼痛 3 年。现症见舌体糜烂疼痛，乏力神差，咽干口

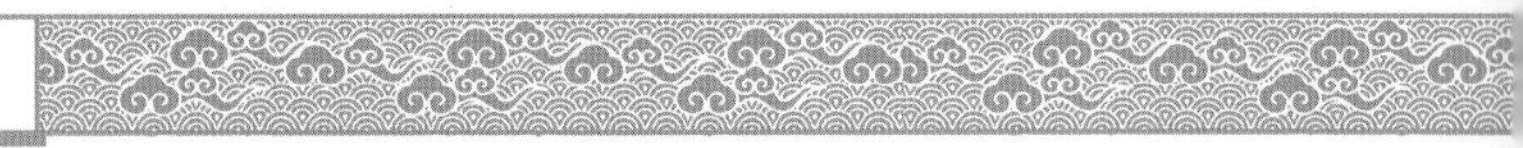

臭，食少无味，遇辛辣加重，大便稀溏。舌苔灰白厚腻，脉弦细无力。检查：舌头中后段左侧舌面舌根破溃糜烂潮红出血，舌体创面高低不平，触之硬，易出血，局部疼痛。病理组织检查见分化较好的鳞状细胞癌。西医诊断：舌癌；中医诊断：舌岩（正气虚弱，邪毒积聚证）。治以扶正祛邪，消肿排毒。予以十全大补汤加减：白参 3g，白术、茯苓、当归、赤芍各 10g，黄芪、生地黄各 15g，白花蛇舌草、半枝莲、射干各 20g，山豆根、川芎、甘草各 6g。15 剂为 1 个疗程。共 6 个疗程。配合六神丸口服，每次 10 粒，每日 2 次，服用 1 个月后停服六神丸。继续服用上方中药，3 个月后神清气爽，舌体溃疡面基本长平，舌苔恢复正常。2 年后追访患者健在，无复发。图 18-37、图 18-38 为本案患者治疗前后的图谱。

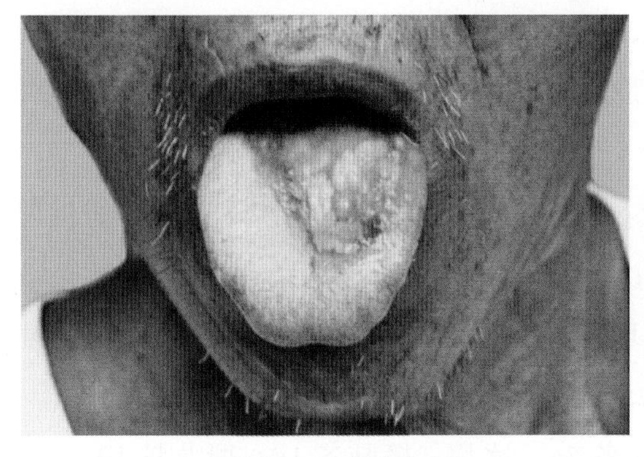

◆图 18-37　舌癌治疗前

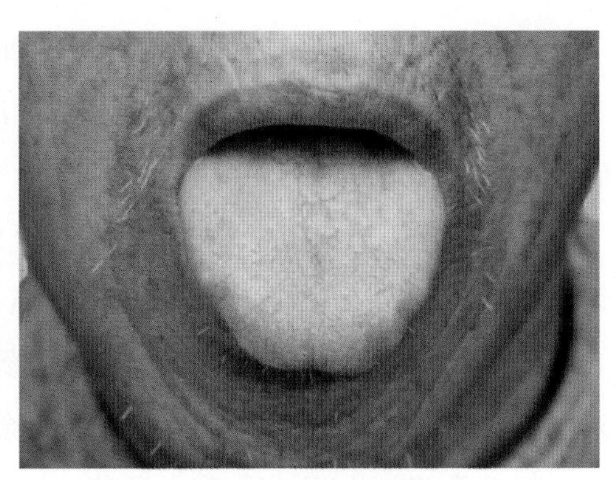

◆图 18-38　舌癌治愈后

六、阴茎巨大尖锐湿疣恶变

概述

阴茎巨大尖锐湿疣恶变为常见的男性生殖系统的恶性肿瘤之一。初期可能为乳头状瘤，若干年后转移为鳞状细胞癌。其症状包括包皮过长、包茎、包皮龟头炎、阴茎溃疡等。

病因病机

中医学称之为“肾岩翻花”，即“肾岩”。肝主筋，阴茎为宗筋所聚之处，为肾之外窍，因此阴茎和肝肾有密切关系。本病的发生多因肝肾阴虚，忧思郁虑，相火内灼，水不涵木，肝虚血少，经络空虚，虚火痰浊侵袭，导致经络阻塞，积聚阴茎而成。再则包茎或包皮过长，致秽毒积聚，与本病的发生亦有密切关系。

临床表现

1. 多发生于 40 ～ 60 岁的中年男子，平均年龄为 30 岁。

2. 好发于阴茎冠状沟及外尿道口边缘。

3. 阴茎头局部出现硬块或红斑，突起小肿物或经久不愈的溃疡，由于包皮掩盖未引起足够重视，之后有血性分泌物自包皮口流出，肿瘤可突出包皮口或穿破包皮呈菜花样，表面糜烂，渗出物恶臭，多不妨碍排尿。晚期癌肿可侵及阴茎的全部、耻骨部及阴囊，局部失去正常形态而在耻骨部形成一巨大的癌性溃疡。并可出现消瘦、贫血、无力、食欲不振等恶病质。

4. 病理检查可以确诊。

治疗经验

（一）中医内治法

1. 肝郁痰凝证

［症状］ 阴茎、冠状沟附近有丘疹、结节、疣状肿物，逐渐肿大，溃后渗流滋水或血水，或有痛痒。舌红，苔薄白或白腻，脉弦或滑。

［治法］ 疏肝解郁，化痰散结。

［方药］ 散肿溃坚汤加减：知母、黄芩、龙胆草、天花粉、黄柏、桔梗、昆布、三棱、莪术、连翘、炙甘草各 10g，葛根、白芍、当归、黄连各 6g，升麻 3g。

2. 肝经湿毒证

［症状］ 阴茎部溃疡，肿胀疼痛，翻花如石榴状，有血样渗出物，味臭难闻。舌红，苔黄腻，脉弦数。

［治法］ 清利湿热，泻火解毒。

［方药］ 龙胆泻肝汤加减：龙胆草、知母、黄芩、柴胡、生地黄、车前仁、泽泻各 10g，木通、甘草各 6g，半枝莲、垂盆草各 20g。

3. 阴虚火旺证

［症状］ 阴茎部溃烂，仅流黑暗血水，腐肉难脱，伴腰酸腿软，头晕耳鸣，口燥

咽干。舌红，无苔，脉沉细弦。

［治法］ 滋阴降火。

［方药］ 知柏地黄汤加减：熟地黄 15g，知母、黄柏、牡丹皮、山药、茯苓、泽泻、山茱萸各 10g，土茯苓、败酱草、白花蛇舌草、龙葵各 20g。

4. 气血两虚证

［症状］ 阴茎癌晚期，癌肿穿破包皮，菜花状癌性肿块，甚则阴茎溃烂脱落，伴身体瘦弱，不思饮食。舌淡红，苔黄腻，脉沉细无力。

［治法］ 补益气血，和胃健脾。

［方药］ 当归补血汤合香砂六君子汤加减：黄芪 30g，当归 6g，党参 15g，白术 10g，茯苓 15g，半夏、陈皮 12g，黄精 10g，木香 6g，砂仁 6g，炙甘草 6g，白英 15g。

（二）中医外治法

1. 中药外用初起外敷千金散，每日 1 次。溃后外敷牛黄生肌散，每日或隔日 1 次。

2. 蟾酥软膏。蟾酥 10g，溶于 30mL0.9% 氯化钠注射液中，加磺胺软膏 40g，配成 20% 蟾酥软膏外敷，一般用药 3 天癌组织开始脱落，至肿瘤坏死脱落为止。

3. 苍耳子 30g，杭菊花 30g，芥菜根 15g，水煎成 2000mL。趁热先熏，温后外洗。每日 1 次。

4. 硫黄 15g，樟脑、硼砂各 10g，薄荷脑 0.5g，冰片 1g。共研粉，凡士林适量调匀成膏状，外涂敷患处，每日 1 次。

5. 血竭、乳香、没药各 15g，冰片、珍珠各 1.5g，麝香 0.1g，露蜂房 1 个（烧灰存性）。共研细末，外撒疮口溃疡处，每日 1 次。

6. 牛黄生肌散。牛黄、朱砂，血竭、冰片各 1g，滑石、炉甘石、钟乳石各 10g。共研细末，用香油调成糊状外涂患处，如溃疡糜烂，取干药粉撒患处，每日 1 次。

防护措施

1. 积极预防和治疗阴茎癌前驱性病症，如包茎、包皮龟头炎，乳头状瘤和巨大尖锐湿疣等。

2. 包皮过长者，每日翻转洗涤，以保持清洁，并及早手术割除包皮。

3. 阴茎发生丘疹、溃疡、白斑等，宜及时治疗，以防癌变。

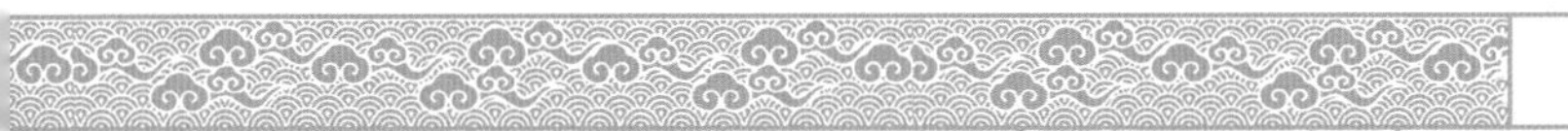

病案与图谱

患者，男，31岁。阴茎包皮菜花状肿物半年。既往包茎31年，有不洁性交史。阴茎包皮部分溃疡出血，有轻微痛痒，伴口苦咽干，心烦不寐。舌红，苔白腻，脉弦滑。检查：阴茎包皮前端红肿突起呈菜花样，表面糜烂，有恶臭，双侧腹股沟可触及成串淋巴结。阴囊及肛检正常。B超未发现盆腔、腹膜后肿大淋巴结。实验室检查显示：聚合酶链反应（+），醋酸白试验（+）。病理检查结果显示表皮至真皮可见增生上皮向深层浸润，形成条索形癌巢，角化型和高分化鳞状细胞癌。西医诊断：尖锐湿疣，阴茎高分化鳞癌；中医诊断：肾岩翻花（肝郁痰凝证）。治以疏肝解郁，化痰散结。予以散肿溃坚汤加减：柴胡、连翘、升麻、葛根、天花粉、桔梗、当归尾、白芍、昆布、三棱、白术、黄芩、黄连、黄柏、知母、龙胆草、白花蛇舌草、半枝莲、白英、甘草。15剂，水煎内服。外治用白鲜皮、百部各50g，煎水700mL，后下白矾10g，溶化水中，外洗浸泡患处15分钟。续用蟾酥软膏外用。患者治疗第3天，菜花状疣体组织逐渐萎缩，10天后部分疣体组织坏死脱落，1个月后阴茎包皮前端疣体组织基本脱落，3个月后阴茎龟头和包皮外周光滑，症状明显好转。图18–39为本案患者治疗前的图谱。

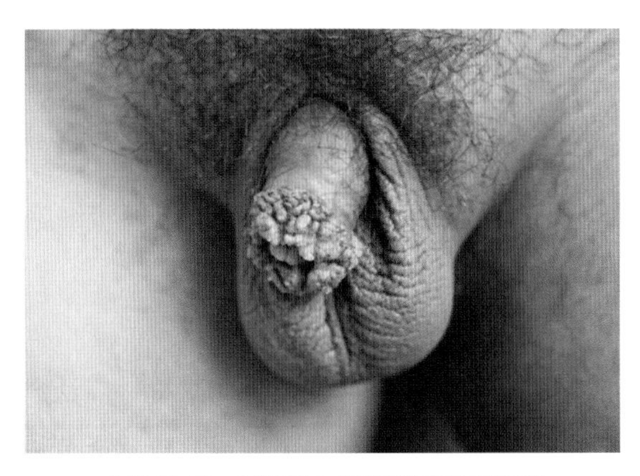

◆图18–39　阴茎巨大尖锐湿疣恶变治疗前

七、癌前角化不良病

癌前角化
不良病

概述

癌前角化不良病包括皮角、日光性角化病、黏膜白斑、鲍温病和副肿瘤性肢端角化症等，属于皮肤可能发生恶性肿瘤的标志之一。其发病原因可能与日光曝晒、HPV病毒感染、接触砷剂、虫咬、外伤及家族遗传或发生色素细胞痣因素有关。副肿瘤性肢端角化症是指累及鼻面部、肢端的丘疹鳞屑角化过度性损害为主的疾病，临床表现为身体非暴露部位出现暗红色持久斑片，表面有结痂，边界清楚，多见于局部应用皮质类固醇激素制剂治疗不见好转者。

病因病机

中医学称癌前角化不良病为“枯筋箭”。其特点是肤生赘疣，初如赤豆，状似花蕊，多由风热毒邪搏于肌肤而生；或由怒动肝火，肝旺血燥，筋气不荣所成；也有因外伤染毒而引起。

临床表现

1. 常见于40岁以上的男性，多伴消化道和呼吸道鳞状细胞癌，皮损与肿瘤密切相关。

2. 多无自觉症状，缓慢发病。

3. 皮损主要累及四肢、耳、鼻，也可发生分布对称、广泛，皮损始发于手指、足趾，开始为患指（趾）肿胀，呈紫红色，关节处形成疣状指节垫，手指末端背面皮损类似银屑病，手指侧面发红，角化较轻，手掌呈蜂窝状，角化过度，大小鱼际处可有黄色疣状斑片；面部损害呈脂溢性皮炎样或红斑狼疮样改变；躯干部损害类似银屑病样。此外，还可出现皮肤瘙痒、水疱、无菌性甲沟炎及色素沉着与减退等。

4. 病理检查显示皮肤非特异性炎症。角化过度及角化不全，棘细胞层增厚，真皮浅层血管周围少量淋巴细胞浸润。

治疗经验

（一）中医内治法

1. 脾虚湿盛证

［症状］ 皮肤生长皮角，疣状皮疹，伴神差消瘦，身重乏力，纳呆少食，腹胀。舌淡红，苔白腻，脉沉细或滑。

［治法］ 健脾，除湿，润肤。

［方药］ 除湿胃苓汤加减：苍术10g，厚朴6g，陈皮6g，猪苓12g，泽泻9g，赤茯苓15g，白术9g，滑石30g，防风9g，栀子9g，木通4.5g，当归12g，生地黄15g，何首乌15g，甘草5g。

2. 营血亏虚证

［症状］ 皮肤生长皮角，疣状皮疹，日久不愈，伴头晕乏力，面色不华，神差消瘦。舌淡，苔白，脉沉细。

［治法］ 养血，祛风，润肤。

［方药］ 养血润肤饮加减：生地黄、熟地黄各30g，天冬、麦冬、当归、黄芩、天花粉各10g，黄芪30g，桃仁、红花、防风、荆芥、蝉蜕各9g。

（二）中医外治法

1. 生地黄、熟地黄各30g，天冬、麦冬、当归、桃仁各10g，红花3g。煎水2000mL，外洗患处，每日1次。

2. 白芷、当归、川芎、防风、紫草各100g，猪油500g，同煎熬成油，外涂患处，每日1次。

3. 香蕉皮外敷。用香蕉皮外敷患处，用胶布固定，每日早晚各1次。

4. 牛黄生肌散。牛黄、朱砂、血竭、冰片各1g，滑石、炉甘石、钟乳石各10g。共研细末，用香油调成糊状外涂患处，如溃疡糜烂，取药粉撒患处，每日1次。

5. 大枫子仁5个，捣烂外敷患处，每日1次。

6. 蟾酥5g，五倍子、白及各10g，共研成细粉，猪油60g，猪油放锅内溶化，加入蟾酥、五倍子和白及粉调匀成油膏。取油膏少许涂患处，每日1次。

7. 血竭、乳香、没药各15g，冰片、珍珠1.5g，麝香0.1g，露蜂房1个（烧灰存性）。上药共研细末，外撒疮口溃烂处，每日1次。

防护措施

1. 减少日光曝晒，避免接触砷剂和化学致癌剂。
2. 注意饮食、情志、起居等方面的调节。

病案与图谱

患者，男，55岁。左手小指疣状皮疹5年。患处无痛痒，伴神差消瘦，身重乏力，纳呆腹胀。舌淡红，苔白腻，脉细滑。检查：左手小指中段覆盖灰白色鳞屑，皮损表面粗糙呈疣状角化，揭去鳞屑痂皮显露红色糜烂面。病理检查结果显示表皮角化过度，颗粒层增厚，棘层肥厚，表皮呈乳头瘤样增生，血管周围少量淋巴细胞浸润。西医诊断：副肿瘤性肢端角化症；中医诊断：枯筋箭（脾虚湿盛，肌肤失荣证）。治以健脾渗湿，活血养肤。予以参苓白术汤合活血四物汤加减：党参、生地黄、薏苡仁各15g，炒白术、猪苓、泽泻、茯苓、白扁豆、当归尾、川芎、白芍、桃仁、桑枝、延胡索各10g，炮姜、红花各3g，肉桂1g，炙甘草6g。10剂，水煎内服。以香蕉皮外敷患指，每日早晚各1次。治疗10天后，患者手指表面鳞屑大部分脱落，红斑溃疡面收敛，明显好转。曾反复告诫患者，皮肤肢端出现角化症状，有可能是早期的癌症信号，应及早做全面检查，患者不以为然。3年后随访其家人，患者因胃癌晚期发现太迟已去世2年。因此，对于癌前角化不良病最重要的是防治潜在恶性肿瘤。图18-40、图18-41为本案患者治疗前后的图谱。

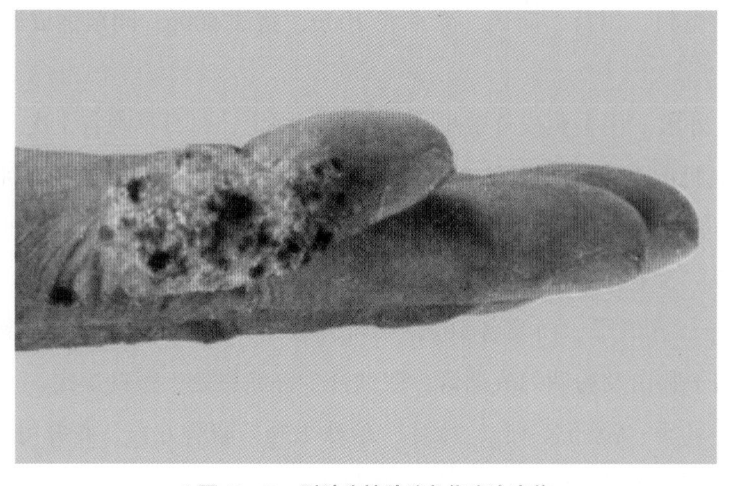

◆图18-40　副肿瘤性肢端角化症治疗前

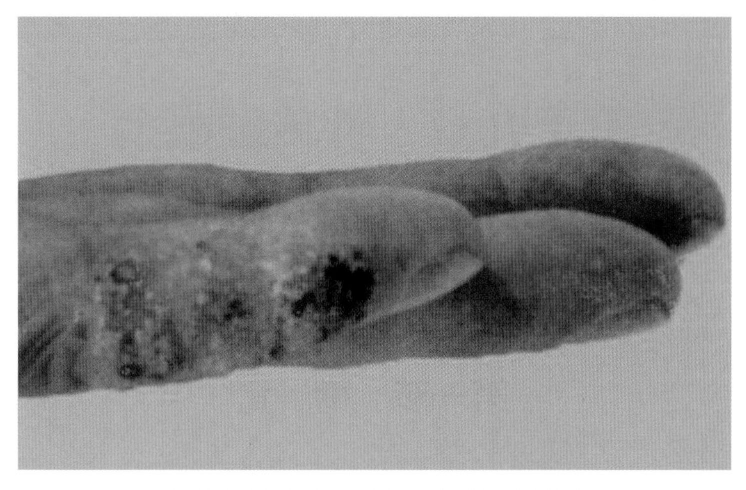

◆图 18-41　副肿瘤性肢端角化症治疗后好转

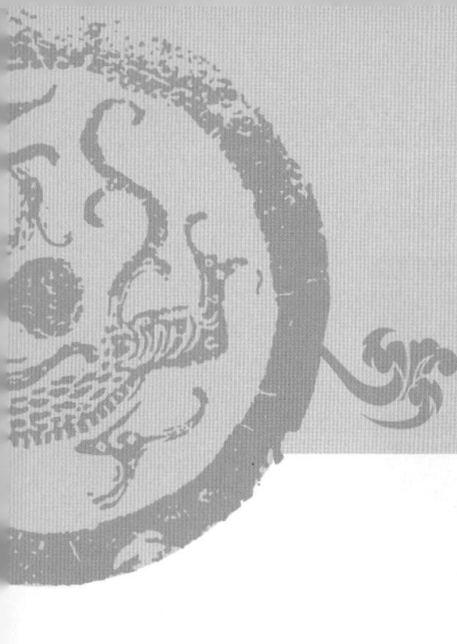

第十九章 性传播疾病

第一节 梅 毒

梅毒

概述

梅毒是由苍白螺旋体即梅毒螺旋体引起的一种全身慢性传染病。梅毒的临床表现极为复杂，早期主要侵犯皮肤、黏膜，晚期可侵犯心血管、中枢神经系统及全身各器官，表现为多种症状和体征。也有无症状多年者，称为潜伏梅毒。梅毒患者是主要的传染源，主要传播途径包括性接触、胎传、血源感染等。

病因病机

梅毒在中医学中被称为“杨梅疮”“霉疮”“棉花疮”“翻花疮”“广疮”“时疮”“大风痘”“天柳病”“花柳病”“卖疮”“大疮”等。一般将一期梅毒称为“疳疮”，二期梅毒称为“杨梅疮”，三期梅毒称为“杨梅结毒”。本病由房事不洁，感染淫秽邪毒，化火生热，夹湿夹痰，入髓结毒，外攻肌肤、孔窍，内溃脏腑骨髓为病。致病途径主要为气化传染、精化传染及胎传染毒。

临床表现

1. 多有不洁性接触史或夫妻同病。

2. 一期梅毒皮损为硬下疳，为 1cm 左右单发的圆形或椭圆结节，边界清楚，基底深，硬度似橡皮或软骨样，无自觉疼痛或压痛。二期梅毒沿血行播散至全身而出现症状和体征。全身症状有头痛、咽痛、体重减轻、不规则发热、关节痛、肌肉痛等。皮肤表现以斑疹性损害、丘疹性梅毒疹和扁平湿疣最常见。三期梅毒侵犯全身各个系统，以致全身广泛性损害，如心脏、骨骼、神经系统等。

3. 非梅毒螺旋体抗原血清试验阳性。

4. 梅毒螺旋体抗原血清试验阳性。

5. 暗视野显微镜检查组织渗出液发现梅毒螺旋体。

治疗经验

（一）中医内治法

1. 肝经湿热证

［症状］ 外生殖器及肛门等处皮疹硬结，或腹股沟淋巴结肿大，纳呆，胁满胀痛，厌食油腻，尿赤短，大便结。舌红，苔黄腻，脉弦数。

［治法］ 清泄肝经湿热。

［方药］ 龙胆泻肝汤加减：车前子、生地黄、土茯苓各15g，木通6g，龙胆草、黄芩、栀子、泽泻、当归各10g，甘草5g。

2. 气郁痰结证

［症状］ 两侧腹股沟淋巴结肿大，硬而不痛，热而不红，伴胸闷不适，口干口苦。舌红，苔黄腻，脉数。多见于一期梅毒。

［治法］ 清热解毒，化痰散结。

［方药］ 犀黄丸加减：牛黄0.3g，麝香0.1g，乳香、没药各9g，金银花、土茯苓各10g，皂角刺10g。

3. 风热壅盛证

［症状］ 颜面颈部、胸部、腰腹部及四肢屈侧处出现红色皮疹或斑块，伴头痛，发热，恶寒，咽干口苦，便秘，尿黄。舌红，苔黄燥，脉浮数。见于二期梅毒疹。

［治法］ 解表通里，清热解毒。

［方药］ 防风通圣散加减：防风、荆齐、连翘、麻黄、大黄、芒硝、黄芩、栀子、当归、川芎、白芍、白术、桔梗各10g，滑石、石膏各15g，甘草5g。

4. 湿毒炽盛证

［症状］ 颜面颈部、胸部、腰腹部及四肢屈侧处出现红中透白的杨梅斑疹，伴纳呆少食，腹胀便溏，渴不多饮。舌红，苔白腻，脉濡滑。见于二期梅毒疹。

［治法］ 清热解毒，利湿除疹。

［方药］ 土茯苓合剂：土茯苓、金银花各 15g，威灵仙、白鲜皮各 10g，苍耳子、生甘草各 5g。

5. 风毒蕴结证

［症状］ 筋骨疼痛日轻夜重，皮疹多处形成肿结，溃前皮色紫暗，溃后滋水泛流，腐烂气臭，伴咽干口渴，心烦气躁。舌红，苔黄，脉数。

［治法］ 清热解毒，搜风通络。

［方药］ 搜风解毒汤加减：土茯苓、薏苡仁各 15g，木通 6g，木瓜、金银花、防风、白鲜皮、皂角刺、当归各 10g，人参、甘草各 5g。

6. 脾虚湿困证

［症状］ 毒肿小如豌豆，大及胡桃，色褐，无压痛，溃后难以敛口，疮口凹陷，边界整齐，腐肉败臭，筋骨疼痛，胸闷不饥，食少便溏，肢体困倦。舌淡，苔黄，脉濡。见于第三期梅毒。

［治法］ 健脾渗湿，清热解毒。

［方药］ 参苓白术散合土茯苓合剂加减：土茯苓、金银花、威灵仙、白鲜皮各 15g，白术、山药、茯苓、莲子、砂仁、桔梗各 10g，苍耳子 6g，人参、甘草各 5g。

7. 正虚邪陷证

［症状］ 腹股沟一侧或两侧肿大的淋巴结溃破，口大日久不敛，时有臭脓，面色黄而少华，神疲乏力。舌淡，苔薄白，脉虚细。见于一期梅毒，淋巴结肿大合并感染。

［治法］ 益气养血，扶正托邪。

［方药］ 托里消毒散加减：熟地黄、黄芪、金银花、土茯苓各 15g，人参、川芎、当归、白芍、白芷、白术、桔梗、皂角刺各 10g，甘草 5g。

8. 气血两虚证

［症状］ 溃疡面肉芽苍白，脓水清稀，久而不敛，面色苍白或萎黄，头晕眼花，少气懒言。舌淡，苔白，脉虚细。见于三期梅毒。

［治法］ 补益气血。

［方药］ 八珍汤加减：熟地黄、茯苓、当归、白术各 15g，白芍、川芎、生姜、大枣各 10g，人参、炙甘草各 5g。

（二）中医外治法

1. 冲和膏。炒紫荆皮 250g，炒独活 150g，炒赤芍 100g，石菖蒲 75g，共研为细末。取药末 6g，用葱煎汤或用热酒调制成糊状，外敷患处，每日 1 次。

2. 生肌散。人参、牛黄、珍珠、琥珀、熊胆、乳香、没药各 10g，煅炉甘石、海螵蛸、龙骨、煅石膏、轻粉各 25g，铅粉 100g。共研为细末，加冰片 2.5g，再研细。取药末少许，外撒痈疽疮疡患处，每日 1 次。治痈疽疮疡久不收口。

3. 鹅黄散。石膏、黄柏各 50g，轻粉 10g，共研极细粉，具清热解毒之功，用于疳疮溃烂成片、脓秽较多者，干粉撒患处，每日 2 ～ 3 次。

4. 熟石膏、升丹各 15g，共研细粉，调香油 50mL，外敷患处，每日 2 次。

5. 大枫子 100g（去壳），蓖麻子 50g，冰片 2g，共研末调凡士林成膏状，外涂患处，每日 2 次。

6. 外洗方。土茯苓、蛇床子、川椒、蒲公英、莱菔子、白鲜皮各 30g，煎汤外洗，每日 1 次。

7. 黄连、黄柏、黄芩、大青叶、苦参、蛇床子、地肤子各 15g，煎水内服之后，药渣再煎水 2500mL，外洗患处，每日 1 次。

8. 马齿苋、蒲公英、土大黄各 50g，煎水 3000mL，外洗患处，每日 1 次。

防护措施

1. 加强性道德修养，严禁性放纵等行为，严守婚姻法，严格做到婚前检查。

2. 一旦怀疑有梅毒感染，应及早就医检查。

3. 对梅毒患者的亲属，应进行检查。

4. 加强性知识学习，节制性欲，戒除手淫等恶习。

5. 已感染梅毒的患者，应解除思想顾虑，减轻精神压力，大胆就医，并积极配合诊治。

6. 夫妻之间应互相关怀和体贴，患病期间禁止房事。

7. 饮食要清淡而富有营养，忌辛辣、肥甘厚味及酒类。

病案与图谱

患者，女，32 岁，性伴侣有梅毒感染病史。外阴部丘疹 1 个月余。患者外阴部丘疹，伴头痛，咽痛，关节肌肉痛，心烦，乳胀，便秘，尿黄。舌红，苔黄腻，脉弦数。检查：外阴潮红，大阴唇至会阴部有 10 余个玉米、花生大小扁平丘疹（自涂紫药水），质中，右侧腹股沟淋巴结肿大，轻压痛。暗视野显微镜检查发现梅毒螺旋体。梅毒螺旋体抗原血清试验阳性，非梅毒螺旋体抗原血清试验阳性。西医诊断：梅毒；中医诊断：杨梅疮（肝经湿热证）。治以清泄肝经湿热。予以龙胆泻肝汤加减：龙胆草、黄芩、栀子、泽泻、木通、车前子、生地黄、土茯苓各15g，柴胡、青皮、当归各10g，甘草5g。15剂，水煎，分两次温服。外治方：黄柏、土茯苓、蛇床子、地肤子、川椒、蒲公英、白鲜皮各50g，白矾5g（溶化）。水煎，坐浴外洗，每日1次。配合苄星青霉素240万U，肌内注射，每周1次，连续3次。二诊：以上症状改善，外阴湿疣皮疹缩小，舌红，苔薄黄，脉弦。上方继服15剂。三诊：以上症状进一步好转，续服原方及外洗坐浴1个月。治疗3个月后复查，外阴湿疣皮疹全部消失，腹股沟淋巴结无肿大。梅毒RpR滴度1:1，为阴性。嘱其定期复诊：第1年每3个月1次，第2年每6个月1次，第3年年末1次。追踪复查结果均为阴性。患者痊愈。图19-1、图19-2为本案患者治疗前后的图谱。

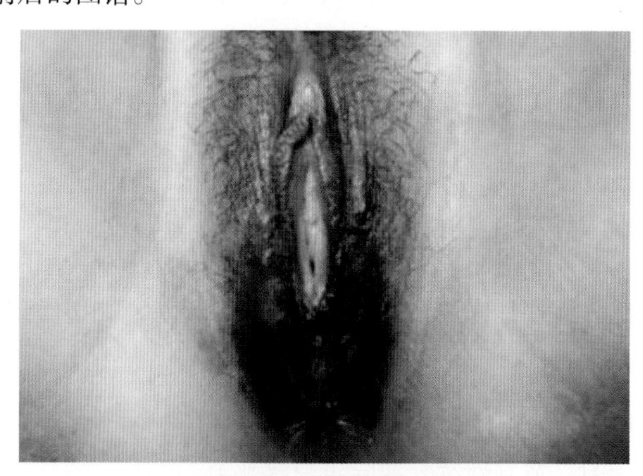

◆图19-1　梅毒扁平湿疣治疗前

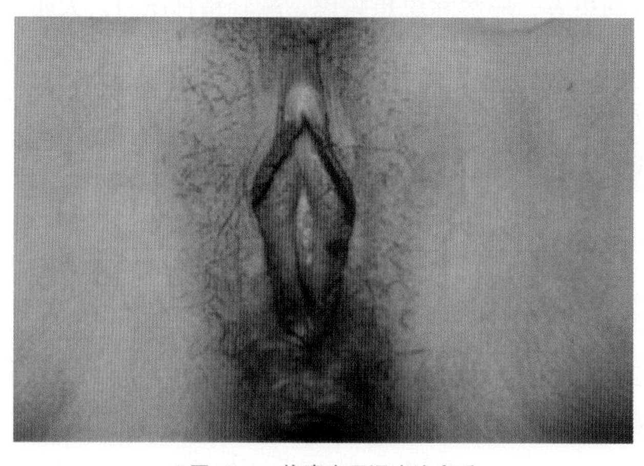

◆图19-2　梅毒扁平湿疣治愈后

第二节　淋　病

概述

淋病是淋病奈瑟菌（简称淋球菌）引起的泌尿生殖系统化脓性感染的性传播疾病。淋球菌经尿道或宫颈在局部扩散感染，临床可表现为尿道炎、附睾丸炎、宫颈炎、盆腔炎等，也可经血性传播引起播散性淋病，还可感染眼睛、咽部、直肠等部位。也有感染淋球菌，但无症状表现，称为无症状淋病。性交传染是淋病的主要传播途径。

病因病机

淋病在中医学中称为“淋证”“淋浊”“毒淋”“精浊”。近代中医学多称其为“毒淋”“花柳毒淋”。由于酒色不节，外染淫毒，污秽邪毒蕴积，化生湿热，影响膀胱气化，耗损肾气，肾与膀胱固摄无权，精微脂液下流而为病。

临床表现

1. 男性潜伏期 3 ～ 10 天，起病通常以尿道轻度不适，之后出现尿痛和脓性分泌物。后可出现尿频、尿急。检查可见脓性黄绿色尿道分泌物，尿道口红肿。

2. 女性感染后 6 ～ 12 天开始出现症状，一般症状轻微，但有时严重，有尿痛、尿频和阴道分泌物。生殖器官和子宫颈是最易被感染的部位，其他依次为尿道、尿道旁腺管和前庭大腺。有黏液脓性或脓性分泌物流出，常并发输卵管炎。

3. 直肠淋病常见于男同性恋者和肛交女性。可有肛周症状和直肠分泌物。口交所致的淋菌性咽炎通常无明显症状。

4. 女性婴儿感染，可有外阴部红斑、水肿，伴脓性阴道分泌物。有尿痛或排尿困难，可发现其内裤有污染。

治疗经验

（一）中医内治法

1. 湿热下注证

［症状］ 发病较急，尿频、尿急、尿痛，尿道口灼热感，有黄白色脓性物排出，伴发热，口干口苦。舌红，苔黄腻，脉滑数。

［治法］ 清热解毒，利湿通淋。

［方药］ 四苓散合导赤散加减：猪苓、茯苓、白术、生地黄各 15g，泽泻、木通、竹叶各 10g，生甘草 6g，木通 6g。

2. 脾肾阴亏证

［症状］ 淋浊日久，尿频，排尿有热灼感，尿道时有白浊流出，伴咽干，头晕耳鸣，腰膝酸软无力。舌红，苔干少津，脉细数无力。

［治法］ 滋阴补肾，固精止浊。

［方药］ 知柏地黄汤合四苓散加减：山药、牡丹皮、山茱萸、熟地黄、猪苓、茯苓、白术各 15g，黄柏、知母、泽泻各 10g，甘草 6g。

（二）中医外治法

1. 百部 30g，败酱草 60g，黄柏 12g，苍术 20g，乌梅 3 个。煎水 2000mL，外洗阴部，每次 30 分钟，每日 1 次。用于治疗急性淋病。

2. 土茯苓 1000g，加水 3000mL，煎 30 分钟，去渣待凉，分两次坐浴外洗前阴。每日 1 剂。

3. 苦参 30g，野菊花 30g，蒲公英 30g，白矾 10g（后下溶化）。煎水 2500mL，洗涤阴部，每日 2 次。

4. 大青叶、板蓝根、黄连、黄柏、黄芩、蛇床子、地肤子各 15g。煎水内服之后，药渣再煎水 2500mL，外洗患处，每日 1 次。

5. 穿心莲 250g，青黛 20g，煎水 1000mL，男性泡洗阴茎，女性灌洗阴道，每日 1 次。

6. 土大黄、马齿苋、鱼腥草各 150g，煎水 3000mL，外洗患处，每日 1 次。

防护措施

1. 宣传性传播疾病知识，进行健康教育，为患者提供性健康方面的咨询及教育服务。

2. 提倡高尚的道德情操，严禁嫖娼卖淫。

3. 提倡使用避孕套，降低淋球菌感染的概率。

4. 不入池浴，不共用洗澡盆，以免传染给配偶及他人。

5. 及时治疗，患病后避免性生活，性伴侣需要同时治疗，并注意隔离，

6. 注意卫生，常用肥皂清洗阴部与手，不用带脓汁的手去揉眼睛。

7. 对于母亲已经患有淋病的经阴道产出的新生儿，需预防眼病。

病案与图谱

案例 1：患者，男，37 岁，已婚，1 周前有不洁性交史。小便灼热刺痛，尿道口红肿流白色分泌物 3 天，伴发热，咽干。舌红，苔黄腻，脉滑数。检查：尿道口红肿，压之有白色脓性分泌物溢出。实验室检验：分泌物涂片发现革兰阴性双球菌。西医诊断：急性淋病；中医诊断：淋浊（湿热下注证）。治以清热解毒，利湿通淋。予以导赤散合四苓散加减：生地黄、竹叶、白术、泽泻、猪苓、茯苓、黄柏、栀子、车前子、夏枯草各 15g，木通 6g，甘草 10g。10 剂，煎水，分 2 次内服。外洗浸泡方：苦参、蛇床子各 20g，煎水 500mL，加白矾 3g（烊化），外洗浸泡阴茎 15 分钟。每日 1 次。治疗 1 周后复诊，小便已无刺痛，尿道无分泌物。分泌物涂片未发现革兰阴性双球菌。临床治愈。图 19–3、图 19–4 为本案患者治疗前后的图谱。

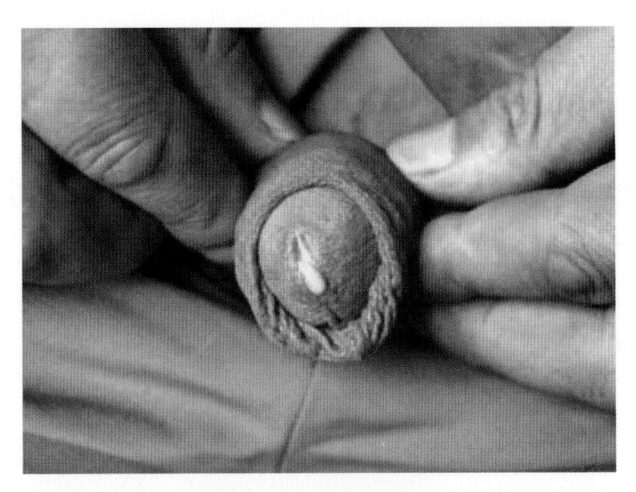

◆图 19–3　淋病治疗前

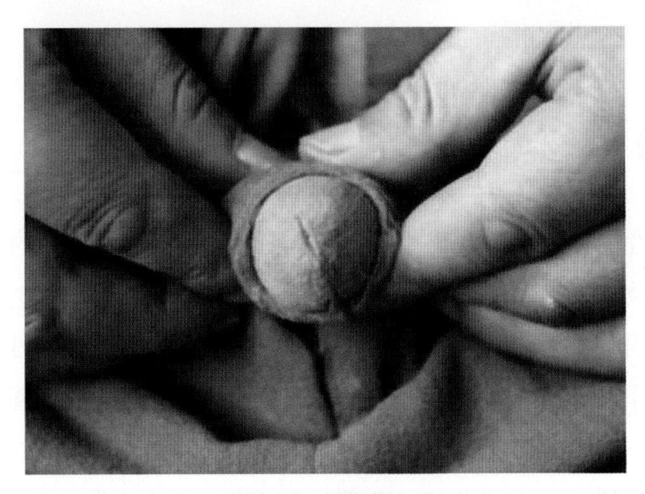

◆图 19–4　淋病治愈后

案例 2：患者，女，17 岁，未婚。阴道流出白色脓性液体，小便灼热刺痛感 1 周。与男友同居后阴部出现红痒，阴道流出白色脓性黏稠液体，伴心烦易怒，小腹胀痛，月经色黑有瘀块，咽干，大便结，小便黄。舌红，苔薄黄，脉弦。检查：外阴、阴道口及尿道口充血、红肿，从阴道前壁向上压迫尿道，尿道旁腺开口处有脓性分泌物外溢。实验室检查：阴道分泌物革兰染色涂片显示革兰阴性双球菌。西医诊断：急性淋病；中医诊断：淋浊（湿热下注证）。治以清利膀胱，利尿通淋。予以四苓散合丹栀逍遥散加减：牡丹皮、栀子、当归、赤芍、柴胡、茯苓、白术、薄荷、猪苓、泽泻、黄柏各 10g，甘草 6g。7 剂，水煎，分 2 次内服。上述中药渣加苦参、蛇床子各 20g，煎水 2000mL，加白矾 5g 溶化，坐浴外洗阴部 20 分钟。每日 1 次。治疗 1 周后复诊，以上症状明显改善，小便已无刺痛，阴道无分泌物。实验室检查：阴道分泌物涂片未发现革兰阴性双球菌。临床治愈。图 19–5、图 19–6 为本案患者治疗前后的图谱。

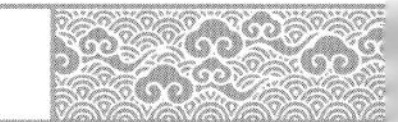

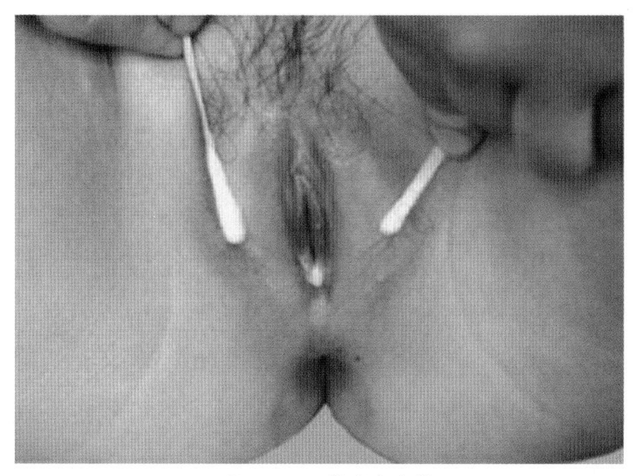

◆图 19-5　淋病治疗前

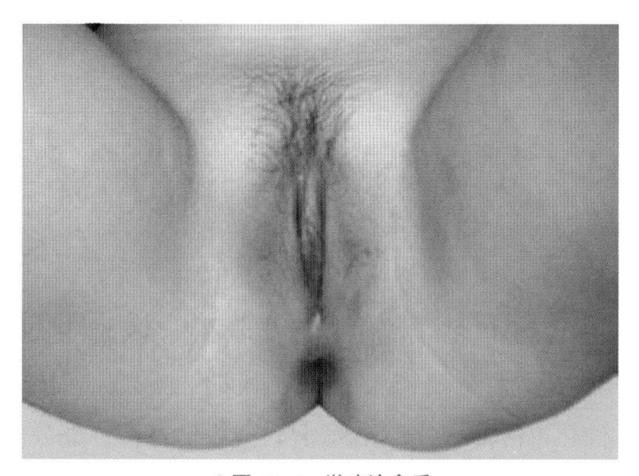

◆图 19-6　淋病治愈后

第三节　非淋菌性尿道炎

非淋菌性
尿道炎

概述

非淋菌性尿道炎是指由淋菌以外的其他病原体引起的一种性传播疾病。病原体主要为沙眼衣原体，其次为尿素分解支原体、阴道毛滴虫或单纯疱疹病毒。分泌物检查可发现大量中性多形核粒细胞，尿沉渣检查发现大量多形核白细胞。临床症状男性患

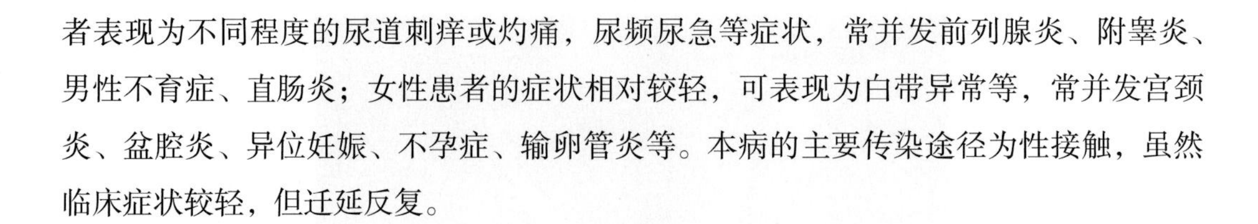

者表现为不同程度的尿道刺痒或灼痛，尿频尿急等症状，常并发前列腺炎、附睾炎、男性不育症、直肠炎；女性患者的症状相对较轻，可表现为白带异常等，常并发宫颈炎、盆腔炎、异位妊娠、不孕症、输卵管炎等。本病的主要传染途径为性接触，虽然临床症状较轻，但迁延反复。

病因病机

非淋菌性尿道炎与中医学的“淋证”“白浊”“溺浊”“精浊”等疾病相似。由于房事不洁，感受污秽浊邪，酿湿生热，湿热毒邪搏结，侵犯下焦，留注膀胱，熏灼尿道，致使膀胱气化失司，水道不利，尿道阻塞致病；或因肝郁气滞，化火生毒，或房事不节，劳倦过度，耗损正气，脾肾亏虚，气阴两虚，致膀胱气化失常，无以摄纳脂膏而致淋浊。

临床表现

1. 典型症状包括尿道刺痒，伴尿急、尿痛及排尿困难，但症状较淋菌性尿道炎轻。

2. 无症状或排出少量黏性分泌物。在较长时间不排尿或清晨首次排尿前，尿道口分泌少量黏液性分泌物，有时仅表现为痂膜封口或内裤污秽。部分患者可无任何症状。

3. 有泌尿生殖系炎症。男性患者可发生附睾炎。女性患者不如男性典型，很多患者可无症状，一般可发生尿道炎、黏液脓性宫颈炎、急性盆腔炎症性疾病及不育症等。

4. 免疫荧光法或酶免疫法检查沙眼衣原体阳性，或培养法检查解脲支原体阳性。

治疗经验

（一）中医内治法

1. 膀胱湿热证

［症状］ 小便短赤而刺痛，排尿不利，尿道口红、灼热感、刺痛、瘙痒，尿频、尿急、尿痛，伴会阴、肛门、下腹部不适。舌红，苔薄黄，脉滑。

［治法］ 清热利湿，分清泌浊。

［方药］ 导赤散加减：生地黄、竹叶、滑石、萆薢、黄柏、泽泻、栀子、马鞭草各 10g，木通、防己、生甘草各 6g。

2. 气滞湿阻证

［症状］ 尿痛，排尿困难，淋沥不尽，会阴坠胀，小腹不适，附睾及前列腺部位间断性的疼痛。舌淡红，苔薄而白，脉沉而弦。

［治法］ 化气利水，理气解郁。

［方药］ 五苓散加减：猪苓、泽泻、白术、茯苓、当归、白芍、车前子（包）、瞿麦各 10g，乌药、桂枝、小茴香、生甘草各 6g。

3. 脾肾虚寒证

［症状］ 附睾及前列腺不适痛，尿浊迁延，点滴而出，白带余沥，尿微痛，下腹与会阴坠胀加重，腰酸腿困，四肢无力。舌体胖，苔淡白而腻，脉虚而迟。

［治法］ 益气健脾，温阳补肾。

［方药］ 补中益气汤合萆薢分清饮加减：黄芪、党参、白术、当归、柴胡、升麻、陈皮、泽泻、车前子（包）、萆薢、石菖蒲、乌药、益智仁各 10g，生甘草 6g。

4. 阴虚火旺证

［症状］ 尿道口红肿，小便刺痛、刺痒，时轻时重，会阴坠胀加重，可并发慢性前列腺炎及附睾丸，腰酸腿困，小腹胀坠，形体消瘦，手、足、心发热，口干，小便无力，尿频，大便干，舌体裂纹。舌尖红，苔少或剥，脉细而数。

［治法］ 滋阴降火。

［方药］ 猪苓汤加阿胶、滑石汤加减：阿胶（烊化）、滑石、蚤休、紫花地丁、知母、萆薢各 10g，猪苓、生地黄、土茯苓、金银花、黄柏各 15g，肉桂 3g。

（二）中医外治法

1. 通草、鱼腥草、蚤休、贯众、败酱草、蒲公英各 30g，煎水 2500mL，坐浴外洗阴部，每日 1 次。

2. 苦参、黄柏、土茯苓、地肤子各 50g。煎水 2500mL，坐浴外洗阴部，每日 1 次。

3. 土茯苓、土大黄各 150g，煎水 3000mL，外洗患处，每日 1 次。

4. 金银花、玄参、黄连、黄柏、黄芩、大青叶、板蓝根各 25g，煎水内服之后，药渣再煎水 2500mL，外洗患处，每日 1 次。

5. 穿心莲 250g，青黛 20g，煎水 500mL，外洗阴部，女性可灌洗阴道，每日 1 次。

6. 鲜大青叶、鲜蒲公英、鲜马齿苋各 30g，加食盐 5g，煎水 2500mL，坐浴外洗阴部，每日 1 次。

防护措施

1. 广泛开展性病防治宣传教育，加强性道德教育，提高自我保护意识。
2. 提倡淋浴，减少坐浴，公共浴室要严格消毒。
3. 早发现，早治疗，避免并发症。
4. 长期随访，严密监测，以防复发。

病案与图谱

案例：患者，女，25 岁。尿频、尿急、尿痛，排尿不利，尿道刺痒、灼热感 4 天。现症见小便色黄，会阴及下腹部坠胀，咽干口燥，心烦失眠。舌红，苔薄黄，脉滑数。检查：外阴、阴唇及前庭外观正常，尿道口红肿，阴道有少量白色分泌物。宫颈口Ⅱ°糜烂。阴道分泌物直接免疫荧光法检测示沙眼衣原体阳性。西医诊断：非淋菌性尿道炎；中医诊断：热淋（膀胱湿热证）。治以清热除湿，分清泌浊。予以导赤散加减：生地黄、竹叶、车前子、滑石、萆薢、黄柏、防己、泽泻、栀子、路路通、马鞭草各 15g，木通 6g，甘草 10g。7 剂，水煎内服。外洗方：通草、鱼腥草、蚤休、贯众、败酱草、蒲公英、苦参各 30g，煎水 2000mL，坐浴外洗。每日 1 次。共 15 天。二诊：尿频、尿急、尿痛症状明显减轻，余症好转，上方再服 7 剂。治疗半个月后，自觉诸症全消。阴道分泌物直接免疫荧光检测示沙眼衣原体阴性。图 19–7、图 19–8 治疗前后的图谱。

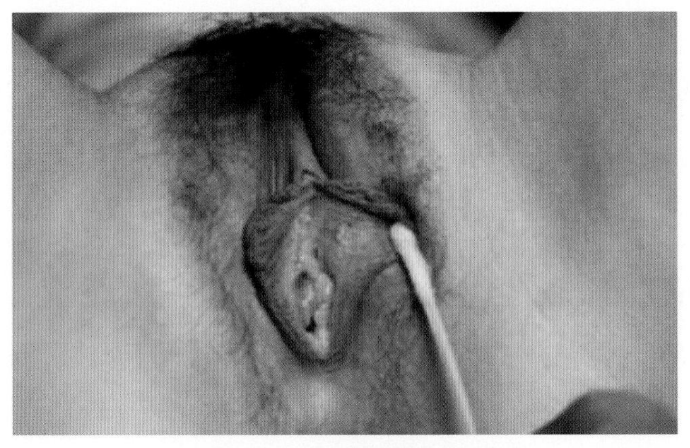

◆图 19–7　非淋菌性尿道炎治疗前

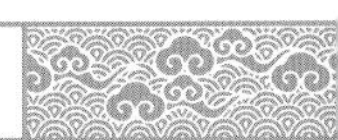

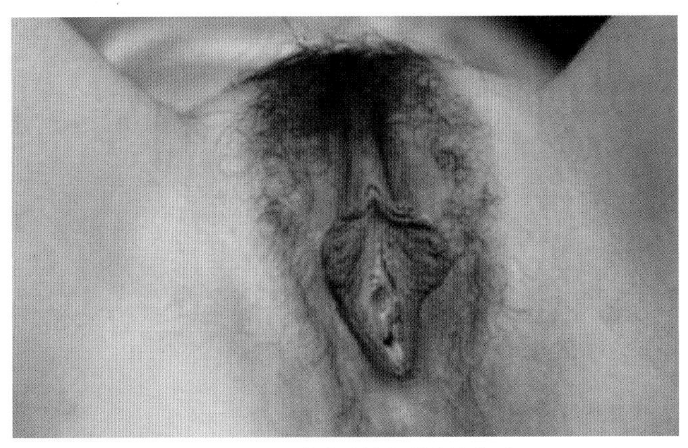

◆图 19-8　非淋菌性尿道炎治愈后

第四节　生殖器疣

尖锐湿疣

概述

生殖器疣又称为尖锐湿疣，是由人类乳头瘤病毒引起的生殖器、会阴和肛门等处皮肤或黏膜赘生物形成的一种性传播疾病。赘生物呈菜花状，疣状突起，表面湿润，易出血，是一种皮肤黏膜的良性赘生物。大多患者无明显自觉症状，少部分有瘙痒、烧灼感、白带增多等。治疗后易复发，少数尖锐湿疣有癌变的可能。主要传染途径为性接触，也可通过其他途径间接传染。

病因病机

尖锐湿疣在中医学中称为“臊疣”“臊瘊”“瘙瘊”“尿瘊”“菜花疮”等。该病乃感受秽浊湿热之毒，湿热郁蕴于肝胆经；或肾精亏耗，阴虚火旺，疣毒之邪乘虚侵染，下注阴部或外发皮肤而致。湿热、痰浊、瘀毒互结，日久损耗正气，正虚邪恋，病情反复发作，缠绵难愈。

临床表现

1. 不洁性交史或间接接触史。

2. 多见于青中年，好发于外生殖器及肛门部位。

3. 皮损大小不一，单个或集群分布，为丘疹样、结节样、乳头样或菜花样赘生物。表面不平，潮湿污秽，可伴恶臭、瘙痒或疼痛。摩擦部位可发生糜烂、渗液，干燥部位的疣体常呈肉色或灰褐色扁平疣状。

4. 醋酸白试验阳性。

5. 病理检查显示表皮乳头瘤样增生，空泡化细胞。

治疗经验

（一）中医内治法

1. 湿毒下注证

［症状］ 外生殖器或肛门等处出现疣状赘生物，色灰或褐或淡红，质软，表面秽浊潮湿，触之易出血，恶臭，伴小便黄或不畅。舌红，苔黄腻，脉滑或弦数。

［治法］ 利湿化浊，清热解毒。

［方药］ 萆薢化毒汤加减：萆薢、牡丹皮、牛膝、防己、木瓜、薏苡仁、黄柏、泽泻、牡丹皮、苦参、贯众各 10g，大青叶、板蓝根、白花蛇舌草、土茯苓各 15g，牛膝、甘草各 10g。

2. 湿热毒蕴证

［症状］ 外生殖器或肛门等处出现疣状赘生物，色淡红，易出血，表面有大量秽浊分泌物，色淡黄，恶臭，瘙痒，疼痛，伴小便量少，口渴欲饮，大便干燥。舌红，苔黄腻，脉滑数。

［治法］ 清热解毒，化浊利湿。

［方药］ 三黄泻心汤加减：大黄 10g，黄连 6g，黄芩 10g，苦参 10g，萆薢 10g，土茯苓 15g，大青叶 15g，马齿苋 15g，甘草 6g。

（二）中医外治法

1. 大青叶、土茯苓、蒲公英、明矾各 12g，煎汤熏洗患处，每日 1 ～ 2 次。

2. 板蓝根、大青叶、木贼草、苦参、艾叶各30g，黄柏、大黄、白鲜皮、白花蛇舌草各20g。水煎去渣坐浴、熏洗30分钟，每日1次，5天为1个疗程。

3. 熟石膏60g，黄柏15g，青黛10g，轻粉3g，滑石粉30g，甘草5g。共研极细粉，热酒调敷患处，每日2次。

4. 忍冬藤、败酱草各100g，煎水2000mL，外洗患处，每日1次。

5. 木鳖子（去壳）、半夏各50g。上药共研细末，以陈醋调涂患处，每日2次。

6. 七叶一枝花鲜根100g，加甜酒酿50g捣烂，外敷患处，每日1次。

7. 外用治疣牛黄晶。临床研究显示，外用中药牛黄晶治疗尖锐湿疣，效果良好。

防护措施

1. 防止接触传染，治疗期间禁止性生活，治疗后3个月内使用避孕套。

2. 讲究个人卫生，勤洗外阴、勤换内裤，保持局部干燥。

3. 男子包皮过长者，应及时做包皮环切术。

病案与图谱

案例1：患者，男，57岁。阴茎菜花状丘疹1周。患处无疼痛、瘙痒，伴咽干，便秘，小便黄。舌红，苔黄，脉弦滑数。检查：阴茎体至冠状沟有10余个粟米至玉米粒大小淡红色丘疹，大颗丘疹如菜花状突起。实验室检查显示：聚合酶链反应PCR（+），醋酸白试验（+）。西医诊断：尖锐湿疣；中医诊断：臊瘊（湿热毒蕴证）。治以清热利湿，排毒消疣。予以三黄泻心汤加减：黄连、黄芩、生大黄、栀子、甘草各10g，土茯苓、大青叶、萆薢各15g。10剂，水煎内服，每日2次。药渣煎水外洗患处。治疣牛黄晶外涂疣体，约10天后疣体枯萎脱落，15天后临床治愈。图19-9、图19-10为本案患者治疗前后的图谱。

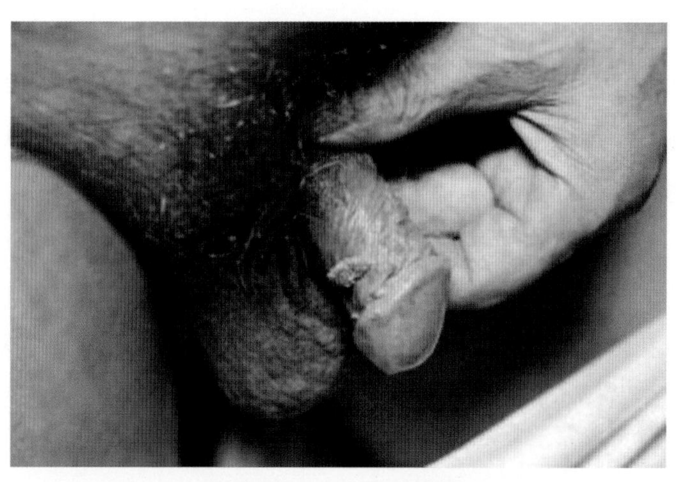

◆图 19-9　尖锐湿疣治疗前

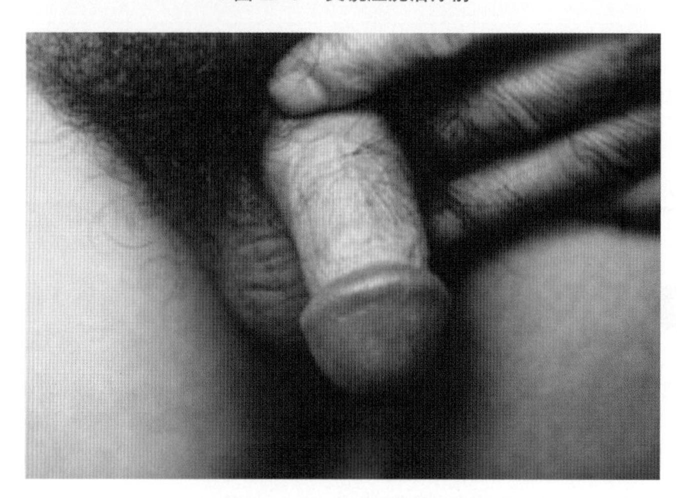

◆图 19-10　尖锐湿疣治愈后

案例 2：患者，女，19 岁。因外阴、肛门部疣状丘疹 1 个月余。阴部潮红、糜烂，疼痛、瘙痒，伴心烦易躁，乳房胀痛，月经愆期。舌红，苔薄黄，脉弦滑。检查：外阴部及肛周有数 10 个针头粟米大小灰褐色疣状丘疹，质柔软，阴道口黏膜红肿，大阴唇及会阴部多处潮红糜烂。实验室检查显示：聚合酶链反应 PCR（+），醋酸白试验（+）。西医诊断：尖锐湿疣；中医诊断：臊瘊（湿毒下注证）。治以清肝利胆，除湿消疣。予以龙胆泻肝汤加减：龙胆草、知母、黄芩、黄柏、柴胡、郁金、生地黄、车前子、木通、当归、土茯苓各 15g，甘草 10g。10 剂，水煎内服。配合外治法。①外洗方：板蓝根、大青叶、木贼草、苦参、艾叶各 30g，黄柏、大黄、白鲜皮、白花蛇舌草各 20g。水煎去渣外洗，坐浴 20 分钟，每日 1 次，7 天为 1 个疗程。②以治疣牛黄晶外涂疣体，约 10 天后疣体枯萎脱落，15 天后基本临床治愈图 19-11、图 19-12 为本案患者治疗前后的图谱。

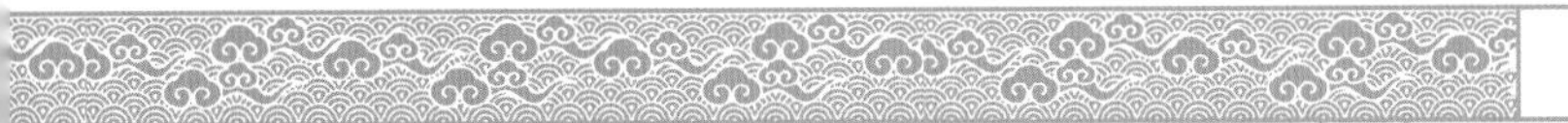

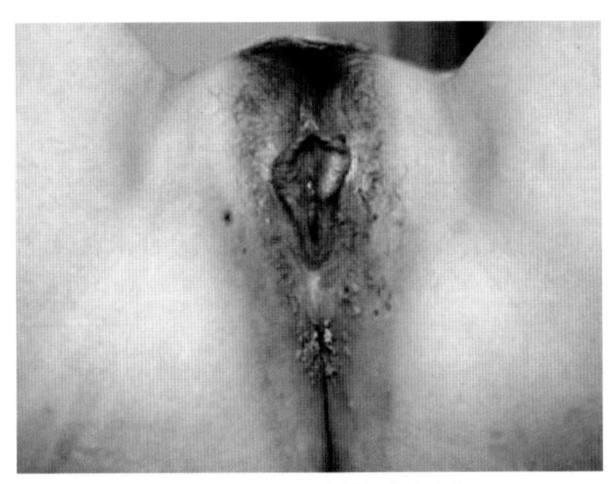

◆图 19-11　女阴尖锐湿疣治疗前

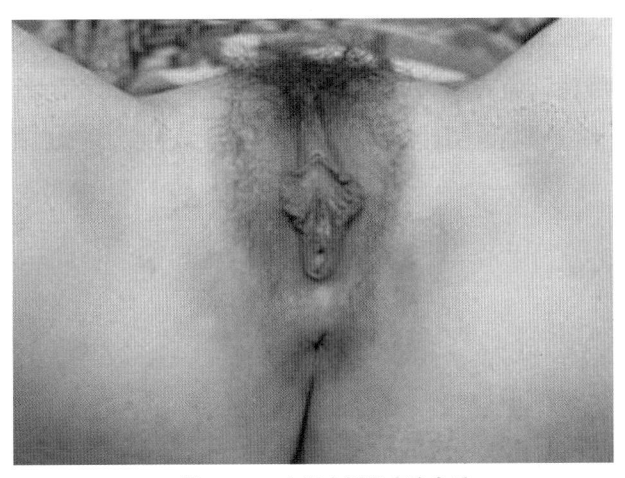

◆图 19-12　女阴尖锐湿疣治愈后

第五节　软下疳

软下疳

概述

软下疳是由杜克雷嗜血杆菌感染引起的一种性传播疾病，主要为生殖器部位多个痛性溃疡，伴有腹股沟淋巴结化脓性病变，具有急性、疼痛性、多发性的特点。软下疳由性交传染，临床上男性多于女性。

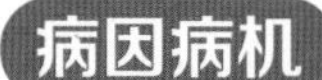

病因病机

中医学称软下疳为“疳疮”“妒精疮”“下疳”“瘙疳”“横痃”等。因湿热之邪及毒热之邪伤及肝脉，或淫欲伤精，精亏火旺，气血失和而出现疳疮。

临床表现

1. 发病前有不洁性交史。

2. 多见于青中年男性，好发于外生殖器部位。

3. 男女生殖器及尿道口出现一个或多个溃疡，有疼痛和触痛感。

4. 单侧腹股沟横痃，疼痛，溃疡出脓。

5. 暗视野检查梅毒螺旋体阴性。革兰染色镜检发现杜克雷嗜血杆菌。

治疗经验

（一）中医内治法

1. 湿热下注证

［症状］ 起病较急，患处发红肿胀，灼热疼痛，或起小疱，亮如水晶，痒麻时作，糜烂浸润，或发热恶寒，小便涩痛。舌红，苔腻，脉滑数。

［治法］ 清热利湿解毒。

［方药］ 龙胆泻肝汤加减：龙胆草 10g，黄芩 10g，生地黄 15g，蒲公英 20g，车前子 10g，泽泻 10g，萹蓄 10g，土茯苓 20g，牡丹皮 15g，茵陈 15g，甘草 5g。

2. 毒热内蕴证

［症状］ 龟头或阴茎溃烂成疮，脓汁臊臭，茎体红紫，瘙痒疼痛，行走不便，小便淋涩热痛，大便秘结，心烦口干。舌红，苔黄，脉弦数。

［治法］ 泻火解毒。

［方药］ 黄连解毒汤合五味消毒饮加减：黄连 10g，黄柏 10g，蒲公英 30g，野菊花 15g，紫花地丁 10g，皂角刺 10g，夏枯草 15g，猫爪草 10g，金银花 10g。

3. 阴虚火燥证

［症状］ 患处肿痛腐烂，午后发热，口干咽燥，大便秘结，小便短赤或茎中涩

痛。舌红，苔少薄黄，脉细数。

［治法］ 滋阴降火。

［方药］ 知柏地黄汤加减：生地黄 12g，知母、黄柏、牡丹皮、泽泻、茯苓、山茱萸、山药各 10g，土茯苓、茵陈各 15g。

4. 脾虚气陷证

［症状］ 疳疮经久不愈，患处色淡，溃烂久不收口，肿痛不止，体倦无力，食少纳呆。舌淡，苔白腻，脉沉细。

［治法］ 健脾益气升阳。

［方药］ 补中益气汤加减：党参、黄芪各 15g，金银花、柴胡、当归、白术各 10g，蒲公英、败酱草各 20g，升麻、陈皮、甘草各 6g。

（二）中医外治法

1. 寒水石 30g，血竭 10g，冰片 10g，共研细末瓶装备用。以麻油调搽患处，每日 1 次。

2. 冰鳖散。木鳖子 60g（煅成灰），硼砂 20g，炉甘石 20g，冰片 10g。共研细末，少量外敷溃疡表面，每日 1 ～ 2 次。

3. 金银花、野菊花、荆芥、蛇床子、百部、白芷各 50g，煎水 3000mL，加白矾 10g 溶化，先熏后洗患处，每日 1 次。

4. 孩儿茶 30g，冰片 5g，共研细末。洗净患处，干者用麻油调敷，湿者干粉撒之，每日 2 次。

5. 青黛 30g，冰片 3g，共研细末。干者用麻油调敷，湿者干粉撒之，每日 2 次。

6. 血竭、雄黄、儿茶各 10g，冰片 2g，共研细末。用麻油调敷，外敷患处，每日 1 ～ 2 次。

防护措施

1. 注意休息，饮食清淡，避免食用油腻荤腥食物。

2. 治疗期间禁止性生活，保持患处清洁。

3. 加强对性伴侣的诊断、检查和治疗。

4. 定期做涂片和培养化验，防止病情复发。

病案与图谱

患者，男，65 岁，有不洁性交史。阴茎溃疡糜烂疼痛 3 天。患者诉阴茎开始生长水疱样脓疮，破溃流水后疼痛，伴心烦失眠，小便淋涩不尽，大便秘结，咽干。舌红，苔黄，脉弦数。检查：阴茎右侧冠状沟有一个 1cm×2cm 长条形溃疡糜烂疮面，质软，触之疼痛。革兰染色镜检发现杜克雷嗜血杆菌。西医诊断：软下疳；中医诊断：疳疮（湿毒内蕴证）。治以泻火解毒。予以黄连解毒汤合五味消毒饮：黄连、黄芩、黄柏、栀子、金银花、野菊花、蒲公英、紫花地丁、土茯苓、鱼腥草各 15g，甘草 10g。10 剂，水煎内服。以儿茶 30g 研为细末，先洗净患处，干粉撒之，每日 2 次。二诊：治疗后局部疮口收敛，诸症减轻。续服 10 剂。复诊：以上症状已无，局部疮口愈合，临床治愈。图 19-13、图 19-14 为本案患者治疗前后的图谱。

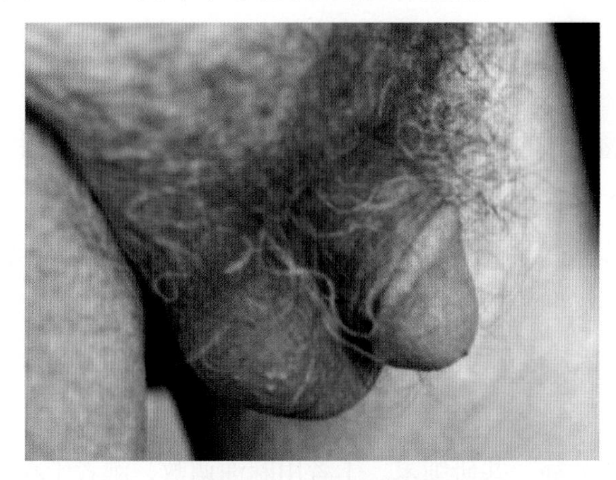

◆图 19-13　软下疳治疗前

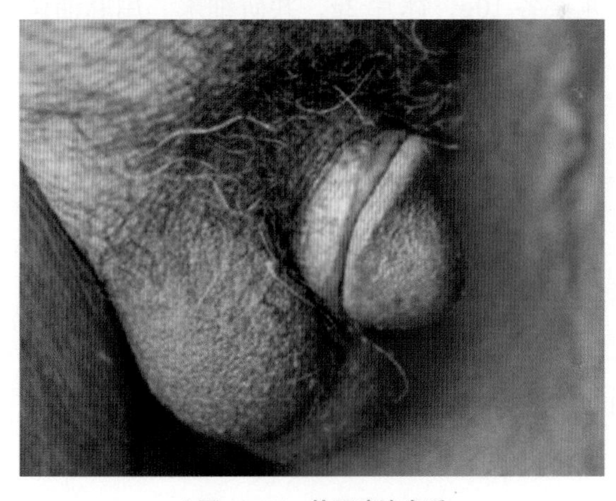

◆图 19-14　软下疳治愈后

第六节　生殖器疱疹

概述

生殖器疱疹是由单纯疱疹病毒感染（HSV）引起的一种常见的性传播疾病，可分为HSV-Ⅰ血清型和HSV-Ⅱ血清型。皮疹特点是外生殖器或肛门部位有集簇或散在的小水疱，3～4天后破溃形成糜烂或溃疡，自觉疼痛。其损害涉及机体的任何组织与器官，特别是皮肤黏膜、生殖系统及神经系统。原发感染后经过一定的静止期后常复发，许多因素如发热、月经来潮等均可引起复发。生殖器疱疹主要通过性接触传染。

病因病机

生殖器疱疹属于中医学“热疮”“阴疮”“阴疱疮”“阴痦”“火燎疱”等范畴。此病主要由于感受热邪秽浊之气，郁邪外发外阴肌肤黏膜；或湿热下注阴部，热炽湿盛，湿热郁毒，湿热淫毒困阻下焦而发病。邪既入侵，正邪相争，久病热盛伤阴，正气不足，遇邪则发，正虚邪恋，经久难愈。

临床表现

1. 阴部自觉灼热。
2. 生殖器局部出现多发成片的小丘疹或水疱，继而可变为脓疱或溃疡，伴排尿不畅、发热、头痛、关节痛、淋巴结肿大。
3. 有不洁性交史。
4. 实验室检查发现单纯疱疹病毒。

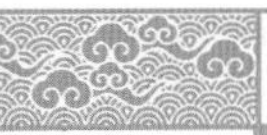

治疗经验

（一）中医内治法

1. 湿热下注证

［症状］ 生殖器部位水疱成簇，周边有红晕，或有糜烂，轻度瘙痒，小便黄赤，口苦，口渴。舌红，苔黄腻，脉弦滑。

［治法］ 清热除湿。

［方药］ 龙胆泻肝汤加减：龙胆草 10g，栀子 10g，黄芩 10g，柴胡 10g，车前子 10g（包煎），生地黄 10g，当归 10g，木通 6g，生甘草 10g。

2. 毒热蕴结证

［症状］ 阴部疱疹大而红，局部肿胀，疼痛明显，腹股沟淋巴结肿大，或有低热，排尿困难。舌红绛，苔黄腻，脉滑数。

［治法］ 清热解毒。

［方药］ 金银花解毒汤加减：金银花、紫花地丁、赤茯苓、连翘、牡丹皮、黄连各 10g，夏枯草、蒲公英、板蓝根各 20g，生甘草 6g。

3. 肾气不足证

［症状］ 常见于复发性阴部疱疹，疱疹干涸较小，无自觉症状，但经常复发。舌淡，苔白，脉细。

［治法］ 补养肾气，解毒除湿。

［方药］ 六味地黄丸加减：生地黄、熟地黄各 10g，山药 15g，山茱萸 10g，枸杞子 10g，茯苓 15g，泽泻 10g，牡丹皮 10g，板蓝根 10g。

（二）中医外治法

1. 马齿苋、野菊花、黄柏各 30g。煎水 2000mL，外洗患处，每次 25 分钟，每日 2 次。

2. 木贼草、板蓝根、薏苡仁各 50g。煎水 2000mL，外洗患处，每次 30 分钟，每日 1 次。

3. 芒硝 100g 兑入沸水 2000mL，待凉后外洗患部。每次 20 分钟，每日 1 次。

4. 鲜半边莲 300g，洗净后捣如泥，敷于患处，盖上纱布，每日 1 次。

5. 马齿苋、土茯苓、蒲公英、大青叶各 50g，明矾 5g（后下、溶化），煎水外洗患处，每次 25 分钟，每日 1 次。

6. 大青叶、土茯苓、板蓝根各 50g，白矾 5g（后下溶化）。将上药煎水 3000mL，温水外洗患处，每次 30 分钟，每日 1 次。

7. 木鳖子（去壳）、黄连、板蓝根各 50g，共研细末，以陈醋 150mL 调匀，外涂患处，每日 2 次。

防护措施

1. 加强自我防护，避免不洁性交，洁身自好。

2. 提倡淋浴，不使用盆浴。

3. 讲究卫生，勤洗外阴，勤换内裤。

4. 疱疹活动期禁止性生活，夫妻双方同时治疗。

5. 注意休息，避免疲劳，适当锻炼身体，增强机体抵抗力。

6. 此病与宫颈癌密切相关，女性患者需做相关检查排除早期宫颈癌。

病案与图谱

案例 1：患者，男，31 岁。阴茎疱疹，轻度灼痒 5 天。现症见低热心烦，咽干口苦，便秘，小便黄赤。舌红，苔黄腻，脉滑。检查：阴茎中段包皮红肿，有多个粟米至绿豆大小丘疱疹，周边有红晕。右侧腹股沟淋巴结肿大压痛。实验室检查：血清抗体 HSV–2IgM 阳性，IgG 阳性。西医诊断：生殖器疱疹；中医诊断：热疮（毒热蕴结证）。治以清热解毒。予以清毒神圣汤加减：金银花、天花粉、蒲公英、当归、板蓝根、马鞭草、天葵子、淡竹叶、紫花地丁、夏枯草各 15g，生甘草 10g。10 剂。水煎内服。以马齿苋、野菊花、黄柏、土茯苓、蒲公英、大青叶各 15g，煎水约 150mL，加明矾 3g（烊化），外洗湿敷患处，每日 2 次，每次 15 分钟。二诊：诸症好转，疱疹收敛结痂。内服方续服 7 剂，外洗方湿敷继用。之后复诊，症状全消，疱疹痊愈。血清 HSV–2IgM 和 IgG 均转为阴性。图 19–15、图 19–16 为本案患者治疗前后的图谱。

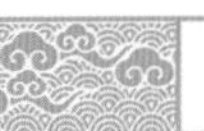

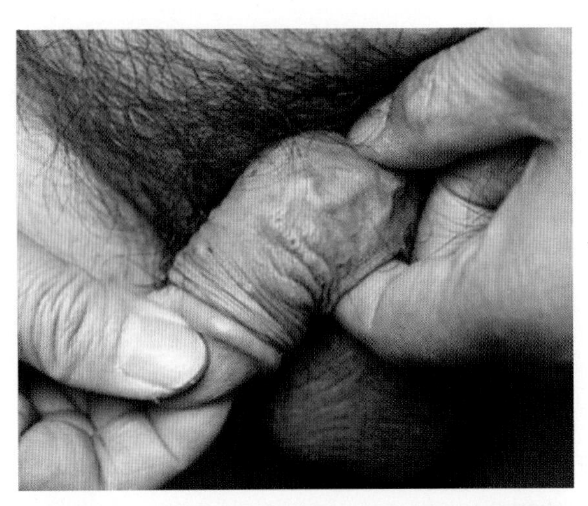

◆图 19–15　生殖器疱疹治疗前

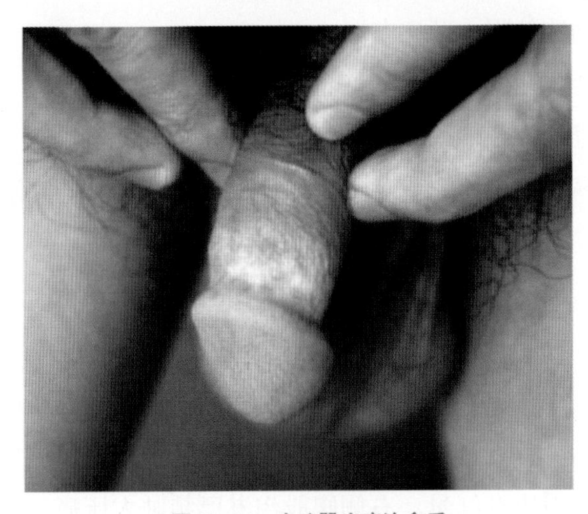

◆图 19–16　生殖器疱疹治愈后

案例 2：患者，女，18 岁，曾有不洁性交史。外阴疱疹疼痛 3 天，伴发热，头痛，口苦，口渴，小便短黄。舌红，苔黄腻，脉弦滑。检查：右侧大阴唇下方会阴部有数个针头至绿豆大小集簇性疱疹，局部焮红肿胀。实验室检查显示：血清抗体 HSV–2IgM 阳性，IgG 阳性。西医诊断：生殖器疱疹；中医诊断：热疮（湿热下注证）。治以清热除湿。予以龙胆泻肝汤加减：龙胆草、栀子、黄芩、黄柏、柴胡、车前子（包煎）、生地黄、当归、泽泻、木通、大青叶、生甘草各 10g。7 剂，水煎内服。以马齿苋、野菊花、黄柏、土茯苓、蒲公英、大青叶各 30g，煎水约 250mL，加明矾 5g（烊化），外洗湿敷患处，每日 2 次，每次 15 分钟。二诊：诸症好转，外阴疱疹收敛。内服方续服 7 剂，外洗方湿敷继用。之后复诊，疱疹结痂脱落痊愈。血清 HSV–2IgM 和 IgG 均转为阴性。图 19–17、图 19–18 为本案患者治疗前后的对照图谱。

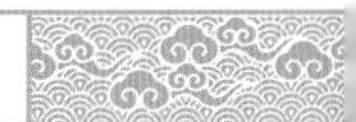

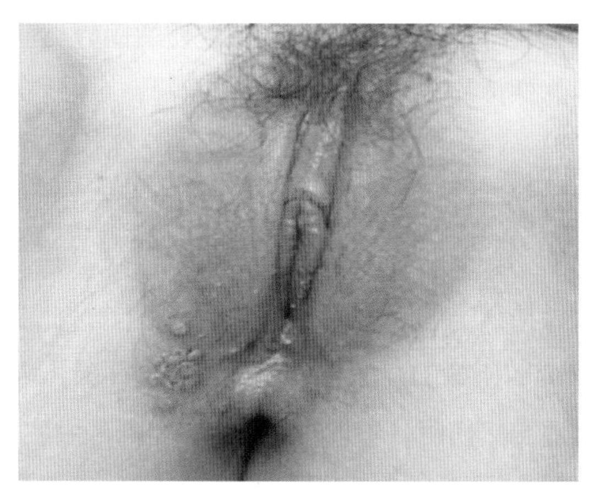

◆图 19-17　生殖器疱疹治疗前

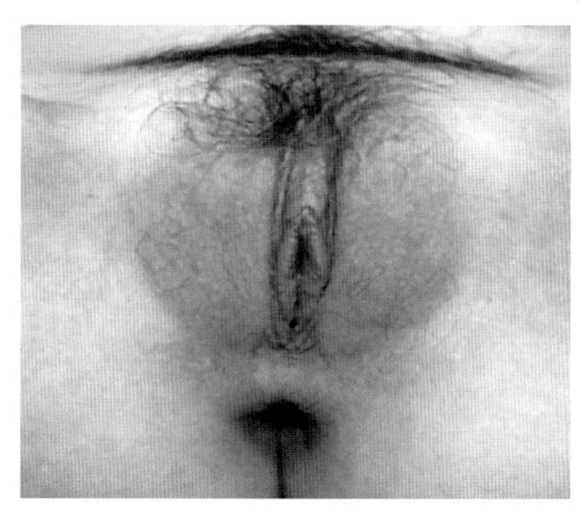

◆图 19-18　生殖器疱疹治愈后

第七节　生殖器念珠菌病

生殖器念珠菌病

概述

生殖器念珠菌病是由念珠菌所引起的一种外生殖器皮肤及黏膜的急慢性真菌感染性炎症性疾病，包括女性念珠菌性外阴阴道炎和男性念珠菌性包皮龟头炎。念珠菌主要为白色念珠菌。一般健康妇女阴道可带有念珠菌而无临床症状，孕妇带菌者更多。

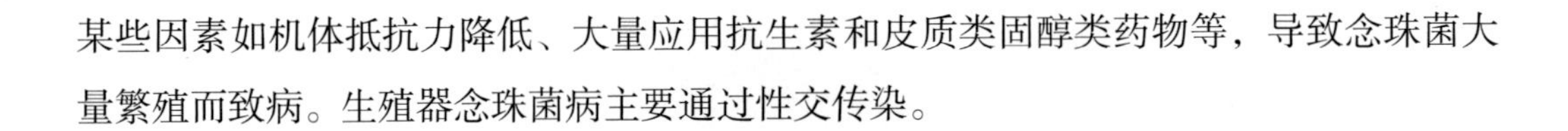

某些因素如机体抵抗力降低、大量应用抗生素和皮质类固醇类药物等，导致念珠菌大量繁殖而致病。生殖器念珠菌病主要通过性交传染。

病因病机

中医学称生殖器念珠菌病为“阴蚀疮”“阴痒”“带下”。此病是由湿热、秽浊邪气在体内蕴结，加上外受毒邪所致。湿热是内因，毒邪是外因，内因、外因相互作用使病情缠绵。日久湿热之邪必然伤阴，出现阴伤、湿热阻滞的虚实夹杂证候。

临床表现

1. 念珠菌性外阴阴道炎 外阴阴道瘙痒、疼痛或刺痛；白带增多，呈奶酪样或豆渣样；阴道检查见阴道壁上有假膜，祛除假膜可见糜烂面或表浅溃疡面；真菌检查阳性。

2. 念珠菌性包皮龟头炎 有不洁性交史或包皮过长；包皮、龟头处潮红，龟头有丘疹，包皮内板或龟头冠状沟有奶酪样斑片；念珠菌过敏症或暴发性水肿性包皮龟头炎可有其各自的典型症状；真菌检查阳性。

治疗经验

（一）中医内治法

1. 湿热蕴结证

［症状］ 阴痒，带下量多，如豆渣样，常伴有心烦，失眠，脘腹胀满。舌红，苔黄腻，脉弦滑。

［治法］ 清热利湿，杀虫止痒。

［方药］ 止带方加减：猪苓、茯苓、车前子、泽泻、茵陈、赤芍、牡丹皮、黄柏、栀子、牛膝、苦参、白鲜皮、贯众、甘草各10g。

2. 湿毒蕴结证

［症状］ 带下量多，色黄白，如豆渣样，有臭味，或带下夹有血丝，阴部瘙痒，甚至红肿，溃烂，尿频、尿急、尿痛，大便不爽。舌红，苔白腻，脉滑。

［治法］ 清热除湿，解毒止痒。

［方药］ 止带方加减：茯苓 20g，猪苓 10g，泽泻 10g，车前子 10g，茵陈 10g，白鲜皮 10g，鹤虱 10g，蚤休 10g，野菊花 10g，白花蛇舌草 30g。

（二）中医外治法

1. 蛇床子、苦参、黄柏、白鲜皮、苍术各 30g，花椒 20 粒，共煎水 1500mL，外洗或坐浴，每日 1 次，7 天为 1 个疗程。

2. 黄连、青黛、皮硝各等份，共研细末，加甘油少许搅匀，涂于外阴，早晚各 1 次。

3. 木槿皮、白鲜皮、马齿苋、野菊花、黄柏各 30g，煎水 2000mL，加白醋 100mL 外洗患处，每次 20 分钟，每日 1 次。

4. 龙胆草、黄柏、五倍子各 50g，煎水 2500mL，加入白矾 6g（溶化），外洗阴部，每日 1 次。

5. 白凤仙花 500g（连根）、白矾 10g，煎水 3000mL，加入白矾，白醋 200mL，外洗阴部，每日 1 次。

6. 苍耳子 60g（捣碎），苦参、蛇床子、黄柏各 30g，露蜂房 15g。煎水 2500mL，浸洗患处，每日 1 次，每次 30 分钟。

7. 土槿皮、白鲜皮、白蔹、白芷、黄柏各 30g。煎水 2000mL，加白醋 100mL 外洗患处，每次 20 分钟，每日 1 次。

防护措施

1. 夫妇同时检查，治疗期间禁止性生活。
2. 避免不洁性生活，注意卫生，不使用公共物品。
3. 调情志，避风寒，祛除易感因素。
4. 不滥用抗生素、激素、免疫抑制剂等药物。
5. 包皮过长者应做包皮环切除术。
6. 穿宽松裤子，保持外阴清洁干燥。

病案与图谱

案例：患者，女，20 岁。阴部瘙痒刺痛 1 周。阴部瘙痒刺痛，有较多豆腐渣样黄色白带，伴心烦易怒，咽干不多饮，腹胀满，大便溏。舌红，苔黄腻，脉弦滑。检查：外阴阴道口红肿，阴部有较多黄白色豆渣样分泌物，阴道壁上有一层白色假膜。白带分泌物真菌检查阳性。西医诊断：生殖器念珠菌病；中医诊断：阴蚀疮（湿热蕴结证）。治以清利湿热，杀虫止痒。予以止带方加减：猪苓、茯苓、车前子、泽泻、茵陈、赤芍、牡丹皮、黄柏、栀子、牛膝、龙胆草、苍术各10g，甘草6g。7剂，水煎内服。以蛇床子、白鲜皮、地肤子、苦参、艾叶、川椒各20g，白矾5g（烊化），煎水1500ml，待水温后洗浸坐浴，每日1次，每次20分钟。1周后诉阴部已无瘙痒，无豆渣样白带，白带检查未发现真菌，基本治愈。图19-19、图19-20为本案患者治疗前后的图谱。

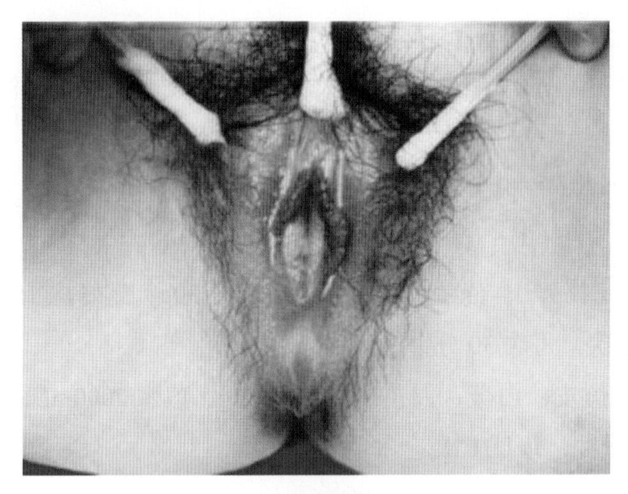

◆图19-19　生殖器念珠菌病治疗前

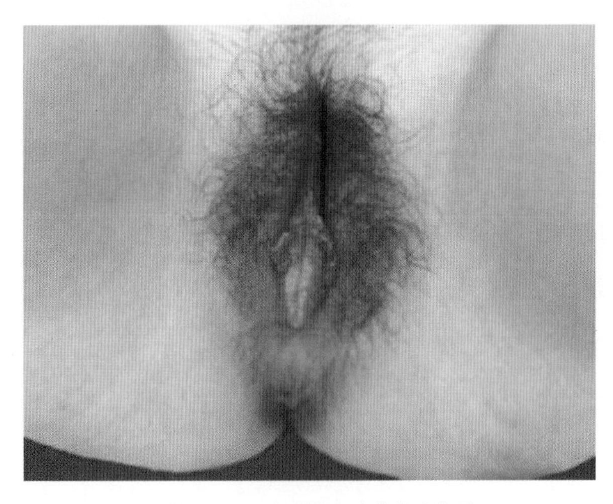

◆图19-20　生殖器念珠菌病治愈后

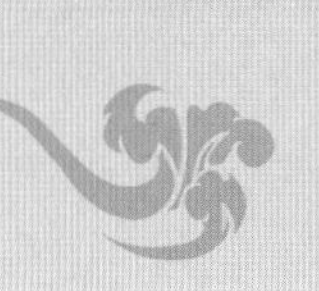

第二十章　生殖器部位非性传播疾病

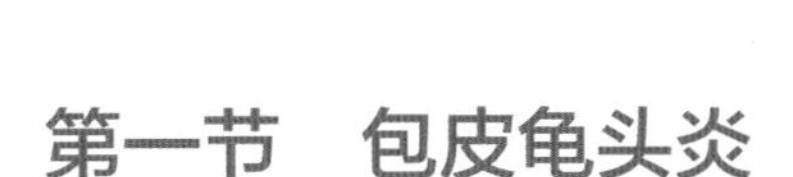

第一节　包皮龟头炎

概述

包皮龟头炎是指包皮内板与阴茎头的炎症，为临床常见的男科疾病，以成年男性发病为主。多由细菌、真菌感染或药物过敏引起，分单纯性、感染性、传染性。临床主要表现为包皮过长，包皮、尿道口红肿，包皮口逐渐变紧，伴皲裂纹，包皮垢增多，有异味。

病因病机

包皮龟头炎属中医学“疳疮”“阴头疱”“阴头风”等范畴。外感湿热之邪，或饮食过于肥甘厚腻，或情志郁闷不畅，或不洁性交等，导致体内蕴有湿热淫毒，湿热火毒聚结于肝胆二经，下注于前后二阴，发为疳疮。

临床表现

1. 全年均可发病，春、夏季为发病高峰。

2. 包皮、龟头发红、肿胀，丘疹、丘疱疹、糜烂，覆盖白色乳酪样膜，尿痛，尿灼热感，或伴瘙痒，尿道口流脓，生殖器或肛周散在或簇集水疱、红斑、丘疹，局部有或无灼痛感。

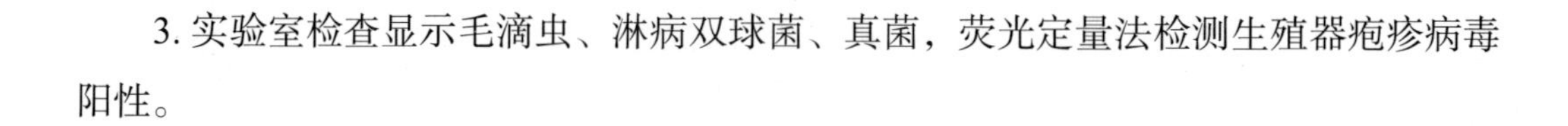

3. 实验室检查显示毛滴虫、淋病双球菌、真菌，荧光定量法检测生殖器疱疹病毒阳性。

治疗经验

（一）中医内治法

1. 肝经湿热证

［症状］ 龟头、包皮红肿灼痛，渗流黄水，有腥臭气味，伴身热不扬，身重乏力，口苦咽干，小便短赤，大便秘结或溏泄。舌红，苔黄腻，脉弦数。

［治法］ 清肝利湿，解毒消肿。

［方药］ 龙胆泻肝汤加减：龙胆草 15g，栀子 10g，黄芩 8g，柴胡 8g，木通、车前子（包煎）、泽泻各 10g，生地黄、当归各 12g，甘草 5g。

2. 肝经火毒证

［症状］ 龟头、包皮肿胀，色紫暗，皮肉腐败，血水淋沥，气味腥臭，溃疡处疼痛剧烈，伴发热畏寒，心中烦热，口渴引冷，大便干结，小便短赤。舌红，苔黄厚而干，脉弦数。

［治法］ 清肝火，排热毒。

［方药］ 当归芦荟丸加减：黄连 8g，黄芩 15g，黄柏 15g，栀子 12g，大黄 15g（后下），龙胆草 10g，芦荟 8g，青黛 5g（冲服），当归 6g，木香 5g，甘草 5g。

3. 阴虚火毒证

［症状］ 龟头肿痛，色暗红，溃烂少脓，久不愈合，伴手足心热或盗汗，口干舌燥，小便短赤而少。舌红，少苔或苔黄干，脉弦细数。

［治法］ 滋阴清火解毒。

［方药］ 大补阴丸合二至丸加味加减：熟地黄 30g，制龟甲 15g（先煎），墨旱莲 12g，女贞子 10g，黄柏 8g，知母 8g，人中黄 5g，金银花 12g，苦参 10g。

（二）中医外治法

1. 玉粉散。滑石、密陀僧、寒水石各 20g，黄柏 10g，麝香 1g。共为细末，油调敷患处，每日 1 次。

2. 甘石散。炉甘石、密陀僧、煅龙骨、白芷各 10g，麝香 1g。共为细末。先用荆芥、杜仲、川椒煎汤，洗净患处，然后用药外敷患处，每日 1 次。

3. 金银花散。金银花、荆芥、朴硝、蛇床子、甘松、白芷、槟榔各 50g。上药研碎，每次 25g，加水 1000mL，加葱白 2 根，同煎数沸，用盆盛水，先熏后洗患处，每日 1 次。

4. 儿茶 30g 研为细末，先洗净患处，干者用麻油调敷，湿者干粉撒之，每日 2 次。

5. 丝瓜叶、马齿苋各 50g，食盐 5g。捣烂敷患处，每日 1 次。

6. 熟大黄、黄柏、芒硝各 20g，研为细末，菜油调敷患处，每日 1 次。

7. 海金沙、海螵蛸、五倍子各 10g，共研细末，1 个鸡蛋清调匀搽患处，每日 1 次。

8. 莲蓬壳、干橘皮、老丝瓜壳各 30g，烧黑存性。用香油调匀敷患处，每日 1 次。

防护措施

1. 避免不洁性交。注意个人卫生，保持包皮腔内干净清洁和干燥。

2. 包皮过长或包茎者，必要时候进行包皮环切手术。

3. 避免使用皮质类胆固醇激素类药物，以免加重感染。

4. 夫妻一方患病，应及时治疗，并停止性生活。

5. 清淡饮食，少食刺激性食物。

病案与图谱

患者，男，39 岁。龟头阴茎红斑糜烂疼痛 3 天。患者包皮红肿灼痛，渗流滋水，伴身重低热，四肢乏力，咽干口苦，小便短黄，大便溏泄。舌红，苔黄腻，脉弦。期间未服过任何药物。检查：龟头及阴茎多处浅表性溃疡红斑，表面潮湿有少量渗出。实验室检查显示：梅毒螺旋体（–），淋病双球菌（–），真菌（–）。西医诊断：包皮龟头炎；中医诊断：袖口疳（肝经湿热证）。治以清肝利胆，除湿解毒。予以龙胆泻肝汤加减：龙胆草 15g，栀子、黄芩、柴胡、木通、车前子（包煎）、泽泻各 10g，生地黄、当归、马鞭草各 12g，甘草 5g。5 剂，水煎服。以儿茶 30g 研为细末，洗净患处，干粉撒之，每日 2 次。治疗 1 周后痊愈。图 20–1、图 20–2 为本案患者治疗前后的图谱。

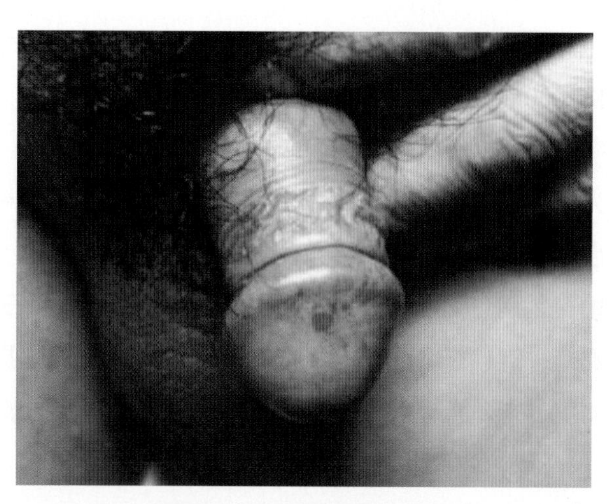

◆图 20-1　包皮龟头炎治疗前

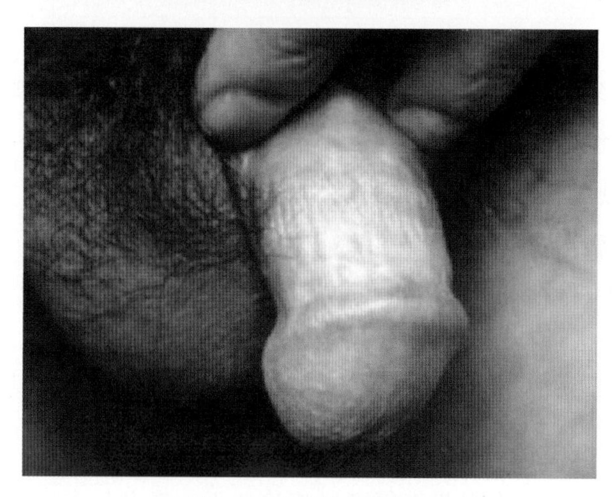

◆图 20-2　包皮龟头炎治愈后

第二节　阴囊血管角化瘤

概述

血管角化瘤是一种由真皮浅层扩张的毛细血管和表皮角化过度为特征的血管性良性皮肤肿瘤，临床分为 Fordyce 型、Mebelli 型、丘疹型、局限性和弥漫性躯体血管角

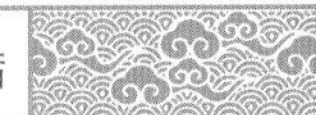

化瘤。其中以 Fordyce 血管角化瘤最常见，又称阴囊血管角化瘤，主要发生于中老年人阴囊和外阴部，随着年龄的增长而增多。临床主要表现为阴囊部多发性圆突状丘疹，直径 1 ～ 4mm。阴囊血管角化瘤特点是因表皮过度增生，在乳头状突起真皮上或表浅的黏膜下层，具有薄壁的充血微血管。静脉压力的增高是形成阴囊血管角化瘤的主要原因，与潜在腹内肿块、尿路肿瘤、精索静脉曲张、腹股沟斜疝、前列腺炎和弥漫性血管角化瘤等有关。

病因病机

中医学将阴囊血管角化瘤归属于中医学“疮疡”范畴。此病的病因多是气血虚弱不能荣养肌肤，或气血瘀阻，积聚成瘤发为本病。

临床表现

1. 阴囊血管角化瘤通常无症状，偶伴有瘙痒，早期皮肤损害呈鲜红色，质地软，压之可缩小。晚期呈暗红或紫色，质地硬，有轻度疣状增生。皮损往往沿着浅表静脉或阴囊皮纹排列，表面光滑，偶有脱屑。阴囊血管角化瘤通常伴有静脉曲张、腹股沟疝和血栓性静脉炎，皮损也可发生于手术损伤生殖器静脉后或行包皮环切术后的阴茎和龟头部位。部分阴囊血管角化瘤良性病变可能在性生活时或外伤及搔抓时自发或继发破裂出血。

2. 阴囊部暗红色皮疹通过玻片、压诊，如皮疹退色，应首先考虑本病。再结合手术史、精索血管超声检查可明确诊断。

治疗经验

（一）中医内治法

1. 气血瘀阻证

［症状］ 颜色紫暗红，角化增厚，质硬，伴面色晦暗。舌暗红，或有瘀斑点，苔白，脉细涩。

［治法］ 活血祛瘀，散积消瘤。

［方药］ 桃红四物汤加减：桃仁、红花、当归尾、川芎、熟地黄、赤芍、三棱、

莪术各 10g，红藤 15g，土鳖虫 3g，甘草 6g。

2. 营血亏虚证

［症状］ 颜色淡褐，角化增厚，质硬，伴面色淡白，乏力神差，纳少便溏。舌淡，苔白，脉沉细。

［治法］ 养血润肤，活血消瘤。

［方药］ 十全大补汤加减：党参、白术、茯苓、生地黄、熟地黄、赤芍、牡丹皮、当归、川芎、黄芪各 10g，红藤 15g，桃仁 10g，红花 3g，肉桂 1g（研粉冲服），甘草 6g。

（二）中医外治法

1. 生地黄 30g，当归、桃仁各 10g，红花 3g。煎水外洗擦患处，每日 1 次。

2. 白芷、当归、川芎、防风、紫草各 100g。研细粉调麻油，外涂患处，每日 1 次。

3. 大活血藤、五灵脂各 30g，三棱、莪术各 10g，75% 酒精 250mL。将药捣碎放入酒精内浸泡，半个月后过滤备用。先用小刀将硬的角皮刮掉，用药棉蘸药水涂擦患处，每日 1 次。

4. 土鳖虫、乳香、没药、姜黄各 10g，血竭、冰片各 1g。共研细末，调白酒外涂患处，每日 1 次。

5. 刘寄奴、鸡血藤各 30g，牡丹皮、赤芍、川牛膝、川断各 15g，共研细末。用白醋 500mL 浸泡 1 周，用棉签沾药液外涂患处，每日 2 次。

6. 牛黄晶外治。由医师操作，患处常规消毒，左手绷紧皮肤，右手持治疗棒沾少量药液点涂患处，待皮疹变白为止，约 1 小时后皮肤恢复原色，3 天后结痂，2 周后皮肤处薄痂脱落，皮肤留有暂时色素沉着，日久可渐淡消退。

防护措施

1. 清淡饮食，避免肥甘厚腻、辛辣之物。
2. 调畅情志，避免七情过极伤脏腑。
3. 衣物选择纯棉之品。
4. 经常清洗阴部，保持阴部洁净干燥。

病案与图谱

患者，男，57岁。阴囊小丘疹3年。患处无痛痒，伴面色黧黑，心悸失眠，口干少饮，大便干。舌暗红，边有瘀点，苔白，脉沉涩。检查：阴囊可见多个暗红色粟米至绿豆大小半球型丘疹，质偏硬，表面光滑。西医诊断：阴囊血管角化瘤；中医诊断：痰核（气滞血瘀证）。治以活血行气，祛瘀消瘤。予以桃红四物汤加减：红花3g，桃仁、当归尾、川芎、生地黄、赤芍、三棱、莪术、牡丹皮各10g，红藤15g，土鳖虫3g，甘草6g。外用牛黄晶治疗。治疗后3个月，患处皮瘤消失，阴囊皮肤平整。图20-3、图20-4为本案患者治疗前后的图谱。

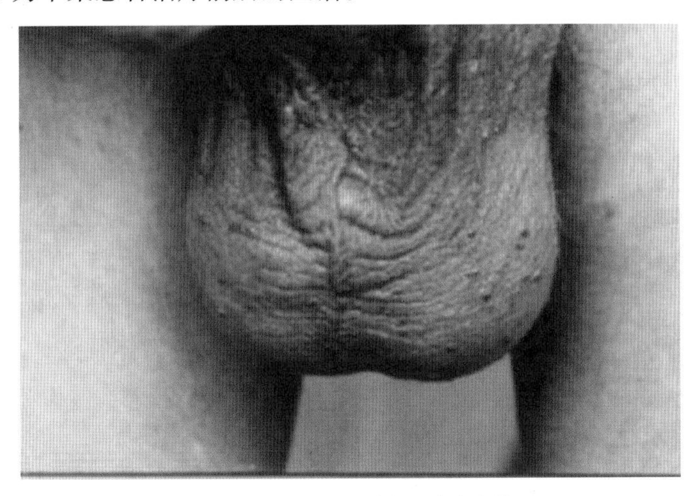

◆图 20-3　阴囊血管角化瘤治疗前

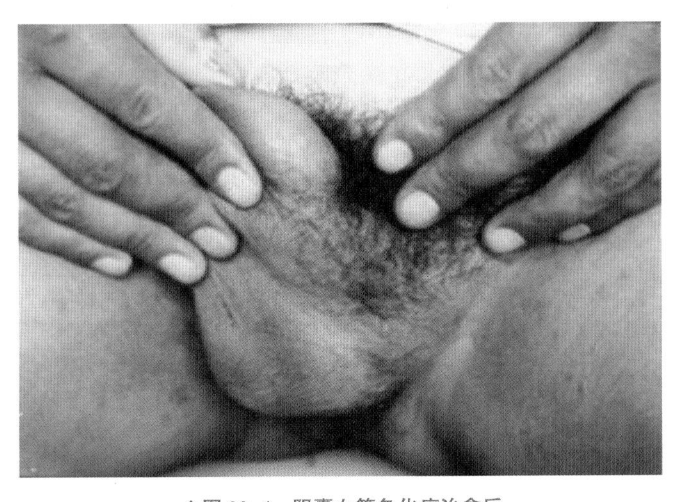

◆图 20-4　阴囊血管角化瘤治愈后

第三节　女阴假性湿疣

概述

女阴假性湿疣是女性外生殖器黏膜部位的良性增生性疾病，又名绒毛状小阴唇，病因不明，一般认为与局部念珠菌感染和非特异性刺激有关。由于其皮疹类似尖锐湿疣的早期表现，病理形态与其有相似之处，误诊率高。

病因病机

女阴假性湿疣属于中医学“疣瘊”范畴。此病是会阴部皮肤不洁，感受秽浊湿热之气，湿热郁蕴于肝胆经脉，或湿热生虫，虫阻络道；或素体脾虚，湿热内蕴，下注阴部所致。总之，湿浊热毒，流注于下，痹阻外阴，蕴久邪恋，气血凝滞，日久成病。

临床表现

1. 多见于中青年性活跃期女性，起病隐匿。

2. 两小阴唇内侧、阴道口或 / 和尿道口均匀分布的淡红色或苍白色鱼子状、绒毛状或息肉状小丘疹，1 ～ 2mm 大小，表面光滑，密集排列互不融合；生长缓慢或停顿，皮疹形态相对固定；外观酷似早期的尖锐湿疣；自觉症状缺如或微痒。

3. 病理检查显示表皮乳头瘤样增生，棘层中上部弥漫性细胞空泡化改变，与表皮平行排列呈网篮状；真皮浅层毛细血管扩张，有轻度淋巴细胞浸润。

4. 醋酸白试验阴性，HPV 亚型检测阴性。

治疗经验

（一）中医内治法

一般不用内服中药，多采取外治方法治疗。有显著瘙痒者，按“外阴瘙痒”论治。

（二）中医外治法

1. 牛黄晶外治。局部常规消毒，用特殊治疗棒沾药液涂于假性疣体处，局部皮肤变白，约 10 天后假疣自动脱落，患处局部皮肤恢复正常形态。

2. 大青叶、土茯苓、蒲公英各 12g，明矾 5g 溶化。煎水 2500mL，熏洗患处，每日 1 次。

3. 板蓝根、大青叶、木贼草、苦参各 30g，黄柏、大黄、白鲜皮各 20g。煎水 3000mL，坐浴 20 分钟，每日 1 次。

4. 熟大黄 40g，五倍子 15g，硼砂 10g，研细末，蛋清 1 个调匀，外擦患处，每日 2 次。

5. 白芷、生大黄、苦参各 30g，共研成细末，每次取 3g 用蜂蜜调和成糊状，外敷患处，每日 1 次。

6. 血竭 3g，冰片 1g，煅石膏 30g，共研细末，以香油调擦患部，每日 1 次。

防护措施

1. 注意休息，调畅情志，劳逸适度。

2. 适当锻炼，增强体质，提高抗病能力。

3. 注意阴部卫生，内裤注意消毒，衣物使用纯棉制品。

病案与图谱

患者，女，25 岁，未婚，无不洁性接触史。患者小阴唇内侧出现小丘疹 10 余年，轻度瘙痒，伴心烦，咽干，胁胀，月经愆期。舌淡红，苔白，脉弦。检查：两边小阴唇内侧黏膜有大片珍珠色鱼籽状丘疹，密集排列而互不融合，表面光滑，对称分布。醋酸白试验（–）。西医诊断：女阴假性湿疣；中医诊断：疣瘊（湿热郁蕴证）。以牛黄晶外涂疣体，约 15 天后疣体枯萎脱落，30 天后两边小阴唇黏膜平整光滑，恢复正常颜色，临床治愈。图 20–5、图 20–6 为本案患者治疗前后的图谱。

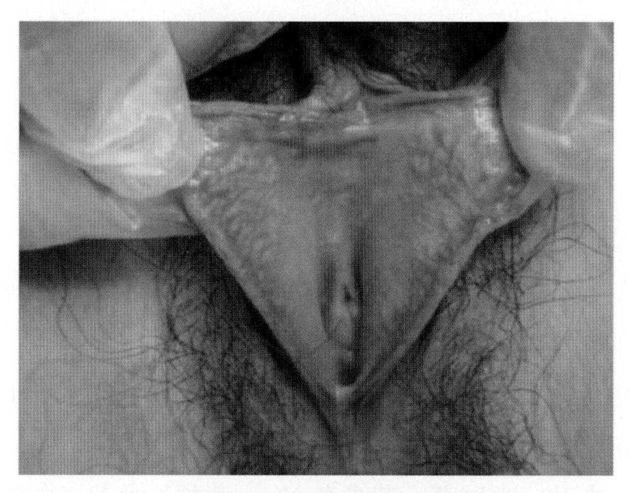

◆图 20–5　女阴假性湿疣治疗前

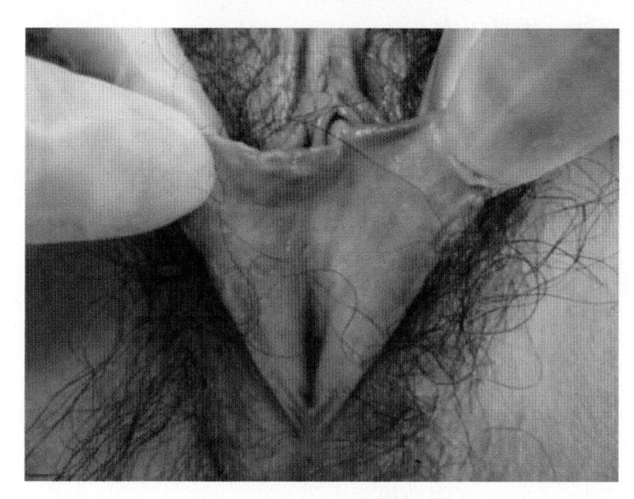

◆图 20–6　女阴假性湿疣治愈后

第四节　外阴白色病变

概述

外阴白色病变又称为外阴白斑，为女阴皮肤、黏膜营养障碍而致的外阴组织变性及色素改变的疾病。临床以外阴瘙痒，伴有局部皮肤色素减退或变白，或局部皮肤变厚增粗，或阴唇萎缩为主要表现。发病原因可能与长期潮湿、瘙痒刺激、某些营养缺乏、代谢紊乱及遗传、免疫、内分泌、过敏、感染、心理因素等相关。

病因病机

外阴白色病变可归属于中医学“阴痒”“阴痛”“阴蚀”等范畴。本病有虚实之分。虚者因多产多育，年老体弱，久病不愈等损及脏腑气血，气血津液不足，生风化燥；或素体虚热，大病久病后，气血亏虚，营血不足，肌肤失养所致。实者素体肝郁，肝经湿热久蕴，化火生风；或摄生不节，感受湿热，湿热下注；或气滞血瘀，经脉气血阻滞，阴器失养所致。

临床表现

1. 外阴或肛周皮肤瘙痒、灼热感时时发作。

2. 阴部或肛周瘙痒；局部皮肤弹性下降，外因肌肤及阴道黏膜干涩不适，灼热疼痛，或性交痛；病变处皮肤或黏膜易反复皲裂、溃破，或带下异常。

3. 病变处呈局灶性、多发性或对称性；局部皮肤色素减退，呈淡褐色、粉红色、花白色或白色；病变皮肤变厚，纹理粗糙，弹性差，脱皮，似皮革样、湿疹样变；外阴萎缩，大阴唇变薄，小阴唇变小甚至消失、粘连，阴道口狭窄，皮肤颜色发白、发亮，皱缩。

治疗经验

（一）中医内治法

1. 湿热下注证

［症状］ 外阴白色病变，白带量多色黄。舌红，苔黄腻，脉细滑。

［治法］ 清热利水，燥湿止痒。

［方药］ 萆薢渗湿汤加减：萆薢、薏苡仁、赤茯苓、黄柏、牡丹皮、泽泻、滑石、何首乌各10g，黑豆15g，通草、甘草各6g。

2. 肝郁化火证

［症状］ 外阴白色病变，皮肤瘙痒，干燥皲裂，带多色黄，心烦易怒，便秘尿黄。舌红，苔黄，脉弦数。

［治法］ 清泻肝火，滋阴止痒。

［方药］ 龙胆泻肝汤加减：龙胆草、栀子、黄芩、泽泻、车前子、柴胡、当归、生地黄、乌梢蛇、何首乌各10g，木通、甘草各6g。

3. 气血虚弱证

［症状］ 外阴硬化性苔藓，萎缩白色改变，伴头晕目眩，面色萎黄，心悸乏力。舌淡，苔薄，脉细弱。

［治法］ 补气养血，润肤止痒。

［方药］ 八珍汤加减：人参3g，白术、茯苓、当归、川芎、白芍、熟地黄、黄芪、何首乌各10g，黑豆15g，甘草6g。

4. 肝肾阴虚证

［症状］ 阴部瘙痒，干燥萎缩，白色改变，阴道干涩，白带量少，头晕目眩，腰膝酸软，口干。舌红，苔白，脉沉细。

［治法］ 滋养肝肾，润燥止痒。

［方药］ 知柏地黄汤加减：山药、牡丹皮、茯苓、山茱萸、泽泻、熟地黄、黄柏、知母、何首乌、黄精各10g。

（二）中医外治法

1. 鲜马齿苋250g，煎水2500mL外洗患处，每日1次。适合于各期各型的外阴白色病变，阴部皮肤瘙痒者。

2. 花椒 30g，白矾 60g，老盐 120g。共研细末，用猪油捣如膏，洗净阴部，擦干外涂患处，每日 1 次。

3. 牛黄、金银花、板蓝根、大青叶、薏苡仁、连翘、薄荷、黄连、黄芩、黄柏各 10g，用老陈醋 300mL 浸泡 2 周，每日外涂患处 1 ～ 2 次。

4. 麝香 0.15g，冰片 2g，密陀僧、枯矾各 20g。共研成细末，用陈醋 200mL 调匀，外擦患处，每日 2 次。

5. 何首乌、乌梅、毛姜、补骨脂各 150g，用 50% 酒精 1000mL 浸泡 1 周，取浸液每日擦患处 2 次。每次配合紫外光照射患处 3 分钟。

6. 炒黄栀子、大黄、玄参、补骨脂各 15g，檀香 5g，密陀僧 30g，硫黄 12g，枯矾 10g，冰片 5g，老陈醋 1000mL。将上药研成细末，放陈醋内浸泡 1 周，将纱布蘸药水在患处涂擦约 3 分钟，每日 2 次。

7. 其他疗法可采用微波、二氧化碳激光、高频电刀、局部电灼、局部冷冻及手术治疗。

防护措施

1. 注意休息，保证充足的睡眠。怀疑恶变时需行手术治疗。

2. 释放压力，调节情绪，保持乐观、开朗的心态，积极坚持治疗。

3. 切忌久坐，适量运动，加强锻炼，提高免疫力。避免刺激因素刺激阴部。

4. 合理饮食，加强营养，少食辛辣、偏咸偏热、海鲜羊肉等食物，戒烟酒。

5. 保持外阴清洁干燥，穿纯棉内裤。禁用肥皂和其他刺激性药物擦洗，避免搔抓患处。

6. 积极治疗生殖器炎症，严禁滥用药物。

病案与图谱

案例 1：患者，女，65 岁。阴部皮肤逐渐变成白色并瘙痒 10 余年。平时阴道干涩，白带量少，伴头晕心烦，两颧发红，腰膝乏力，口干少津。舌红，苔薄白，脉沉细无力。检查：外阴呈老年性萎缩，大小阴唇、阴蒂包皮至阴道口内侧皮肤黏膜均为粉红色兼白色改变，表面光滑，未见溃疡及糜烂。西医诊断：外阴白色病变；中医诊断：阴疮（肝肾阴虚证）。治以滋养肝肾，润燥止痒。予以知柏地黄汤加减：熟地黄、山药、山茱萸、牡丹皮、茯苓、黄柏、知母、怀牛膝、何首乌、黄精各 10g。15 剂，每日 1 剂，分两次温服。金银花外洗方：金银花、板蓝根、大青叶、白鲜皮、薄荷、黄连、黄芩、黄柏各 15g，煎水 3000mL，待水温 40℃左右坐浴外洗患处。每晚 1 次，连用 15 天。二诊：经治疗后，外阴瘙痒明显减轻，头晕心烦好转，阴部白色病变稍有消退，舌红，苔白，脉沉细。上方去何首乌继服 15 剂，外洗方续用 15 天。三诊：外阴瘙痒症状基本消失，头晕、咽干、心烦已无。外阴白色改变明显减轻。之后一直坚持服用中药和外洗浸泡阴部，病情表现稳定，未继续发展恶化。但未拍照片。

案例 2：患者，女，51 岁。外阴及肛门白斑 5 年，外阴鳞状上皮增生怀疑恶变，因不愿接受中医治疗而在外院进行手术治疗，1 年后病情恶化去世。图 20-7、图 20-8 为本案患者治疗前的图谱。

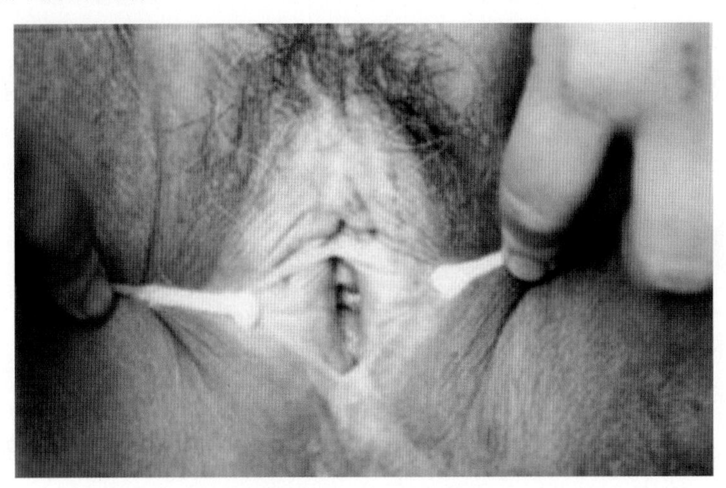

◆图 20-7 外阴白色病变

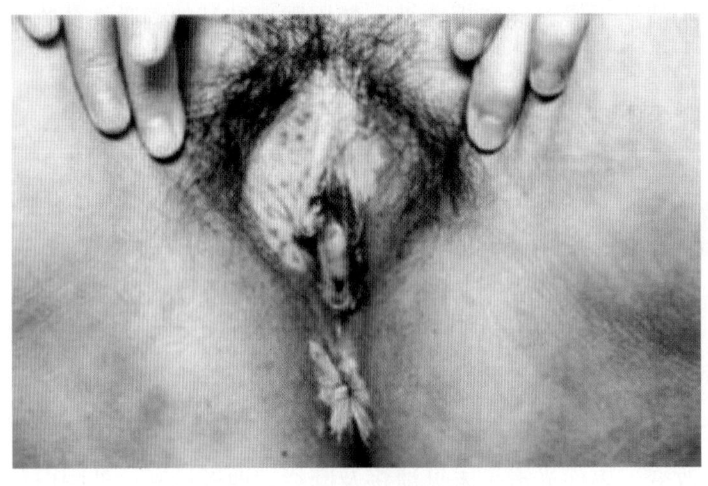

◆图 20-8 外阴白斑癌变（术后）

第五节　女性尿道肉阜

概述

女性尿道肉阜又称尿道肉芽肿，是女性尿道末端良性的息肉状赘生物，常位于尿道口后方，是一种良性增生性疾病。以尿道肉芽肿或血管息肉为病理特征。临床可见紫红色肿块突出于尿道口，常有疼痛、血尿、排尿困难及其他尿道炎症状，也可无任何临床症状。其发生可能与雌激素不足、慢性炎症刺激外阴部、局部黏膜下静脉曲张及尿道黏膜脱垂外翻等因素有关。

病因病机

尿道肉阜属于中医学“阴痔”范畴。本病多因气虚不足，中气下陷，带脉失约，冲任不固，致系胞无力；或因肾气不足，下元失固；或肝气郁结，气血不畅，瘀阻局部致下阴肿块脱出。

临床表现

1. 多见于中老年妇女。

2. 尿道口有烧灼样疼痛，排尿、行走、衣裤摩擦及性交时加重。

3. 尿道肉阜可发生于尿道各壁，尿道口 6 点处多见，有的带蒂，多数基底较宽，突起于尿道黏膜表面，质软、色淡红或深红，感染时可有分泌物，易出血，触之疼痛。

4. 病理检查为乳头状瘤、血管瘤或肉芽肿。

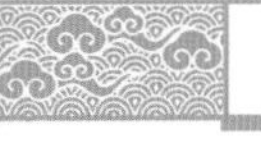

治疗经验

1. 脾虚下陷证

［症状］ 阴中有肿块突出，尿频、尿痛，伴少气懒言，四肢无力，困倦少食，动则气短，大便溏，白带清稀量多。舌淡，苔白，脉弱无力。

［治法］ 健脾益气，提升中阳。

［方药］ 补中益气汤：黄芪、党参、白术、炙甘草、当归、陈皮、柴胡各 10g，升麻 6g，生姜 9 片、大枣 6 枚。

2. 肝郁化火证

［症状］ 尿道口有肿块突出，小便灼痛，伴心烦易怒，口苦咽干，胁痛乳胀，月经色瘀有块。舌红，苔薄黄，脉弦。

［治法］ 疏肝清热，活血消肿。

［方药］ 丹栀逍遥散加减：牡丹皮、栀子（炒焦）、柴胡（酒制）、白芍（酒炒）、当归、白术（土炒）、茯苓各 10g，薄荷、炙甘草各 6g。

（二）中医外治法

1. 制川乌 500g，烧黑存性，每次 50g，山西陈醋 100mL，放入开水 2000mL，置木盆内，患者坐木盆上熏蒸，待水温后外洗患处。每日 1 次。

2. 大青叶、土茯苓、蒲公英各 12g，明矾 5g（溶化），煎汤熏洗患处，每日 1 次。

3. 板蓝根、大青叶、木贼草、苦参各 30g，黄柏、大黄、白鲜皮各 20g。水煎去渣，坐浴 20 分钟，每日 1 次。

4. 五倍子 15g，白矾 3g，冰片 1g，上药共研细末，香油调敷患处，每日 2 次。

5. 藜芦、大黄、黄连各 20g，川楝子、桃仁、蓖麻子各 10g，猪油 1000g。上药用猪油煎黄去渣，用油膏涂患处，每日 2 次。

6. 皮硝 50g，硫黄、雄黄各 15g，樟脑 10g，冰片 5g。共研细末，菜油调和，外涂患处，每日 2 次。

防护措施

1. 定期做妇科检查，早发现、早诊断、早治疗。

2. 注意个人卫生，保持外阴清洁、干燥，经常换内裤，穿纯棉内裤。

3. 避免各种刺激因素，防止感染。积极治疗阴道炎症。

4. 注意劳逸结合，多参加体育锻炼，增强体质，提高自身免疫力。

5. 加强营养，摄取高蛋白、高碳水化合物、高热量、高维生素、低脂肪的全营养饮食。

病案与图谱

患者，女，18岁。尿道口有一肿物突出，排尿疼痛1周。现症见排尿疼痛，心烦易躁，咽干，胁肋胀痛，月经愆期色黑有块。舌暗红，有瘀斑，苔薄黄，脉弦细。检查：外阴阴道口稍红肿，尿道口有一1cm×2cm带蒂紫红色桑椹样长圆形肿块突出。醋酸白试验阴性。病理检查结果显示上皮组织形成乳头状结构，大量扩张的毛细血管和纤维，轻度炎性细胞浸润，乳头状瘤改变。西医诊断：尿道肉阜；中医诊断：阴痔（气郁瘀阻证）。治以疏肝解郁，活血除瘤。予以丹栀逍遥散加减：牡丹皮、栀子（炒焦）、柴胡（酒制）、白芍（酒炒）、当归、白术（土炒）、茯苓各10g，薄荷、炙甘草各6g。10剂为1个疗程，水煎内服。乌头熏洗法：制川乌500g，烧黑存性，每次50g，山西陈醋100mL，放入开水2000mL置木盆内，坐木盆上熏蒸，待水温降至40℃外洗患处。每日1次。用药1周后，阴部肉阜明显缩小，排尿疼痛减轻，心情好转。守方继服10剂，继用外洗法。治疗3个疗程后，尿道口肉阜日渐缩小，最后枯萎脱落，诸症全消。图20–9、图20–10为本案患者治疗前后的图谱。

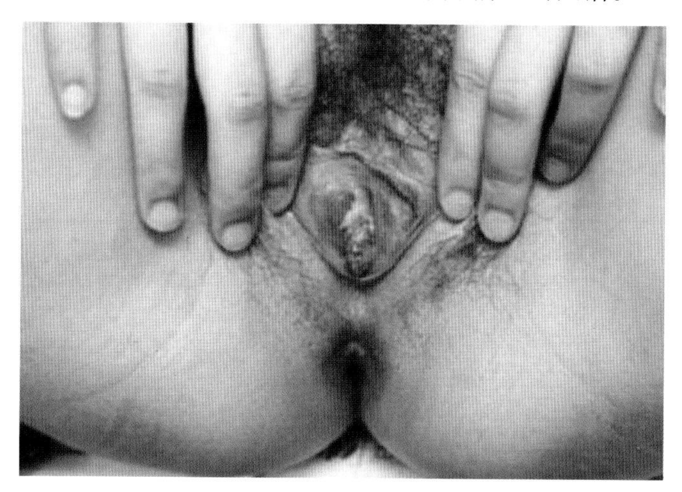

◆图20–9　女性尿道肉阜治疗前

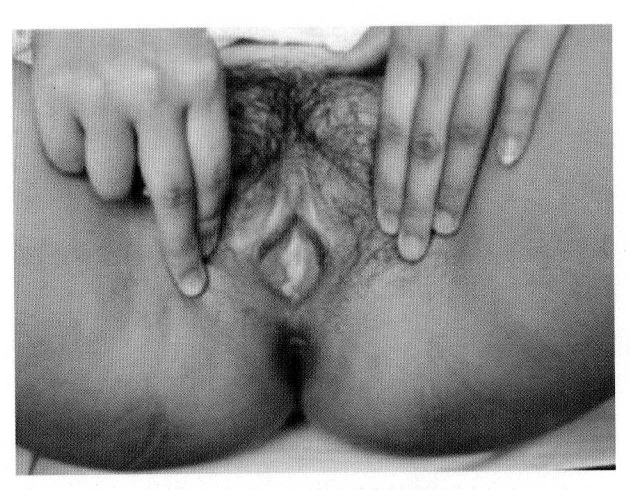

◆图 20-10　女性尿道肉阜治愈后

第六节　女阴皮脂腺囊肿

概述

皮脂腺囊肿又称角质囊肿或脂囊瘤，主要由于皮脂腺排泄管阻塞，皮脂腺囊状上皮被逐渐增多的内容物膨胀所形成的潴留性囊肿，是一种缓慢增长的良性病变。囊肿位于皮肤浅层内，呈波动性、张力性肿胀，可以推动，其表面覆盖的皮肤光滑而有光泽，囊内有白色豆渣样分泌物。本病任何年龄均可发病，其中阴道口出现皮脂腺囊肿者不多见。

病因病机

皮脂腺囊肿归属于中医学“痰核”“粉瘤”“脂瘤”范畴。忧愁思虑日久或忿郁恼怒，肝失条达，气机郁滞，津液不得输布，津聚成痰，气滞痰瘀，壅结于肌肤；或饮食失调，脾失健运，不能运化水湿，聚而生痰，阻滞于肌肤经络；或气血不畅，蕴久化热，湿热壅滞局部，热盛则肉腐，化腐成脓则为痰核。

临床表现

1. 位于皮肤浅层，呈柔软或坚实的圆球体，突出于皮肤，边界清楚，单发，少见多发，大小为数毫米至数厘米不等，表面与皮肤有粘连，但基地可移动，表面皮肤可见一个开口小孔，挤压时有少许白色粉状物，气味臭秽。

2. 一般无自觉症状，继发感染者囊肿突然增大，红肿热痛，触之表面柔软。

治疗经验

（一）中医内治法

1. 湿热蕴结证

[症状] 阴道口生长囊性肿物，有轻度痛痒不适，伴身重纳呆，大便溏，小便黄。舌淡红，苔黄腻，脉滑或细。

[治法] 清利湿热，散聚消肿。

[方药] 茵陈汤合三仁汤加减：茵陈、栀子、黄柏、杏仁、白蔻仁、薏苡仁、厚朴、法半夏、滑石、竹叶各 10g，通草、甘草各 6g。

2. 脾虚湿盛证

[症状] 阴道口生长囊性肿物，伴纳少困倦，胃脘满闷，甚或呕吐，口不渴，大便泄泻。舌淡，苔厚腻，脉缓。

[治法] 健脾利湿，祛积消肿。

[方药] 参苓白术散加减：党参、茯苓、白术、白扁豆、陈皮、山药、莲子、砂仁、薏苡仁、土茯苓、草薢、泽泻、车前子各 10g，甘草 6g。

（二）中医外治法

1. 大青叶、土茯苓、蒲公英、白鲜皮、明矾各 10g。煎汤熏洗患处，每日 1 次。7 天为 1 个疗程。

2. 板蓝根、大青叶、木贼草、苦参各 30g，黄柏、白花蛇舌草各 20g。水煎去渣，坐浴 20 分钟，每日 1 次。5 日为 1 个疗程。

3. 金银花 15g，野菊花、夏枯草、木贼草、苦参、大青叶各 20g。煎水 3000mL 去渣，先熏蒸，待温热后坐浴 20 分钟，每日 1 次。

4. 黄柏、大黄、白鲜皮、五倍子各 15g，白矾 3g，冰片 1g，上药共研细末，香油调敷患处，每日 2 次。

5. 土茯苓、青蒿、蒲公英各 30g，明矾 5g（溶化），煎汤外洗患处，每日 1 次。

6. 牛黄晶。牛黄、当归、牡丹皮、血竭、川芎、赤芍、红藤、鸡血藤、川牛膝、续断各 10g。以上诸药研极细粉，用白醋 250mL 浸泡 2 周，过滤去渣。患处局部常规消毒，治疗棒沾少许药物点涂于瘤体上，可见瘤体萎缩变小，局部变白，继续用药直至整颗瘤体变平为止。

防护措施

1. 尽量避免挤压和抓挠，以免引起感染，
2. 注意对皮肤的护理，经常清洁容易分泌油脂的皮肤。
3. 讲究卫生，做到勤洗澡、勤更衣、勤剪指甲。
4. 必要时进行手术切除，术中要完整切除囊壁，避免复发。
5. 改变饮食习惯，少摄取油炸、辛辣、坚果类食物，多喝水、多吃蔬菜水果。
6. 多运动，增强体质，加强身体新陈代谢，促进细胞排毒的能力。

病案与图谱

患者，女，19 岁，未婚。阴部口黄色小瘤 2 个月余。阴部时有轻度痛痒不适，伴心烦，口干不多饮，身重纳呆，大便溏，小便黄。舌淡红，苔腻，脉细滑。检查：外阴正常，阴道口有一黄豆大的黄色光滑的圆形囊肿，表面可见毛细血管生长，推压无触痛，无移动及波动感，刺破内有黄白色豆渣样粉状黏稠液体溢出。西医诊断：女阴皮脂腺囊肿；中医诊断：阴痔（湿热蕴结证）。治以清热利湿，消瘤散聚。予以三仁汤合茵陈汤加减：杏仁、白豆蔻、薏苡仁、川厚朴、法半夏、天花粉、滑石、竹叶、茵陈、栀子、黄柏、甘草。牛黄晶外治：患处局部常规消毒，治疗棒沾少许药物点涂于囊肿上，直至囊肿萎缩变小变平为止。全程无创伤出血。2 周左右瘤体掉落，患处平整光滑恢复正常。临床治愈。图 20–11、图 20–12 为本案患者治疗前后的图谱。

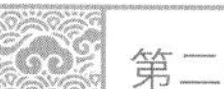

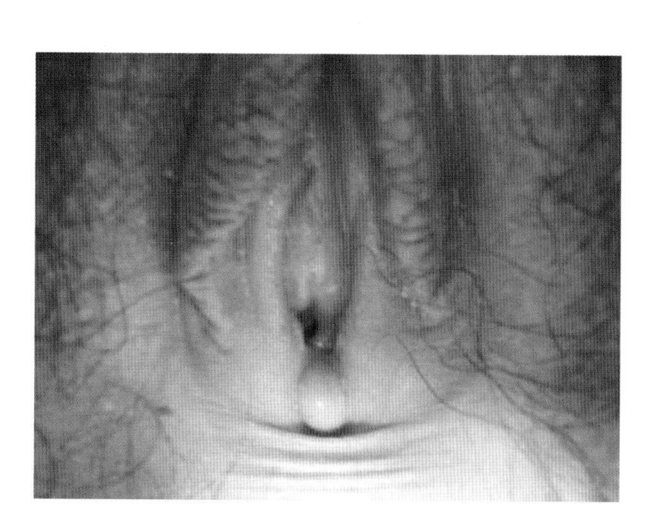

◆图 20-11　女阴皮脂腺囊肿治疗前

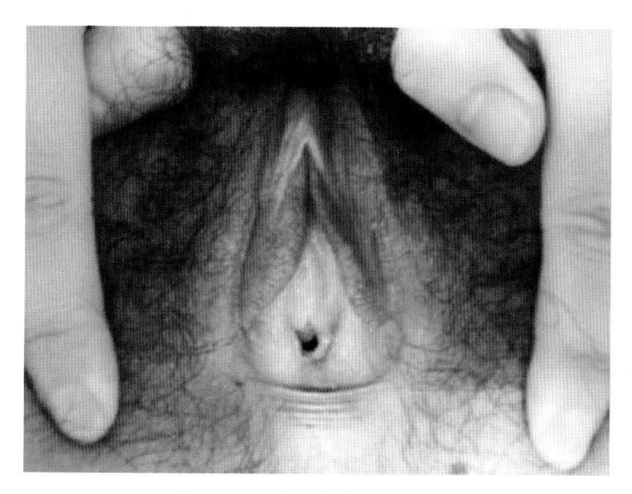

◆图 20-12　女阴皮脂腺囊肿治愈后

第七节　外阴瘙痒症

概述

外阴瘙痒症是妇科疾病中常见的症状，为局限性瘙痒症。一般无自觉症状，无原发性皮损。可因不断搔抓，阴唇伴有皮肤肥厚及浸渍，阴阜及尿道口黏膜可有红肿、糜烂。引起外阴瘙痒的原因比较复杂，最常见的为滴虫、霉菌、蛲虫、营养不良、皮肤过敏和外来刺激；全身性原因有糖尿病、黄疸、贫血、白血病及维生素 A 与维生素 B 缺乏等。

病因病机

外阴瘙痒症属于“阴痒”“带下”范畴。若禀赋不足，年老体弱，肝肾亏虚，气血亏虚，血虚生风，肤失濡养；或因长期热水烫洗或强力摩擦刺激，肤失濡养，风邪乘虚外袭；或感染湿、热、毒、虫邪，以及肝、肾、脾功能失调，侵扰阴部；或脾虚湿盛，郁久生湿热，注于下焦；或忧思郁怒，肝气郁结，化热生风，夹湿下注，导致阴痒。

临床表现

1. 多见于慢性疾病及停经后的中老年女性。

2. 瘙痒多发生于阴蒂、小阴唇，也可波及大阴唇、会阴和肛周。

3. 瘙痒多与睡眠、情志、热环境、气候变化、酒、辛辣刺激之物、鱼腥之品有关。

4. 阵发性瘙痒，以夜间为重，瘙痒剧烈，难以忍受，常导致失眠或夜寐不安，白天精神不振。常因剧烈、反复的搔抓而继发抓痕、血痂、湿疹样变、皮肤肥厚、色素沉着、苔藓样变等皮疹。

治疗经验

（一）中医内治法

1. 肝经湿热证

［症状］ 阴部瘙痒灼痛，带下色黄，伴头晕目眩，口苦咽干，心烦不宁，便秘溲赤。舌红，苔黄腻，脉弦滑而数。

［治法］ 疏肝清热，利湿止痒。

［方药］ 丹栀逍遥散合萆薢渗湿汤加减：牡丹皮、栀子、当归、白芍、柴胡、郁金、白术、萆薢、薏苡仁、黄柏、赤茯苓、泽泻、滑石、白头翁、苦参、防风各 10g，通草 3g，甘草 6g。

2. 湿热下注证

［症状］ 外阴及阴道瘙痒灼热，带下色黄量多，稠黏臭秽，伴头晕心烦，便秘尿黄。舌红，苔黄腻，脉弦滑数。

［治法］ 清肝泄热，除湿止痒。

［方药］ 龙胆泻肝汤加减：龙胆草、知母、黄芩、柴胡、栀子、车前子、木通、泽泻、生地黄、当归、苦参、土茯苓、鱼腥草、甘草10g。

3. 肝肾阴虚证

［症状］ 外阴阴道瘙痒日久，阴部皮肤干燥皲裂，增厚或萎缩，伴五心烦热，头晕目眩，时有发热汗出，腰酸膝软。舌红，苔少，脉弦细而数。

［治法］ 滋阴肝肾，润燥止痒。

［方药］ 知柏地黄汤加减：熟地黄12g，知母、黄柏、牡丹皮、山茱萸、山药、泽泻、茯苓，何首乌，白鲜皮各10g。

4. 湿虫滋生证

［症状］ 阴部瘙痒，如虫行状，奇痒难忍，带下色黄量多，呈泡沫状，或色白如豆渣状，臭秽，心烦少寐，胸闷呃逆，大便溏或秘结，小便短赤。舌红，苔黄腻，脉滑数。

［治法］ 清热利湿，杀虫止痒。

［方药］ 萆薢渗湿汤加减：萆薢、薏苡仁、黄柏、赤茯苓、牡丹皮、泽泻、滑石、白头翁、苦参、地肤子、蛇床子、防风各10g，通草3g。

（二）中医外治法

1. 地肤子、蛇床子、花椒、黄柏、白鲜皮各25g。煎水2500mL，另入白矾6g溶化。趁热先熏后坐浴，每日1次，每次20分钟。10次为1个疗程。

2. 苦参30g，花椒20g，白芷30g，老盐120g。共研细末，用猪油捣如膏，洗净患部，擦干后，外敷患处，每日数次。

3. 白花蛇舌草、苍术、土茯苓、艾叶各30g。加水2000mL，煎煮20分钟，滤液待温度适宜，坐浴熏洗外阴15分钟，每晚1次。15日为1个疗程。

4. 蛇床子、当归尾、威灵仙、苦参各25g，陈醋200mL，用水1500mL，将上药煎数沸后加陈醋倒入盆内，趁热先熏外阴，温后洗患处，每日1次。

5. 苦参30g，大黄、荆芥各15g，皂角刺12g，加水1500mL，煎成1000mL，另入白矾2g溶化，先熏后洗患处，每日1次。

6. 苦参、黄柏、蛇床子、川椒各 15g，煎水 1500mL，另入芒硝 10g 溶化。外洗患处，每日 1 次。

7. 马齿苋、鹅不食草各 120g，煎水 2000mL 外洗患处，每日 1 次。

8. 川椒、防风、薄荷、苦参各 30g，白鲜皮、蛇床子各 60g。加水 750mL 煎至 300mL，加 75% 酒精 200mL 混匀，外擦瘙痒处。每日 2 ～ 3 次。

9. 青黛、滑石各 30g，枯矾 20g，冰片 3g。共研细末，调陈醋外涂患处，每日 2 次。如有溃疡用干粉撒之。

10. 芜荑、藜芦、大枫子、柚皮、蛇床子、苦参、杏仁各 20g，煎水 2000mL，趁热先熏后洗患处，每日 1 次。

11. 土茯苓、苦参、鱼腥草、百部各 50g，花椒 2g，煎水，加白矾 3g（水溶化），鲜猪胆 1 个，取胆汁加入水盆坐浴，每次 20 分钟，每晚 1 次。

防护措施

1. 积极开展女性健康教育活动，讲究性生活卫生，性生活前后一定要清洗外阴及生殖器官。

2. 生活有规律，内裤柔软宽松，勤于更换，保持皮肤清洁卫生。选用质量可靠、符合卫生要求的卫生用品。

3. 洗澡不宜过勤，水温适宜，避免使用碱性肥皂。避免搔抓患处。

4. 多吃新鲜蔬菜、水果。忌食海腥、辛辣、刺激性食物，禁止饮酒。易过敏者禁用或禁食致机体过敏的药物和食物。

5. 调节心理，坚定治疗信心。

6. 加强运动，保证足够的睡眠，养成排便的好习惯。

7. 防止妇科疾病及糖尿病等其他疾病，避免引起皮肤瘙痒的因素。

病案与图谱

案例 1：患者，女，17 岁。外阴奇痒难忍，夜间更甚两个月余。外用多种激素软膏无法止痒。白带色黄，月经量少，伴焦虑失眠，胁肋胀痛，纳呆少食，口干不欲饮，大便溏，小便黄。舌淡红，苔黄腻，脉濡滑。检查：外阴发育正常，外阴潮红，阴道口有少量黄绿色黏稠分泌物。白带检查：滴虫（－），霉菌（－），清洁度Ⅳ°。西医诊断：外阴瘙痒症；中医诊断：阴痒（湿热下注证）。治以清肝泻火，除湿止痒。予以龙胆泻肝汤加减：龙胆草 15g，栀子、黄芩、黄柏、柴胡、生地黄、车前子、泽泻、木通、当归、地肤子、蛇床子、苍耳子、乌梢蛇各 10g，琥珀、甘草各 6g。7 剂，水煎内服。以白鲜皮、土茯苓、苦参、鱼腥草、百部各 50g，花椒 3g，煎水，加白矾 5g（水溶化），鲜猪胆 1 个，取胆汁加入水盆坐浴，每晚 1 次，每次 20 分钟。治疗 1 周，白带变清，外阴已无瘙痒，3 个月后追访未再复发。图 20–13、图 20–14 为本案患者治疗前后的图谱。

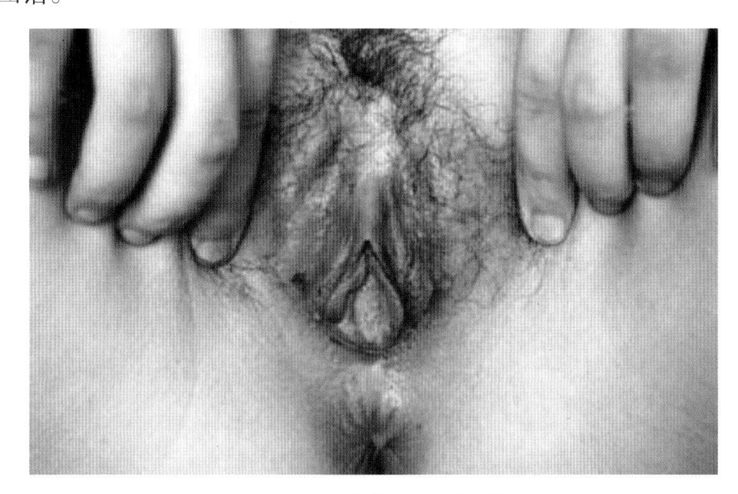

◆图 20–13　外阴瘙痒症治疗前

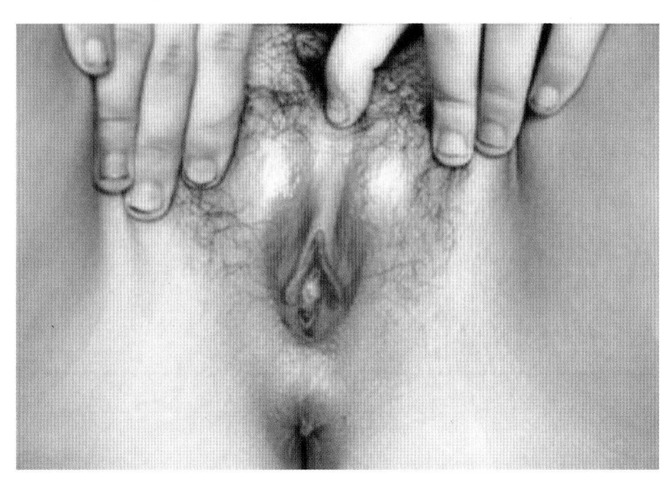

◆图 20–14　外阴瘙痒症治愈后

案例 2：患者，女，14 岁。外阴瘙痒半个月。现症见外阴瘙痒，心烦易躁，口苦咽干，口舌生疮，大便秘结，小便色黄。舌红，苔薄黄，脉弦数。检查：外阴发育正常，表面清洁，两大阴唇内侧有较多鱼籽粒大小丘疹。白带检查：滴虫（–），霉菌（–），清洁度Ⅱ°。西医诊断：外阴瘙痒症；中医诊断：阴痒（肝气郁结证）。治以疏肝理气，除湿止痒。予以丹栀逍遥散加减：当归、白芍、柴胡、茯苓、薄荷、牡丹皮、栀子、黄柏、黄芩、郁金各10g，苍耳子、蛇蜕、甘草各6g。5剂，水煎内服。以土茯苓、苦参、鱼腥草、百部各50g，花椒2g，煎水，加白矾3g（水溶化），鲜猪胆1个，取胆汁加入水盆坐浴，每晚1次，每次20分钟。治疗5天，大阴唇鱼籽样丘疹消失，瘙痒停止，3个月后追访未再复发。图20–15、图20–16为本案患者治疗前后的图谱。

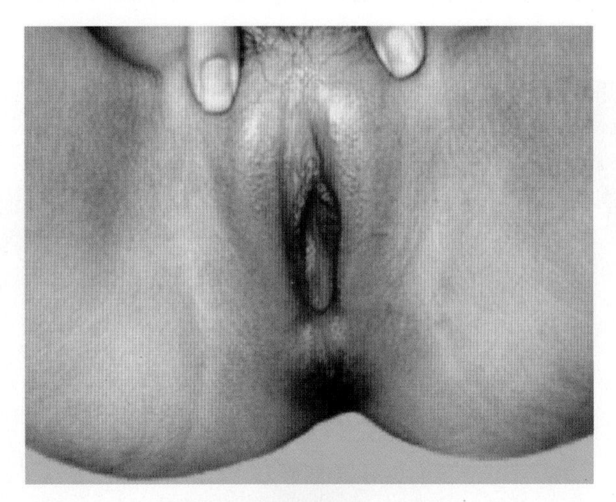

◆图 20–15　外阴瘙痒症治疗前

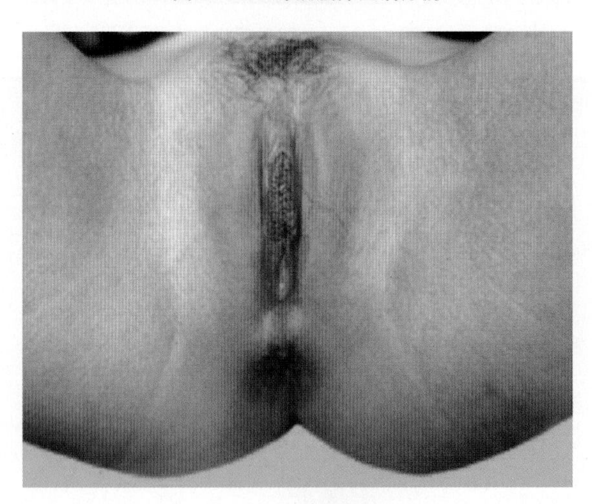

◆图 20–16　外阴瘙痒症治愈后

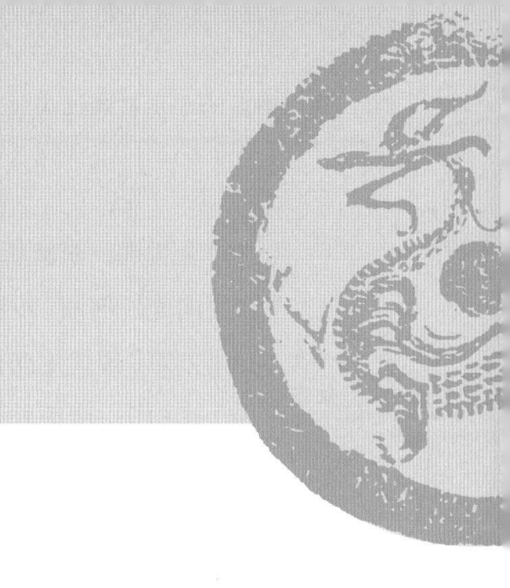

主要参考书目

[1] 李永来 . 中华名方大全 [M]. 哈尔滨：黑龙江科学技术出版社，2013.

[2] 陈川，范忠泽 . 中医名方临床集验 [M]. 上海：上海科学技术出版社，2017.

[3] 林蕾，侯慧茹，方丽霖 . 美容皮肤治疗技术 [M]. 武汉：华中科技大学出版社，2017.

[4] 周仲瑛 . 中医古籍珍本集成（外伤科卷）：疮疡经验全书 [M]. 长沙：湖南科学技术出版社，2014.

[5] 顾伯康，施汉章，刘再鹏，等 . 中医外科学 [M]. 上海：上海科学技术出版社，2006.

[6] 张学军，陆洪光，高兴华，等 . 皮肤性病学 [M]. 北京：人民卫生出版社，2013.

[7] 范瑞强，邓丙戌，杨志波 . 中医皮肤性病学 [M]. 北京：科学技术文献出版社，2010.

[8] 贾敏，邹克扬 . 中医皮肤科临床实践 [M]. 贵阳：贵州科技出版社，2002.

[9] 严洲平，刘代红 . 新编中医皮肤病治疗学 [M]. 北京：中国中医药出版社，2012.

[10] 高征，张慧珍 . 皮肤性病学 [M]. 长春：吉林大学出版社，2014.

[11] 王思农 . 实用中西医结合皮肤性病学 [M]. 兰州：兰州大学出版社，2012.

[12] 张学军 . 皮肤性病学高级教程 [M]. 北京：人民军医出版社，2014.

[13] 欧阳恒，杨志波 . 颜面皮肤病中西医结合诊治 [M]. 北京：人民卫生出版社，2003.

[14] 皮先明 . 皮肤病性病学中西医结合治疗 [M]. 北京：人民军医出版社，2013.

[15] 李伯埙 . 现代实用皮肤病学 [M]. 西安：世界图书出版西安公司，2007.

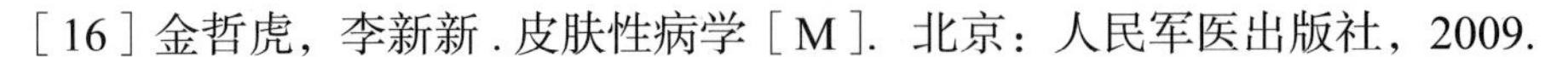

［16］金哲虎，李新新．皮肤性病学［M］．北京：人民军医出版社，2009.

［17］向光，何湘．皮肤性病学［M］．武汉：华中科技大学出版社，2014.

［18］刘军．现代皮肤性病学［M］．北京：科学技术文献出版社，2014.

［19］李曰庆．中医外科学［M］．北京：中国中医药出版社，2007.

［20］陈红风．中医外科学［M］．上海：上海科学技术出版社，2007.

［21］杨文喜．常见皮肤病中医特色疗法［M］．北京：中医古籍出版社，2012.

［22］刘巧．中西医结合皮肤病治疗学［M］．2 版．北京：人民军医出版社，2014.

［23］李元文．中医皮肤科临证必备［M］．北京：人民军医出版社，2014.

［24］陈映玲．激光皮肤性病学［M］．广州：广东科技出版社，1994.

［25］林蕾，侯慧茹，方丽霖．美容皮肤治疗技术［M］．武汉：华中科技大学出版社，2017.

［26］司呈水，孙继东．现代中医外科学［M］．北京：中国计量出版社，2007.

［27］陈可翼．经济实效谈治病丛书：性病［M］．北京：中国医药科技出版社，2000.

［28］刁庆春，刘洪普，闫国福．新编皮肤性病科常见病防治学［M］．郑州：郑州大学出版社，2012.

［29］魏跃钢．现代中医皮肤性病学［M］．南京：东南大学出版社，2007.

［30］林俊华，汤建桥．现代名中医皮肤性病科绝技［M］．北京：科学技术文献出版社，2002.

［31］李世文，康满珍．当代皮肤性病科妙方［M］．3 版．北京：人民军医出版社，2011.

［32］胡晓军，王士才，简亚平．皮肤病性病专家经典处方［M］．2 版．北京：人民军医出版社，2013.

［33］袁兆庄，张合恩，谭升顺．实用中西医结合皮肤病学［M］．北京：中国协和医科大学出版社，2007.

［34］朱学骏，顾有守，沈丽玉．实用皮肤病性病治疗学［M］．3 版．北京：北京大学医学出版社，2006.

［35］吴志华．皮肤性病学［M］．6 版．广州：广东科技出版社，2008.

［36］吴志华．皮肤病及性病彩色图谱［M］．广州：广东人民出版社，1994.

［37］王袭祚，李中玉．中医外科病诊治彩色图谱［M］．济南：山东科学技术出版社，1992.

［38］贾一江，庞国明，府强 . 当代中药外治临床大全［M］. 北京：中国中医药出版社，1991.

［39］傅志宜 . 临床皮肤病鉴别诊断学［M］. 北京：中国医药科技出版社，1990.

［40］赵辨 . 临床皮肤病学［M］. 南京：江苏科学技术出版社，1981.